U0353098

超越百岁

长寿的科学与艺术

OUTLIVE

THE SCIENCE & ART OF LONGEVITY

[美] **彼得·阿提亚**（Peter Attia, MD） **著**

比尔·吉福德（with Bill Gifford）

程纪莲　译　马向涛　审校

中国出版集团

中译出版社

图书在版编目（CIP）数据

超越百岁：长寿的科学与艺术 /（美）彼得·阿提
亚著；程纪莲译 . -- 北京：中译出版社，2024.1（2025.4 重印）
　　书名原文：Outlive：The Science and Art of
Longevity
　　ISBN 978-7-5001-7564-3

　　Ⅰ.①超… Ⅱ.①彼… ②程… Ⅲ.①长寿—基本知
识 Ⅳ.① R161.7

中国国家版本馆 CIP 数据核字（2023）第 178191 号

著作权合同登记号：图字 01-2023-3350

由中译出版社有限公司 China Translation & Publishing House（CTPH）与企鹅兰登（北京）文化发展
有限公司 Penguin Random House (Beijing) Culture Development Co.,Ltd. 合作出版

超越百岁：长寿的科学与艺术
CHAOYUE BAISUI: CHANGSHOU DE KEXUE YU YISHU

著　　者：［美］彼得·阿提亚（Peter Attia）
译　　者：程纪莲
审　　校：马向涛
策划编辑：朱小兰　苏　畅
责任编辑：朱小兰
文字编辑：朱　涵　王海宽　王希雅　刘炜丽
营销编辑：任　格
版权支持：马燕琦
出版发行：中译出版社
地　　址：北京市西城区新街口外大街 28 号普天德胜大厦主楼 4 层
电　　话：（010）68002494（编辑部）
邮　　编：100088
电子邮箱：book @ ctph.com.cn
网　　址：http://www.ctph.com.cn

印　　刷：北京中科印刷有限公司
经　　销：新华书店
规　　格：710 mm×1000 mm　1/16
印　　张：30.5
字　　数：400 千字
版　　次：2024 年 1 月第 1 版
印　　次：2025 年 4 月第 10 次

ISBN 978-7-5001-7564-3　　　定价：98.00 元

中译出版社

献给我的患者

还有吉尔、奥利维亚、里斯和艾尔顿，感谢你们的耐心。

　　长寿时代下，带病生存成为常态。糖尿病、心血管疾病、癌症和神经退行性疾病成为百岁人生的最大障碍。阿提亚博士在本书中用清晰的逻辑、专业的洞察、条理分明地阐述了如何预防、干预并控制这四大慢病杀手，并立足于学术前沿和亲身经历传递了对获得长寿幸福人生的认知和实践。我们在躬身入局大健康产业后与之共鸣，发现需要从生命周期的视角来积极谋划健康长寿的策略，综合考虑基因，行为和药物等因素。我曾将本书的简介转发给我的朋友，大家都深受启发。在此我也热情地推荐给广大读者，让我们一起领略长寿医学与科学的进步，共享长寿时代的馈赠。

——陈东升，泰康保险集团创始人、董事长兼首席执行官、《长寿时代》作者

　　"上医治未病，中医治欲病，下医治已病。"虽然人类的平均预期寿命已从1900 年的 31 岁快速提升至如今的 73 岁，人类的死亡原因也逐步从"急性"过渡到"慢性"，但我们对医学的大部分认知依然停留在"下医"的阶段。作者正是从这个角度，指出我们对于医学和健康的态度需要与时俱进，并提出了"防大于治"和"主动健康"的倡议。而我尤为赞同的是，每个人自己——而不是医生——才是自己健康的第一责任人。

——尹烨，华大集团首席执行官

　　这是一本不容错过的杰作。作者以其深厚的专业知识和真诚的笔触，把复杂的科学概念转化为浅显易懂的语言，为读者揭示了健康和长寿的秘密。在书中，作者不仅深入浅出地阐释了前沿的科研进展和健康管理工具的使用方法，还谦逊地指出了实验室研究与现实生活之间的差异，并勇敢地探讨和解释这些复杂的概念与证据。这本书不仅向读者展示了实现长寿的途径，更重要的是，它为我们的健康观念带来了一次深刻的更新。它将科学与人文完美结合，无论是科学工作者、健康专业人士，还是普通读者，都将在其中获得宝贵的知识和启发。

——顾中一，北京营养师协会理事、《人民日报》2017年十大科学传播人物

当今银发浪潮席卷全球，"抗衰老"似乎成了一种新的时代潮流。然而"老化"乃自然规律何须抗拒？本书通过一个个生动温暖的医患故事，启迪读者在思考"积极应对人口老龄化"时更应关注身心健康、功能维护和代偿，而非把"衰老"当作"疾病"来治疗。让我们从容应对岁月的痕迹，学会与疾病共存，改变对年龄的歧视，营造老年友善环境。让我们相信：长者亦是能者。

——康琳，北京协和医院老年医学科主任

在过去的十四年里，我有幸采访过三千多位医生、参与录制近四千期健康科普节目，最常被问到的问题是：我如何定义健康和幸福。这两个朴素的词之间的关系体现了人类最本质的追求：有健康才有幸福。而人们往往经历过切肤之痛后才能意识到健康的可贵，而保持健康的念头又会快速被懒惰、压力等干扰冲淡。这本书将成为我和你的一个新帮手，给不良生活习惯一记左勾拳。

——悦悦，《养生堂》《我是大医生》主持人

和"普通人"一样的生活方式不会让你长寿。遵循各路养生大师的教导，所谓"健康"的生活方式，也不会让你真正长寿。人体的自然设定就不是为了长寿。超出预期寿命，是一件逆天的事情。最新的科学进展也许能帮你，毕竟我们已经知道了这么多前人不知道的机制，现在我们可以做很多事情。彼得·阿提亚这本书代表当前科学理解所能抵达的程度，可谓是拨云见日。你会深感震惊，然后你会有所行动……祝君健康地活到超出预期寿命。

——万维钢，科学作家、"得到"APP《精英日课》专栏作者

彼得·阿提亚不仅是一位理论家，也是一位实践者，他自己身体力行希望能活到100岁，而且他希望自己到100岁时还能做很多事情。他的这本书就是为了告诉我们，按照这些切实可行的科学方法，他的这个梦想，其实我们每个普通人都能抵达。

——王煜全，海银资本创始合伙人、长寿科技产业投资人

近年来，随着长寿社会来临，我国养老改革的不断深化以及国际上养老金融发展经验日益成熟，越来越多的学者、机构、媒体等开始关注长寿与健康话

题，这不仅是深入推进经济结构调整、积极应对人口老龄化的重要举措，也是完善我国应对长寿社会挑战的关键渠道。然而，从总体来看，这些研究还缺乏对于人民群众有关长寿的实际需求的透彻了解，以及对相关前沿医学知识并没有清晰的认知。这本书作为一部以延长健康寿命为目标的佳作，其先进、科学的健康主张对探究养老产业的现实意义与内涵具有独特的借鉴性意义。

——姚余栋，中国养老金融 50 人论坛首席经济学家

这是一部现代医学与社会实践相融合的作品，它为广大读者提供了深刻的洞见与宝贵的知识，呈现出生命科学前沿与人文关怀发展的全景。它不仅为当下的医疗模式注入全新活力，还为我们的未来勾勒出充满希望的明天。长寿既是一种司空见惯的生命现象，更是一种弥足珍贵的生命艺术。

——马向涛，《基因传》《癌症传》译者、北京大学外科学博士、研究员

年龄只能反映衰老，但不能定义衰老。人类在追求长寿的同时也在追求高质量的人生。好消息是在今天逐步有了越来越科学的理论和方法可以指导我们健康地衰老。这是一部健康指导宝典，长寿时代，未来可期。

——薄世宁，北京大学第三医院重症医学科副主任医师、
畅销书《薄世宁医学通识讲义》作者

随着生活水平的提高和医学的发展，长寿对于国人而言已非奢想，但在更长的生命轨迹中，如何活出更高的生命质量，值得受到更广泛的关注。诚如本书之名，长寿不但是一门科学，更是一派艺术，其中奥妙，相信你会在书中找到答案。

——毛大庆，区域经济与人口学者、老龄社会 30 人论坛成员、
优客工场创始人

追求健康与长寿是一件循序渐进、永远"在路上"的事情，行业实践总是跑得比大众认知快一些，这对科学家与医疗工作者提出了更高的要求。他们要在发现新风险、应对新问题的同时，及时将医疗进展和风险警示传达给大众，进而推进健康普惠的进程。作为一本有助于提升健康品质的优秀科普读物，本书的出版非常及时，有望将先进、科学的医疗健康知识广泛地触达所有人。

——魏晨阳，清华大学金融科技研究院副院长、
中国保险与养老金研究中心主任

我国是世界上最大的发展中国家，工业化和城市化进程的加快、庞大的人口基数和老龄化程度的不断加深，给社会保障体系带来了巨大的压力。养老保险和医疗保险作为保险的重要分支既是我国经济的助推器，又是社会稳定器。然而，当前险种的多元化与差异化水平仍有待提高。对保险从业者而言，本书科学而先进的医疗健康知识对保险产品的开发和创新方面有重要的现实与启示意义。

——周道许，清华大学五道口金融学院金融安全研究中心主任、
原保监会政策研究室主任

长生和不老是古而有之的人类追求，这本书梳理了生命科学和健康学的最新研究，提出了三个重要的延长生命与放缓变老的建议。首先要改变观念，从延长寿命到延长健康的寿命，主动管理身体健康，大幅提高古稀之后最后十到二十年的生活质量；其次推动医学从 1.0 到 3.0 的进化，不仅治疗对症下药，而且对疾病提前思考；最后则是引入系统思维，找寻不同病症——尤其是老年慢性病——背后的关联，将身体作为一个整体来理解。书中关于锻炼、饮食、睡眠和情绪的具体建议也是每个人可以益寿延年的实践指南。

——吴晨，《经济学人·商论》总编辑

纵观历史，人类从未如此长寿过。于是，学习如何长期保持健康也成了每个人的必修课。毕竟长寿不是目的，延长有质量的美好生活才是，健康的身体是我们体会人生幸福的基础。面对如此艰巨的任务，作者就像一位诚恳亲切、幽默有趣的向导，带领我们穿越养生误区的迷雾，破除背离科学的迷思，找到维护健康的真相和方法，更令人欣慰的是，其中很多方法都是免费的，而且你现在就可以开始行动。

——汪冰，北京大学精神卫生学博士、"文津图书奖"评委

在不久的将来，中国医疗健康市场将会迎来爆发式增长的"黄金期"，在医药产业的投资市场中，我们需要"置身事内"，做出适应时代的调整。先进的医疗健康成果和全球领先的科学知识将成为医药产业投资的"得力助手"，我们要在医疗全产业链投资和赋能中依靠科学的力量，推动医疗健康产业的持续创新，让健康惠及每一个人。

——许婉宁，惠每资本合伙人

伴随一组组老龄人口激增的数据,老龄化、重度老龄化已成为全球性的社会挑战。阿提亚的这本书完全重构了人们对健康、身体、年龄的认知,借助最新的健康医学观念、科学方法和科技力量,生命的长度与生活的质量,终于有机会完美统一起来。半百之后,精彩人生才刚刚开始。

——段永朝,信息社会50人论坛执行主席、苇草智酷创始合伙人

作者以生动的故事,反思了当下被动治疗的医学模式(作者称之为医学2.0)。随后逐步展开对健康相关热点问题的讨论,涉及常见四大慢性病(癌症、血管疾病、代谢疾病、神经退行疾病),以及营养、运动、睡眠等方面,其间充满了现代健康学的思辨。

尤其值得一提的是,在最后一章情绪健康的讨论中,作者以自己陷入工作狂模式的亲身感受为例,讲述了他是如何从头学习,掌握情绪平衡的。其坦诚的态度,勇于突破自我的精神,让我理解了为什么本书能够如此精彩。在这里应当向阿提亚医生致敬。

——胜利,北京大学医学博士、北京和睦家医院精神科主治医师

长寿,是地球人类史所有文明和文化类型中即便不是唯一的,也是最重要的主题,自古以来便是技术和人文领域研究的对象。现代科技的进步为社会与产业在此方向的创新提供了更可达、更可靠和更高效的选择,这本书对试图积极应对人口老龄化的中国有很好的启发和借鉴价值,同时也为中国健康老龄化提供了具有广阔前景的市场机会。

——马旗戟,盘古智库老龄社会研究院院长

对于70岁的我,这是一本如何迈向90岁的健康指南,练好彼得·阿提亚提出的"百岁老人十项全能",90岁出门旅行我也能独自把登机箱举到头顶的行李舱。作为跑过130场马拉松的长者,我在书中阅读到熟悉的运动区间2、最大摄氧量、髋关节铰链等内容。如果作者本人不是耐力型选手,是写不出这种深度体验的。阅读这本书,有点像读"小说"那样轻松,医学科学硬核内容被作者写成了一个个故事,非常难得,本书也是一部很好看的"非虚构作品"。

——田同生,长寿科技社群主理人、完成了130场马拉松的作家

V

我很喜欢书里谈到的运动训练——"百岁老人十项全能"。只要玩好这项"游戏"，就能很容易收获健康的身体。正如作者所写的那样，对自然寿命和健康寿命产生影响而言，运动是迄今为止最有效的办法。

——张展晖，知名运动健康教练、《掌控》《跑步治愈》作者

一本会改变你一生的书。

——奥普拉·温弗瑞，美国电视脱口秀节目主持人、演员、制片人

在本书中，彼得·阿提亚对"长寿"这一复杂主题进行了权威性的探讨。该书全面而严谨，对衰老疾病以及可以帮助我们更长寿、更健康的战术和技巧充满了令人惊讶的见解。阿提亚的著作给我们带来了惊喜和愉悦，同时也引发了对长寿的新思考。

——悉达多·穆克吉，《基因传》《癌症传》作者

彼得·阿提亚博士是我一生都会信任的人。他与其他人的不同之处在于，他从身体、情绪、心理、人际关系和精神健康等各个角度追求生活质量。这本令人难以置信的书是对行动的呼唤。它将用你所需的工具来武装你，让你活得长久、有意义且充实。

——休·杰克曼，第 70 届金球奖音乐／喜剧类最佳男主角

终于有了一本现代的、全面的、清晰的、可操作的手册，告诉我们如何最大限度地提高我们近期和长期的健康水平。这本书以数据和现实生活条件为坚实基础，是迄今为止出版的最准确、最全面的健康指南。本书不仅内容丰富，而且非常重要。

——安德鲁·休伯曼，斯坦福大学医学院神经生物学教授

这本书彻底改变了我的养老之道。彼得·阿提亚是我见过的最才华横溢的人之一，他成功地将毕生的真知灼见融入这本书中。它有望成为你读过的最重要的书之一。

——史蒂芬·莱维特，《纽约时报》畅销书《魔鬼经济学》作者

推荐序一　　　F O R E W O R D

当我翻阅这本书时，刚好收到一位亲戚发来的化验报告，报告的结果显示病人有严重的血脂问题。

我问她："这是谁的报告？"

我得知患者正是她本人，考虑到她才四十多岁，便建议她不要只调整饮食，要立即用药。

她半信半疑地回应："别吓我。"

我手中的这本书仿佛在那一刻给了我启示，我决定一定要在它的中文版出版后送一本给她，希望能为她提供一些帮助。（我还打算把这本书送给一些医生和我的明星客户。）

亲戚们也经常向我咨询健康问题，他们想听听我——一名营养专家的意见。

我深知营养干预的重要性，但在医院工作期间，作为临床营养师，我们工作的主要目标是纠正营养不良的行为并加速病人康复，这与延年益寿、预防各种慢性病是截然不同的。有时，甚至饮食调整也不是我们的工作重点，我们更关注是否需要给患者使用肠内营养制剂。从患者的角度来看，他们总是期待可以吃到某些可以发挥奇效的食物。

例如，我的另一位亲戚，他最近接受了结直肠癌手术，并不幸遭遇了癌症转移。他非常关心各种营养素的补充。有时，他会因为看到一些新的研究而恐慌，向我咨询他之前服用的维生素是否会导致癌症的发展，有时，他还会问我是否应该采用生酮饮食……

面对这些问题，我自然会耐心地与其沟通。虽然我提供的都是科学且可靠的信息，但实际上，仿佛我提供的信息并不总是最重要的事情，有时甚至无法缓解他们的焦虑。

这本书恰好涵盖了我的亲戚们提出的种种问题。

恭喜翻开这本书的朋友们，我相信这本书能为你们带来极大的帮助。

这本书靠谱吗？

在评价一本医学科普书籍时，我最看重的标准是其可靠性。从这个角度来说，这本书非常值得推荐，而且如果只用"靠谱"来形容它，几乎可以说是对其深刻洞察的轻视。

作为一个上个月举办过两场关于长寿与衰老的线下分享会的演讲者，我原本以为这本书可能只是一些简单的分享，比如列举一些具体的生活方式和科学的健康指导。然而在我阅读之后，我发现这本书的内容远远超出了我的预期。

它不仅内容全面，而且深入浅出，触及了许多重要议题，比如阿尔茨海默病。作为中国老年医学学会营养与食品安全分会的常务委员，我在这方面也有一定的研究。如今我的祖父母虽然仍然健在，但都患有阿尔茨海默病。我发现这本书对于相关话题的处理非常客观，不仅彰显了科学共识，还展现了医生、患者共同面临的许多挑战和无奈，难能可贵。

深入剖析：营养学视角

这本书的作者用冷静、克制的笔触，将他对多个专业领域的深入理解娓娓道来。

以我专精的营养学为例，每当读到本书中与营养学相关的内容时，我都会会心一笑。对于作者对流行病学研究在公众报道的批判态度，尤其是对这些研究在实际生活中的参考价值有限的提醒，我也深表认同。

在具体议题上，作者也不惜把自己当作小白鼠，亲自尝试前沿理论、实践生酮饮食的"黑历史"。我对书中谈到的绝大多数观点背后的研究都比较熟悉，所以我能感受到作者至少有长达 20 年的营养学研究经验，这一点令我印象深刻。

当然，如果只是分享我作为营养专家的个人体验，我就不会如此推荐这本书了。我之所以觉得这本书的内容是十分科学的，是因为它抓住了一些关键点，例如提醒读者蛋白质等宏量营养素对我们的重要性和我们应该对肉类采取何种态度等问题。对于作者在这些方面的见解，我都深感认同。对个人而言，他给出的建议对追求更健康、更高质量的生活都是有参考价值的，读者可以安心地享受这份知识的盛宴。（注意是针对个人，从公共卫生、经济等角度来看，本书中很多策略的成本偏高。）

科学精神

这本书展现出的专业深度，首先应该归功于作者扎实的科学背景。他对现实世界与实验室之间的差异极为重视。他在癌症治疗方面丰富的临床经验，使他能够从容面对极端的医疗决策，善于把握主要矛盾。其次，作者对很多前沿进展也有深入的了解，包括最新循证医学指南的推荐、基因组学的最新研究等。书中对许多网络流行观点也有所涉猎，可能是作者在做播客的过程中收获的。作者在这些方面的优秀表现，让我自愧不如。最后，对于那些我也只知道结论、关键参数，没关注给动物喂养的饲料质量差异等细节的经典研究，作者或许是因为其工作环境涉猎了大量的科学报道，而掌握了这些知识，也让我收获良多。因此，这本书的内容作为科普读物，毫无疑问值得五星推荐。

作者的人格魅力

尽管我之前未曾阅读过他的作品，但读完本书，作者的谦逊和幽默也令我印象深刻。

我感到作者与我有相似的职业心路历程。我本科毕业于临床医学院的医学营养专业，硕士阶段攻读公共卫生，还有八年的三甲医院临床营养师经验。在各科室的轮转实习中，我也体会到过与作者类似的冲突和困惑——实际工作与患者预期的碰撞，以及作为新人所经历的迷茫。

作者在书中描述了他的临床经历，我更加感同身受，比如实习医生睡眠不足等细节，相信每个初入临床的医学生都有类似经历。

我当年选择营养专业、专注健康传播，也是想要从预防的角度入手，帮助人们获得健康的体魄，而不是在疾病的最后阶段劳民伤财。因此，这本书让我感觉非常有共鸣。

知识的先进性

据我观察，书的先进性得益于作者本人的社会地位和其丰富的职业经验。很多相关专业的顶级医生、学者参与了本书的审稿并提出了修改意见，丰富了本书的深度和广度。同时，作者在为私人客户提供服务的过程中，深入了解了一些先进且非普遍的医疗手段，并将这些个人观察融入书中。

因此，这本书不仅反映了当前的医学前沿进展，而且在未来十年内仍将是值得关注的养生参考资料。对于那些关注健康和养生的读者来说,这本书无疑是十分宝贵的资源。

对读者的意义

这本书的首要作用是增强读者的健康意识。它强调了心脏病的早期预防以及在锻炼时预防运动损伤的必要性。随着经济水平的提高和生活方式的改变,这本书提供的见解尤为宝贵,它能帮助我们吸取发达国家在健康问题上的教训,避免重蹈覆辙。

这本书不是一本简单的操作手册,而是着重于培养读者的基本概念和健康观念。例如,在运动方面,书中并没有详尽地介绍每个细节,而是采取了一种克制的态度,鼓励读者通过多种方式进行学习。此外,书中对睡眠的讨论也是围绕一线的认知行为疗法展开的,能让读者掌握一些关键的原则。

作者对衰老、癌症干预以及医学 3.0 模式等概念进行了深入的探讨。每一章都以生动的故事切入,使得复杂的医学概念更通俗易懂。

此外,这本书还介绍了一些对健康非常有帮助的医学概念并进行了非常透彻的分析。例如,对证据级别的判断、孟德尔随机化法、肥胖的微观过程、能量物质的转运、激素对血糖的影响等。

总之,我相信这本书对读者的影响不容小觑。它不仅增强了健康意识,还提供了丰富的操作指南,帮助读者理解并应用健康概念。无论是医疗专业人士还是普通读者,都能从中获得宝贵的知识和启发。

祝我们都能以强健的体魄、敏锐的头脑,在百岁相见!

——顾中一,北京营养师协会理事、自媒体 @ 营养师顾中一、
《人民日报》2017 年十大科学传播人物

2023 年 11 月

推荐序二 　FOREWORD

自古以来，人们对于健康长寿的追求从未停止。近 100 年来，人类的平均预期寿命随着现代医疗科技的快速发展而不断延长，人们不再满足于寿命的延长，也开始追求更卓越的生命质量。

有关健康长寿的衡量标准正在达成共识，受到广泛认同的是哈佛大学积极心理学家泰勒·本-沙哈尔（Tal Ben-Shahar）教授提出的 SPIRE 幸福模型，他认为精神（spiritual）健康、身体（physical）健康、心智（intellectual）健康、关系（relational）健康、情绪（emotional）健康是间接让人们更幸福的 5 个核心要素。

然而，仅有共识还不够，重要的是如何通过可操作的方法让更多人实现健康长寿的梦想。

由医学 2.0 向医学 3.0 转变

自工业革命以来，现代医疗科技水平不断提高，大幅延长了人类寿命，从 1900 年仅为 31 岁的人均寿命飞跃到 2022 年的 72.98 岁，众多疾病问题已得到解决。

现代医疗手段遵循的底层逻辑是循证支持（evidence-based），核心流程是发现临床问题—寻找具体病因—诊断与治疗，本书的作者——长寿科学专家彼得·阿提亚认为此类核心流程属于医学 2.0 时代的传统模式。

然而，人体是一个复杂的系统，一些表征可能是由多重因素交织造成的，"头疼医头，脚疼医脚"的循证逻辑难以解决复杂的问题。当我们试图解决某个部位的具体问题时，很可能会引发其他连锁反应。现代科学早已进入系统论时代，很多医疗手段却依然在还原论阶段徘徊。

更重要的是，医学 2.0 之所以有效，是因为循证医学擅长在人们生病后进行补救性治疗，相当于在汽车肇事后才开始修理。众所周知，更有效的方法其实是在健康时就做好系统化的日常保养，这就需要我们在具体操作中遵循系统论的指导。

如今，大部分医疗服务的重点对象都是患者群体，忽视了更广泛的健康人群。生病与否的界限是被人为划分而成的，一旦某项生理指标出现恶化趋势，发展成概念上的"生病"只是时间问题，但在达到某个人为规定的临界点之前却被认为处于"健康"状态。

长此以往，虽然治愈率会不断提升，但发病率并不会有所改善，因为治愈一批患者的同时，时刻在产生另外一批新的患者。换言之，现代医学无法解决不断地"制造"病患的问题，这与我们成功抵御疾病的理想背道而驰。

转变的关键就是对普通人的健康给予全面的关照，让大家能够保持更长时间的健康状态，理想情况下，一旦出现微小的体征波动，就可以见微知著地提前干预，消除疾病隐患，也就是所谓的"治未病"。

然而，真正实现"治未病"的目标可谓难上加难。以扁鹊见蔡桓公为例，很多人批评蔡桓公固执己见，不听从扁鹊的劝解，但本质上扁鹊也难辞其咎：他只是向蔡桓公提出了自己对疾病的预测，却未能给出切实的证据，蔡桓公难以相信自己未能感受到的病变，自然无法听取扁鹊的意见。要让病人都像医生一样高明，看清自己的病情，这个要求未免有些不切实际。

因此，"治未病"的关键在于健康数据的科学监测、分析与及时告知，并提供一整套的干预解决方案，让人人能"读懂"自己的健康状况。以"治未病"的理念监测自己的健康状况被彼得·阿提亚界定为医学 3.0 时代的重要时代理念，该理念的核心是从循证支持转向循证信息（evidence-informed，我们暂且称之为知证逻辑），也就是持续、清晰地掌握身体健康相关的各类证据，在发展成为疾病之前进行预测与干预，并在明确告知用户的基础上获得用户的配合，用改变行为来改善健康预期。

在医学 3.0 时代，最关键的理念就是持续监测和评估自己的身体健康状况。这在以往是天方夜谭，即使像蔡桓公那样具有私人医生的极少数人，也无法做到随时监测，如今大部分人更是能做到年度体检就不错了。

如今，随着智能传感器和可穿戴设备的飞速进步，我们可以从以前的非连续性、打点式体检，转变为全天候的实时监测，其意义在于，我们对体征变化趋势有了更加详尽的了解，并可以用特定算法做出更加科学的判断。

比如，有很多心血管疾病高危人群的病症表现是轻微而间断的，在心电图检查时往往表现正常，长期持续监测心率就可以为这部分人群建立起健康的第一道防线，为他们及时发现心脏活动的异常表现，尽早诊断出病变，为患者赢得宝贵的干预时间。

此外，众多生物测量产品的涌现能够帮助人们采集更多体征数据，例如，西湖大学工学院的姜汉卿教授利用可食用电子材料开发了一款酸碱度胶囊，患者只要服用胶囊，使其进入胃部，便可以实时监测胃酸的状况，这使得胃酸监测的方便性获得极大的提升。

再如，多伦多大学李康教授开发出一款应用，该应用可以利用相机的数字传感器检测皮肤下血红蛋白反射的红光，捕捉微小的变化，进而通过机器学习算法量测血压，这使得我们在远程视频时就可以实现对对方血压的监测。

随着科技的发展，各项生命体征的监测手段层出不穷，但在普通人眼里，各类技术和应用看起来是如此杂乱无章，因为他们不具备相关的专业知识，很难找到自己需要的测量方法，更不用说解读复杂的数据并从中得出真正有价值的结论了，因此当然也就难以仅凭自己实现"治未病"的目标。

健康服务运营商引领长寿科技大变革

实现"治未病"的目标，需要有专业机构利用人工智能、大数据等新一代数字技术，从全球范围整合各项最新的诊疗技术，并对庞杂的体征监测数据进行综合分析，帮助人们解读数字背后所蕴含的个人健康信息，提出个性化解决方案。

可以预见的是，未来即将诞生一类新的服务商，如同通信运营商一样，通过整合技术和应用为普通消费者提供服务。区别于传统的医疗机构，它们为广大普通人的健康负责，可以称之为健康服务运营商。

健康服务运营商与传统健康养生机构截然不同，它们不只为少数贵宾或者高端会员提供服务，而是以技术驱动，基于长期、持续的数据监测，提供人人都能享受的规模化、个性化的健康服务，如同每个人都能享受到通信服务商提供的网络服务一样。健康服务运营商的兴起将引领健康服务的重大变革！健康服务运营商提供的服务让"治未病"成为可能，具有如下四大特征：

首先，以大模型为代表的新一代人工智能，不仅汇集了全网的医疗健康知识，还能够自主学习、复制顶级人类专家的经验，让人们随时随地享受到大师级的健康服务，让最高端的服务得到普及。

其次，人工智能还能突破人类专家的时间与精力的限制，针对每个人的体征数据，为成千上万人提供个性化、精准化的分析和建议，真正实现专家级的个性服务。

再次，人工智能系统与生命体征监测设备的结合能够为人们提供全天候的健康监测与服务，捕捉每个关键信号，通过长期积累，真正实现对用户健康状况的精准把握，以保证健康服务是长期持续乃至伴随终生的。人工智能系统与生命体征监测设备的结合还避免了人上了年纪都得研究如何才能延年益寿，甚至变成半个专家的尴尬和低效的问题。

最后，可喜的是，人工智能的算法训练逻辑决定了用户量越大，算法迭代越快，提供的服务质量也就越高，这意味着在 AI 时代，越是普惠性的服务越高端，也就是说，我们每个人享受到的服务才是最高端的。

综上所述，我们得出了一个明显的结论：尤瓦尔·赫拉利（Yuval Noah Harari）在《未来简史》所提出的"神人阶层"是不会出现的，因为多数人拥有的才是最好的。未来，人工智能与生命健康技术的结合不是"神人"的特权，而是大部分人都能享受的普惠服务。我们正在迎来新一轮科技进步带来的健康长寿新时代！《超越百岁：长寿的科学与艺术》启示我们，我们正处于由医学 2.0 向医学 3.0 转变的时代，在这个健康科技的新纪元，我们需要关注每个普通人，令每个人都能享受到最高端的医学专家的私人健康服务，以健康服务运营商引领长寿科技大变革。

——王煜全，海银资本创始合伙人、长寿科技产业投资人

2023 年 11 月

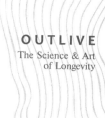

推荐序三   F O R E W O R D

　　从新中国成立以来，我国已经先后出现过三个相当明显的生育高峰。第一个高峰是 1953—1963 年；第二个高峰是 1963—1964 年；第三个高峰是 1983—1984 年。"三峰叠加"的人口情况，使社会老龄化的程度加剧，适应不同年龄阶段的养老需求是促进我国社会发展的大势所趋。

　　中国国家卫生健康委员会老龄司司长表示，2035 年左右，中国 60 岁及以上老年人口将突破 4 亿，我们进入重度老龄化阶段，医疗服务缺口巨大。当前，中国人口老龄化和老年问题已经受到了党中央、国务院的关注，医养健结合（即医疗、养老和健康）在不同文件与重要批示中得到体现。除了医养结合，大健康管理也是不容忽视的重要一环。因此，大众健康管理观念亟须从"治已病""养已老"向"治未病""养未老"转型，以实现人民群众的全生命周期管理为理想目标，这与本书作者所倡导的"要在鸡蛋掉落在地上之前阻止扔鸡蛋的人"的医疗健康理念不谋而合。

人口老龄化趋势增加了老百姓的医疗需求，近年来中国医疗费用支出逐年攀升。2022 年全国卫生总费用初步推算为 84 846.7 亿元，其中：政府卫生支出 23 916.4 亿元，占 28.2%；社会卫生支出 38 015.8 亿元，占 44.8%；个人卫生支出 22 914.5 亿元，占 27.0%。人均卫生总费用 6 010.0 元，卫生总费用占 GDP（国内生产总值）的比重为 7.0%。

老龄化社会已经迎面而来，人口负增长比预想中来得更快，我国人口数量很快将达到高峰，步入高度老龄化社会，全球范围内的人口老龄化现象愈发严重。从家庭生命周期阶段的特征来看，家庭衰老期养老需求和医疗需求突出，居民平均寿命不断延长，预期未来平均寿命仍将继续延长，家庭面临严峻的长寿风险。

因此，长寿经济学是一门研究人口老龄化对社会经济影响的学科，也是中国经济持续发展的主要"命门"之一。长寿经济学主要关注以下几个方面：

1. 人口结构变化：长寿时代的人口结构特征是老年人口数量增多，年轻人口数量减少。这会对社会经济发展产生深远影响，如造成劳动力市场供需发生变化、增加社会保障体系压力等。

2. 经济结构调整：在长寿时代，消费需求、产业结构和技术创新等方面都会发生变化。为了适应这些变化，政府和企业需要进行相应的政策调整和战略布局。

3. 社会福利保障：随着人口老龄化的加剧，社会保障体系面临巨大压力。政府需要制定相应的政策措施，如提高退休年龄、完善养老保险制度等，以应对老龄化带来的挑战。

4. 健康医疗产业：长寿时代人们对健康医疗的需求将持续增长，带动相关产业的发展。企业和个人需要关注健康管理、医疗服务、康复护理等领域的发展趋势。

5. 应对人口老龄化挑战：长寿时代要求我们重新审视人口政策、城市规划、劳动力市场等方面的政策措施，以适应新的社会发展趋势。

总之，长寿经济学研究长寿时代背景下社会经济发展的规律和挑战，为政府、企业和个人提供应对策略。在我国，发展长寿经济已成为国家战略，立己达人，兼济天下。社会各界需要共同努力，积极应对人口老龄化带来的机遇和挑战。长寿时代，人生多阶段将是一种新"叙事"。中国经济的长寿问题是跨学科的极限挑战，医疗服务与保险（特别是长期护理险）或是最难点。

针对超老龄社会时代的到来，中国必须提前准备、提前预防。为了给人民提供科学合理的健康管理建议，践行社会责任，我们还需要优秀的读物作为科普教育的指导。本书作者彼得·阿提亚对人类与慢性病的斗争进行了客观的审视与深刻的反思，犀利地指出疾病可能早在体征指标超出正常范围之前就已经存在了。人们需要的是认识疾病发病的原因，跟随科学的指导，制定谋求健康的战略与战术，以采取实际行动、主动降低风险的思路在生命健康这场漫长的比赛中胜出。

——姚余栋，中国养老金融 50 人论坛首席经济学家
2023 年 11 月

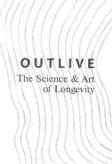
推荐序四　　F O R E W O R D

我每天醒来的第一件事，就是查看智能手表显示的静止心率。如果手表显示我的心率在 40 至 50 之间，表明我比较放松；如果心率达到了 60 左右，这提醒我要格外注意，可能我最近的压力有点大。接下来，我便会在洗漱完毕后穿上衣服和跑鞋，出门跑步。

当我跑步时，我会始终监测自己心率的情况。当我的心率变快时，我会把跑步的速度放慢；当我的心率过慢时，则会加快奔跑的速度：我需要始终把心率控制在区间 2（Zone 2）规定的范畴以内。我跑完 5 公里通常需要 32 分钟，平均心率 141（在区间 2 的底部），最大心率 167。

跑步结束后，我一回到家，就会冲上一杯咖啡，以"从心出发—打个心率卡"为主题在手机上写下一段 400 字左右的跑步日记，分享到千人规模的长寿科技社群。

我一贯是体育差等生，没有任何擅长的运动，大学毕业时甚至需要参加体育补考才拿到毕业证。2008 年，北京奥运会激发了我对运动的热情，我从那年的 12 月初开始跑步，截至 2023 年 10 月，跑步已经陪伴了我 15 个春秋。从 55 岁到 70 岁，我完成了 130 多场马拉松。目前，我的最大摄氧量是 46，70 岁的我拥有一颗 50 岁的心脏、40 岁的骨密度，以及 6 块腹肌。

2023 年初，我开始撰写有关长寿科技方面的文章。在我为写文章收集资料时，曾看过一期名为"乔·罗根体验"的播客，在该播客中，乔·罗根与彼得·阿提亚展开了一场以"运动与健康长寿"为主题的对谈。彼得·阿提亚说：运动是最好的良药。

除了外科医生的身份之外，彼得·阿提亚还是一位耐力运动达人，他从小练拳，经常跑步，还在公开水域进行长距离游泳，游泳过后，他还会骑自行车。阿提亚医生的人生目标是在当地的一场 20 公里自行车个人赛中获胜。

在运动这一点上，我和彼得·阿提亚的理念是一致的。2023 年 1 月 15 日，我在个人公众号上发表了《看看如何让科技帮助爸妈长寿》一文。随后，在 3 月下旬的一次活动中，我分享了自己通过运动减缓身体老化速度的故事，引发了很多人的兴趣。在朋友的建议下，我和王煜全老师在 2023 年 4 月中旬开始酝酿创办"长寿科技社群"。

非常巧合的是，就在那时我了解到彼得·阿提亚刚刚出版了 *Outlive：The Science and Art of Longevity* 一书（本书的英文版）。读完之后，我深感这是一本关乎如何延长健康寿命的实践指南，也是长寿科技社群学员必读的指导书。

今年 4 月 21 日，长寿科技社群开始招募学员，仅花了一周的时间，500 人的社群就招满了。到了 9 月下旬，社群开始扩容，继续招募新学员。学员在社群里学习与实践的第一模块便是"从心出发—打个心率卡"，我们还借鉴了本书中关于有氧效率 2 区训练等内容。社群的 1 000 名学员都从彼得·阿提亚在书中的精彩阐释中受益。

这本书的正文足有 400 多页，分成了 3 个部分，共 17 个章节。全书的特点被我概括为 9 个字：成体系、接地气、真普惠。

1. 成体系。

《超越百岁：长寿的科学与艺术》这本书的目标很明确：它绝非长寿宝典，也不是教有钱人如何长生不老，而是专注于帮助普通人延长健康寿命。有预测，到 2035 年中国大陆地区的人均预期寿命将达到 81.3 岁。然而，有光的地方必然有阴影，现代医疗在延长年龄寿命（lifespan）的同时，并未显著延长健康寿命（healthspan）。

2019 年 7 月 29 日，国家卫健委召开新闻发布会，公布 2018 年中国人均预期寿命达到了 77 岁，但健康预期寿命则为 68.7 岁，也就是说，居民平均大致有 8 年以上的时间都在带病生存。由此引发的"自己受罪、家人受累、社会医药资源浪费"成了一种普遍的社会现象。

如何缩短居民带病生存的年限，是摆在中国社会面前一道亟须破解的难题。在延长健康寿命这一点上，《超越百岁：长寿的科学与艺术》一书给我们带来了有益的启示：要建立目标—战略—战术这样的锻炼体系并进行实践，而不是头痛医头、脚痛医脚，在锻炼和吃补品上寻求捷径。在树立了具体的目标之后，我们需要建立一个如何延长健康寿命的整体方法（战略），其中包括有科学依据的概念框架或者心理模型。运动、营养、睡眠、情绪健康、药物和补充剂将成为我们战术的一部分。要知道，延长健康寿命其实就是提升我们的肌肉力量、有氧基础、骨密度、稳定性和平衡能力。每个人都要制定出符合个人目标的训练计划，而不要采用某个通用的标准。

2. 接地气。

一方面，《超越百岁：长寿的科学与艺术》是一部非虚构佳作，尽管该书属于科学领域，但读起来引人入胜，故事鲜活、语言风趣。彼得·阿提亚和第二作者比尔·吉福德携手，把一个技术性很强的话题写成了一部非虚构畅销书，真的很了不起。另一方面，彼得·阿提亚的临床实践经验丰富，书中的观点和实际操作都来自临床患者的真实经历。同时，彼得·阿提亚还是 *The Drive* 播客（每周更新一期）的主持人，他通过采访不同领域的专家，在与嘉宾互动的过程中，获得了社会、科技等多方面的最新资讯。

试想一下，如果彼得·阿提亚不是一位临床外科医生、一位著名的播客主持人，也没有和本书第二作者比尔·吉福德进行合作，那么，书中就将会充斥着呆板的数据和令人生畏的专业术语，绝不会以一本接地气的畅销书的面目为我们所知。

3. 真普惠。

吴声在"新物种爆炸"的年度演讲中说："真正的普惠，就是让专业精神抵达日常生活。"在《超越百岁：长寿的科学与艺术》一书中，我见证了本书能够抵达大众日常生活的真正普惠：例如区间 2 的有氧基础训练。有了可穿戴产品，每个普通人都能像医生一样了解自己的心率情况，通过关注心率的变化进行训练，从而建立扎实的有氧基础。区间 2 的训练还可以让线粒体更健康，增强人的代谢灵活性，提升最大摄氧量。

《超越百岁：长寿的科学与艺术》告诉我们，在人生的惊涛骇浪中，每个人都要为自己的人生掌舵、导航。每个人都需要不断增长各方面的见识，掌握一定的医学、运动以及科技知识。明确自己的生命之船将驶向何方，有识别航程中的大小风险的能力，勇于走出舒适区，直面各种挑战。我命由我，不由天！

——田同生，长寿科技社群主理人、完成 130 场马拉松的作家

2023 年 11 月

目录 CONTENTS

第二部分

导言　P R E F A C E

在睡梦中，我试图接住掉落的鸡蛋。

我站在人行道上，在一个脏乱不堪的大城市——看起来很像巴尔的摩。我手里提着一个带软垫的篮子，抬头望着，每隔几秒钟，就会有一个鸡蛋从上面嗖嗖地向我飞来，我赶紧跑过去，试图把它接到篮子里。

鸡蛋快速向我袭来，而我也竭尽全力去接它们，东奔西跑，手中的篮子就像外场手①的手套一样随时准备接住鸡蛋，但我完全接不住。其中一些，不对，应该是许多，砸在地上，黄色的蛋黄溅满了我的鞋子和刷手服。我急切地想让这一切停止。

鸡蛋是从哪里来的？肯定有人在楼顶，或者在阳台上，随意地把鸡蛋扔向栏杆之外。但我看不到他，因为我太忙乱了，几乎没有时间去想。我一直

① 在棒球或垒球比赛中负责防守整个外场区域以及外场两侧界外一部分区域的球员。——译者注

在东跑西颠，想接住尽可能多的鸡蛋，却惨遭失败。当我意识到无论我多么努力，都不可能接住所有的鸡蛋时，情绪便涌上了心头。我感到不知所措，无助极了。

我从梦中惊醒，宝贵的睡眠又被毁了。

我们做过的梦几乎都会被忘掉，但即使在 20 年后，这个梦也似乎无法从我的脑海中被抹去。当我在约翰斯·霍普金斯医院（Johns Hopkins Hospital）做外科住院医师，接受肿瘤外科专业培训时，同样的梦境曾多次出现。那是我一生中最美好的时期，尽管有时我觉得自己濒临崩溃。我和同事们连续工作 24 小时已是家常便饭。我渴望睡眠，而这个梦却一直在摧毁它。霍普金斯医院的外科主治医师专门治疗像胰腺癌这样的复杂疾病，这意味着很多时候我们是站在患者与死亡之间的唯一的屏障。胰腺癌悄无声息地生长，毫无征兆，当被发现时，通常已是晚期了，只有20%~30%的患者有手术机会，我们是他们最后的希望。

我们选择的武器是一种叫作"惠普尔手术"（Whipple Procedure）的治疗方法，进行这种手术需要切除患者的胰头和小肠的上部，即十二指肠。这种手术难度极大且危险性很高，在早期的时候几乎总会致命。然而，外科医师仍会尝试做这种手术，胰腺癌就是这么令人绝望。到我接受培训时，99% 以上的患者在手术后至少能活 30 天。我们已经非常善于接住鸡蛋了。

那时候，我下定决心要尽己所能，成为最优秀的肿瘤外科医师。通过刻苦努力，我才取得了今天的成就。我的大多数高中老师，甚至我的父母都没想到我能考上大学，更不用说从斯坦福大学医学院毕业了。但是，我发现自己越来越纠结。一方面，我喜欢这些手术的复杂性，每次成功完成手术，我都会欢欣鼓舞。我们已经成功切除了肿瘤——我们已经接住了鸡蛋，大概我们也是这么认为的。

另一方面，我开始怀疑该如何定义"成功"。事实是，几乎所有这些患者仍然会在几年内离世，鸡蛋还是会不可避免地砸到地上。那么，我们真正获得的成就是什么呢？

当我最终意识到我们的所作所为只是徒劳的时候，我变得非常沮丧，于是便放弃了医学，转而从事了一个完全不同的职业。然而，后来发生的一系列事件彻底改变了我对健康和疾病的看法。于是，带着一种全新的方法和崭新的希望，我重新回到了医疗行业。

我重新回到医疗行业的原因要追溯到我做的那个关于鸡蛋掉落的梦。简而言之，我终于明白，解决这个问题的唯一方法不是去更好地接住鸡蛋，而是去阻止那个扔鸡蛋的人。我们得想办法到楼顶上去，找到那个家伙，把他干掉！

在现实生活中，我会很喜欢这份工作，作为一名年轻的拳击手，我的左勾拳可是相当厉害的。然而，医学显然要更复杂一些。最终，我意识到，我们需要以一种截然不同的方式，用一种全然不同的心态，使用一套完全不同的工具来处理这种情况——掉落的鸡蛋。

简单来讲，这就是本书的主要内容。

——彼得·阿提亚

第 一 部 分

PART 1

▼

第一章

漫长的比赛：从急性死亡到慢性死亡

在生命中的某个时刻，我们需要停下脚步，只为将落入河中的人们拉出来。同时，我们还需要逆流而上，找到他们落水的真正原因。

——德斯蒙德·图图大主教（Bishop Desmond Tutu）

我永远都不会忘记我眼睁睁看着死去的第一个患者。那是我在医学院接受培训的第二年年初，一个周六的晚上，当时我正在医院做志愿者——这也是学校鼓励我们去做的事情之一。在做志愿者时，我们只需观察，因为以我们此时的学识如若上手是极其危险的。

那天晚上，一个 30 多岁的女人来到急诊室，主诉气短。她来自东帕洛阿尔托，一个非常富有的小镇里的贫困地区。护士们给她安装了一套心电图导联，还给她的口鼻戴上了氧气面罩。我坐在她身边，试图用闲聊来转移她的注意力：您叫什么名字？您有孩子吗？您有这样的感觉有多久了？

突然间，她的脸因恐惧而紧绷，呼吸也变得十分困难，紧接着便开始翻白眼，失去了知觉。

几秒钟内，护士和医生涌入急诊室，对她进行"心肺复苏"，他们将一根呼吸管插入她的气道，并给她注射了大量强效药物，争取最后一丝希望。与此同时，一位住院医师开始对她平卧的身体进行胸外按压。每隔几分钟，当主治医师将除颤仪电极置于她的胸部时，所有人都会退后一步，她的身体也会因巨大的电击而抽动。仿佛一切都被精确地编排好了，他们知道该怎么做。

我缩到一个角落里，试图置身事外，但做心肺复苏的住院医师注意到了我的眼神，说道："嘿，你，你能过来接替我一下吗？用和我现在一样的力度和节奏进行按压，可以吗？"

于是，我有生以来第一次开始给一个活人而不是模型做按压。然而，这并没有起到任何效果。她死了，就在手术台上，当时我还在为她的胸部做按压。就在几分钟之前，我还在询问她的家庭情况。一名护士把床单拉上来，盖在她的脸上，每个人都像来时一样迅速散去。

这样的场景对房间里的其他人来说并不罕见，但我却被吓坏了，惊恐不已。刚才到底发生了什么？

我目睹过许多患者的死亡，但是那个女人的死亡多年来一直困扰着我，我现在怀疑她可能死于严重的肺栓塞。我一直在想：她到底是怎么了？在她去急诊室之前发生了什么？如果她能得到更好的医疗服务，情况会有所不同吗？她的悲惨命运会被改变吗？

后来，作为约翰斯·霍普金斯医院的一名外科住院医师，我了解到，死亡有两种速度：急性和慢性。在巴尔的摩市中心，由枪支、刀具和超速行驶的汽车造成的急性死亡随处可见。尽管这听起来有悖常理，但这个城市的暴力却是医院培训项目的一个"特色"。虽然我选择霍普金斯医院是因为其在肝脏和胰腺癌手术方面的卓越表现，但事实上，医院平均每天有十多个贯通伤病例，大多数是枪伤或刺伤，这意味着我和同事们有充足的机会来提升我们的手术技能，去修复那些年轻人、男人和穷人的身体。

如果说创伤病例在夜间占据主导地位，那么我们白天的时间则属于患有血管疾病、胃肠道疾病，尤其是癌症的患者。不同之处在于，这些患者的"伤口"是由生长缓慢、长期未被发现的肿瘤引起的，而且并非所有患者都能活下来——即便是那些腰缠万贯、风光无限之人也无法幸免。癌症才不在乎你有多富有，或者你的外科医师是谁呢。如果它想找到一种方法置你于死地，那么它一定办得到。无论怎么说，这些缓慢的死亡让我更加烦恼了。

本书可不是一本关于死亡的书，事实恰恰相反。

距离那位女性走进急诊室已有 25 年之久，我依然在行医，不过是以一种与我曾经想象的全然不同的方式。我不再做肿瘤手术，或任何其他类型的手术了。如果你因为皮疹或手臂骨折来找我，我可能帮不上什么忙。

那么，我到底是做什么的呢？

问得好。如果你在聚会上问我这个问题，我会尽量回避这个话题。或者我会信口开河，说我是一名赛车手，赛车手其实是我小时候真正想做的事情（B 计划是做一个羊倌）。

作为一名医生，我的关注点在于长寿，但问题是我有点讨厌"长寿"这个词。几个世纪以来，一直有庸医和江湖骗子声称自己拥有长生不老的秘方，他们无疑已经玷污了"长寿"这个词。我不想和这些人扯上任何关系，我也没有傲慢到认为自己对这个困扰人类数千年的问题持有某种简单的答案。如果长寿是一件简单的事，那么我也就没有必要写这本书了。

我将从长寿的定义开始。长寿并不意味着永远活下去，甚至可以活到120 岁或 150 岁，这也是一些自称"专家"的人现在经常向他们的追随者所承诺的。除非有什么重大突破，以某种方式扭转了 20 亿年的进化史，从而使我们摆脱时间之箭；否则，今天活着的每个人和每个事物都将会不可避免地走向死亡，这是一条单行道。

长寿也不意味着在我们慢慢枯萎的过程中，只留下越来越多的生日。这正是发生在一个倒霉的希腊神话人物提托诺斯（Tithonus）身上的事情。他向众神祈求永生，令他高兴的是，诸神满足了他的愿望。但由于他忘了同时请求赐他青春永驻，他的身体继续腐朽，最终变成了一个老态龙钟的干瘪老头。哎呀，真是令人唏嘘！

我的大多数患者都能凭本能明白这一点。当他们第一次来找我的时候，通常会坚定地表示，如果这样做意味着要在身体机能每况愈下的状态下苟延残喘，他们宁可不活那么久。他们中的许多人曾亲睹自己的父母或祖父母忍受这样的命运，虽然活着，却因身体虚弱或痴呆症致残。他们不希望长辈的痛苦在自己身上重演。话说到这里，我必须打断他们。我说，即使你的父母经历了痛苦的晚年或者英年早逝，也不代表着你一定会经历同样的事情。过去不必决定未来，你的寿命比你想象的更具有可塑性。

在 1900 年，人类的预期寿命为 50 岁以下，大多数人都可能因"急性"原因死去，如事故、受伤和各种传染病。但从那时起，慢性死亡便逐渐取代了急性死亡。大多数读这本书的人预计都会在七八十岁离世，而且几乎都是死于"慢性"原因。假设你不是那种会从事极端冒险行为的人，比如极限跳伞、摩托车比赛或者边发短信边开车，那么你极有可能死于我称之为"四骑士"（four horsemen）[①] 的慢性衰老疾病中的一种：心脏病、癌症、神经退行性疾病，或 2 型糖尿病及相关代谢功能障碍（metabolic dysfunction）。要想长寿——活得更久，活得更好，我们必须了解并正视这些导致慢性死亡的原因。

长寿有两个组成部分。第一个部分是你能活多久，即你的实际寿命；第二个部分也同样重要，即你生活得有多好，它关系到你的生活质量。第二部

---

① "四骑士"（four horsemen）的典故出自《圣经新约》末篇《启示录》第六章，传统上和现代文学中将其解释为白马骑士（瘟疫）、红马骑士（战争）、黑马骑士（饥荒）、灰马骑士（死亡）。现代则将四匹马分别喻作精神、道义、人仁、虚妄。——译者注

分被称为"健康寿命"（healthspan），也是提托诺斯忘记请求的那部分寿命。"健康寿命"通常被定义为"我们一生中没有残疾或疾病的时期"，但我认为这个定义过于简单化了。当我还是一个 25 岁的医科学生时，我没有"残疾和疾病"，但 20 多岁的自己无论是在身体上还是精神上，都可以远超 50 岁的我。这就是事实。因此，我们长寿计划的第二部分就是要保持和改善我们的身心功能。

关键问题是，我将何去何从？我未来的发展轨迹是什么？人到中年，警告信号已经比比皆是。我曾参加过高中朋友的葬礼，这反映出从中年开始死亡风险急剧上升。与此同时，我们当中许多 30 多岁、四五十岁的人，眼看着我们的父母在身体残疾、痴呆症或长期疾病的道路上渐行渐远，直至消逝。每每看到此景，我总会悲痛不已，它也强化了我的一个核心信念，那就是为自己创造更美好的未来，而让自己步入更好的轨道的唯一方法，就是现在就开始思考并立即采取行动。

事实证明，我和我的同事们在医学培训中获得的技能，对急性死亡比对慢性死亡有效得多，而这也是任何一个追求长寿的人所面临的主要障碍之一。我们学会了固定骨折，用强效抗生素治愈感染，支持甚至替换受损的器官，为严重的脊柱或脑部损伤减压。我们拥有惊人的挽救生命的能力，能让破碎的身体完全恢复功能，甚至能让濒临死亡的患者复苏。然而，在帮助患有癌症、心血管疾病或神经系统疾病等慢性疾病的患者摆脱慢性死亡方面，我们显然做得不太成功。我们可以缓解他们的症状，并且通常也会稍稍延缓其死亡时间，但我们似乎无法像处理急性问题那样"重置时钟"。我们已经变得更善于接住鸡蛋，但却几乎没有能力先阻止它们从大楼上掉落。

问题是，我们对待这两类患者，即创伤患者和慢性病患者，都采用了相同的基本方法。我们的工作任务是无论如何都要阻止患者死亡。有一个病例我记得特别清楚，一天晚上，一个 14 岁的男孩被送进了我们的急诊室，奄奄一息。他是一辆本田车上的乘客，该车与另一辆超速闯红灯的汽车发生了T-bone撞车事故①。他的生命体征微弱，瞳孔固定并散大，表明头部受到了严重创伤，他离死亡不远了。作为创伤科主任，我立即启动了心肺复苏，试图让他苏醒过来，但就像斯坦福大学急诊室里的那位女性一样，没有任何效果。我的同事希望我宣布他的死亡，但我固执地拒绝了。相反，我不停地给他做心肺复苏，把一袋又一袋的鲜血和肾上腺素注入他毫无生命体征的身体里，因为我无法接受一个无辜小男孩的生命就这样结束。事后，我在楼梯间里抽泣，我多么渴望能够救回他！然而，当他来到我的身边时，命运早已注定。

没有人会在我的眼皮子底下死去——这种精神特质在任何从医人士的身上都是根深蒂固的。我们也以同样的方式来对待我们的癌症患者。但很多时候我们显然干预得太晚了，他们已经到了病入膏肓的地步，死亡几乎无法避免。然而，就像车祸中的那个男孩一样，我们会尽一切可能延长患者们的寿命，直到生命的最后一刻，我们都还在进行毒副反应大且往往令人痛苦不堪的治疗，只为争取让患者多活几周或几个月。

我们并非没有努力过。现代医学已经为这些疾病投入了大量的精力和资源。但我们的进展并不顺利，心血管疾病可能是个例外，因为在大约60年的时间里，我们已经将其在工业化国家的死亡率降低了三分之二（尽管还有很多事情要做，我们也终将会看到）。此外，从人类向癌症宣战以来，尽管政府和个人在对癌症的研究上花费了数千亿美元，癌症的死亡率却几乎没有下降。2型糖尿病仍然属于严重的公共卫生危机，丝毫没有减弱的迹象。此外，阿尔茨海默病和相关的神经退行性疾病也在折磨着日益增长的老年群体，并且几乎没有有效的治疗方法。

但无论是哪种情况，我们都是在错误的时间点，远在疾病肆虐之后，往

---

① 即一辆车的车头垂直撞上了另一辆车的侧身。——译者注

往为时已晚的时候才进行干预的——那时鸡蛋已经开始掉落了。每当我不得不告知癌症患者，她的生命仅剩 6 个月时，我都会感到非常痛心，因为我知道，在被检查出癌症之前的几年，这种疾病很可能已经在她的身体里扎根了。我们白白浪费了很多时间。虽然每种"骑士"疾病的患病率都会随着年龄的增长而急剧提高，但它们开始的时间一般要比我们有所察觉时早得多，而且通常需要很长时间才能置人于死地。即便有人"突然"死于心脏病发作，这种疾病可能也已经在他们的冠状动脉中潜伏发展了 20 年。慢性死亡比我们想象的还要慢得多。

比较合乎逻辑的结论是，我们需要更早地介入，尽快阻断"骑士"疾病的发展进程——或者更好的结果是，彻底阻止它们的发展。在过去的 20 年里，全球吸烟率持续下降，这在一定程度上要归功于广泛实施的禁烟令，然而我们对晚期肺癌的任何一种治疗方法都比不上通过降低吸烟率来降低死亡率那样有效。相较于医学上的那些晚期干预措施，这种简单的预防措施（不吸烟）反而挽救了更多的生命。可是，主流医学仍然坚持要等到诊断结果出来以后再进行干预。

2 型糖尿病就是一个很恰当的例子。美国糖尿病协会（American Diabetes Association）的标准护理治疗指南规定，当患者的糖化血红蛋白（HbA1c）检测结果[1] 为 6.5% 或更高时，即相当于平均血糖水平为 140 mg/dL[2]（正常值约为 100 mg/dL，或 HbA1c 为 5.1%）时，可被诊断为糖尿病。这些患者需要接受全方位的治疗，包括使用促进胰岛素分泌的药物和帮助身体减少葡萄糖产生的药物，以及皮下注射胰岛素，最终迫使葡萄糖被高胰岛素抵抗的

---

[1] HbA1c 测量的是血液中糖化血红蛋白的数量，这使我们能够估算出患者在过去 90 天左右的平均血糖水平。——作者注

[2] 血糖的国际制单位是毫摩尔每升（mmol/L），传统单位是毫克每分升（mg/dL），1 mmol/L=18 mg/dL。——译者注

机体组织代谢。

然而，如果患者的 HbA1c 测试结果为 6.4%，这意味着他的平均血糖为 137 mg/dL——仅仅比 2 型糖尿病低了 3 个单位——严格来讲就不是 2 型糖尿病。这种情况被称为前驱糖尿病（prediabetes）。针对前驱糖尿病，标准护理指南给出的建议是：进行适量运动，适当改变饮食结构，有可能会用到血糖控制药物二甲双胍，以及血糖水平"年度监测"——基本上，在将它当作急症来治疗之前，要看患者是否真的患上了糖尿病。

如此治疗 2 型糖尿病，我认为几乎是完全错误的。正如我们将在第六章中看到的，2 型糖尿病属于代谢功能障碍的范畴，它在突破那个神奇的血液检测诊断阈值之前就已经开始了，2 型糖尿病只不过是这一过程中的最后一站。干预的时间最好是在患者接近那个阈值之前，即使在前驱糖尿病期也为时过晚。像对待感冒或者骨折一样对待 2 型糖尿病是极其荒谬且贻害无穷的，这种疾病并不是非黑即白的——你要么患有这种疾病，要么没有。然而，临床诊断往往是我们干预的起点。为什么会这样呢？

我认为，我们的目标应该是尽早采取行动，想方设法防止人们患上 2 型糖尿病和其他所有"骑士"疾病。我们应该主动出击，而非被动应对。改变思维定式是我们抗击由慢性疾病引发的死亡的第一步。我们希望延缓或者预防这些疾病，这样便可以在没有疾病的情况下活得更久，而不是在与疾病的纠缠中苦苦挣扎。这意味着，干预的最佳时机是在鸡蛋开始掉落之前——正如我在自己的生活中发现的那样。

2009 年 9 月 8 日，一个我永远都无法忘记的日子。我站在卡特琳娜岛（Catalina Island）的海滩上，这时，我的妻子吉尔（Jill）转向我说："彼得，我觉得你应该努力减减肥。"

我惊呆了，手中的芝士汉堡差点掉在地上。"减减肥？"我亲爱的妻子竟然会这么说？

　　我相当确信我应该得到这个汉堡，以及我另一只手里的可乐，因为我刚刚从洛杉矶游到这个岛上，穿越辽阔的海洋，畅游了 30 千米——我用 14 个小时完成了这段旅程，一路上都能感受到水下的暗流冲击我的面颊。就在 1 分钟之前，我还在为完成"长距离游泳"①这一愿望清单而兴奋不已，没想到现在我竟是"胖子彼得"了。

　　尽管如此，我立刻意识到吉尔是对的。在不知不觉中，我的体重已经飙升到了 95 千克，比我十几岁打拳击时的体重足足多了 22 千克。像许多中年男性一样，即使我把香肠般的身体塞进 36 码的裤子里，我仍然认为自己是一名"运动员"。那时的照片提醒我，我的肚子看起来就像吉尔怀孕 6 个月时的样子。我已经"自豪地"拥有了一个典型的油腻身材，而此时我还不到 40 岁。

　　血液检测显示出的问题比我在镜子里看到的还要严重。尽管我疯狂地锻炼，吃着我自认为健康的食物（虽然游泳后偶尔会吃芝士汉堡），但不知为何，我的身体已经对胰岛素产生了抵抗，这是患上 2 型糖尿病以及其他许多糟糕疾病的第一步。我的睾酮水平也低于同龄男性 5 个百分点。毫不夸张地说，我的生命处于危险之中——虽然没有迫在眉睫，但肯定是长期的。我清楚地知道这条路会通向何方。早在 20 年前，我就曾给和我情况近似的人做过截肢手术。往近了说，我自己的家谱上也有很多 40 多岁就死于心血管疾病的男性。

　　在沙滩上的那一刻，我开始对"长寿"这个词产生了兴趣。那年我 36 岁，正处于人生的分水岭。随着我们的第一个孩子奥利维亚（Olivia）的出生，我也升级成了一名父亲。从我第一次抱着裹在白色襁褓中的她的那一刻起，我就爱上了她——我知道我的生活自此改变了。但我也很快意识到，我

---

① 这实际上是我第二次进行这种穿越。早在几年前，我曾从卡特琳娜岛游到洛杉矶，但由于水流的原因，朝反方向游多花了 4 个小时。——作者注

的各种风险因素和遗传问题可能会导致心血管疾病引起的早逝。我当时还没有意识到，自己的情况是完全可以纠正的。

随着对科学文献的深入研究，我很快就像以前学习做肿瘤手术一样痴迷于了解营养和代谢。我天生就是一个好奇心极强的人，于是我联系了这些领域的顶尖专家，说服他们在我求知的过程中给予一些指导。我想知道我是如何让自己陷入这种处境的，以及这对我的未来意味着什么。我需要想办法让自己回到正轨。

我的下一个任务是试图了解动脉粥样硬化或心脏病的本质和病因，这种疾病一直困扰着我父亲家族中的男性。他的两个兄弟不到 50 岁就死于心脏病，还有一个兄弟在 60 多岁时也因病去世了。从那以后，我就转向了一直让我着迷的癌症，然后是阿尔茨海默病等神经退行性疾病。最后，我又开始涉足快速发展的老年学领域——努力了解衰老过程本身的驱动因素以及如何减缓衰老过程。

也许我最大的收获是，现代医学并没有真正掌握何时以及如何治疗可能会杀死我们大多数人的慢性衰老疾病。其部分原因是每一种"骑士"疾病都非常复杂，它们更像是一种致病过程，而不是像普通感冒那样的急性疾病。令人惊讶的是，在某种程度上，这对我们来说其实是一个好消息。每种"骑士"疾病都是累积性的，是多种风险因素随着时间的推移而叠加混合的产物。事实证明，在这些相同的个人风险因素中，有许多因素是相对容易减少甚至可以完全消除的。更妙的是，它们具有某些共同的特征或驱动因素，使其容易受到我们将在本书中讨论的一些相同战术和行为变化的影响。

医学的最大失败是试图在错误的时间节点治疗所有这些疾病——在它们根深蒂固之后，而非开始扎根之前。结果，我们忽略了重要的警告信号，在我们仍然有机会击退这些疾病、改善健康状况并有可能延长寿命的时候，错过了干预的机会。

举几个例子：

- 虽然在"骑士"疾病上投入了数十亿美元的研究资金，但主流医学在关键问题上对其根本原因的认识却是大错特错的。针对每种疾病的源头和诱因，我们将探讨一些有前景的新理论，并提出可能有效的预防战略。

- 你在年度体检时收到和讨论的传统胆固醇检测，以及其背后许多基本假设（例如"好"和"坏"胆固醇），都因为误导性和过于简单而毫无意义。它并没有告诉我们死于心脏病的实际风险有多大，我们也没有采取足够的措施来阻止这个"杀手"。

- 数百万人患有一种鲜为人知、诊断不足的肝脏疾病，这种疾病是 2 型糖尿病的潜在前兆。然而，处于这种代谢紊乱疾病早期的人，其血液检测结果往往显示的是在"正常"范围内。在当今这个不健康的社会，"正常"或"平均"并不等同于"最佳"。

- 诱发 2 型糖尿病的代谢紊乱也会促进心脏病、癌症和阿尔茨海默病的发病进程。解决身体代谢问题可以降低每一种"骑士"疾病的患病风险。

- 几乎所有的"节食"都大同小异：它们可能对某些人有帮助，但对大多数人来说却是无用的。我们不争论饮食问题，而是将研究重点放在了营养生物化学上——你所摄入的营养物质是如何影响新陈代谢和生理机能的，以及如何利用数据和技术为你制定最佳的饮食方案。

- 有一种宏量营养素更需要我们去关注，而大多数人并未意识到这一点。它不是碳水化合物，也不是脂肪，而是蛋白质。随着我们年龄的增长，蛋白质变得至关重要。

- 运动是迄今为止最有效的"长寿药"。在帮助我们延长寿命、保护认知功能和身体机能方面，没有任何其他干预措施能起到如此大的作用。但大多数人做得还远远不够，而且锻炼方式不当可能会弊大于利。

- 最后，我从惨痛的教训中认识到，如果我们忽视了情绪健康，那么努力追求身体健康和长寿是毫无意义的。情绪上的痛苦会在各个方面损害我们的健康，因而必须加以解决。

为什么这个世界上还需要另一种关于长寿的书呢？在过去的几年里，我经常问自己这个问题。这个领域的大多数作家都属于某些特定的类别并有一些忠实信徒。他们坚持认为，如果你遵循他们的特定饮食（越严格越好）；或者以某种方式练习冥想；或者吃某种特定类型的超级食品①；或者适当保持"能量"，那么你就能避免死亡并获得永生。他们通常会用激情来弥补科学严谨性上的不足。

另外还有一些人，他们确信科学很快就会找到消除衰老这一过程的方法，比如通过调整一些模糊的细胞通路；或者延长我们的端粒；或者"重新编程"我们的细胞，这样我们根本就无须衰老了。在我们的有生之年，这似乎是极不可能实现的，尽管科学确实使我们对衰老和"骑士"疾病的认识取得了巨大的飞跃。我们学到了很多知识，但棘手的部分是如何将这些新知识应用到实际人群中，或者至少要有一些备用计划，以防这些高深的研究未能创造出长寿药物。

我是这么看待自己的角色的：我不是实验室科学家或临床研究员，而是帮助你理解与应用这些观点的翻译。这既需要对科学有透彻的理解，还需要一点艺术性，就像我们把莎士比亚的诗翻译成另一种语言一样。在准确把握词语含义（科学）的同时，还要捕捉到诗歌的基调、词语间的细微差别、思想情感和抑扬节奏（艺术）。同样，我的长寿方法也牢牢植根于科学，但要

---

① 超级食品是指具有丰富的营养，并对人体有明显的抗氧化作用的食品。不过美国最新研究显示，再好的食品也不可过量食用，否则会对健康产生不利影响。——译者注

弄清楚如何以及何时将我们所学到的知识应用于作为患者的你的身上，也需要很强的艺术性，毕竟遗传基因、过往经历、生活习惯和个人目标都是因人而异的。

我相信，我们已经掌握了足够多的知识来扭转乾坤。这就是为什么这本书的名字叫作《超越百岁：长寿的科学与艺术》（*Outlive*）。"Outlive"这个词的两种含义都是我想要表达的内容：活得更久和活得更好。与提托诺斯不同，你可以活得比预期寿命更长，享受更好的健康状态，从而活出更精彩的人生。

我的目标是为长寿实践创建一本可操作的指导手册，一本能助你延年益寿的指南。我希望可以让你相信，只要付出足够的时间和努力，就有可能将自己的寿命延长10年，健康寿命延长20年，这意味着你的身体机能也许可以达到小你20岁的人那样的状态。

但我并非要告诉你具体应该怎么做，而是要帮助你学会转变自己的思维方式。对我而言，这是一段漫长的旅程，一个令人着魔的反复研究和不断迭代的过程，而它就始于卡特琳娜岛布满岩石的海岸边。

更广泛地说，长寿需要采用一种颠覆性的医学方法，一种将我们努力的方向转向预防慢性病和改善健康寿命的方法——要立即付诸行动，而不是等到疾病发作或我们的认知功能和身体机能已经下降之时。本书不是"预防"医学，而是一种主动医学。我相信，它不仅有可能改变个人的生活，而且有可能减少我们整个社会的痛苦。这种变化也并不来自医疗机构，因为只有当患者和医生提出需求时，这种情况才会发生。

只有改变对医学本身的态度，我们才能登上楼顶，阻止鸡蛋掉落。谁都不应该满足于在楼底跑来跑去，试图接住它们。

第二章

医学 3.0：慢性病时代对医学的反思

要趁着阳光普照时修理屋顶。

——约翰·F. 肯尼迪（John F. Kennedy）

　　我不记得自己对医学培训日益失望的最后一根稻草是什么，但我记得与一种名为庆大霉素的药物有关。我在医院做住院医师的第二年年末，重症监护室里有一位患有严重败血症的患者，他基本上就是靠这种药物来维持生命的。庆大霉素是一种强效静脉注射抗生素，但它的棘手之处在于其治疗窗非常狭窄。如果给患者用的药量太少，它不会起到任何作用；但如果用药过量，又可能会损伤他的肾脏和听力。用药剂量是根据患者的体重以及药物在体内的预期半衰期来确定的。因为我有点数学迷（实际上，不止一点），一天晚上，我想出了一个数学模型，预测了这位患者下一次用药的准确时间：凌晨 4 点 30 分。

　　果不其然，4 点 30 分左右，我们对患者进行了检测，发现他血液中的庆大霉素水平已经下降到刚好需要再次用药的程度。我要求护士给他用药，但却与重症监护室的同事意见不合，她是一名接受亚专科培训的住院医师，级别上比我们这些住院医师高一级。"我不会那样做的，"她说，"让他们在7 点钟，下一位护士轮班的时候给药就行了。"这让我很不解，因为我们知道患者要多坚持两个多小时，在基本不受保护的情况下可能面临致命的严重感染。那么，为什么还要等待？这位同事离开后，我还是让护士给他用了药。

那天早上查房时，我向主治医师汇报了患者的情况，并解释了我的做法和原因。我以为她会认可我对这位患者的照护，因为我努力确保药物剂量恰到好处。但相反，她转身对我进行了一番前所未有的责骂。虽然此时我已经连续工作超过 24 小时，但我并没有产生幻觉。我试着改善给一个重症患者用药的方式，却遭到了大吼大叫，甚至是被解雇的威胁。的确，我无视了我的直接上级——那位同事的建议（不是直接命令），这是错误的，但主治医师的咆哮让我目瞪口呆。难道我们不应该一直寻找更好的做事方式吗？

最终，我收起了自尊心，并为自己的不服从行为道了歉，但这只是众多事件中的一件。随着住院医师培训的深入，我对自己所选择的职业的疑虑也越来越多。我和同事们一次又一次地发现，我们在与抵制变革和创新的文化发生着冲突。当然，有一些很好的理由能够证明医学在本质上是保守的，但现代医学的整个体系似乎深深植根于其传统，以至于它无法做出丝毫微小的改变，即使是在可能挽救我们应该救治的人的生命方面也不可以。

到了第 5 年，在饱受疑虑和挫败感的折磨之后，我告知我的上司，我将于当年的 6 月离职。我的同事和导师都认为我疯了，几乎没有人会放弃住院医师培训，更不会有人在只剩两年就可以从霍普金斯大学毕业的时候离职，但是没有人能劝阻我。我放弃了 9 年的医学培训，或者看起来是这样，并在著名的管理咨询公司麦肯锡（McKinsey）找到了一份工作。我和妻子搬到了位于美国另一端的旅游胜地——坐落于加州旧金山湾区的帕洛阿尔托，那里是我在斯坦福大学上学时就喜欢居住的地方。更让我高兴的是，它离医学

（以及巴尔的摩）足够远。我觉得自己好像浪费了 10 年光阴。但最终，这件看似走弯路的事情重塑了我对医学的看法，更重要的是，重塑了我对每一位患者的看法。

事实证明，关键词是风险。

麦肯锡最初聘用我到他们的医疗保健部门工作，但由于我的定量背景（我在大学学习了应用数学和机械工程，并计划攻读航空航天工程博士学位），他们把我调到了信贷风险部门。当时是 2006 年，全球金融危机即将爆发，但除了迈克尔·刘易斯（Michael Lewis）在《大空头》（*The Big Short*）[1]中描绘的角色之外，几乎所有人都没有意识到即将发生的事情的严重性。

我们的工作是帮助美国银行遵守一套新的规则，该规则要求银行必须保持足够的储备金，以弥补其意外损失。银行在估计预期损失方面做得很好，但没有人真正知道该如何处理意外损失，而意外损失显然更难预测。我们的任务是分析银行的内部数据提出数学模型，并试图根据资产类别之间的相关性来预测这些意外损失——这和听起来一样棘手，成功与否全凭运气。

我们一开始只是为了帮助美国最大的几家银行跳过一些监管环节，结果却发现，在被认为是风险最小、最稳定的投资组合之一的优质抵押贷款中，一场灾难正在酝酿。到 2007 年夏末，我们得出了一个可怕但却无法避免的结论：未来两年，大银行在抵押贷款上的亏损将超过它们过去 10 年的收入。

2007 年底，经过 6 个月夜以继日地工作之后，我们与我们的客户——一家美国大银行的高层举行了一次重要会议。通常情况下，我的老板作为项目

---

[1] 美国畅销书作家迈克尔·刘易斯 2010 年出版的著作，主要描述 2007—2008 年全球金融危机和泡沫经济时期所发生的故事。——译者注

的高级合伙人应该负责介绍情况，但他却选择委托给我。"根据你之前的职业，"他说，"我猜想你更适合向人们传递真正可怕的消息。"

这与做出绝症诊断并无不同。我站在一间高楼层的会议室里，带着银行的管理团队浏览那些预示他们厄运的数字。在演示的过程中，我看到了伊丽莎白·库伯勒-罗斯（Elisabeth Kübler-Ross）在她的经典著作《论死亡与临终》（*On Death and Dying*）中所描述的"哀伤的 5 个阶段"——否认、愤怒、讨价还价、消沉和接受——在高管们的脸上闪过。我以前从未在医院之外的地方见过这种情况。

我进入咨询业的弯路也走到了尽头，但它让我看到了医学的一个巨大盲点，那就是对风险的理解。在金融业和银行业，了解风险是生存的关键。伟大的投资者不会盲目地承担风险，他们对风险和回报都有透彻的了解。对信贷风险的研究是一门科学，尽管我的咨询经历让我认识到这门科学并不完美。虽然风险在医学中显然也很重要，但医学界对待风险的态度往往是感性的而非理性分析的。

问题始于希波克拉底。大多数人都熟悉这位古希腊医生的著名箴言："首先，不要受伤。"它简明扼要地阐明了医生的首要责任，即不要让我们的患者受伤，也不要做任何可能使他们的病情恶化而不是好转的事情。这很有道理，但此处有三个问题：第一，希波克拉底实际上从未说过这句话；[1] 第二，这是道貌岸然的废话；第三，它在很多方面一点帮助都没有。

不要受伤？真的吗？从希波克拉底时代一直到 20 世纪，我们的医学先辈们所采用的许多治疗方法，如果有什么的话，那就是更有可能导致受伤而

---

[1] 在希波克拉底的著作中并没有出现"首先，不要受伤"这句话。他敦促医生"在与疾病打交道时要做两件事：要么帮助患者，要么别让患者受伤"。这句话被 19 世纪英国一位名叫托马斯·英曼（Thomas Inman）的贵族外科医师改成了"首先，不要受伤"，他的另一条格言是"名声根本不算什么"。不知何故，"首先，不要受伤"成了医学界永恒的神圣箴言。——作者注

不是治愈。你头疼吗？那你可能会被使用环钻术进行治疗，也就是在你的颅骨上钻一个洞。你的私处长了奇怪的溃疡？当理学博士在你的生殖器上涂抹有毒水银时，尽量不要尖叫[①]。当然，还有千百年来一直在使用的放血疗法，这通常也是患病或受伤之人最不需要的东西。

然而，"首先，不要受伤"这句话最让我困扰的是它所暗含的意思，即最好的治疗方案总是潜在间接下行风险——而且往往什么都不做。每位配得上自己文凭的医生都有一个可以反驳这种无稽之谈的故事。这是我的故事：在我作为住院医师接待的最后一批创伤患者中，有一个 17 岁的孩子，他的上腹部有一处刺伤，就在剑突的下方——也就是胸骨下端的一小块软骨的下方。他刚进来的时候，情况看起来很稳定，但后来他开始表现得很奇怪，变得非常焦虑。快速超声检查显示，他的心包里可能有一些液体，心包是心脏周围坚硬的纤维囊。此时情况已是十分危急，因为如果那里聚集了过量的液体，就会在一两分钟内使他的心脏停搏并致死。

没有时间把他送到手术室了，因为他很可能死在电梯里。在他失去意识的时候，我不得不在一瞬间做出决定，当场开胸并且切开他的心包，以减轻他心脏的压力。整个过程很紧张，也很血腥，但奏效了，他的生命体征很快便稳定下来。毫无疑问，这个手术风险极大，给他造成了比较大的短期损伤，但如果我不这么做，他可能已经在手术室里为等待一个更安全、更无菌的手术而死去，死神不等人。

我之所以要在那一刻采取如此戏剧性的行动，是因为风险是不对称的：什么都不做——避免"受伤"很可能会导致他的死亡。相反，即使我的诊断是错误的，我们仓促而做的开胸手术也是可以让患者存活的，尽管这显然不是我们度过周三晚上的理想方式。在将他从迫在眉睫的危险中解救出来以

---

① 水银在 16 世纪的欧洲曾被用来治疗梅毒。——译者注

后，我们发现，刀尖稍稍刺破了他的肺动脉，这种轻伤在他稳定下来并进入手术室以后，只需要缝两针就能够修复。4 天后，他就出院回家了。

风险并不是要不惜一切代价去避免的东西，恰恰相反，它需要我们去理解、分析并与之共存。我们在医学上和生活中所做的每一件事，都是基于对风险与回报的某种计算。你午餐吃了全食超市的沙拉吗？那些绿色蔬菜上面也有可能存在大肠杆菌。你是开车去全食超市购买的吗？这同样会有风险。但总的来说，那份沙拉对你是有益的（或者至少比你吃的其他东西更健康）。

有时候，就像面对那位被刺伤的 17 岁受害者一样，你必须大胆一点。在其他不那么紧急的情况下，你可能必须要做出更谨慎的选择，比如让患者做结肠镜检查，虽然的确会有轻微受伤的风险，但如果不做检查，则可能会错过癌症诊断。我的观点是，一个从来没有让患者受伤，或者至少没有面对过受伤风险的医生，可能也从来没有做过任何帮助患者的事情。正如我的那个刺伤病例一样，有时候什么都不做是最冒险的选择。

我其实有点希望希波克拉底能亲眼目睹那个被刺伤孩子的手术，或者现代医院里的任何手术。从精密的钢制仪器到抗生素和麻醉剂，再到明亮的无影灯，他一定会被这一切所震撼。

诚然，在诸多方面我们确实要对古人心存感激，比如医学院为我的词汇量增加的两万多个新词，这些词汇大多源自希腊语或拉丁语。但将医学描述为一个从希波克拉底时代直至现在不断进步的过程，这种说法纯属子虚乌有。在我看来，医学史上存在两个截然不同的时代，而我们如今可能正处于第三个时代的边缘。

第一个时代，以希波克拉底为代表，但在他死后仍然持续了近 2 000 年，我称之为医学 1.0。它的结论是基于直接观察得出的，或多或少是纯粹的猜测，其中一些是正确的，有些则不尽然。例如，希波克拉底提倡步行锻炼，并认为"在食物中可以找到良药，也可以找到劣药"，这一观点至今仍然成立。但医学 1.0 的很多内容完全偏离了目标，比如人体"体液"①的概念，这只是众多例子中的一个。希波克拉底的主要贡献是洞察到疾病是由自然引起的，而非像以前认为的由神的行为造成的。仅此一点就代表医学朝着正确的方向迈出了一大步，因而我们也很难对他及其同时代的人过于苛责。他们在不了解科学或科学方法的情况下已尽了最大努力，毕竟你无法使用尚未发明的工具。

19 世纪中期，随着细菌致病论（germ theory of disease）的出现，医学 2.0 应运而生，该理论取代了大多数疾病是由"瘴气"或不良空气传播所引发的观点。它的出现，使得医生的卫生习惯得到了改善，并最终发展出了抗生素。但这远非迅速彻底的转变过程，并不是说有一天路易斯·巴斯德（Louis Pasteur）、约瑟夫·李斯特（Joseph Lister）和罗伯特·科赫（Robert Koch）简单地发表了他们的开创性研究②，而其他医学界人士也纷纷效仿，进而一夜之间改变了他们的做事方式。事实上，从医学 1.0 到医学 2.0 的转变是一个漫长而血腥的过程，花费了几个世纪的时间，一路上在很多关键点都遭到了传统势力的顽强抵抗。

以悲惨的维也纳产科医生伊格纳兹·塞麦尔维斯（Ignaz Semmelweis）为例，他为如此多的新妈妈在其工作的医院死亡感到困惑。他得出的结论是，这种奇怪的"产褥热"可能与自己和同事们在上午进行的尸检有关，而他们在下午参与接生之前这段时间没有洗手。当时细菌的存在尚未被发现，

---

① 为了抵制"圣病"的谬说，希波克拉底积极探索人的肌体特征和疾病成因，提出了著名的"体液学说"。他认为，人的肌体是由血液、黏液、黄胆汁和黑胆汁这四种体液组成的。四种体液在人体内的比例不同，形成了人的不同气质：多血质、黏液质、胆汁质和抑郁质。——译者注
② 巴斯德发现了空气中的病原体和导致食物腐烂的细菌的存在，李斯特发明了外科消毒术，科赫发现了导致结核病和霍乱的细菌。——作者注

但塞麦尔维斯仍然认为是医生将尸体上的某种东西带到了这些产妇身上，从而导致她们患病。他的言论非常不受欢迎，同事们开始排挤他，最终，塞麦尔维斯于 1865 年在精神病院去世。

就在同一年，约瑟夫·李斯特在英国格拉斯哥的一家医院里使用无菌技术为一个小男孩做了手术，首次成功展示了外科消毒术的原理。这是细菌致病论的第一次应用。塞麦尔维斯一直都是对的。

从医学 1.0 到医学 2.0 的转变其中一部分是由显微镜等新技术推动促成的，但更关乎一种新的思维方式。17 世纪 20 年代，弗朗西斯·培根爵士（Sir Francis Bacon）首次阐明了我们现在所知的科学方法，奠定了科学方法的基础。这代表了一种重大的哲学转变，从观察和猜测到观察，然后形成一个假设，正如理查德·费曼所指出的那样，这基本上是"猜测"的一种高级表述。

下一步至关重要：严格测试该假设／猜测，以确定其是否正确。这一关也被称为实验。尽管有大量的传闻证据与之相反，科学家和医生们也不再使用他们认为可能有效的治疗方法，而是系统地测试和评估潜在的治疗方法，然后选择在实验中表现最好的方法。然而，从培根的文章发表到青霉素的发现，3 个世纪过去了，青霉素才是医学 2.0 时代真正的比赛规则改变者。

医学 2.0 是变革性的，它是我们人类文明的一个显著特征，是消灭小儿麻痹症和天花等致命疾病的科学战争机器。20 世纪 90 年代和 21 世纪初，在遏制艾滋病毒和艾滋病防治方面它又取得了巨大成功，将原本可能威胁全人类的瘟疫变成了一种可控的慢性病。我想把近期获得治愈的丙型肝炎也归于此。我记得在医学院听说丙型肝炎是一场无法阻止的流行病，它将在 25 年内彻底压垮美国的肝移植体系。而现如今，大多数丙型肝炎病例都可以通过短期用药（尽管非常昂贵）治愈。

也许更令人惊讶的是，2020 年初新冠疫情暴发，在之后不到一年的时间里，针对新型冠状病毒的有效疫苗便被迅速研发了出来，并且不仅仅是一种疫苗，而是很多种。在第一批死亡病例发生后的几周内，研究团队就对病毒基因组进行了测序，从而快速研制出专门针对其表面蛋白的疫苗。在新冠肺炎治疗方面的进展也很显著，各国在不到两年的时间内就研制出了多种抗病毒药物。这便是医学 2.0 绝对优势的最佳证明。

然而，事实也证明，医学 2.0 在治疗癌症等长期疾病方面远没有那么成功。尽管关于长寿的书籍总是宣扬"自 19 世纪末以来人类寿命几乎翻了一番"，但正如史蒂文·约翰逊（Steven Johnson）在其《延长生命》（*Extra Life*）一书中所指出的，人类寿命的延长可能完全归功于抗生素的发明和卫生条件的改善。美国西北大学经济学家罗伯特·J. 戈登（Robert J. Gordon）分析了 1900 年以来的死亡率数据（参见图 2.1），发现如果扣除 8 种主要传染病造成的死亡人数（20 世纪 30 年代，抗生素的出现使得这些传染病在很大程度上得到了控制），那么整个 20 世纪的总体死亡率下降幅度相对较小。这意味着医学 2.0 在对付"骑士"疾病方面进展甚微。

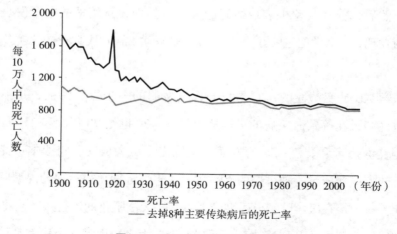

图 2.1　1900 年以来的死亡率变化

资料来源：戈登（Gordon, 2016）。

迈向医学 3.0

在离开医学界的那段时间里，我意识到我和同事们曾接受的培训是解决早期问题——医学 2.0 可以治疗的那些急性疾病及损伤。这些问题的视界 ① 要短得多，但对于我们的癌症患者来说，时间本身就是敌人，而我们总是来得太晚。

事实上，直到我把小假期的时间都花在数学和金融学领域，沉浸在它们的世界之中不能自拔，每天都在思考风险本质的时候，这一点才得以凸显。银行的问题与我的一些患者所面临的情况并没有太大差异，那些看似微不足道的风险因素，随着时间的推移，逐渐演变成了一场势不可挡的灾难。慢性病也以类似的方式发展，经过数年乃至数十年的积累，一旦根深蒂固，就很难消除。例如，动脉粥样硬化在患者发生可能导致其死亡的冠状动脉"事件"的前几十年就已经开始了。但这一"事件"（通常是心脏病发作），往往才标志着治疗的开始。

这就是为什么我认为我们需要一种新的方式来思考慢性病，思考慢性病的治疗以及如何保持长期健康。这种新医学——我称之为"医学 3.0"——其目标不是给患者打补丁，让他们走出家门，切除他们的肿瘤，并让他们抱着最好的希望期待明天，而是从一开始就防止肿瘤的出现和扩散，或者避免第一次心脏病发作，抑或将人们从罹患阿尔茨海默病的道路上引开。我们的治疗方法，以及预防和检测战略都需要改变，以适应这些疾病的病程特点，以及它们漫长而缓慢的发展过程。

---

① 事件视界（event horizon）为物理学概念，是一种时空的曲隔界线。根据广义相对论，在远离视界的外部观察者眼中，任何从视界外部接近视界的物件，将需要用无限长的时间到达视界面，其影响会经历无止境逐渐增强的红移；但该物件本身却不会感到任何异常，并会在有限的时间之内穿过视界。——译者注

　　显而易见，在我们这个时代，医学正在迅速发生变化。许多权威人士一直在预言一个"个性化"或"精准"医疗的辉煌新时代，在这个新时代中，治疗方案将根据我们的确切需求，甚至是我们每个人的遗传基因量身定制。这显然是一个有价值的目标，没有两个患者是完全相同的，即使他们表现出的是看似相同的上呼吸道疾病的症状。对一名患者有效的治疗方法对另一名患者可能无效，要么是因为他的免疫系统反应不同，要么是因为他感染了病毒而非细菌。即使是现在，依然很难区分这些症状，这也导致医生开出了数百万张无用的抗生素处方。

　　这个领域的许多善于思考的人认为，这一全新的时代将由技术进步来驱动，他们很可能是对的。然而，与此同时，技术（到目前为止）在很大程度上是一个限制因素。让我来解释一下。一方面，技术的进步使我们能够收集比以往更多的患者数据，患者自己也能够更好地监测自己的生物指标，这很好。更棒的是，人工智能和机器学习正被用来消化这些海量数据，并对我们的患病风险（比如说心脏病）做出更明确的评估，而不是基于现有计算机所做出的简单的风险因素评估。另有一些人则指出了纳米技术的可能性，它可以使医生通过将微型生物活性粒子注入血液来诊断和治疗疾病。但是纳米机器人还没有出现，除非有重大的公共或私人研究推动，否则它们成为现实可能还需要一段时间。

　　问题是，我们对个性化或精准医疗的想法仍然领先于实现其全部承诺所需的技术。这有点像自动驾驶汽车的概念，它被谈论的时间几乎与汽车出现相互碰撞并造成人员伤亡的时间一样长。毫无疑问，尽可能地消除人为失误将是一件好事，但我们的技术直到今天才赶上了我们几十年来的愿景。

　　如果你想在20世纪50年代创造一辆"自动驾驶"的汽车，最好的选择可能是在油门上绑一块砖头。是的，这辆车可以自行向前行驶，但它不能减速、停车或转弯以避开障碍物。这显然不够理想，但这是否意味着自动驾驶汽车的整个概念不值得追求呢？不，这只是意味着，当时我们还没有像现在这样的工具——计算机、传感器、人工智能、机器学习等——来帮助车辆实现自主安全运行。这个曾经遥不可及的梦想现在似乎触手可及。

在医学领域也是如此。20 年前，我们还在"把砖头绑在油门踏板上"。而今天，我们已经开始引入一些适用技术，以促进我们对患者作为独特个体的理解。举个例子，传统而言，医生依靠两项测试来判断患者的代谢状况：一项是空腹血糖测试，通常每年进行一次；另一项是我们前面提到的糖化血红蛋白测试，它能让我们估算出患者过去 90 天的平均血糖值。但这些测试的作用有限，因为它们是静态的、滞后的。因此，我的许多患者都佩戴了一种实时监测血糖水平的设备，使我能以一种具体而细致的反馈调节方式与他们谈论营养问题，这在 10 年前是不可能做到的。这种被称为动态血糖监测（CGM）的技术，可以让我观察到患者的个体代谢如何对特定的饮食习惯做出反应，我也就可以帮助他们及时调整饮食结构。假以时日，我们将会拥有更多这样的传感器，从而更快、更精准地定制治疗和干预措施。自动驾驶汽车将在蜿蜒曲折的道路上行驶自如，还能远离沟渠。

但在我看来，医学 3.0 并不是真的和技术有关，更确切地说，它需要我们思维方式的进化，需要我们改变对待医学的方式。我将其分解为四个要点。

第一，医学 3.0 更加强调预防，而非治疗。诺亚是什么时候建造方舟的？早在开始下雨之前。医学 2.0 试图弄清楚在开始下雨后如何排涝。医学 3.0 则研究气象学，并试图确定我们是否需要建造一个更好的房顶，或一艘更坚固的船。

第二，医学 3.0 将患者视为一个独特的个体。医学 2.0 对每个人都一视同仁，遵从作为循证医学（evidence-based medicine）基础的临床试验结果。这些试验采用异质的输入（研究中的人），得出同质的结果（所有这些人的平均结果）。循证医学坚持认为，我们应该将这些平均结果应用到个体身上。

可问题是，没有一个患者是严格意义上的"平均"。医学 3.0 采用循证医学的研究结果，并更进一步，它更深入地研究数据，以确定我们的患者与研究中的"平均"受试者有何相似或不同，以及研究结果是否适用于他们。我们可以将其视为"循证信息"医学。

第三个哲学转变与我们对待风险的态度有关。在医学 3.0 中，我们的出发点是诚实地评估和接受风险——也包括什么都不做的风险。

诸多例子可以说明医学 2.0 是如何搞错风险的，其中最恶名昭彰的例子与针对绝经后女性的激素替代疗法（HRT）有关，在 2002 年女性健康倡议研究（WHI）结果公布之前，这种疗法长期以来一直是标准疗法。这项涉及数千名老年女性的大型临床试验，比较了接受 HRT 与未接受 HRT 女性的多种健康结果。该研究报告称，一部分接受 HRT 的女性，其患乳腺癌的风险相对增加了 24%。于是，世界各地的头条新闻都谴责激素替代疗法是一种危险的致癌疗法，突然之间，激素替代治疗几乎成了禁忌。

增加 24% 的风险听起来确实很可怕，但似乎没有人在意，研究中女性患乳腺癌的绝对风险其实微乎其微。HRT 组每千名女性中大约有 5 人患乳腺癌，而对照组每千名女性中有 4 人患乳腺癌，后者没有接受激素治疗。绝对风险仅增加了 0.1 个百分点。HRT 与每 1 000 名患者中可能增加的一例乳腺癌病例有关联性。然而，这种绝对风险的微小增加却被认为超过了其所有益处，这意味着更年期女性可能会遭受潮热和盗汗，骨质疏松和肌肉流失，以及其他令人不快的更年期症状——更不用说可能还会增加患阿尔茨海默病的风险，我们将在第九章中继续讨论这一问题。

医学 2.0 宁愿基于一项临床试验就完全抛弃这种疗法，而不是尝试理解并找出其中的细微差别。而医学 3.0 将考虑这项研究，同时认识到其不可避免的局限性和固有的偏见。医学 3.0 提出的关键问题是，这种干预措施，即激素替代疗法，在一大群 65 岁以上的女性中，其平均风险的增加相对较小，但对于具有自己独特症状和风险因素的个体患者来说，是否仍然是完全有益的。她与该研究中的人群有什么相似或不同之处？一个巨大的区别是，被选作研究对象的女性中没有一个是真正有症状的，而且大多数人都已经过了更年期多年。那么，这项研究的结果对处于或刚刚进入更年期的女性（而且可能更年轻），其适用性如何呢？最后，对于这种特定的 HRT 方案所观察到的风险的略微增加，是否有其他可能的解释？[①]

概括而言，我认为在个体患者的层面上，我们应该乐于对这种疗法——以及对我们可能做的任何其他事情——其风险、回报和成本提出更深入的问题。

第四个，也许是最大的转变，那就是医学 2.0 主要关注寿命几乎完全是为了延缓死亡，而医学 3.0 则更多地关注维持健康寿命，生活质量。

当年我在医学院接受培训时，"健康寿命"这个概念几乎不存在。我的教授们对如何帮助我们的患者在年老时保持他们的身体机能和认知能力几乎只字不提。"运动"这个词几乎从未被提及。无论是在课堂上还是在住院医师实习期间，睡眠都被完全忽略了，因为我们经常要连续工作 24 个小时。我们在营养学方面接受的指导也是微乎其微，甚至根本不存在。

今天，医学 2.0 至少承认了健康寿命的重要性，但在我看来，其标准定义——一生中没有疾病或残疾的时期——是完全不够的。我们想要从生命中得到更多，而不仅仅是没有疾病或残疾。在我们的后半生，我们希望各个方面都能蓬勃发展。

另一个相关的问题是，长寿本身，尤其是健康寿命，并不真正适合我们目前医疗保健系统的商业模式。那些我认为对延长寿命和健康寿命所必需的大部分预防性干预措施，却很少被保险覆盖。健康保险公司不会向医生支

[①] 对数据的深入研究表明，乳腺癌患病风险的微小增加很可能是由于研究中使用的合成孕激素的类型而非雌激素，细节决定成败。——作者注

付太多费用，让医生告诉患者改变饮食方式或监测他的血糖水平，以帮他防止患上 2 型糖尿病。然而，在这位患者被确诊以后，保险公司将为他支付（非常昂贵的）胰岛素费用。同样，让患者参加一项全面的锻炼计划，以保持她的肌肉质量和平衡感，同时增强她的抗损伤能力，也不会被列入报销范围。但是，如果她摔倒并导致髋部骨折，那么她的手术和物理治疗费用将由保险公司来支付。几乎所有的钱都花在了治疗上，而不是预防上——我所说的"预防"，指的是免除人类的痛苦。继续忽视健康寿命，就像我们一直在做的那样，不仅会让老年生活饱受疾病和痛苦的折磨，而且最终会让我们倾家荡产。

当我向患者介绍这种方法时，我经常会谈到冰山——具体来讲，就是那些结束了泰坦尼克号第一次也是最后一次航行的冰山。在那个致命夜晚的 9 点 30 分，这艘巨大的蒸汽船收到了另一艘船发来的紧急信息，说它正在驶向一片冰原。然而，这条消息却被忽略了。一个多小时后，另一艘船也发来电报，警告说船的航道上有冰山。泰坦尼克号的无线电报务员正忙于通过拥挤的无线电波与纽芬兰岛进行通信，他回复（通过莫尔斯电码）道："快让开，闭嘴吧。"

还有一些其他问题。在那个雾蒙蒙的夜晚，能见度很低，而这艘船行驶的速度太快了。海水异常平静，给了船员们一种虚假的安全感。尽管船上有一副双筒望远镜，但它被锁起来了，没有人有钥匙，这意味着船上的瞭望员只能依靠他的肉眼进行观察。在最后一次无线电呼叫 45 分钟后，瞭望员在前方 500 米处发现了致命的冰山。大家都知道最后的结局如何。

但是，如果泰坦尼克号上有雷达和声纳（直到第二次世界大战，也就是 15 年之后才被开发出来）呢？或者更好的是，有 GPS 和卫星成像，会如何呢？船长可以在一两天前稍稍修正一下航线，避开整个混乱局面，而不是在致命的冰山迷宫中躲闪，祈祷一切顺利。这正是船长们现在所做的，多亏了技术的进步，使得泰坦尼克号式的沉没在很大程度上已经成为过去，只存在于那些情感过度渲染的怀旧电影中。

问题是，在医学上，我们的工具并不允许我们看到很远的地方。我们的"雷达"（如果你愿意这样称呼的话）还不够强大。例如，用于心脏病一级预防的他汀类药物的最长随机临床试验可能持续 5~7 年，我们最长的风险预测时间框架是 10 年，但心血管疾病的形成过程可能需要数十年的时间。

医学 3.0 从更长远的角度来看待这种情况。一个 40 岁的人应该关注她未来 30 年或 40 年的心血管风险状况，而不仅仅是 10 年的风险。因此，与相对简短的临床试验相比，我们需要能够更广泛应用的工具。我们需要远程雷达和 GPS，以及卫星成像等技术，而不仅仅是一张快照。

就像我对自己的患者所说的那样，我想成为你那艘船的领航员。在我看来，我的工作是引导你穿过冰原。我全天 24 小时都在值班。外面有多少座冰山？哪些是距离最近的？如果我们避开了那些冰山，会不会把我们带入其他危险的航道上？是否还会有更大、更危险的冰山潜伏在地平线上，在视线之外的地方？

这就引出了医学 2.0 和医学 3.0 之间最重要的区别。在医学 2.0 中，你是船上的乘客，被被动地载着前行。医学 3.0 对患者的要求则要高得多。你必须见多识广，有一定程度的医学知识，清楚自己的目标，并能认识到风险的本质。你必须愿意改变根深蒂固的习惯，接受新的挑战，并在必要时勇敢跳出你的舒适区。你必须保持积极参与，永不被动应对。你必须直面问题，即使是令人不快或可怕的问题，而不是直到为时已晚还忽视它们。在这场比赛中你拥有皮肤[①]，同时也会做出重要决定。

因为在这种情况下，你不再是船上的乘客，而是它的船长。

---

① 游戏中的外观装饰品。此处用来代指自主性。——译者注

第三章

目标、战略、战术：阅读本书的路线图

策无略无以为恃，计无策无以为施。

——孙子

几年前，我飞到旧金山去参加大学好友贝基（Becky）母亲的葬礼。因为贝基的父母住在帕洛阿尔托附近，也就是我当年上医学院的地方，所以那时候他们多次邀请我共进晚餐。我们经常在他们的花园里享用美食。贝基的母亲名叫索菲（Sophie），她把花园设计得很漂亮，维护得一丝不苟。

在我的记忆中，索菲是一位充满活力、体格健壮的女性，似乎永远都不会变老。但自从 15 年前我结婚以后，就再也没有见过她。贝基将她母亲后来发生的事情讲给我听。从 70 岁出头开始，索菲的身体便每况愈下，这始于她在做园艺时滑倒，肩膀的肌肉撕裂，随后很快便升级为严重的背部和颈部疼痛，以至于她再也不能在花园里工作或者打高尔夫球了，这是她退休后的两大爱好。她只能无所事事地在家里待着，成天闷闷不乐。后来，在索菲生命的最后几年里，她患上了痴呆症，并在 83 岁时死于呼吸道感染。

　　在她的追悼会上，每个人都认为索菲没有在那种精神错乱的状态中徘徊太久是一件"幸事"，但当我坐在教堂长椅上时，却想到了这样一个事实：在生命的最后10年里，她无法参加任何能给她带来快乐的活动。相反，她一直处于极大的痛苦之中，没有人提到这一点。我们聚在一起是为了悼念索菲的生理死亡，但更让我难过的是，她被剥夺了生命最后几年的快乐。

　　我经常和我的患者谈论索菲，不是因为她的故事非同寻常，而是因为她是一个可悲而又典型的案例。我们都曾目睹自己的父母、祖父母、配偶或朋友遭受过类似的折磨。令人悲哀的是，我们几乎总能预料到这种事情会发生在我们的长辈身上，但即使知道这些，我们中也很少有人会采取措施来帮助自己逃出这种命运。贝基在母亲艰难的最后几年里一直在照顾着她，而她或许最终也会陷入同母亲一样的境地，但这也许是她最不可能想到的事情。对我们大多数人来说，未来仍然是一个模糊的抽象概念。

　　我之所以讲述索菲的故事，是为了说明我的长寿方法中的一个基本概念，那就是我们需要思考和规划生命中的后几十年——我们的70岁、80岁、90岁，甚至更久。对许多人来说，就像索菲一样，生命的最后10年并不是一段特别幸福的时光。他们通常患有一种或多种"骑士"疾病，并要忍受必要治疗所带来的副作用之苦。他们的身体机能和认知功能可能正在减弱或者丧失。他们通常无法从事曾经热爱的活动，无论是园艺、下棋、骑自行车，还是生活中给他们带来快乐的其他任何活动。我称之为"边缘十年"（marginal decade），对于很多人甚至是大多数人来说，这是一个衰落和受限的时期。

　　我要求我所有的患者为自己勾勒出一个可供选择的未来。你想在以后的几十年里做什么？你的余生计划是什么？

　　每个人的答案都略有不同，他们可能想去旅行，或者继续打高尔夫球，或者在大自然中徒步旅行，或者只是想和他们的孙子、孙女及曾孙们一起玩耍（这在我自己的清单上也排在首位）。这种计划有着双重的意义。首先，它迫使人们将注意力集中在自己生命进程的最后阶段，而我们大多数人可能更愿意避免去想这个问题。经济学家称之为"双曲贴现"（hyperbolic discounting），即人们倾向于选择及时的满足，而不是潜在的未来收益，尤其是当获得这些收益需要付出艰辛努力的时候。

其次，它使人们认识到健康寿命的重要性。贝基如果想在晚年享受健康而又有意义的生活，不想重蹈母亲的覆辙，那么从现在开始到那时的每 10 年，她必须保持并且最好能改善一下自己的身体机能和认知功能。否则，衰老的引力就会发挥作用，她将像她的母亲一样潦倒龙钟。

因为我是一个数学爱好者，所以喜欢用数学函数来设想寿命和健康寿命（参见图 3.1）——这是我为患者绘制的众多图表之一。图中的横轴代表你的寿命，即你将活多久；而纵轴代表你的身体机能和认知功能的总和，这是健康寿命的两个与年龄相关的维度（很显然，健康寿命并不是真的可以量化的，但请容忍我的过度简化）。

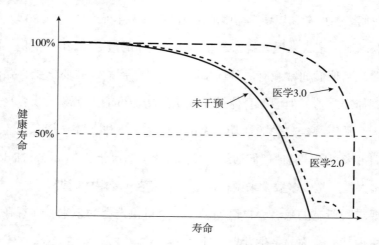

图 3.1　寿命 vs. 医学 2.0 时代的健康寿命 vs. 医学 3.0

黑线代表你生命的自然轨迹：你出生于 0 点，但为了更方便地展示图表所要表达的内容，我们会说你的身体和认知健康状态开始时是 100%。在人生的第 5 个 10 年之前，你的身体一直保持相对强健，但从第 5 个 10 年之后开始，你的认知和身体健康状态可能会逐渐稳步下降，直到你在 60 多岁或 70 多岁的某个时候去世（此时的健康寿命 =0）。对于出生在狩猎采集部落或原始农业部落的人来说，只要他们能够设法避免因传染病或其他灾难造成的过早死亡，这将是一个很正常的寿命。

现在来看一个典型的现代生命历程，在图中用短虚线表示，标记为"医学 2.0"。得益于相对舒适而安全的生活环境，你会活得更长久一些。但是到了中年，你会逐渐开始感觉到一些变化。你会失去一些年轻时拥有的力量和耐力。你可能还会注意到，自己偶尔会忘记密码，忘记遇到的人的名字，或者很久以前看过的电影中演员的名字。你的朋友和同龄人中有人开始被诊断出患有癌症、心血管疾病以及相关疾病，如高血压、糖尿病或前驱糖尿病等。你甚至会参加学生时代的朋友的追悼会。

在某一点上，医学 2.0 曲线下降的速度开始加快。最终，在 70 岁或 75 岁左右的某个时候，你的身体机能和认知功能将减少到大约一半的程度（由水平虚线表示），低于这个点，你就不能再轻松地做你想做的事情。当然，这可能是我有点武断的界定。你的行动受到了限制，糟糕的事情开始更频繁地发生，后果也更加严重。当你 40 岁时，在滑雪事故中摔断股骨可能并无大碍，因为此时你的身体强壮且有很好的柔韧性；但当你 75 岁时，在身体各项功能只有 25% 的时候，从马路牙子上摔下来就没那么简单了。与此同时，你患慢性病的风险也会呈指数级上升。

这就是医学 2.0 的用武之地。我们对心脏病、癌症或其他任何折磨你的疾病的治疗，如果幸运的话，可以延长你几个月甚至几年的寿命。这时，寿命或健康寿命曲线向右平移，代表了死亡的延迟。但现在来看看这种情况发生在何时：当你的健康寿命已经受到损害时。这意味着我们虽然推迟了你的死亡时间，却没有显著提高你的生活质量——这是医学 2.0 非常擅长的事情。在我们目前的体系中，这是大多数人都能预料到的"边缘十年"。

再来看看图中的长虚线。它代表你的理想轨迹，也就是你想要的生命轨迹。你的整体健康状况不会从中年开始缓慢下降，而是保持不变，甚至在 50 多岁及以后还会有所改善。你在 55 岁甚至 65 岁时，都会比 45 岁时更健康，并且会保持身体健康、认知敏锐的状态直到七八十岁，甚至可能更久。你看起来会比身份证上的年龄小 10 岁，甚至 20 岁。这条曲线下方的空间更大，所有这些空间都代表着你更长寿、更美好的生活：有更多的时间和家人在一起，追求你热衷的爱好，四处旅行，或者继续做有意义的工作。此外，当你的健康状况确实开始下降时，下降的幅度很大，但相对短暂。这就是所谓的寿命曲线平方（squaring the longevity curve）。

在这种情况下，我们活得更久，活得更好。我们活过了预期寿命，我们也超出了社会对我们晚年生活的预期。与糟糕的"边缘十年"相比，我们在各个方面都蓬勃发展，可以享受更像是"红利十年"或者几十年的愉悦感。这就是我们的目标：延缓死亡，并充分利用我们额外的岁月。我们的余生变成了一段享受而非恐惧的时光。

下一个显而易见的问题是：我们如何实现这一目标？我们如何在延长寿命的同时延长我们的健康寿命？我们如何通过应对"骑士"疾病来延缓死亡，同时减缓甚至逆转身体、认知和情绪的衰退？

我们的计划是什么？

这就是大多数人会犯错误的地方。他们想走捷径，直奔战术：你应该吃什么（和不吃什么）、你应该如何锻炼、这些是你需要的补充剂或药物，等等。商店里满是声称能够找到答案的书，但你现在读的这本书并不是其中之一。恰恰相反，我认为这正是我们需要暂停并后退一步的地方，以免我们跳过这个过程中最重要的一步：战略。

再看一下本章开头的那句孙子语录："策无略无以为恃，计无策无以为施。"他说的是战争，但在这里也适用。为了实现我们的目标，我们首先需要有一个战略：一个整体的方法，一个有科学依据的概念框架或心理模型，为我们的目标量身定制，并为我们提供选择。我们的具体战术源自我们的战略，而战略则源于我们的目标。到目前为止，我们已经知道目标是什么了，但战略才是胜利的关键。

人们经常犯的一个重大错误就是把战略和战术混为一谈，认为它们是一样的。事实并非如此。我想用有史以来最令人难忘的拳击比赛之一来解释这种区别：1974 年，在扎伊尔的金沙萨，拳王穆罕默德·阿里（Muhammad Ali）对阵乔治·福尔曼（George Foreman）的那场著名的"丛林之战"（rumble in the jungle）。很显然，阿里的目标是赢得与福尔曼的比赛，重新夺回他的重量级拳王称号。但阿里面临的问题是，福尔曼更年轻、更强壮、更凶猛，而且倾向于以毁灭性的方式获胜。尽管现在性格随和的乔治·福尔曼以销售台面烤架而闻名，但他在当年被认为是戴上拳击手套的凶神恶煞之一。他被视为是不可战胜的。专家们一致认为，尽管阿里战绩辉煌、深受爱戴，但他没有取胜的机会——这就是他需要战略的原因。

阿里知道自己比福尔曼略胜一筹，因为他的速度更快、经验更丰富、内心更坚强。他还知道福尔曼是一个急性子，容易发怒。阿里决定不以拳头对抗福尔曼，而是设法诱使这位年轻的、缺乏经验的拳手把自己消耗殆尽，让他感到沮丧和疲惫，从而变得不堪一击。阿里知道，如果能做到这一点，这将是一场更加势均力敌的比赛。这就是他的战略：先是激怒福尔曼，然后让他拼命出击，直到他筋疲力尽，阿里才发起进攻。

从这一战略中衍生出了现今堪称传奇的战术：首先，用一连串的直拳打向福尔曼，这一记明显甚至是无礼的重拳，肯定会让福尔曼发疯。还没有人敢这样击打世界重量级冠军呢。然后，阿里让被激怒的福尔曼在拳台上追赶他，把他压在围绳上，消耗福尔曼的体力，而他则专注于尽量减少自己受到的伤害——这就是著名的"倚绳战术"（rope-a-dope）。

在最初的几个回合中，所有人都认为福尔曼绝对会击败阿里，包括福尔曼自己也这么认为。但是，由于阿里的战略是设法从福尔曼的暴拳中逃生，所以他已经训练过自己去忍受这种"虐待"了。到了第5回合，你几乎可以看到福尔曼开始意识到：该死的，我已经精疲力竭了！与此同时，阿里超强的身体素质意味着他还有更多的余力。到了第8回合，阿里抓住机会将对手一拳击倒，赢得了比赛。

由此可见，战术是你真正站在拳台上时所做的事情。战略则是更难的部分，因为它需要仔细研究对手，找出他的长处和短板，并在真正走上拳台之前，想好如何利用这两者来发挥你的优势。在本书中，我们将把这种由三部分组成的方法应用于长寿：目标→战略→战术。

我们的战略

在与福尔曼的拳击比赛中，阿里知道时间站在他这一边。在自己不被淘汰出局的前提下，他能激怒对手并消耗其体力的时间越长，他在这场拉锯战中获胜的机会也就越大。但对我们来说，不幸的是，时间绝对不会站在我们这一边。我们活着的每一刻，疾病和死亡的风险都在拉扯着我们，就像地心引力把跳远运动员拉向地球一样。

当然，并不是你面临的每个问题都需要战略。事实上，很多问题都不需要。比如说，如果你的目标是避免晒伤，那么你就不需要什么战略。你最直接的战术选择便是涂抹防晒霜，穿上长袖和长裤，也许再戴上一顶大帽子，或者干脆远离阳光。但我们需要一种战略来活得更久、更好，因为长寿是一个远比晒伤①要复杂得多的问题。

　　活得更久通常意味着延迟"四骑士"疾病导致的死亡。年龄是"四骑士"疾病拥有的共同风险因素。随着年龄的增长，患上其中一种或多种这些疾病的风险呈指数级增加。遗憾的是，对于自己的实际年龄，我们无能为力——但我们所说的"衰老"究竟是什么意思呢？它不只是时间的流逝，而是随着时间的推移，在我们体内，在体表之下，在我们的器官和细胞之中，一直在发生的事情。熵②每天都在对我们起作用。

　　2013年，一篇有影响力的论文描述了"衰老的标志"。"衰老的特征是生理完整性的逐渐丧失，并导致功能受损，更容易死亡。"文章阐述道，"这种退化是人类主要病症的首要风险因素，包括癌症、糖尿病、心血管疾病和神经退行性疾病。"

　　衰老过程本身使我们更容易患上这些疾病，同时也影响了我们的健康寿命。因心脏病发作而死亡的人并不是在1小时前才生病的，这种疾病已经在他们体内悄无声息地潜伏了几十年。随着年龄的增长，他们自身的内部防御机制减弱，疾病便占据了上风。我们在新冠疫情大流行中也看到了类似的情况。新冠病毒感染了所有年龄段的人，但唯独老年人死亡的人数在总死亡人数中占比极高，这正是因为它暴露并利用了老年人更容易患病和死亡的弱点：他们脆弱的免疫系统，已有的心血管和呼吸系统疾病，等等。因此，我们的战略必须考虑到衰老的影响，就像阿里在寻找击败福尔曼的方法时，考虑到自己的年龄问题一样。如果没有正确的战略，阿里基本上肯定会输掉这

---

①　但避免晒伤无疑是一个好主意，因为晒伤会导致皮肤老化，更不用说患黑色素瘤的风险了。——作者注

②　熵的概念是由德国物理学家克劳修斯于1865年提出的，最初是用来描述"能量退化"的物质状态参数之一，在热力学中有广泛的应用。克劳修斯认为，在一个封闭的系统内，热量总是从高温物体流向低温物体，从有序走向无序，这一过程是不可逆的，这就是熵增定律。——译者注

场比赛。

这就是为什么我们不能直接跳到战术上，到那时我会告诉你该怎么做。如果你被诱惑了，我的建议是停下来，深呼吸，然后静下心来。如果你不了解战略，不了解其中的科学原理，我们的战术就没有太大意义，你将永远坐在时尚饮食、时尚锻炼和神奇补充剂的旋转木马上兜圈子。你会陷入医学 2.0 的思维方式，寻求快速解决问题的方法。要想成为一名熟练的战术家，唯一的办法是将你的思维模式转变为医学 3.0，首先你需要成为一名战略大师。

在接下来的章节中，我们将深入探讨衰老过程背后的一些机制，并且也将非常仔细地研究每一种"骑士"疾病的发病机理。它们是如何以及何时开始的？是什么力量驱动着它们——内部的还是外部的？它们是如何维持的？最重要的是，怎样才能延迟甚至完全阻止它们的发作呢？正如我们将在下一章中看到的，百岁老人就是这样获得超长寿命的：与平均水平相比，他们在长达几十年的时间里延缓或者防止了慢性病的发作。

我们还将更详细地介绍"健康寿命"——另一个被过度使用、已经失去意义的流行语。其标准定义，即我们一生中没有疾病和残疾的时期，设定的标准委实太低了。假如我们没有生病、没有困在家中，那么我们就是"健康的"吗？我更喜欢使用更尖锐的语言——甚至常常尖锐到让我的患者感到不适。

这里有另一种思考方式。寿命与死亡有关，它具有双重含义：你活着，然后你死了，一切到此结束。但在此之前，有时早在很久以前，大多数人都要经历一段衰退期，我觉得这就像是在慢动作中死去一样。当然，贝基的母亲索菲就是这种情况。死亡也可能会发生得很快，比如在一次严重的事故之后，但通常它的进展都是如此缓慢，以至于我们几乎察觉不到变化。

我将健康寿命及其衰退分为三个方面或趋势来考虑。衰退的第一个趋势是认知能力的下降。我们的处理速度变慢了，无法像以前那样快速而轻松地解决复杂问题。我们的记忆力开始衰退，执行功能变得不那么可靠了。我们的性格也会发生变化，如果持续的时间足够长的话，我们甚至会迷失自我。幸运的是，大多数人不会严重到一路发展成阿尔茨海默病，但随着年龄的增长，许多人的认知功能都会有所下降。我们的目标是尽量减少这种情况的发生。

衰退的第二个趋势是我们身体机能的下降以及最终丧失。这可能发生在认知能力下降之前或者之后，没有预先确定的顺序。但随着年龄的增长，身体的虚弱会一直困扰着我们。我们会失去肌肉质量和力量，以及骨密度、耐力、稳定性和平衡感，直到几乎不可能提着一袋杂货走进屋子。慢性疼痛使我们无法做我们曾经不费吹灰之力就可以做到的事情。与此同时，当我们走到车道尽头去取报纸时（如果我们年老的时候报纸还存在的话），动脉粥样硬化疾病的无情发展可能会让我们气喘吁吁。或者，我们本来过着相对活跃和健康的生活，直到有一天跌倒或遭受了一些意外伤害，就像索菲那样，使我们陷入了一个永远无法恢复的恶性循环之中。

我的患者们很少料到这种衰退会影响到他们。我要求他们非常具体地描述自己的理想未来。当他们年老之时，想做什么事情？令人惊讶的是，他们的预测往往是如此的乐观。他们非常自信地认为，到了七八十岁的时候，自己仍然可以玩滑雪板或者打跆拳道，抑或做其他任何他们现在喜欢做的事情。

然后我就会打断他们，并解释道：听着，为了做到这一点，你需要在那个年龄段有一定的肌肉力量和有氧适能（aerobic fitness）①。但即使是现在，在 52 岁时（举个例子），你的肌肉力量和最大摄氧量（VO$_2$ max）已经几乎

---

① 即人体摄取、运输和利用氧的能力。通常代表着一个人在锻炼时能够消耗的最大氧气量，其数值越高，意味着拥有越强的心肺能力。——译者注

不足以做这些事情，而且它们基本上肯定会从现在开始下降。所以，你的选择只有屈服于衰退，或者从现在开始制定计划。

无论你的晚年目标有多么远大，我建议你熟悉一种叫作"日常生活活动"（activities of daily living）的东西，这是一份用于评估老年人健康和功能的检查清单。该清单包括为自己准备一顿饭、独立行走、洗澡和梳洗、使用电话、去杂货店、处理个人财务等基本任务。想象一下，你的生活不能自理，甚至无法自己吃饭或洗澡，也不能步行几个街区去跟朋友喝咖啡。我们现在认为这些都是理所当然的，但当我们年老时，要想保持这些最起码的能力，继续积极地生活，就需要我们从现在开始建立一个有氧适能的基础，并努力将它保持住。

第三种也是最后一种衰退，我认为与情绪健康有关。与其他衰退不同，这一类在很大程度上与年龄无关：它可以折磨二十几岁外表健康的年轻人；也可以像对待我一样，在中年时悄然而至；它还可以在生命的后期降临。调查显示，幸福感往往在我们40多岁（确切地说，是47岁）时达到最低谷，但正如我从自身痛苦的经历中学到的，中年的痛苦往往在更早的时候，在青春期或童年时期就有了根源。而我们可能不会意识到自己处于危险之中，直到达到危机点，就像我一样。我们如何应对它，对我们的身体健康、幸福感和生存都有很大的影响。

对我来说，长寿这个概念只有在我们同时对抗或避免所有这些衰退趋势的情况下才真正有意义。如果没有其他所有因素，这些单独的长寿因素都没有多大价值。身心不健全地活到100岁是任何人都不愿意发生的事情。同样，拥有最高质量的生活，却在年轻时被缩短寿命，也是不可取的。在我们年老时保持健康，却没有爱、友谊和目标，我甚至不希望我的仇人遭受这种炼狱之苦。

这里的重要区别是，虽然实际死亡是不可避免的，但我们所说的这种退化并非如此。并不是每个在 80 多岁或 90 多岁去世的人，都会在死亡的道路上经过认知、身体或情绪摧毁的谷底。它们是可以预防的——而且我相信它们在很大程度上是可以选择的，尽管它们的引力会随着时间的推移不断增加。正如我们将在后面的章节中看到的，通过运用适当的战术，认知、身体甚至情绪的退化都可以得到减缓，甚至在某些情况下可以逆转。

另一个关键点是，寿命和健康寿命不是独立的变量，它们紧密地交织在一起。如果你增加肌肉力量并改善心肺健康，同样也会大大降低你因各种原因死亡的风险，这远远超过了服用任何混合药物所能达到的效果。改善认知和情绪健康也是如此。我们为延长健康寿命而采取的行动，也几乎总是会带来更长的寿命。这就是为什么我们的战术主要是针对首先如何延长健康寿命，只要做到这一点，长寿的好处也将随之而来。

战术

医学 2.0 和医学 3.0 的关键区别在于我们如何以及何时运用我们的战术。通常情况下，医学 2.0 只在出现严重问题时才会介入，比如感染或骨折，并对眼前的问题进行短期修复。在医学 3.0 时代，我们的战术必须融入我们的日常生活中。从字面意思上来讲，就是我们要与之同吃、同睡、同呼吸。

广义而言，医学 2.0 依赖于两种类型的战术：手术（如外科手术）和药物治疗。我们在医学 3.0 中的战术则分为五大领域：运动、营养、睡眠、情绪健康和外源性分子（exogenous molecules），即药物、激素或补充剂。我不会过多地谈论分子，因为那将使本书的篇幅增加一倍，但我想要说的一件事是，我不会因为药物不是"天然的"而回避它们。我认为许多药物和补充剂，包括降脂药，都是长寿工具包中的必备物品。希望在不远的将来，我们能够拥有更多更有效的工具。

抛开药物和补充剂不谈，我们的第一个战术领域是运动。和"健康寿命"一样，运动也是一个让我恼火的术语，因为它过于宽泛和笼统，可以涵盖从在公园散步到骑自行车爬山、打网球或在健身房举重等一切活动。这些都可以算作"运动"，但它们显然有着迥然不同的效果（顺便说一句，还有风险）。因此，我们把这个叫作"运动"的东西分解成几个重要的组成部分：力量、稳定性、有氧效率和峰值有氧能力。如果你希望达到寿命和健康寿命的极限，那么提高你在这些方面的上限是很有必要的。同样，我的目标不是告诉你如何快速减肥或者如何提升腹部的美感。我们希望你在通过各种运动保持体力、耐力和稳定性的同时，也能远离疼痛和残疾。

这是我的想法随着时间的流逝而逐渐发生改变的另一个领域。我以前把营养排在第一位，但我现在认为，就寿命和健康寿命而言，运动才是我们"武器库"中最有效的"长寿药"。数据很明确地表明，运动不仅能延缓实际死亡，还能预防认知和身体衰退，效果比其他任何干预措施都要好。当我们运动时，感觉往往也会更好，所以运动可能对情绪健康也有一些难以衡量的影响。我希望你不仅能够了解各种运动的方式，而且还能了解为什么要进行这种运动，这样才能制定出符合你个人目标的运动计划。

我们要谈的第二个领域是营养。我不会告诉你该吃这个，不该吃那个，也不会规定每个人都应该遵循的特定饮食，我也绝对不会在毫无意义、永无休止的饮食战争，如低碳水化合物、旧石器时代饮食和严格素食主义之间的较量中偏袒一方。我们将避免这样的宗教讨论，支持生化证据。最好的科学表明，你吃什么很重要，但首要的是你吃了多少，即你摄入了多少卡路里。

你如何刚好到达"理想状态"（goldilocks zone）①，这将取决于诸多

---

① 即适居带。原为天文学术语，指恒星周围的适居区。——译者注

因素。我的目标是使你能够确定适合自己的最佳饮食模式。但请记住，我们将要讨论的任何战术都不是一成不变的，我们会从尽可能多的渠道中寻求反馈，以尝试确定哪些可行，哪些不可行。好的战略使我们能够采用新战术，摒弃旧战术，来为我们的目标服务。

接下来是睡眠，这一点我和其他许多人一样，都对其忽视了太久。幸运的是，在过去 10 年，睡眠终于得到了应有的关注。今天，我们对睡眠的重要性以及当我们的睡眠受到影响时，短期之内和长此以往将会出现什么问题（剧透：很多问题）有了更深入的了解。没有什么能比得上从一夜酣睡中醒来的感觉，整个人神清气爽，为全新的一天做好了充分的准备。良好的睡眠对我们与生俱来的生理修复过程至关重要，尤其是在大脑中，睡眠不足会引发一系列的负面后果，从胰岛素抵抗到认知能力下降，以及心理健康问题等。我曾经也是那种喜欢熬通宵的人，认为只有无事可做的人才会睡觉。长话短说，我戏剧性地发现我错得有多么离谱。我现在确信，"胖子彼得"的最大的问题不是他吃了什么，而是他睡得太少。

最后，我们将探讨情绪健康的重要性，我认为情绪健康与其他健康一样，是健康寿命的重要组成部分。在这一领域，我没有什么专业知识，但有丰富的个人经验。因此，虽然我没有像在其他章节中一样，用太多硬性实验数据和研究来阐释问题，但我将分享自己漫长而痛苦的心路历程，接受过去发生在我身上的事情，并纠正自己的行为，修复我所破坏的关系。不出意外的话，它可能会成为一个警世故事——如果有必要的话，它还会促使你考虑自己的情绪状况。

我将在第十七章中更详细地讨论我的心路历程，但那段时期的一句话一直萦绕在我的脑海中，如同咒语一般。这是我的一位心理治疗师埃丝特·佩瑞尔（Esther Perel）在我们合作初期对我说过的话。

"你的整个职业生涯都是围绕着试图让人们活得更长久而展开的，"她若有所思地说，"但你却没有花精力去帮助人们减少痛苦，减少情感上的痛苦，这不是很讽刺吗？"

她继续说道："如果你这么不快乐，为什么还想活得更久呢？"

她的逻辑是无可争辩的，它改变了我对长寿的全部认知。

从循证支持到循证信息

很显然，我们的战略必须以证据为基础，这一点很重要。可遗憾的是，在追求长寿的过程中，医学 2.0 最强大的工具——人类随机临床试验，却屡屡碰壁。随机对照试验被用来确定相对简单、短期情况下的因果关系。比如，进行一项研究去证明防晒霜可以防止晒伤，这是相当容易的。但是这样的研究在我们追求长寿方面却用处有限。

这就是我的方法可能会触犯到一些人逆鳞的地方。循证医学的纯粹主义者在做任何事情之前都需要随机对照试验（RCTs）的数据。这些试验是医学证据的黄金标准，但它们也强化了医学 2.0 的一些主要局限性，首先是时间跨度短的问题。一般来说，随机对照试验最能解决的临床问题类型是那些涉及简单干预措施的问题，比如说疫苗，或者降低胆固醇的药物问题。我们会在相对较短的时间内给予这种治疗，从 6 个月到最长可能五六年的时间，并观察其对某一特定结果的影响。这种疫苗是否降低了重病率和死亡率？在高易感人群中，这种药物是否能够降低胆固醇并预防心脏病死亡，或者至少预防心脏病发作？

这种类型的研究是循证医学的基础。但如果我们的目标是长寿，情况就变得更加复杂了。一项为期 1 年的临床试验，甚至是为期 5 年的研究，都不能告诉我们关于疾病形成过程的一切，因为疾病的发展可能需要几十年的时间。永远不会有临床试验来指导一个 40 岁的健康人士的心血管预防战略，只因为做这项研究所需的时间太长了。此外，在药理学之外，干预措施也是非常复杂的，特别是如果它们涉及运动、营养和睡眠的话。用这种方法去研究寿命几乎是不可能的——除非我们能以某种方式抽取 10 万名婴儿，将他们随机分配到 4~5 种不同的干预措施中，并追踪他们的一生。这将（有望）为最大限度地延长寿命和健康寿命开出一个坚如磐石的循证处方。但实现这一目标的障碍是无法克服的，尤其是它需要一个世纪才能完成。

我们的另一个战略则是查看现有的不同类型的数据，然后制定一种战略，在它们之间进行三角测量。这也许不能彻底解决问题，但至少可以为我们指明正确的方向。这个战略基于对 5 个不同数据来源的见解综合分析，但如果分开来看，这些数据的来源可能还不足以采取行动。然而，当它们结合在一起时，就可以为我们的战术提供坚实的基础。但我们的支持框架必须转变，从纯粹基于证据支持的医疗转向从证据获取信息、风险调整的精准医疗。

我们的第一个数据来源是对百岁老人的研究，这些人活到了 100 岁以上，通常健康状况良好。这些数据都是极端的异常值，他们是人口中的一小部分，比正常的预期寿命多活了 20 年或者更久。总的来说，他们已经延缓或者避免患上导致我们其余大多数人死亡的疾病，而且他们中的许多人一直保持着相当好的状态。我们想知道他们是如何完成这一"壮举"的。百岁老人有什么共同点？与非百岁老人相比，他们有哪些共同的基因可能使其更具优势？如何解释他们的持续生存和明显较慢的衰老速度呢？最重要的是，我们能做些什么来效仿他们的好运呢？

百岁老人代表了我们"感兴趣的物种"，也就是说，他们和我们没什么两样，这一事实使此项证据更加有力。遗憾的是，百岁老人的数据几乎完全是观察性的，而不是实验性的，所以我们无法真正推断其中的因果关系。退一步说，百岁老人的生活经历和习惯往往是有特异性的，而且他们的人数相对较少，这意味着很难得出确切的结论。（我们将在下一章中更详细地讨论百岁老人的问题。）

接下来，我们转向来自动物"模型"的寿命数据，例如实验室小鼠。从伦理和逻辑上来讲，在小鼠身上测试改变寿命的战术显然要比在人类身上测试容易得多，因为小鼠的寿命通常只有两三年。我们有大量的数据表明，不同种类的干预措施（包括饮食干预和外源性分子干预）是如何影响小鼠寿命的。显而易见，局限性在于小鼠不是人类，许多药物在小鼠身上取得了成功，但在人类研究中却惨遭失败。还有其他类型的动物模型，包括研究中经常使用的一种叫作秀丽隐杆线虫（C.elegans）的微小线虫，以及果蝇、狗、灵长类动物，甚至还有低等的酵母细胞。所有这些都有各自的优点和缺点。我的经验法则是，如果一种特定的干预措施能够被证明可以延长多个物种的寿命或健康寿命，而且这些物种跨越了 10 亿年的进化历程，比如说从蠕虫到猴子，那么我倾向于认真对待它。

支持我们战略的第三个重要信息源来自对"骑士"疾病的人类研究：心脑血管疾病、癌症、阿尔茨海默病和相关的神经退行性疾病，以及 2 型糖尿病和相关的代谢功能障碍。这些疾病是如何开始的？它们是如何发展的？哪些风险因素有助于引起或助长这些疾病？它们有哪些共同的潜在因素？对于那些患有"晚期"疾病的人来说，最先进的治疗方式是什么——它们对制定预防战略有什么启示？我们想里里外外全面了解每一种疾病，了解它们的弱点和缺陷，就像阿里在比赛前端详福尔曼一样。

第四，从人类和动物模型的衰老研究中得出的分子和机制见解，我们也进行了一番考虑。我们已经了解了大量关于衰老过程和特定疾病中发生的细胞变化。由此，我们也提出了一些关于如何通过外源性分子（如药物）或行为改变（如运动）来操纵这些变化的想法。

我们最后一个见解的来源是一种非常巧妙的分析方法，称为孟德尔随机化（mendelian randomization，MR）。MR 有助于弥合随机对照试验和纯流行病学之间的差距，前者可以建立因果关系，而后者通常做不到。我们稍后将更详细地讨论流行病学，尽管它在某些情况下被证明是有用的，比如确定吸烟和肺癌之间的联系，但在更复杂的情况下，它就没那么有用了。在实际随机实验不易完成的情况下，孟德尔随机化有助于梳理出可改变的风险因素（如低密度脂蛋白胆固醇）和关注的结果（如癌症）之间的因果关系。它通过让自然进行随机化来实现这一点[①]。通过考虑相关基因的随机变异，并将其与观察到的结果进行比较，它消除了许多限制流行病学效用的偏见和混杂因素。

例如，一些流行病学研究表明，低密度脂蛋白胆固醇水平与癌症风险之间呈负相关。也就是说，低密度脂蛋白胆固醇水平较低的人患癌症的风险似乎更高。但这种关系是因果关系吗？这是一个棘手但重要的问题。如果这是真的，将意味着降低低密度脂蛋白胆固醇，如使用他汀类药物，会增加患癌的风险，这显然是一个坏消息。流行病学并没有告诉我们因果关系的方向，所以我们需要求助于 MR。

通过 MR，我们可以研究导致低密度脂蛋白胆固醇低、中、高水平的遗传变异。这些基因是随机产生的，所以它们可以作为随机自然实验的代表。通过检查由此产生的低密度脂蛋白胆固醇水平和癌症发病率之间的关系，我们就可以不受传统流行病学研究中的混杂因素的影响，去回答这个问题。你瞧，事实证明，低密度脂蛋白胆固醇不会导致癌症或者增加其风险。如果我们使用同样的技术来观察低密度脂蛋白水平对心血管疾病（我们的因变量）的影响，结果会发现，较高水平的低密度脂蛋白胆固醇与心血管疾病的发展有着因果关系（我们将在第七章进行讨论）。

[①] MR 要想产生预期的效果，必须满足某些条件。第一，所考虑的遗传变异必须与感兴趣的风险因素相关联（这被称为相关性假设）；第二，遗传变异与结果没有共同的原因（这被称为独立性假设）；第三，遗传变异不会影响结果，除非通过风险因素（这被称为排除限制假设）。——作者注

观察敏锐的读者会注意到，到目前为止，本章节明显缺少一个概念：绝对确定性（absolute certainty）。从数学过渡到医学时，我花了一点时间来掌握这个概念，但在生物学中，我们很少能像在数学中那样明确地"证明"任何事情。生命系统是混乱的、令人困惑且复杂的，而我们对哪怕是相当简单的事物的理解也在不断地进化着。我们所能期待的最好结果就是减少我们的不确定性。一项好的生物学实验只会增加或减少我们对假设正确或错误概率的信心。（尽管有些事情我们可以相当肯定，比如医生在给你做手术之前应该洗手并戴上无菌手套，这是有证据支持的。）

多次、重复、长达数十年的随机临床试验或许可以确定地回答我们的问题，但在缺乏这些随机临床试验的情况下，我们不得不从概率和风险的角度进行思考。从某种意义上说，这有点像制定投资战略：基于我们现在所知道的，我们寻求最有可能带来高于平均水平资本回报的战术，同时在我们个人对风险的承受能力范围内进行运作。在华尔街，获得这样的优势被称为"阿尔法"（alpha），我们将借用这一理念并将其应用于健康领域。我的建议是，通过一些非正统但非常合理的生活方式的改变，你就可以最大限度地减少对你的寿命和健康寿命最严重的威胁，并实现你自己的长寿阿尔法目标。

我的目的在于为你配备一套工具，你可以根据自身的具体情况进行运用——无论你是否需要注意你的糖调节、体重、身体状况、阿尔茨海默病风险，等等。你的个人战术永远不应该是一成不变的，当你带着所有的不确定走过人生的旅途——当我们对衰老的科学和癌症等疾病的机理有了更多的了解时，战术也会根据需要而不断演变。随着自身情况的变化，你的战术可以（也必须）改变，正如伟大的拳击"哲学家"迈克·泰森（Mike Tyson）曾说："每个人在被打脸之前都信心满满。"

乔治·福尔曼本可以使用这一建议。

第 二 部 分

PART 2

▼

第四章

百岁老人：老当益壮

威士忌是一剂良药，它能让你的肌肉保持柔软。

——理查德·奥弗顿（Richard Overton）

在理查德·奥弗顿的晚年时期，他喜欢在得克萨斯州奥斯汀市的家中，酌一小杯波本威士忌，然后直接用煤气炉点上坦帕甜心雪茄吸上几口，以此来消磨时光。他坚持说他从来不会大口吸雪茄——聪明人不用多说。正如大家所知，奥弗顿先生出生于西奥多·罗斯福（Theodore Roosevelt）执政期间，于 2018 年底去世，享年 112 岁。

英国一战老兵亨利·阿林厄姆（Henry Allingham）也不甘示弱，他将自己 113 年的寿命归功于"香烟、威士忌和狂野的女人"。只可惜他从未见过爱冒险的法国女人让娜·卡尔芒（Jeanne Calment），她曾开玩笑说："我只长过一条皱纹，而我正坐在上面。"她一直骑自行车到 100 岁，保持抽烟的习惯到 117 岁。也许她不应该戒烟，因为她在 5 年后去世，享年 122 岁，成为有史以来最长寿的人。

米尔德丽德·鲍尔斯（Mildred Bowers）106 岁，相对年轻，她更喜欢啤酒，每天下午 4 点她都会准时打开一瓶冰镇啤酒——现在大概是 5 点，对吧？密歇根州大急流城的特蕾莎·罗利（Theresa Rowley）认为，她每天喝的健怡可乐帮助她活到了 104 岁，而伊利诺伊州的露丝·本杰明（Ruth Benjamin）则表示，她活到 109 岁的关键是每天吃一份培根，"还有土豆，如果薯条算的话。"她补充道。与意大利的艾玛·莫拉诺（Emma Morano）相比，他们还都很年轻，莫拉诺每天都会吃 3 个鸡蛋，其中两个还是生的，直到她 117 岁去世。

如果我们是来自土星的流行病学家，所能做的就是浏览《今日美国》（USA Today）和《好管家》（Good Housekeeping）等刊物上发表的关于百岁老人的文章，然后可能会得出这样的结论：长寿的秘诀也许就是丹尼餐厅的特色早餐，配一杯金宾威士忌（jim beam），抽一支上等雪茄。但另一种可能性是，这些知名百岁老人在和我们其余的人开玩笑。我们不能确定，因为相关的实验无法进行，尽管我很想打开《美国医学会杂志》（JAMA），并且看到这样的标题——"奶油巧克力甜甜圈能延长寿命吗？一项随机临床试验"。

我们渴望拥有某种"秘诀"，让我们活得更长久、更健康、更快乐。这种欲望驱使我们执迷于了解那些最长寿的人的特殊习惯和生活方式。像卡尔芒夫人这样的人让我们着迷，尽管他们一生都在吸烟或者做其他"顽皮"的事情，但他们似乎逃脱了死亡的引力。是骑自行车救了她吗？还是别的什么，比如据称她每周都要吃的那 500 克巧克力？

更广泛来讲，值得一问的是：健康的百岁老人到底有什么共同点？更重要的是，我们能从他们身上学到什么，如果有的话？他们的长寿真的是因为他们的特殊行为吗，比如喝威士忌，还是说他们身不由己？是否有其他共同因素可以解释他们的极端长寿，或者他们的长寿仅仅是靠运气？

对大量百岁老人进行的更严格的研究（进一步）质疑了"健康"行

为——我忍不住要把它加个引号——是达到极端长寿的必要条件的观点。美国纽约市布朗克斯区阿尔伯特·爱因斯坦医学院的尼尔·巴尔齐莱（Nir Barzilai）对德系犹太（Ashkenazi Jewish）①百岁老人进行了一项大型研究，研究结果显示：百岁老人的健康意识并不比我们其他人强。实际上他们的情况可能更糟糕：在爱因斯坦医学院研究的近 500 名受试者中，有很大一部分人饮酒和吸烟，有些人甚至有长达数十年的喝酒和吸烟史。如果说有什么区别的话，那就是研究中的百岁男性在 70 岁时定期锻炼的可能性比年龄匹配的对照组要小。许多人都超重了。健康的生活方式也不过如此。

这些百岁老人会不会只是运气好？当然，他们的年龄本身就使他们成为统计学上的极端异常值。根据人口普查局的数据，截至 2021 年，美国只有不到 10 万名百岁老人。虽然他们的人数在短短 20 年内增长了近 50%，但百岁以上的年龄组仍然只占到了人口的 0.03% 左右，或者说大约每 3 333 个人中只有 1 人活到了百岁以上。

走过了百年岁月之后，空气便会迅速变得十分稀薄。那些活到 110 岁、有资格成为"超级百岁老人"的超级精英，是世界上最小的年龄组，在任何指定的时间范围内，全世界都只有大约 300 名成员（尽管人数有所波动）。让你感受一下这个"俱乐部"有多么高档：在我撰写本书的时候，世界上每出现 1 位超级百岁老人，就会有大约 9 个亿万富翁。

然而，没有人能够接近卡尔芒夫人的记录。史上第二长寿的人是来自宾夕法尼亚州的萨拉·克瑙斯（Sarah Knauss），她在 1999 年去世时足足有 119 岁。从那以后，世界上最长寿的人很少超过 117 岁，而且几乎总是女性。虽然有些人声称自己的寿命非常长，达到了 140 岁甚至更长，但卡尔芒仍然是

---

① 德系犹太人（Ashkenazi Jews）一般指阿什肯纳兹犹太人，指的是源于中世纪德国莱茵兰一带的犹太人后裔（阿什肯纳兹在近代指德国）。——译者注

唯一一个被证实活过 120 岁的人，所以一些研究人员推测，这可能代表了人类基因中设定的寿命上限。

我们对一个稍有不同的问题感兴趣：为什么有些人能够突破 80 岁大关，而这对我们大多数人来说却是终点线？他们超常的寿命和超常的健康寿命，主要是由他们的基因决定的吗？

对斯堪的纳维亚双胞胎的研究发现，在造成人类寿命总体差异的各类因素中，基因可能只占 20%~30%。可问题是，年龄越大，基因的作用就越大。对于百岁老人来说，基因似乎非常重要。基于千名受试者的新英格兰百岁老人研究（new england centenarian study）的数据显示，成为百岁老人的姐妹，会使你自己活到这个岁数的可能性增加 8 倍；而成为百岁老人的兄弟，你庆祝自己百岁生日的可能性要增加 17 倍。该研究自 1995 年以来一直在追踪那些极其长寿的人（尽管由于这些受试者在同一个家庭中长大，生活方式和习惯可能相似，这一发现也可能是由一些环境因素造成的）。如果你没有百岁的兄弟姐妹，那么下一个最佳选择就是选择长寿的父母。

这就是我如此重视向我的患者了解详细家族史的部分原因：我需要知道你的亲属是什么时候去世的，以及为什么去世。从遗传学的角度来说，你可能的"冰山"是什么？如果你的家族中碰巧有百岁老人，请允许我向你表示祝贺。毕竟，这样的基因是一种遗传的运气。但是在我的家族中，如果能活到退休年龄，就已经算表现优异了。因此，如果你像我以及大多数读这本书的人一样，你的基因不太可能让你走得太远。那么，我们为什么还要为这条调查线而烦恼呢？

因为我们正在探究一个更相关的问题：我们能否通过自己的行为，以某种方式获得百岁老人通过基因"免费"获得的好处呢？或者说得更专业一点，我们能否模仿百岁老人的表型，即能使他们抵御疾病并存活这么长时间的身体特征，纵使我们缺乏他们的基因型？如果我们聪明、有战略，懂得深思熟虑，是否有可能活得比预期寿命长？

如果这个问题的答案是肯定的（正如我所相信的），那么了解这些"精算彩票中奖者"的内部运作方式，即他们是如何实现极端长寿的，便是一项值得努力的工作，可以为我们的战略提供参考。

当我第一次对长寿产生兴趣时，最担心的便是，我们以某种方式找到了延缓死亡的方法，却没有同时延长人们的健康寿命，就像提托诺斯（以及医学2.0）那样。我错误地认为这就是长寿者的命运，他们所有人基本上都注定要在疗养院或其他长期护理下度过额外的岁月。

对全球多个大型百岁老人研究数据进行的深入分析，揭示出了一幅更有希望的图景。诚然，许多百岁老人都处于某种脆弱的状态，100岁及以上的美国人总体死亡率高达36%，这意味着，如果祖母现在是101岁，那么她在未来12个月内死亡的概率约为三分之一。死神正在敲她的门。进一步调查发现，许多最年长的老人死于肺炎和其他机会性感染，还有一些百岁老人，比如卡尔芒夫人，确实死于过去所谓的"高龄"。但是绝大多数人仍然会像我们其他人一样死于与衰老相关的"骑士"疾病。

关键和本质的区别是，如果他们真的会患上这些疾病的话，患病的年龄往往要比我们其他人晚得多。我们说的不是晚2年、3年甚至5年，我们说的是几十年。波士顿大学的托马斯·珀尔斯（Thomas Perls）和他的同事开展了新英格兰百岁老人研究，根据他们的研究，到72岁时，普通人群中有五分之一的人会被诊断为某种类型的癌症，而在百岁老人中，这五分之一的门槛要到100岁，即将近30年后才会达到。同样，四分之一的普通人群将在75岁时被诊断出患有临床症状明显的心血管疾病，而在百岁老人中，这一患病率只有在92岁时才能达到。骨质流失或骨质疏松症也是如此，百岁老人的发病时间比普通人群晚了16年，还有中风、痴呆症和高血压也是这样：如果真会患病的话，百岁老人死于这些疾病的时间也要晚得多。

他们的长寿不仅仅具有延缓疾病的功能。这些人还经常打破人们对老年时期的刻板印象，老年不再是痛苦和衰退时期的代名词。珀尔斯、巴尔齐莱和其他研究人员观察到，百岁老人的总体健康状况往往相当好——这又一次出乎大多数人的意料。这并不代表每个寿命那么长的人都会打高尔夫球或者从飞机上跳下来，但珀尔斯的 95 岁以上的研究对象在认知功能和完成我们在第三章提到的日常生活任务的能力的标准评估中得分很高，比如说做饭和剪趾甲，这种看似简单的工作在上了年纪以后却变得非常具有挑战性。

说来也怪，尽管女性百岁老人的数量至少是男性百岁老人的 4 倍，但男性在认知和功能测试中的得分通常更高。乍一看，这似乎有些矛盾，因为女性的平均寿命显然比男性长。珀尔斯认为，这是一种选择过程在起作用，因为男性从中年开始更容易罹患心脏病和中风，而女性则将自己患病的时间推迟了一二十年，死于这些疾病的概率也会更低。

这往往会使男性人口中的体质较弱者被淘汰，因此只有那些身体相对健康的男性才能活到百岁生日，而女性通常能够在患有与年龄相关的疾病和残疾的情况下活得更久。珀尔斯将其描述为"一把双刃剑"，因为女性寿命更长，但健康状况往往较差。他说："男性的身材往往更好。"（研究者们没有记录这一点，但我的直觉是，这可能与男性通常拥有更多的肌肉质量有关，它与更长的寿命和更好的功能高度相关，我们将在关于运动的章节中进一步讨论。）

即使他们在 110 岁时身材没有那么好，但与其他人相比，这些人已经享受了多年额外的健康生活。他们的寿命和健康寿命都非常长。更令人惊讶的是，珀尔斯的研究小组还发现，超级百岁老人（110 岁以上）和"半超级百岁老人"（105 岁到 109 岁）的健康状况实际上往往比普通的百岁老人还要好。这些都是超级幸存者，在这些高年龄段，寿命和健康寿命几乎是一样长的。

正如珀尔斯和他的同事们在一篇论文题目中所写"越老，你就越健康"。

用数学术语来说，百岁老人的基因给他们带来了时间上的相移（phase shift）——也就是说，他们的整个寿命和健康寿命曲线向右偏移了一二十年（或者 30 年！）。他们不仅活得更久，而且比同龄人更健康，生理上也比他们年轻，几乎一生都是如此。当他们 60 岁的时候，其冠状动脉和 35 岁的人一样健康。在 85 岁的时候，他们可能看上去、自我感觉和身体功能都像是 60 多岁的人。他们看起来比实际年龄年轻一代。这就是我们想要模仿的效果。

回想一下我们在第三章介绍的"边缘十年"和"红利十年"的概念，以及寿命与健康寿命的关系图。由于医学 2.0 常常在低健康寿命的情况下延长寿命，它延长了病态的窗口期，即生命末期的疾病和残疾期。人们在死前病得更重、受的煎熬更久。他们的"边缘十年"主要是以一个患者的状态度过的。相比之下，当百岁老人去世时，他们通常（虽然并不总是）患病或残疾的时间比早在二三十年前去世的人短得多。这被称为疾病压缩（compression of morbidity），其基本含义是缩短生命末期的衰退期，延长健康生活的时间或健康寿命。

医学 3.0 的目标之一是帮助人们走过像百岁老人那样的生命历程——只求更好。百岁老人不仅活得更久，而且是在更健康的状态下活得更久，这意味着他们中的许多人可以享受一个，或者两个，甚至三个"红利十年"。他们在 90 岁时往往比一般人在 60 岁时还要健康。而当他们确实在衰退时，其衰退通常也是短暂的。这正是我们想要的：在身体机能良好、没有慢性病的情况下活得更久，并且在生命的最后阶段，病态的时间较短。

不同之处在于，大多数百岁老人似乎几乎是偶然地获得了长寿和健康，这要归功于基因或好运气，但我们其他人必须要有意去努力实现这一目标。这就引出了我们接下来的两个问题：百岁老人是如何延缓或避免慢性病的，以及我们怎样才能做到同样的事情呢？

这就是基因可能发挥作用的地方——而我们大多数人都没有长寿基因，因为我们没有选对父母。但是，如果我们能够识别出赋予百岁老人优势的特定基因，或许就可以逆向还原他们的表现型及其效果。

这似乎是一项相对简单的任务：对几千名百岁老人的基因组进行测序，看看哪些个体基因或基因突变在这一人群中比在普通人群中更为普遍。这些将是你的候选基因。然而，当研究人员通过全基因组关联研究对数千人进行检测时，他们却几乎一无所获。这些人在基因上似乎没有什么共同之处。他们的长寿也许纯属走运罢了。

为什么长寿基因如此难以捉摸？为什么百岁老人如此罕见呢？归根结底还是自然选择的结果。

等一下，你可能会想，我们一生都被教导说，进化和自然选择已经无情地对我们进行了10亿年的优化，它们偏爱有益的基因，淘汰有害的基因，适者生存，诸如此类。那么，为什么我们所有人不能共享这些有利于长寿的百岁老人基因呢，不管它们是什么？为什么我们不都"适合"活到100岁呢？

最简单的答案是，进化并不真正关心我们是否能够活那么久。自然选择赋予我们的基因可以很好地帮助我们发育、繁殖，然后养育后代，或许还可以帮助我们养育后代的后代。因此，我们大多数人都能够以相对良好的状态步入人生的第5个10年。然而，在那之后，事情就慢慢开始出岔子了。从进化的角度来讲，其原因是，在生育年龄之后，自然选择就失去了大部分力量。那些在中年及以后被证明是不利甚至有害的基因并没有被淘汰掉，因为它们已经被遗传了。举一个明显的例子：导致男性秃顶的基因。当我们年轻的时候，拥有满头光亮的秀发，这有助于我们吸引配偶。但自然选择并不真正关心一个50多岁的男人（或者女人）是否有一头浓密的秀发。

对我来说幸运的是，脱发与长寿并没有太大关系。但这一普遍现象也解释了为什么那些可能使人在晚年易患阿尔茨海默病或其他疾病的基因，没有从我们的基因库中消失。简言之，自然选择并不在乎我们在垂暮之年是否会患上阿尔茨海默病（或秃顶），这不会影响我们的生殖适应度[①]（reproductive fitness）。等到它们出现的时候，我们的基因可能已经遗传了。那些会增加我们中年时患心脏病或癌症风险的基因也是如此。我们大多数人仍然携带着这些糟糕的基因——顺便说一下，也包括一些百岁老人。事实上，这些相同的基因有可能在生命早期就被赋予了某种优势，这种现象被称为"拮抗多效性"（antagonistic pleiotropy）。

一种看似合理的理论认为，百岁老人之所以如此长寿，是因为他们还拥有某些其他基因，通过预防或延缓心血管疾病和癌症，并在其他人失去认知功能几十年后仍能保持其认知功能，来保护他们免受我们典型基因组中缺陷的伤害。但是，即使自然选择允许有害的基因在老年人中蓬勃发展，它对促进这些更有益的长寿基因也几乎没有起到任何作用，原因如上所述。因此，似乎没有两位百岁老人遵循完全相同的遗传路径来达到极端长寿。实现长寿的方法有很多，而不仅仅是一两种。

也就是说，在各种研究中已经出现了一些潜在的长寿基因，事实证明其中一些可能与我们的战略有关。目前发现的最强大的个体基因之一与胆固醇代谢、葡萄糖代谢和阿尔茨海默病风险有关。

你可能听说过这种基因，它被称为"APOE"，因为它对阿尔茨海默病的患病风险有已知的影响。它编码一种名为"APOE"（载脂蛋白E）的蛋白质，这种蛋白质参与胆固醇的运输和加工，它有三种亚型：e2、e3和e4。其中，e3是迄今为止最常见的，但拥有一个或两个e4亚型的拷贝似乎会使

---

① 适应度，是指在某种环境条件下，某已知基因型的个体将其基因传递到其后代基因库中的相对能力，是衡量个体存活和生殖机会的尺度。——译者注

一个人患阿尔茨海默病的风险增加 2~12 倍。这就是我要对我所有的患者进行 APOE 基因型检测的原因，我们将在第九章进行详细论述。

另一方面，APOE 的 e2 亚型似乎可以保护其携带者免受痴呆症的影响，而且它也被证明与长寿密切相关。2019 年开展的七项独立的长寿研究，共有近 3 万名参与者，对这些研究进行的大型荟萃分析（meta-analysis）[①] 显示，携带至少一个 APOE e2 拷贝（无 e4 拷贝）的人达到极端高龄（男性定义为 97 岁，女性定义为 100 岁）的可能性要比携带标准 e3/e3 组合的人高出约 30%。同时，根据此项分析，那些拥有两个 e4 拷贝（分别来自父母双方）的人能活那么长时间的可能性要低 81%。这是一个相当大的波动。

我们将在第九章中更详细地探讨 APOE 的功能，但它可能在多个层面上与我们的战略相关。首先也是最明显的一点是，它似乎在延缓（或不延缓）阿尔茨海默病的发病方面发挥了作用，这取决于突变。这可能不是巧合，因为正如我们将看到的，APOE 在将胆固醇运送到身体各处，特别是在大脑中的胆固醇运输中发挥着重要作用；一个人的 APOE 突变对葡萄糖代谢也有很大影响。它与长寿的密切相关性表明，我们应该把精力集中在认知健康上，并需特别关注胆固醇和脂蛋白（携带胆固醇的颗粒，我们将在第七章中讨论）以及葡萄糖代谢问题（第六章）。

研究人员已经发现了另外两个与胆固醇相关的基因，即 CETP 和 APOC3，它们也与极端长寿有关（并可能解释了为什么百岁老人很少死于心脏病）。但是，单个基因，甚至是 30 多个基因，不太可能是百岁老人极端长寿和健康的原因。更广泛的遗传学研究表明，可能有数百个，甚至数千个基因参与其中，每个基因都做出了自己的微小贡献——而且并不存在一个"完

[①] 即用统计学的概念与方法，去收集、整理与分析之前学者专家针对某个主题所做的众多实证研究，希望能够找出该问题或所关切的变量之间的明确关系模式。——译者注

美"的百岁老人基因组。

对于我们这些家族中没有百岁老人的人来说，这实际上是一个好消息，因为它表明，即使在遗传层面上，也可能没有灵丹妙药。即便对于百岁老人来说，长寿也可能是一场"咫尺攸关的比赛"（game of inches），采取相对较小的干预措施，加上累积效应，就可以帮助我们复制百岁老人的较长寿命和健康寿命。换言之，如果我们想比预期寿命活得更长、更好，就必须加倍努力——通过微小的、渐进的改变来赢得它。

在对全球百岁老人的多项研究中，出现了另外一种可能的长寿基因，它也提供了一些可能的线索，为我们的战略提供参考。这是一种名为"FOXO3"的特殊基因，其突变似乎与人类的长寿直接相关。

2008 年，夏威夷大学的布拉德利·威尔科克斯（Bradley Willcox）及其同事发表报告称，在一项关于日本裔夏威夷男性的健康和长寿的长期研究中，对参与者进行的基因分析发现，FOXO3 中有三处 SNPs（或突变）与健康老龄化和长寿密切相关。此后，另外的几项研究发现，其他各种长寿人群似乎也有 FOXO3 突变，包括加利福尼亚人、新英格兰人、丹麦人、德国人、意大利人、法国人、中国人和美国德系犹太人——这使得 FOXO3 成为在多个不同种族群体和地理位置发现的极少数与长寿相关的基因之一。

FOXO3 属于"转录因子"家族，转录因子负责调节其他基因的表达方式——也就是说，调控它们是被激活还是被沉默。我觉得转录因子更像是细胞维护部门。它的职责很广泛，涉及各种细胞修复任务，调节新陈代谢，照顾干细胞，以及各种其他类型的内务管理，包括帮助处理细胞废物或垃圾。但它自己并不做繁重的工作，比如拖地、擦洗、小面积墙面修补等，而是将工作委托给其他更专业的基因——它的分包商，如果你愿意这样称呼的话。当 FOXO3 被激活时，它反过来又激活了通常能使我们的细胞更加健康的基因，它似乎在防止细胞癌变方面也发挥着重要作用。

　　这就是我们开始看到希望的地方，因为 FOXO3 可以被我们自己的行为激活或抑制。例如，当我们稍微缺乏营养时，或者当我们在运动时，FOXO3往往会更活跃，这正是我们想要的。

　　除了 FOXO3 之外，基因表达本身似乎在长寿方面也发挥着重要但仍不为人知的作用。一项对西班牙百岁老人的基因分析发现，他们表现出极其年轻的基因表达模式，更接近于 20 多岁的对照组，而不像年龄较大的八旬老人对照组。这些百岁老人究竟是如何做到这一点的，目前尚不清楚，但可能与 FOXO3——或者与其他一些未知的基因表达调控因子有关。

　　当谈到极端长寿背后的遗传学时，我们仍然有很多问题而不是答案，但这至少指向了一个更有希望的方向。虽然你的基因组是不可改变的，但至少在不久的将来，基因表达可以受到你的环境和行为的影响。例如，2007 年的一项研究发现，参加定期运动计划的老年人在 6 个月后转向了更年轻的基因表达模式。这表明遗传和环境都在长寿中发挥作用，并且实施干预措施，去至少复制那些百岁老人的一些好的遗传运气也是有可能的。

　　我发现将百岁老人视为一项自然实验的结果是有用的，这项实验告诉了我们一些关于活得更久和活得更好的重要信息。只有在这种情况下，达尔文和孟德尔（Mendel）才算是科学家。该实验需要随机收集人类基因组，并将其暴露于各种环境和行为中。百岁老人拥有在环境 Y 中生存所需的基因组 X的正确组合（也许是在行为 Z 的帮助下）。这个实验并不简单，通往长寿的路径可能有很多，有遗传的，也有其他的。

　　显然，我们大多数人都不能指望通过百岁老人的一些"顽皮"行为，比如吸烟和喝酒几十年，侥幸获得成功。但是，即使我们不（而且在许多情况下，也不应该）模仿他们的"战术"，这些百岁老人仍然可以帮助我们制定战略。他们的超能力是能够抵抗或延缓慢性病的发作，将发病时间推迟一二十年甚至 30 年，同时还能保持相对良好的健康寿命。

我们想要效仿的就是这种相移。但是，医学 2.0 几乎只专注于帮助我们在疾病中活得更久，并不能让我们实现这个目标。其干预措施几乎总是来得太晚，此时疾病已经形成。我们必须着眼于时间线的另一端，试图在疾病开始之前就减缓或阻止它们发生。我们必须专注于延缓疾病的发作，而不是延长疾病的持续时间——不仅仅是一种疾病，而是所有的慢性病。我们的目标是在没有疾病的情况下活得更久。

这也说明医学 2.0 存在另外一个缺陷，那就是它通常把这些疾病看成是完全独立的。例如，我们对待糖尿病，就好像它与癌症和阿尔茨海默病无关一样，尽管它是这两种疾病的主要风险因素。这种以疾病为中心的方法（disease-by-disease approach）反映在了美国国立卫生研究院（National Institutes of Health）的"垂直"结构中，它有专门研究癌症、心脏病等疾病的独立机构。当我们应该寻找它们的共性时，却将它们当作截然不同之物区别对待。

"我们试图一次只治疗一种疾病，比如心脏病、癌症、中风和阿尔茨海默病，就好像这些疾病在某种程度上彼此无关似的。"伊利诺伊大学芝加哥分校研究老龄化人口统计学的奥尔尚斯基（S. Jay Olshansky）说，"事实上，随着年龄的增长，我们所遇到的几乎所有问题的潜在风险因素，无论是我们所经历的疾病，还是与之相关的虚弱和残疾，都与衰老的潜在生物过程有关。"

在下一章中，我们将研究一种特殊的干预措施，一种可能在机制层面上减缓或延迟衰老的这一潜在生物过程的药物。这也可能与我们的战略相关，但目前意味着要同时采取两种方法。我们需要考虑非常早期的疾病特异性预防，我们将在接下来的几章中探究"骑士"疾病时详细探讨这一点。我们还需要考虑非常早期的一般预防，通过共同的驱动因素和风险因素，同时针对所有"骑士"疾病。

　　正如我们即将看到的，这些方法是相互重叠的：例如，通过靶向特定脂蛋白（胆固醇）来降低患心血管疾病的风险，也可能会降低阿尔茨海默病的患病风险，尽管不能降低患癌症的风险。我们采取的改善代谢健康和预防2型糖尿病的措施几乎肯定会同时降低患心血管疾病、癌症和阿尔茨海默病的风险。有些类型的运动可以降低患所有慢性病的风险，而其他类型的运动则有助于保持百岁老人主要通过其基因获得的身体和认知的恢复力。按照医学 2.0 的标准，这种程度的预防和干预似乎显得有些过度，但我认为这是必要的。

　　最后，我认为百岁老人的秘密可以归结为一个词：恢复力（resilience）。即使他们抽烟了几十年，他们仍能够抵抗和避免癌症和心血管疾病。尽管饮食状况不佳，他们仍能够保持理想的新陈代谢健康。在同龄人病逝很久之后，他们还能继续抵抗认知和身体的衰退。我们想要培养的正是这种恢复力，就像阿里准备好承受福尔曼的暴击并最终战胜他一样。他明智地做好了全面的准备，在比赛前训练了很长时间，并且他从一开始就部署了战术。他不可能永远坚持下去，但他撑过了足够多的回合，从而实现了自己的目标，赢得了战斗。

第五章

节制长寿：饥饿与健康的科学

因循守旧的科学家通常难有建树。

——杰克·霍纳（Jack Horner）

2016 年秋天，我在休斯敦的乔治·布什洲际机场与三位好友会面，开始了一个不同寻常的假期。我们连夜飞行了 11 个小时到达智利圣地亚哥，在那里喝了咖啡，吃了早餐，然后登上另一架飞机，又向西飞行了 6 个小时，飞越 4 000 多千米的辽阔海洋，抵达复活节岛，这是世界上有人类居住的最与世隔绝的一块陆地。我们都是 40 多岁的男人，但那并不是一个典型的男人周末。

大多数人都听说过复活节岛，因为它的海岸线上散布着一千多尊神秘的巨型石像，这些巨型石像被称为摩艾石像（Moai），但这个岛上的东西还不止这些。1722 年，欧洲探险家在复活节这天登上该岛，该岛因此得名复活节岛。当地人则称之为拉帕努伊岛（Rapa Nui）。这是一个极端偏远的孤岛，岛上的景象却蔚为壮观。这个三角形的岛屿大约有 163 平方千米，是数百万年前从海底涌出超过 3 千米的三座古火山的遗迹。岛的一端被陡峭的悬崖环绕着，悬崖陡然而下，直插美丽的蓝色海洋，距它最近的人类定居地远在 1 600 多千米之外。

我们并不是以游客的身份去的。我们踏上的是朝圣之旅，前往医学界最引人入胜的分子之一的源头，而大多数人甚至从未听过这个分子。关于这种分子是如何被发现的，以及它如何彻底改变长寿研究的故事，是生物学中最不可思议的传奇故事之一。这种后来被称为"雷帕霉素"（rapamycin）的分子也改变了移植医学，给数百万患者带来了第二次生命的机会。但这并不是我们不远万里来到这个偏远地区的原因。我们之所以来到这里，是因为雷帕霉素已经被证明可以起到其他药物从未有过的作用：延长哺乳动物的最长寿命。

这一发现至少在一定程度上要归功于我们小组的一位成员大卫·萨巴蒂尼（David Sabatini）的工作，他当时是麻省理工学院怀特黑德研究所的生物学教授。大卫帮助发现了雷帕霉素起作用的关键细胞通路。同行的还有另一位生物学家纳夫迪普·钱德尔（Navdeep Chandel）（他的朋友叫他纳夫），他是大卫的朋友，在西北大学研究新陈代谢和线粒体，线粒体是在我们细胞中产生能量（并做更多事情）的小细胞器。我们四人组中的最后一位是我的好朋友蒂姆·费里斯（Tim Ferriss）。蒂姆是一位企业家和作家，而不是科学家，但他非常善于提出恰当的问题，并能为一些事物带来全新的视角。此外，我还知道他愿意每天和我一起在海里游泳，这样我被鲨鱼吃掉的概率就会降低大约 50%。

我们此行的目的之一是为一个完全致力于研究这种神奇物质的科学会议物色地点。但最主要的是，我们想去这个非同寻常的分子产生的地方朝圣，并对其几乎是偶然的发现表示敬意。

我们把行李放在有 30 个房间的旅游酒店后，我们的第一站是拉诺廓火山（Rano Kau），这座高达 300 米的死火山矗立于岛的西南角。我们的目的地是火山口的中心，那里有一个大沼泽湖，宽近 1 600 米，对当地人来说有某种神秘感。根据我们听到的当地传说，当人们生病或者感到不舒服时，他们会下到火山口，也许还会在火山的半山腰过一夜，人们相信火山具有特殊的治疗能力。

这就是雷帕霉素的故事开始的地方。1964 年末，一支加拿大科学和医学考察队抵达复活节岛，他们乘坐一艘海军舰艇从哈利法克斯一路航行至此。他们花了几个星期的时间进行研究，并为当地居民提供急需的医疗服务，还带回了许多岛上特有的动植物标本，包括火山口地区的土壤样本，这些科学家们可能和我们一样听到了关于其治疗功效的传说。

几年后，一罐复活节岛的泥土最终出现在蒙特利尔一位名叫苏伦·塞加尔（Suren Sehgal）的生物化学家的实验室工作台上，他在当时一家名为艾尔斯特（Ayerst）的加拿大制药公司工作。塞加尔发现，这个土壤样本中充满了一种奇怪而有效的抗真菌剂，这种抗真菌剂似乎是由一种叫作吸水链霉菌（streptomyces hygroscopicus）的土壤细菌产生的。出于好奇，塞加尔将这种细菌分离出来并进行了培养，然后开始在他的实验室里测试这种神秘的化合物。他以当地语言对复活节岛的称谓，将其命名为"雷帕霉素"（"霉素"通常用于充当抗菌剂的后缀）。但后来艾尔斯特公司突然关闭了其在蒙特利尔的实验室，塞加尔的老板命令他销毁他正在研究的所有化合物。

塞加尔没有服从命令。有一天，他下班后偷偷带了一罐雷帕霉素回家。他的儿子阿贾伊（Ajai）（原本应该是我们朝圣之旅的第五位成员）记得他小时候打开家里的冰柜去拿冰激凌，看到里面有一个包装完好的容器，上面写着"请勿食用"。这个罐子在全家搬到新泽西州普林斯顿后仍被留存下来，塞加尔最终被调到了那里。1987 年，制药巨头惠氏公司（Wyeth）收购了艾尔斯特公司，他的新老板问塞加尔是否有什么有趣的项目要做。他从冰柜里拿出了那罐雷帕霉素，然后回去继续开展对它的研究工作。

塞加尔深信他已经找到了治疗脚气的方法[1]，这本将是一笔大买卖。他的儿子阿贾伊回忆说，有一次，他为一个身上长了某种奇怪皮疹的邻居使用了一种含有雷帕霉素的自制软膏，她的皮疹几乎立刻就好了。但雷帕霉素的作用远不止后来英国爽健（Dr. Scholl）[2]研制的足部喷雾剂那样的功效那么简单。事实证明，它对免疫系统有着强大的作用。1999 年，它被美国食品药品监督管理局（FDA）批准作为器官移植患者的药物。作为一名外科住院医师，我曾经像分发的嗒糖（tic tacs）[3]一样把它用于肾脏和肝移植患者的治疗。雷帕霉素有时被称为"西罗莫司"，也被用作动脉支架的涂层，因为它可以防止支架血管变得更加狭窄。即使在塞加尔于 2003 年去世后，雷帕霉素相关的研究成果仍在不断涌现：2007 年，一种名为"依维莫司"的雷帕霉素类似物[4]被批准用于治疗一种肾癌。

这种化合物被认为是至关重要的，以至于在 21 世纪初，惠氏公司在复活节岛上离火山口不远的地方放置了一块牌匾，以此来纪念雷帕霉素的发现地。但当我们去寻找那块牌匾时，却惊愕地发现它已经不翼而飞。

雷帕霉素之所以有这么多不同的应用，要归功于塞加尔观察到但从未探索过的一种特性，那就是雷帕霉素往往会减缓细胞生长和分裂的过程。大卫·萨巴蒂尼是少数从塞加尔手中接过接力棒，试图解释这一现象的科学家之一，探索雷帕霉素成了他毕生的事业。从他还是一名研究生的时候开始，萨巴蒂尼就用塞加尔复印的一沓论文作为辅助，阐明了这种独特的化合物是

---

① 因蒙特利尔实验室被关闭，此研发方向被迫终止。——译者注

② 世界足部护理产品第一品牌。——译者注

③ 一种在欧洲、美国以及中国香港等国家和地区都很流行的糖果食品。——译者注

④ 药物类似物是具有相似但不完全相同分子结构的化合物；例如羟考酮是可待因的类似物。——作者注

如何作用于细胞的。最终，他和其他人发现，雷帕霉素直接作用于一种非常重要的细胞内蛋白质复合物 mTOR（发音为 "em-tor"），即 "雷帕霉素机制靶标"（mechanistic target of rapamycin）[1]。

我们为什么要关心 mTOR？因为这一机制被证明是细胞层面上最重要的长寿介质之一。不仅如此，它还具有高度的 "保守性"，这表示它几乎存在于所有的生命形式中，从酵母到苍蝇到蠕虫，一直到我们人类。在生物学中，"保守" 意味着某些东西通过自然选择在多个物种和生物类别中遗传了下来——这表明进化认为它非常重要。

这真是不可思议：这种奇特的分子，只发现于海洋中央一小块孤零零的陆地上，但却好像一个开关一样，可以抑制几乎存在于所有生物中的一种非常特殊的细胞机制。这简直是完美的契合，每当我想到这一点时，仍会感到惊讶不已。

mTOR 的任务基本上就是平衡生物体生长和繁殖需求与营养物质的可用性。当食物充足时，mTOR 被激活，细胞（或生物体）进入生长模式，产生新的蛋白质并进行细胞分裂，其最终目标是繁殖。当营养物质匮乏时，mTOR 被抑制，细胞进入一种 "回收利用" 模式，分解细胞成分，并且通常会 "清理门户"。细胞分裂和生长减慢或停止，繁殖被搁置，以使生物体节约能量。

"在某种程度上，mTOR 就像细胞的总承包商，" 萨巴蒂尼解释道。它位于一条漫长而复杂的上游和下游通路链的连接点，这些通路基本上会共同调

---

[1] 这就是术语有点令人费解的地方。简单来说，药物雷帕霉素可以阻断或抑制 mTOR 的活性，mTOR 即雷帕霉素机制靶标，是在细胞中发现的蛋白质复合物。更令人费解的是，mTOR 最初被称为 "哺乳动物雷帕霉素靶蛋白"（mammalian target of rapamycin），与最早在酵母中发现的雷帕霉素靶蛋白 TOR（target of rapamycin）相区别。TOR 和 mTOR 本质上是一样的，这意味着在 10 亿年的进化过程中，在生命之树的上下都可以找到这种相同的基本机制。——作者注

节新陈代谢。它能感知营养物质的存在，尤其是某些氨基酸，并帮助蛋白质合成，蛋白质是构成细胞的基本物质。正如他所说，"mTOR 基本上会插手细胞的每个主要过程。"

2009 年 7 月 9 日，《纽约时报》刊登了一篇简短但重要的科学报道，标题为"抗生素在小鼠实验中延迟了衰老"。真是索然无味的标题。这里的"抗生素"便是雷帕霉素（它并不是真正的抗生素），根据该研究，被喂食该药物的小鼠的平均寿命比对照组明显延长：雌性小鼠延长了 13%，雄性小鼠延长了 9%。

这篇报道被湮没在报纸的冷门版面上，但这是一个令人震惊的结果。尽管是在小鼠的晚年，也就是当小鼠已经"老了"（出生 600 天的小鼠，大约相当于 60 多岁的人类）的时候才给它们使用这种药物，但它仍然使雄性和雌性动物的剩余预期寿命分别延长了 28% 和 38%。这相当于有一颗药丸，可以让一个 60 岁的女人活到 95 岁。这项研究发表在《自然》杂志上，其作者推测，雷帕霉素可能"通过延缓癌症死亡或通过减缓衰老机制，或两者兼而有之"来延长寿命。然而，真正的头条新闻是，还没有其他分子被证明可以延长哺乳动物的寿命，从来都没有。

这项研究的结果尤其令人信服，因为该实验是由三个不同的研究团队在三个独立的实验室进行的，该实验共使用 1 901 种不同基因的动物，而且结果是完全一致的。更好的情况是，其他实验室也毫无疑问地迅速再现了这些结果，这是相对罕见的，即使在很多被大肆宣扬的发现中也是如此。

你可能会为此感到惊讶，但许多极受媒体关注的研究，也就是那些你在报纸上读到的或在新闻上看到的研究，从来没有被重复过。举个恰当的例子：2006 年广为宣传的一项研究发现，在葡萄皮（和红葡萄酒）中发现的一种物质——白藜芦醇，可以延长超重小鼠的寿命。这引发了无数的新闻报道，甚至在《60 分钟》节目中也出现了关于这种神奇分子（以及红葡萄酒）

的好处的长篇报道。白藜芦醇补充剂的销量飙升。但其他实验室无法重现最初的发现。作为美国国家老龄化研究所（National Institute on Aging）测试潜在抗衰老干预措施项目的一部分，白藜芦醇接受了与雷帕霉素同样严格的测试。结果发现，它并没有在类似的各种正常小鼠群体中延长寿命。

其他被大肆宣传的补充剂，如烟酰胺核糖（nicotinamide riboside，NR）也是如此，它也未能持续延长小鼠的寿命。当然，没有任何数据表明这些补充剂可以延长人类的寿命或改善人类的健康。但自 2009 年以来，一项又一项的研究证实，雷帕霉素可以非常可靠地延长小鼠的寿命。在酵母和果蝇的研究中也证明了这一点，有时还伴随着降低 mTOR 活性的基因操作。因此，一个理性的人可以得出这样的结论：抑制 mTOR 是有好处的，至少是暂时的好处，并且雷帕霉素可能有潜力成为一种延长寿命的药物。

对于研究衰老的科学家来说，雷帕霉素的延寿作用是非常令人兴奋的，但它也并不完全是一个惊喜。它似乎代表了几十年，甚至几个世纪以来的观察结果，即我们吃多少食物与我们的寿命有某种关联。这一观点可以追溯到希波克拉底，但更多的现代实验已经反复证明，减少实验动物的食物摄入量可以延长它们的生命。

第一个真正以严格的、有文献记载的方式将少吃的想法付诸实践的人，既不是古希腊人，也不是现代科学家，而是 16 世纪的意大利商人阿尔维塞·科尔纳罗（Alvise Cornaro）。科尔纳罗（他的朋友们都叫他"路易吉"）是一个白手起家的房地产开发商，他通过抽干沼泽并把它们变成肥沃的农田而变得非常富有。他有一位年轻漂亮的妻子，在威尼斯郊外有一座带剧院的别墅，他喜欢开派对。但当他快 40 岁的时候，他发现自己患上了"一连串疾病"，用他自己的话说就是——胃痛、体重增加和持续的口渴，这是糖尿病初期的典型症状。

原因很明显——大吃大喝。治疗方法也很明显——他的医生建议他停止大餐和聚会。"胖子路易吉"犹豫了。他不想放弃奢华的生活方式。但随着他的症状变得越来越难以忍受，他意识到，必须做出艰难的改变，否则他将永远无法看到年幼的女儿长大成人。他"召唤"所有的意志力，把自己的饮食缩减成斯巴达式的饮食（spartan diet）[①]，每天大约只吃350克的食物，通常是某种以鸡肉为原料的炖菜。它很有营养，但不会让人吃得过饱。他后来写道："（我）不断地从桌子旁站起来，还想要吃得更多、喝得更多。"

采用这种疗法一年后，科尔纳罗的健康状况得到了极大改善。正如他所说："我发现自己完全摆脱了所有病症。"他一直坚持这种饮食方式，到了80多岁的时候，他为自己能如此健康地活了这么久而激动不已，他觉得有必要与全世界分享他的秘密。他写了一本名为《如何活到100岁：论节制的生活》（*How to Live 100 Years, or, Discourses on the Sober Life*）的自传体小书，这显然不是一个禁酒主义者的长篇大论，因为他每天都要用两大杯葡萄酒冲下他的长寿炖菜。

科尔纳罗的处方在他1565年去世后很长一段时间里一直流传着。在接下来的几个世纪里，他的书以多种语言重印，受到本杰明·富兰克林（Benjamin Franklin）、托马斯·爱迪生（Thomas Edison）和其他名人的赞扬，这可能是历史上第一本畅销的饮食书籍。但直到20世纪中叶，科学家们才开始严格验证科尔纳罗的观点，即少吃可以延长人的寿命（或者至少是延长实验动物的寿命）。

我们谈论的不是简单地把动物送进慧优体（Weight Watchers）[②]。没有营养不良情况下的热量限制（caloric restriction，CR），是一种精确的实验方法，其中一组动物（对照组）被随意喂食，这意味着它们想吃多少就吃多少，而

---

① 斯巴达人的特点就是绝不善待自己的胃，他们最常喝的东西是以猪血为原料制成的黑汤和葡萄酒。——译者注

② Weight Watchers是2010年创立的美国健康减重咨询机构。——译者注

实验组则被给予类似饮食，饮食中包含所有必要的营养物质，但总热量减少25%~30%。然后将饮食受限制的动物与对照组进行比较。

实验结果非常一致。早在20世纪30年代的研究发现，限制热量的摄入量可以使小鼠或大鼠的寿命延长15%~45%，具体取决于限制热量开始时间的早晚和限制的程度。不仅如此，喂食不足的动物似乎也明显比同龄的动物更健康，与正常喂养的小鼠相比，它们更少患自发性肿瘤。除了延长寿命外，CR似乎还能延长它们的健康寿命。你可能会认为饥饿可能是不健康的，但实际上，科学家们发现，他们给动物们喂得越少，它们的寿命就越长。其效果似乎是剂量依赖性的，在某种程度上，就像药物一样。

CR的延寿效果似乎几乎是普遍存在的。许多实验室发现，限制热量摄入不仅可以延长大鼠和小鼠（通常如此）的寿命，还可以延长酵母、蠕虫、苍蝇、鱼、仓鼠、狗，甚至是蜘蛛的寿命（这很奇怪）。人们发现，除了家蝇之外，它几乎可以延长每一种试验过的模式生物①的寿命。从整体上看，饥饿的动物似乎变得更有韧性，能够更好地生存，至少在一个控制良好的无菌实验室里是这样的。

然而，这并不意味着我会推荐这种激进的热量限制作为我的患者的一种战术。首先，CR在实验室之外的有效性仍然令人怀疑，精瘦的动物可能更容易因感染或低温而死亡。虽然对路易吉·科尔纳罗和我自己的一些患者来说，少吃一点是有效的，但长期严格的热量限制对大多数人来说是困难的，甚至是不可能持续的。此外，没有证据表明，极端的CR能真正最大化像我们人类这样复杂的有机体的长寿功能，因为我们生活在一个比上述动物更多变的环境之中。虽然它似乎有可能减少至少部分"骑士"疾病的

---

① 生物学家通过对选定的生物物种进行科学研究，用于揭示某种具有普遍规律的生命现象，这种被选定的生物物种就是模式生物，如豌豆、线虫、果蝇、斑马鱼、小鼠等。——译者注

死亡风险，但同样有可能的是，感染、创伤和虚弱造成的死亡率上升会抵消这些收益。

CR 研究的真正价值在于它有助于我们理解衰老过程本身。CR 研究有助于揭示与营养和长寿相关的关键细胞机制。减少细胞中可用的营养物质，似乎会触发一组可以增强细胞抗逆性[1] 和代谢效率的先天性的通路——所有这些通路在某些方面都与 mTOR 有关。

其中第一个是一种叫作腺苷酸活化蛋白激酶（AMP-activated protein kinase）的酶，简称 AMPK。AMPK 就像汽车仪表盘上的燃油不足警告灯：当它感应到营养物质（燃油）处于低水平时，它就会被激活，从而触发一连串的动作。虽然这通常是对营养缺乏的反应，但当我们运动时，AMPK 也会被激活，以应对营养水平的短暂下降。正如你会在加油灯亮起时改变行程，前往最近的加油站而不是祖母家一样，AMPK 也会促使细胞节约能量并寻求替代的能量来源。

它首先通过一个叫作线粒体生物合成（mitochondrial biogenesis）的过程，刺激新线粒体的产生，线粒体是在细胞中产生能量的微小细胞器。随着时间的推移——或因为废弃不用——我们的线粒体变得容易受到氧化应激（oxidative stress）[2] 和基因组损伤的影响，导致功能障碍和缺陷。通过控制饮食或运动来限制可用的营养物质，会引发产生更新、更有效的线粒体，以取代旧的和受损的线粒体。这些新鲜的线粒体帮助细胞用它所拥有的燃料产生更多的三磷酸腺苷（ATP），即细胞的能量货币。AMPK 还通过在肝脏中产生葡萄糖（我们将在下一章中讨论）和释放储存在脂肪细胞中的能量，促使身体为这些新的线粒体提供更多的燃料。

---

[1] 即细胞抵抗不良环境的能力或特性。——译者注

[2] 指体内氧化与抗氧化作用失衡的一种状态，倾向于氧化，导致中性粒细胞炎性浸润，蛋白酶分泌增加，产生大量氧化中间产物。——译者注

更重要的是，AMPK 可以抑制细胞生长调节剂 mTOR 的活性。确切地说，似乎是氨基酸的减少导致了 mTOR 的关闭，并随之关闭了 mTOR 控制的所有合成代谢（生长）过程。细胞不再制造新的蛋白质，也不再进行细胞分裂，而是进入一种更节能、抗压力的模式，进而激活了一种重要的细胞循环利用过程，称为自噬（autophagy），意思是"自己吃掉自己"（更好的说法是"自我吞噬"）。

自噬代表了新陈代谢的分解代谢过程，在这一过程中细胞停止产生新的蛋白质，转而开始将旧的蛋白质和其他细胞结构分解成它们的氨基酸成分，并利用分解的材料来构建新的蛋白质和结构。这是一种细胞回收再利用的形式，清除细胞中积累的垃圾，并重新利用或者处理它们。细胞"承包商"没有去家得宝（Home Depot）①购买更多的木材、石膏板和螺丝，而是从他刚刚拆掉的房子的碎片中寻找可以再次使用的备用材料，用于建造和修复细胞或者燃烧以产生能量。

自噬对生命至关重要。如果它完全关闭，生物体就会死亡。想象一下，如果你停止倒垃圾（或回收），你的房子很快就会变得不适合居住了。只不过，这种细胞清理不用垃圾袋，而是由一种叫作溶酶体的特殊细胞器来完成的，溶酶体将旧的蛋白质和其他废弃物（包括病原体）包裹起来，并（通过酶）将它们磨碎，以便重新使用。此外，溶酶体也会分解并破坏一种被称为聚集体（aggregates）的东西，聚集体是随着时间的推移积累起来的受损蛋白质的团块。蛋白质聚集体与帕金森病和阿尔茨海默病等疾病有关，因此清除它们是件好事。自噬受损与阿尔茨海默病相关的病理以及肌萎缩侧索硬化症（ALS）、帕金森病和其他神经退行性疾病有关。缺乏一种特定自噬基因的小鼠会在 2~3 个月内死于神经退行性变（neurodegeneration）。

---

① 全球领先的家居建材用品零售商。——译者注

通过清除我们细胞中受损的蛋白质和其他细胞垃圾，自噬使细胞更干净、更有效地运行，并且使它们更能抵抗压力。但随着我们年龄的增长，自噬功能会衰退。自噬受损被认为是许多与衰老相关的表型和疾病的重要驱动因素，如神经退行性变和骨关节炎。因此，我觉得很有意思是，这一非常重要的细胞机制可以通过某些干预措施来触发，例如营养物质的暂时减少（比如当我们运动或禁食时）——以及药物雷帕霉素。[诺贝尔委员会也有同样的兴趣，他们将 2016 年诺贝尔生理学或医学奖授予了日本科学家大隅良典（Yoshinori Ohsumi），以表彰他在阐明自噬的遗传调节方面的工作。]

然而，华盛顿大学的研究人员马特·凯伯莱恩（Matt Kaeberlein）表示，雷帕霉素促进细胞自噬的作用只是其未来可能成为一种长寿药物的原因之一。凯伯莱恩已经对雷帕霉素和 mTOR 开展了几十年的研究，他认为这种药物的益处要广泛得多，雷帕霉素及其衍生物在人类中具有巨大的应用潜力，可以延长寿命和健康寿命。

尽管雷帕霉素已经被批准用于人类的多种适应症，但要启动临床试验来研究其对人类衰老的可能影响，仍然存在巨大的障碍——主要是它对健康人的潜在副作用，尤其是免疫抑制的风险。

在过去，作为三四种混合药物的一部分，雷帕霉素被批准用于患者器官移植后的无限期治疗，旨在抑制他们的部分免疫系统，否则免疫系统会攻击并破坏他们的新器官。这种免疫抑制作用也解释了为什么人们不太愿意考虑在健康人群中使用（甚至研究）雷帕霉素来延缓衰老，尽管大量的动物数据表明它可能会延长寿命和健康寿命。其所谓的免疫抑制作用似乎太令人生畏了，以至于难以克服。因此，雷帕霉素似乎不太可能实现其作为人类长寿药物的承诺。

然而，在 2014 年 12 月下旬，随着一项研究的发表，这一切都开始发生改变。该研究表明，雷帕霉素类似物依维莫司实际上增强了一组老年患者对疫苗的适应性免疫反应。在这项由当时在诺华公司（Novartis）[①]工作的科学家琼·曼尼克（Joan Mannick）和劳埃德克·利克斯坦（Lloyd Klickstein）领导的研究中，每周服用中等剂量依维莫司的那组患者似乎对流感疫苗的应答最好，而且报告的副作用最少。这项研究表明，雷帕霉素（及其衍生物）实际上可能更像是一种免疫调节剂，而不是免疫抑制剂。在这项研究之前，人们几乎总是这样描述它。也就是说，在某些给药方案下，它可以增强免疫力，而在完全不同的给药方案下，它可能会抑制免疫力。

在这项研究出现之前，我（和其他许多人一样）基本上放弃了雷帕霉素在健康人身上被用作预防性治疗的可能性。我原以为其明显的免疫抑制作用会很严重，但这项扎实的、控制良好的研究实际表明的情况却恰恰相反。免疫抑制似乎是由于每天使用低至中等剂量的雷帕霉素引起的。被给予中等至高剂量的雷帕霉素，然后休息一段时间的研究对象，在这种周期性的给药方式下却产生了相反的免疫增强效果。

同一种药物给予不同的剂量会产生如此迥然不同的效果，这似乎很奇怪，但如果你了解了 mTOR 的结构，这就说得通了。mTOR 实际上是由两种不同的复合物组成的，被称为"mTOR 复合物 1"（mTORC1）和"mTOR 复合物 2"（mTORC2）。这两种复合物具有不同的作用，但（有可能过于简单化）与长寿相关的益处似乎是通过抑制复合物 1 产生的。每天给药，就像通常对器官移植患者所做的那样，似乎可以同时抑制这两种复合物，而短暂或周期性地给药却主要抑制了 mTORC1，释放其与长寿相关的益处，并能减少不必要的副作用。因此，选择性地抑制 mTORC1 但不抑制 mTORC2 的雷帕霉素类似物对于延长寿命来说是更理想的，但目前还没有人成功开发出这种药物。

[①] 全球知名的医药健康企业，总部位于瑞士巴塞尔。——译者注

照目前的情况来看，雷帕霉素已知的副作用仍然是其在健康人群中进行老年保护（geroprotection）（延缓衰老）的任何临床试验的障碍。为了克服这些反对意见，凯伯莱恩正在宠物狗身上进行雷帕霉素的大型临床试验，对人类来说，这些狗不失为很好的替代物——它们体型较大，是哺乳动物，与我们共享环境，而且它们的衰老方式也与我们相似。在这项被他称为"犬类衰老计划"（Dog Aging Project）的研究的初步阶段，凯伯莱恩发现，雷帕霉素实际上似乎可以改善老年动物的心脏功能。"让我感到惊讶的一件事情是，"他说，"雷帕霉素以不同的方式不仅延缓了衰退，而且似乎还能使情况变得更好。很显然，至少在某些器官中，它似乎具有恢复活力的功能。"

凯伯莱恩还观察到，雷帕霉素似乎可以减少全身炎症，可能是通过抑制所谓的"衰老细胞"的活性。衰老细胞是已经停止分裂但尚未死亡的"老"细胞，它们会分泌一种有毒的炎症细胞因子（inflammatory cytokines）混合物，这种化学物质会伤害周围的细胞。雷帕霉素似乎可以减少这些炎症细胞因子。它还能改善癌症监测，即我们的身体（很可能是免疫系统）检测和消除癌细胞的方式。在最近的另一项研究中，凯伯莱恩的研究团队发现，雷帕霉素似乎可以改善老年狗的牙周（牙龈）健康。

目前，涉及大约600只宠物狗的"犬类衰老计划"的主要阶段正在进行中，这项规模庞大的临床试验的结果预计将于2026年公布。（给大家透露一个秘密：我是这项研究的资助者之一）这项研究中的狗也遵循雷帕霉素的每周周期性给药的计划表，类似于2014年人类免疫研究中的方案。如果研究结果是积极的，那么为了延长寿命而更加普遍地使用雷帕霉素也就不足为奇了。由于雷帕霉素具有潜在的老年保护作用，已经有一小部分人并且也会有越来越多的人（包括我和我的一些患者）在说明书标明的用途以外服用雷帕霉素。我不能代表所有人，但根据我的经验，周期性地服用它确实可以减少不必要的副作用。

即便如此，要想获得更广泛的人类使用许可，它需要克服的障碍仍然令人望而生畏。目前服用雷帕霉素的绝大多数人都是已经有严重健康问题和多种合并症的器官移植患者。在这样的人群中，雷帕霉素的副作用似乎没有在健康人群中那么显著。

"如果你谈论的是治疗一个健康的人，那么公众和监管机构对副作用的容忍度会非常低。"凯伯莱恩说，"其目的是在人们生病之前延缓他们的衰老，使他们保持更长时间的健康状态，所以在许多方面，治疗健康的人与传统的生物医学方法相反，传统的生物医学通常是等到人们生病了，然后再试图治愈他们的疾病。"

此处真正的障碍是根植于医学 2.0 的监管框架，它（迄今为止）尚未承认"延缓衰老"和"推迟疾病"是完全合法的目标。这将代表这种药物在医学 3.0 中的用途，在医学 3.0 中，我们将使用一种药物来帮助健康的人们保持健康，而不是治疗或缓解某一特定疾病。因此，它将面临更多的审查和怀疑。但如果我们谈论的是预防导致 80% 的人死亡的衰老疾病，那么为了实现这一目标，我们当然值得认真地讨论一下什么程度的风险是可以接受的，什么程度的风险是不可以接受的——我写这本书的部分目的就是推动这一对话向前发展。

这可能已经开始发生了。美国食品药品监督管理局已经为另外一种具有潜在长寿益处的药物——糖尿病药物二甲双胍的临床试验开了绿灯。这项试验被称为"TAME"（用二甲双胍靶向衰老），它是以一种全然不同的方式产生的。二甲双胍已经被数百万人服用了多年，随着时间的推移，研究人员注意到（并且研究似乎证实），服用二甲双胍的患者似乎比普通人群的癌症发病率更低。2014 年的一项大型分析似乎表明，服用二甲双胍的糖尿病患者实际上比非糖尿病患者更长寿，这一点令人吃惊。但是这些观察结果都不能"证明"二甲双胍具有老年保护作用——因此需要进行临床试验。

但是衰老本身是很难——甚至是不可能——精确测量的。相反，TAME的首席研究员尼尔·巴尔齐莱（我们在上一章中提到过他）决定从一个不同的端点开展研究：不以研究衰老的影响为目标，而是通过给健康受试者服用二甲双胍，观察是否会延迟与衰老有关的疾病的发作。我希望有一天，也许在不久的将来，我们可以尝试对雷帕霉素进行类似的人体试验，我相信它作为一种延长寿命的药剂具有更大的潜力。[①]

不过目前，让我们思考一下这样一个事实，即我们在本章中所谈到的所有内容，从 mTOR 和雷帕霉素到热量限制，都指向了一个方向：我们吃什么以及我们如何将它代谢掉，似乎对长寿起着巨大的作用。在下一章中，我们将更详细地了解代谢紊乱是如何引发和加重慢性病的。

---

① 在离开拉帕努伊岛之前，我们 4 个人发誓要用一块新的牌匾来取代丢失的那块纪念雷帕霉素发现的牌匾，以向该岛对分子生物学的独特贡献以及苏伦·塞加尔在保存和阐明这种分子的重要性方面所起的作用致敬。——作者注

第六章

富足危机：我们的古老基因能否适应现代饮食？

人类本可避免的苦难往往不是由愚蠢，而是由无知造成的，尤其是我们对自己的无知。

——卡尔·萨根（Carl Sagan）

当谈到管理低级外科住院医师时，有一条不成文的规则，以希波克拉底的口吻可以这样表述：首先，不要受伤。2001 年，我在约翰斯·霍普金斯大学肿瘤外科工作的最初几个月里，这条规则完全有效。我们准备为一位患者切除部分癌变的升结肠，我的一项工作就是为他做"术前准备"，基本上就像手术前一天的情况介绍（半盘问式的），以确保我们掌握关于他病史的全部信息。

我与这位患者见了面，概述了他即将接受的手术，提醒他晚上 8 点后不要吃任何东西，并问了他一系列常规问题，包括他是否吸烟以及日常的饮酒情况。我曾练习以一种让人放下戒心、看似随意的方式询问最后一个问题，但我知道这是我检查清单上最重要的一项内容之一。如果我们认为患者可能大量饮酒（通常是每天喝四五杯以上），那么我们就必须确保麻醉师知道这一点，这样他们就可以在患者康复期间给他们使用特定的药物，通常是安定等苯二氮䓬类药物，以防止出现酒精戒断（alcohol withdrawal）^①的情况。否则，患者可能会有震颤性谵妄（delirium tremens，DTs）的风险，这是一种具有潜在致命风险的疾病。

当他告诉我他喝得很少的时候，我松了一口气，少了一件要担心的事。第二天，我把这位患者推进了手术室，完成了实习医师应做的单调核对工作。麻醉师需要花几分钟时间让他入睡，然后我就可以插入导尿管，用必妥碘^②（Betadine）擦拭他的皮肤，铺上手术洞巾，然后在住院总医师和主治医师做第一个切口时站到一边。如果运气好的话，我还可以协助他们进行开腹和关腹工作。要不然，我只能用牵开器将肝脏推到一旁，以便高年外科医师可以清楚地看到他们需要切除的器官，而这个器官就藏在肝脏的下面。

手术进行的时候，似乎没有什么异常。在进入腹腔之前，外科医师必须穿过一些腹部脂肪，但大多数时候我们都能看得到。在切开分隔外部世界和内腹腔的最后几层膜之前，通常会让人有一种难以置信的期待感。随着切口的扩大，你首先看到的是肝脏的尖端，我一直认为这是一个被低估的器官。医学界的"达人"（cool kids）专门研究大脑或心脏，但肝脏才是身体真正的主力。而且，它简直令人叹为观止。正常情况下，健康的肝脏呈深紫色，质地如丝般光滑。汉尼拔·莱克特（Hannibal Lecter）^③说得不无道理：配上一些蚕豆和一杯好喝的基安蒂红葡萄酒，它看起来确实很美味。

---

① 长期酗酒者停止饮酒后一般会在12~48小时后出现一系列症状和体征。轻度戒断综合征表现为震颤、乏力、出汗、反射亢进以及胃肠道症状。有些人还会发生癫痫发作。——译者注
② 又名聚维酮碘，是一种强力杀菌消毒剂。——译者注
③ 悬疑小说《沉默的羔羊》系列中的虚构人物，是个令人恐惧的食人狂魔。——译者注

这位患者的肝脏从大网膜脂肪下面露出来时，看起来没有那么让人有食欲。它不是健康的、浓郁的紫色，而是斑驳的、略带橘色的，并且还有突出的黄色脂肪结节。看起来像变了质的鹅肝。主治医师抬起头严厉地看着我，"你竟然说这家伙不喝酒！"他吼道。

很明显，这个人是个酒鬼，他的肝脏显示出了所有的迹象。我未能得到这一信息，这可能会将他的生命置于危险之中。

但事实证明，我并没有犯错。当这位患者在手术后醒来时，他证实自己确实很少喝酒。根据我的经验，面临癌症手术的患者很少会在饮酒或其他事情上撒谎，特别是当坦白意味着能吃点安定，甚至更好的是，在医院的晚餐中能喝几杯啤酒。但他的肝脏绝对是一个酒鬼的肝脏，这让所有人都觉得奇怪。

在我住院医师培训期间，这种情况发生了无数次，每次都会令我们抓耳挠腮。那时，我们还不知道，我们正在目睹一种无声流行病的开始，或许可以说是其蓬勃发展的阶段。

50 年前，堪萨斯州托皮卡市一位名叫塞缪尔·泽尔曼（Samuel Zelman）的外科医师也遇到过类似的情况：他正在给一位患者做手术，他私下认识这位患者，因为此人在他工作的医院做助手。他知道这个人不喝酒，所以当他发现其肝脏和几十年后我的那位患者一样里面充满了脂肪时，他感到十分惊讶。

事实上，这个人确实喝了很多可口可乐。泽尔曼知道，他每天喝的汽水数量惊人，多达 20 瓶（甚至更多）。他喝的是那种老式的小瓶可乐，不是我们现在的超大瓶，即便如此，泽尔曼估计，他的这位患者每天在充足的饮食之外，仍然额外摄入了 1 600 卡路里的热量。泽尔曼还注意到，在他的同事当中，这位患者"因胃口大而出名"。

泽尔曼的好奇心被激发了，他招募了另外 19 名肥胖但不酗酒的受试者进行临床研究。他检测了他们的血液和尿液，并对他们进行了肝脏活检——一项用"危险的"针头进行的"非同小可的"手术 ①。所有受试者都有肝功能受损的病征，在某种程度上与酗酒者中常见的肝损伤的阶段惊人地相似。

人们经常注意到这种综合征，但对其了解甚少。它通常被归因于酗酒或者肝炎。在 20 世纪的 70 年代和 80 年代，当它开始在青少年身上出现时，忧心忡忡的医生警告说，青少年酗酒是一种隐藏的流行病。但酒精并不是罪魁祸首。1980 年，梅奥诊所（Mayo Clinic）② 的一个研究团队将这种"迄今尚未命名的疾病"称为"非酒精性脂肪性肝炎"（nonalcoholic steatohepatitis，后文简称 NASH）。从那时起，它已经酿成恶果，并发展成了一场全球性的瘟疫。在这个星球上，超过四分之一的人都患有某种程度的 NASH 或其前体（precursor），即"非酒精性脂肪性肝病"（nonalcoholic fatty liver disease，NAFLD）。那天在手术室里，我们在那位患者身上观察到的就是这种疾病。

NAFLD 与肥胖和高脂血症（胆固醇过高）高度相关，但它常常被忽视，特别是在其早期阶段。大多数患者不知道他们患有这种疾病——并且他们的医生也不知道，因为 NAFLD 和 NASH 没有明显的症状，最初的症状一般只会在肝酶丙氨酸转氨酶（alanine aminotransferase，ALT）的血液测试中显示出来。ALT 水平升高通常是肝脏出问题的第一条线索，尽管它们也可能是其他疾病的症状，比如病毒感染或对药物的反应。有很多人都在正常地生活，但医生并不知道他们处于这种疾病的早期阶段，因为他们的 ALT 水平仍然在正常范围内。

---

① 使用活检针通过皮肤刺入肝脏，取一小条肝脏组织进行病理学检查。——译者注

② 在 2022 年 11 月 14 日召开的新诊断国际高峰论坛期间，Mayo Clinic 发布了其新的中文官方名"妙佑国际医疗"，但为了方便读者理解，本书仍用"梅奥诊所"这一常见说法。——译者注

接下来的问题是，什么是正常？根据行业领先的检测公司——美国实验室控股公司（Labcorp）的标准，ALT 的可接受范围是：女性低于 33 IU/L，男性低于 45 IU/L（尽管各个实验室的范围可能有所不同）。但是"正常"并不等同于"健康"。这些测试的参考范围是基于当前的百分位数[1]，但随着总体人群变得不那么健康，平均值可能会偏离最佳水平。这与体重的情况类似：在 20 世纪 70 年代末，美国成年男性的平均体重为 78.5 千克；现在，美国男性的平均体重接近 90 千克。在 20 世纪 70 年代，一个 90 千克的人会被认为是体重严重超标的；而现如今，他的体重只是平均水平。所以你可以看到，在 21 世纪，"平均"并不一定是最佳的。

关于肝功能 ALT 值，美国胃肠病学学会（American College of Gastroen-terology）最近修订了其指南，建议对 ALT 值高于 33 的男性和 ALT 值高于 25 的女性（明显低于目前的"正常"范围）进行肝脏疾病的临床评估。这个参考数值甚至可能还不够低，2002 年的一项研究（该研究排除了已经患有脂肪肝的人）建议，男性的上限为 30，女性为 19。因此，即使你的肝功能测试结果在参考范围内，也不代表你的肝脏实际上是健康的。

NAFLD 和 NASH 基本上是同一疾病的两个阶段。NAFLD 是第一阶段，病因是（简而言之）进入肝脏的脂肪或者产生的脂肪多于排出的脂肪。代谢跳板的下一步便是 NASH，基本上就是 NAFLD 加上炎症，类似于肝炎，但没有病毒感染。这种炎症会在肝脏上留下疤痕，但同样没有明显的症状。这听起来可能很可怕，但此时还没有失去一切。NAFLD 和 NASH 仍然是可逆的。如果你能以某种方式去除肝脏中的脂肪（最常见的是通过减肥），炎症就会消退，肝功能也会恢复正常。肝脏是一个具有高度复原力的器官，几乎

---

[1] 通常情况下，"正常"指的是在 2.5 个百分点到 97.5 个百分点之间，这是一个非常大的范围。——作者注

是奇迹般地复原。它可能是人体中再生能力最强的器官。当一个健康的人捐献出他们的一部分肝脏时，捐赠者和受赠者在手术后大约 8 周内都会拥有一个几乎和原来的肝脏一样大小、功能齐全的肝脏，而且大部分肝脏的生长过程都发生在前 2 周内。

换句话说，你的肝脏可以从相当大的损伤中恢复如初，这种损伤甚至包括部分切除。但如果 NASH 没有得到控制或逆转，损伤和瘢痕可能会发展成肝硬化。这种情况发生在大约 11% 的 NASH 患者身上，而且实际情况明显要严重得多。现在它开始影响器官的细胞结构，使其更难逆转。肝硬化患者除非接受肝脏移植手术，否则很可能因肝脏衰竭的各种并发症而死亡。2001年，当我们为一名患有脂肪肝的男子做手术时，据官方发布的数据，NASH在美国肝移植中所占的比例刚刚超过 1%。2025 年，NASH 合并肝硬化预计将成为肝移植的主要适应症。

尽管肝硬化是毁灭性的，但它并不是我唯一担心的"终点"。我关心NAFLD 和 NASH——而且你也应该关心——因为它们代表了从胰岛素抵抗到 2 型糖尿病等代谢紊乱全球流行病的冰山一角。严格来讲，2 型糖尿病是一种完全不同的疾病，通过血糖指标非常明确地定义，但我认为它只是"铁路线"上的最后一站，途中会经过其他几个站点，包括高胰岛素血症、前驱糖尿病和 NAFLD/NASH。如果你发现自己处于这条铁路线上的任何地方，即使是在 NAFLD 的早期阶段，你也很可能是在通往其他三种"骑士"疾病（心血管疾病、癌症和阿尔茨海默病）中的一种或多种的途中。正如我们在接下来的几章中所看到的，代谢功能障碍会大大增加你患所有这些疾病的风险。因此，如果不首先解决代谢功能障碍问题，你就无法与这些"骑士"疾病对抗。

请注意，我说的是"代谢功能障碍"，而不是大家最喜欢提及的公共卫生恶魔——"肥胖"。这是一个很重要的区别。根据美国疾病控制与预防中心（CDC）的数据，超过 40% 的美国人口是肥胖的（定义为 BMI 大于 30）[①]，而大约三分之一的人是超重的（BMI 在 25~30）。从统计学上讲，肥胖意味着这个人患慢性病的风险更大，所以很多注意力都集中在"肥胖问题"上，但我会从更宏观的角度来看待这个问题：肥胖只是潜在代谢紊乱的一种症状，比如高胰岛素血症，而它恰好也会导致我们的体重增加。但并不是每个肥胖者的新陈代谢都不健康，也不是每个新陈代谢不健康的人都肥胖。代谢健康远不止眼前所见。

早在 20 世纪 60 年代，在肥胖成为一个普遍问题之前，斯坦福大学一位名叫杰拉尔德·雷文（Gerald Reaven）的内分泌学家就观察到，超重往往伴随着健康状况不佳的某些其他标志。他和他的同事们注意到，心脏病发作的患者通常同时具有高空腹血糖水平和高甘油三酯，以及血压升高和腹部肥胖。患者勾选的这些选项越多，他们患心血管疾病的风险就越大。

在 20 世纪 80 年代，雷文将这些相关疾病的集合称为"X 综合征"——其中的 X 因素，他最终确定为胰岛素抵抗。今天，我们把这一系列问题称为"代谢综合征"（或 MetSyn），并根据以下五个标准来定义：

1. 高血压（>130/85）

2. 高甘油三酯（>150 mg/dL）

3. 低高密度脂蛋白胆固醇（男性 <40 mg/dL，女性 <50 mg/dL）

4. 向心性肥胖（central adiposity）[②]（男性腰围 >40 英寸[③]，女性腰围 >35 英寸）

5. 空腹血糖升高（>110 mg/dL）

[①] 身体质量指数（BMI）远非完美，因为它不能反映脂肪与肌肉的比例，但已经能够满足我们此处的目的了。——作者注

[②] 以躯干部位和腹部肥胖为主要特征。——译者注

[③] 1 英寸 =2.54 厘米。——译者注

根据《美国医学会杂志》2020年的一篇文章，如果你符合其中三个或三个以上的标准，那么你就患有代谢综合征——和其他1.2亿美国人一样。大约90%的美国人至少符合其中一个标准。但请注意，肥胖只是标准之一，它不是诊断代谢综合征所必需的。很显然，这个问题远不止是不必要的体重增加那么简单。这也就支持了我的观点，即肥胖本身不是问题，而仅仅是其他问题的症状。

研究发现，大约三分之一根据BMI指数划分为肥胖的人，实际上在许多用于定义代谢综合征的参数（包括血压、甘油三酯、胆固醇和空腹血糖等）方面是正常的。与此同时，一些研究发现，按照同样的标准，20%~40%的非肥胖成年人可能存在代谢不健康的问题。当然，很大比例的肥胖者也患有代谢疾病，但正如图6.1所示，许多正常体重的人也有同样的情况，这应该给所有的人敲响了警钟。你的代谢健康与否与你的体重无关。即使你碰巧很瘦，你仍然需要阅读本章的内容。

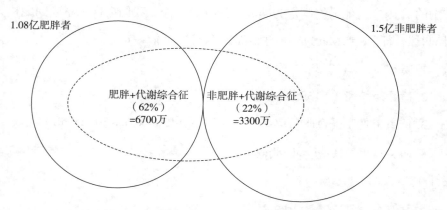

图6.1　肥胖人群和非肥胖人群中代谢功能障碍（"代谢综合征"）的相对患病率
资料来源：根据美国国家糖尿病、消化和肾脏疾病研究所的数据进行的内部分析（2021年）。

这张图（基于美国国立卫生研究院的数据，而不是之前提到的《美国医学会杂志》的文章）非常明显地表明，肥胖和代谢功能障碍事实上并不是一回事。大约 42% 的美国人口是肥胖的（BMI>30）。据保守估计，在一亿符合代谢综合征（即代谢不健康）标准的美国人中，几乎正好有三分之一的人是不肥胖的。这些人中的许多人按照 BMI 指数计算是超重的（BMI 在 25~29.9 之间），但有近 1 000 万美国人虽然体重正常（BMI 在 19~24.9），但代谢不健康。

一些研究表明，这些人可能处于最严重的危险之中。一项对平均随访时间为 11.5 年的研究进行的大型荟萃分析显示，这类人群的全因死亡率（all-cause mortality）①和心血管事件的风险是代谢健康的正常体重者的 3 倍以上。与此同时，这些研究中代谢健康但肥胖的受试者的风险没有显著增加。结论是，导致不良健康结果的不只有肥胖，还有代谢功能障碍，这就是我们所关心的问题。

新陈代谢是我们的身体摄取营养物质并将其分解以供使用的过程。对于新陈代谢健康的人来说，这些营养物质会被处理并送到合适的目的地。但是，当一个人的新陈代谢不健康时，往好了说，他们消耗的许多卡路里最终会被消耗到不需要的地方——或者往坏了说，就是有害无益的。

例如，如果你吃了一个甜甜圈，身体必须为如何处理甜甜圈中的卡路里做出决定。冒着有点过于简化的风险，我们可以说甜甜圈中的碳水化合物有两种可能的命运。首先，它可以被转化成糖原，即葡萄糖的储存形式，它适合在短期内使用。大约 75% 的糖原最终会进入骨骼肌，而另外的 25% 则进入肝脏，不过这个比例是可以变化的。一个成年男性通常可以在这两个部位之间储存总共约 1 600 卡路里的糖原，或者储存足够进行两小时剧烈耐力运动所需的能量。这就是为什么如果你正在跑马拉松或是长时间骑自行车，而没有以某种方式及时补充"燃料储备"，你很可能会"虚脱"（bonk）②，或者

---

① 指一定时期内各种原因导致的总死亡人数与该人群人口数之比。——译者注
② 即极度肌肉疲劳。——译者注

耗尽能量，这可不是一种愉快的体验。

肝脏的一项重要功能是将储存的糖原转化为葡萄糖，然后根据需要将其释放出来，以将血糖水平维持在一个稳定的状态，即葡萄糖稳态（glucose homeostasis）。这是一项极其微妙的任务：一个普通的成年男性在任何时候都有大约 5 克葡萄糖在他的血液中循环，大约为一茶匙的量。这一茶匙的葡萄糖只能维持几分钟，因为葡萄糖会被肌肉，尤其是大脑吸收，所以肝脏必须不断地摄入更多的葡萄糖，对它进行精确地调节，以保持一个差不多恒定的水平。仔细想想，遍布整个循环系统中的葡萄糖，5 克是正常的量，而 7 克（一茶匙半）则意味着你患有糖尿病。正如我所说，肝脏是一个神奇的器官。

我们以脂肪的形式储存能量的能力十分强大，几乎是无限的，脂肪是甜甜圈中卡路里的第二个可能的归宿。即使是一个相对苗条的成年人，体内也可能携带 10 千克脂肪，相当于储存了高达 9 万卡路里的能量。

那个决定——将甜甜圈的能量放在哪里——是通过激素做出的，其中最主要的是胰岛素。当身体感觉到葡萄糖的存在时，胰腺就会分泌胰岛素，而葡萄糖则是大多数碳水化合物（比如甜甜圈中的碳水化合物）的最终分解产物。胰岛素有助于将葡萄糖运送到需要的地方，同时维持葡萄糖稳态。如果你在吃甜甜圈的时候，碰巧正在环法自行车赛（Tour de France）的一个赛段上骑行，或者正在进行其他剧烈运动，这些卡路里几乎会立即在肌肉中被消耗掉。但对于一个典型的久坐不动的人来说，由于他没有迅速消耗肌糖原，甜甜圈产生的多余能量大部分最终会进入到脂肪细胞中（或者更具体地说，它们会转化为甘油三酯，储存在脂肪细胞中）。

这里的转折点是，脂肪——具体来说是皮下脂肪，就是在我们皮肤下面的那层脂肪——实际上是储存多余能量最安全的地方。脂肪本身并不坏，它是我们应该存放多余热量的地方，我们就是这样进化的。虽然在我们的现代世界中，脂肪可能在文化上或审美上不受欢迎，但皮下脂肪实际上在维持代谢健康方面发挥着重要作用。耶鲁大学内分泌学家杰拉尔德·舒尔曼（Gerald Shulman）是糖尿病研究领域的领军人物之一，他曾经发表过一项伟大的实验，证明了脂肪的必要性。当他通过手术将脂肪组织植入胰岛素抵抗的小鼠体内，从而使它们变得更胖时，他发现它们的代谢功能障碍几乎立即得到了治愈——它们的新脂肪细胞吸收了多余的血糖并将其安全地储存了起来。

我们可以把脂肪想象成一种代谢缓冲区，它可以吸收多余的能量并将其安全地储存起来，直到需要为止。如果我们吃多了甜甜圈，那些热量就会储存在我们的皮下脂肪中。当我们进行长途徒步旅行或者游泳的时候，其中一些脂肪就会被释放出来供肌肉使用。这种脂肪流动是持续进行的，只要你没有超过自己的脂肪储存能力，一切将会安然无恙。

但是，如果你继续摄入超出你需求的能量，那些皮下脂肪细胞就会慢慢填满，特别是当这些储存的能量很少被利用的时候。当一个人在皮下脂肪中储存能量的能力达到极限，而又继续摄入过多的卡路里时，所有这些能量仍然需要去到某个地方。甜甜圈或他们吃的任何东西可能仍然会被转化为脂肪，但现在身体必须寻找其他地方来储存它了。

这就好比是你有一个浴缸，而你正在用水龙头往里面注水。如果在浴缸装满水、排水管关闭（也就是说，你久坐不动）后，你还一直开着水龙头，水就会开始溢出浴缸边缘，流到不想要或不需要的地方，比如浴室地板上、暖气通风口里面或者楼梯上。多余的脂肪也是如此。随着越来越多的卡路里涌入你的皮下脂肪组织，它最终会达到饱和状态，多余的脂肪便开始溢出，到你身体的其他部位：进入你的血液，成为多余的甘油三酯；进入你的肝脏，导致 NAFLD；进入你的肌肉组织，直接导致肌肉中的胰岛素抵抗（我们即将看到）；甚至到达你的心脏和胰腺周围（参见图6.2）。显然，这些都不是脂肪聚集的理想场所，NAFLD 则只是这种脂肪溢出的众多不良后果之一。

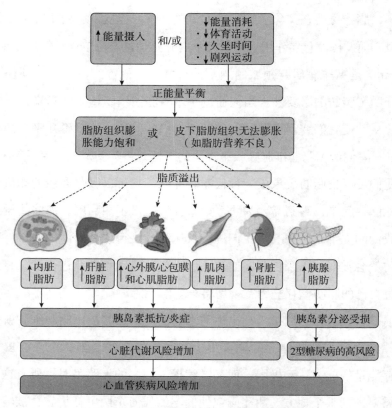

图 6.2　多余脂肪是如何增加心脏代谢风险的

资料来源：切诺夫和迪斯普雷斯（Tchernof and Després，2013）。

　　脂肪也开始渗入你的腹部，堆积在你的器官之间。皮下脂肪被认为是相对无害的，但这种"内脏脂肪"（visceral fat）却绝非如此。这些脂肪细胞会在你最重要的身体器官附近分泌炎症细胞因子（inflammatory cytokines），如肿瘤坏死因子（TNF-α）和白细胞介素-6（IL-6），它们是炎症的关键标志物和驱动因素。这可能就是为什么内脏脂肪会增加癌症和心血管疾病的患病风险。

　　不同个体的脂肪储存能力差异很大。回到我们的浴缸类比，有些人的皮下脂肪储存能力相当于一个普通的浴缸，而另一些人可能更接近于全尺寸的按摩浴缸或热水浴池，还有一些人可能只有相当于一个 20 升的桶那么大的脂肪储存能力。很显然，有多少"水"通过"水龙头"（相当于食物中的卡路里）流入浴缸，有多少通过"排水管"（或者通过运动或其他方式消耗）流出也很重要。

个体的脂肪储存能力似乎受到遗传因素的影响。这是一种概括的说法，但亚裔（举个例子）的平均脂肪储存能力往往比白种人低得多。还有其他因素在起作用，但这在一定程度上也解释了为什么有些人可能肥胖但代谢健康，而另一些人可能看起来"骨瘦如柴"，但仍有 3 种或多种代谢综合征标志物。根据宾夕法尼亚大学米奇·拉扎尔（Mitch Lazar）的研究，正是这些人面临的风险最大，因为"瘦"的人安全储存脂肪的能力可能要低得多。在其他条件相同的情况下，身体带有一点脂肪的人也可能会有更大的脂肪储存能力，因此比那些看起来更瘦的人有更多的代谢余地。

不需要太多内脏脂肪就能引发问题。假设你是一个 40 岁的男人，体重 90 千克。如果你有 20% 的身体脂肪，就你的年龄和性别而言，你或多或少处于平均水平（第 50 百分位），这意味着你全身携带了 20 千克的脂肪。即使其中只有 2 千克是内脏脂肪，你也会被认为患心血管疾病和 2 型糖尿病的风险极高，在和你同样年龄和性别的人中，你的风险处于前 5%。这就是为什么我坚持让我的患者每年做一次 DEXA[①] 扫描——我对他们的内脏脂肪比对他们的全身脂肪更感兴趣。

你可能花了很长时间才到达这个高风险点，但现在你有麻烦了——即使你和你的医生可能还没有意识到这一点。你的脂肪都堆积在了很多不应该堆积的地方，比如肝脏、腹部器官之间，甚至是心脏周围——不管你的实际体

---

① 双能 X 线吸收测量法，全称：Dual Energy X-ray Absorptiometry，是一种利用身体不同组织对 X 光吸收率不同的原理来测量体内脂肪含量的方法。——译者注

重如何。但是这些溢出的脂肪首先会引起问题的地方之一是你的肌肉，因为它会在你的肌肉纤维之间蠕动，就像牛排上的大理石花纹一样。随着这种情况的持续，微小的脂肪滴甚至会出现在你的肌肉细胞内。

杰拉尔德·舒尔曼从 30 年的调查研究中得出结论，这可能就是胰岛素抵抗开始的地方。这些脂肪滴可能是多余能量即脂肪溢出的首要目的地之一，随着它们的积累，它们开始破坏胰岛素依赖性转运机制的复杂网络，这些机制通常会将葡萄糖带入肌肉细胞中为其提供能量。当这些机制失去功能时，细胞就会对胰岛素的信号"充耳不闻"。最终，这种胰岛素抵抗会发展到其他组织，比如肝脏，但舒尔曼认为它起源于肌肉。值得注意的是，这个过程中的一个关键因素似乎是不活动。如果一个人没有体育活动，也没有通过肌肉消耗能量，那么由这种脂肪溢出驱动的胰岛素抵抗就会发展得更快。（这就是为什么舒尔曼要求他的研究对象，主要是年轻的大学生，多参加体育活动，以避免他们出现胰岛素抵抗。）

"胰岛素抵抗"是我们经常听到的一个术语，但它的真正含义是什么呢？从理论上讲，它意味着细胞，最初是肌肉细胞，已经不再听从胰岛素的信号，但另一种可视化的方式是将细胞想象成一个正在充气的气球。最终，气球膨胀到很难把更多的空气挤进去的地步，你必须越来越用力地吹气。这就是胰岛素发挥作用的地方，它有助于促进将空气吹入气球的过程。胰腺开始分泌更多的胰岛素，试图从血液中清除多余的葡萄糖，并将其塞满细胞。这暂时是有效的，血糖水平保持正常，但最终你会达到一个极限，"气球"（细胞）无法再接受更多的"空气"（葡萄糖）进入。

这时，在标准血液测试中，问题就会显现出来，因为空腹血糖开始上升。这意味着你有高胰岛素水平，并且还伴有高血糖，你的细胞正在关闭葡萄糖进入的大门。如果这种情况继续下去，胰腺就会变得疲惫不堪，产生胰岛素反应的能力就会降低。你猜对了，此时存在于胰腺中的脂肪会使情况变得更加糟糕。在这里你可以看到恶性循环的形成：脂肪溢出会促进引发胰岛素抵抗，从而导致更多的脂肪堆积，最终削弱了我们将热量储存为脂肪以外的其他任何东西的能力。还有许多其他激素参与脂肪的产生和分布，包括睾酮、雌激素、激素敏感性脂肪酶（hormone-sensitive lipase）[1]和皮质醇。皮质醇尤其强大，具有"双刃剑"效应：消耗皮下脂肪（通常是有益的），并代之以更有害的内脏脂肪。这就是为什么压力水平和睡眠都会影响皮质醇的释放，而这两者就是与新陈代谢有关的原因之一。但就促进脂肪堆积而言，胰岛素似乎是最有效的，因为它就像一扇单向门，允许脂肪进入细胞，但又会抑制脂肪细胞的能量释放（通过一种叫作"脂解"的过程）。胰岛素的作用是储存脂肪，而不是利用脂肪。

当胰岛素长期升高时，就会出现更多的问题。脂肪增加和最终的肥胖只是这种被称为高胰岛素血症的症状之一。我认为它们甚至还不算是最严重的症状，正如我们将在接下来的章节中看到的，胰岛素也是一种强有力的生长信号激素，有助于促进动脉粥样硬化和癌症。当胰岛素抵抗开始发展时，这列火车已经驶入了 2 型糖尿病的轨道，这将带来许多令人不快的后果。

我们对 NAFLD 和 NASH 的认识正在慢慢觉醒，这与一个世纪前全球 2 型糖尿病流行的情况十分相似。与癌症、阿尔茨海默病和心脏病一样，2 型糖尿病被称为"现代文明病"（disease of civilization），意思是它只是在现代才变得突出。在原始部落以及现代文明之前的时代，它在很大程度上是未知的。它的症状早在几千年前就被发现了，可以追溯到古埃及（以及古印度），但是直到古希腊医生卡帕多西亚的阿雷泰乌斯（Aretaeus of Cappadocia）才将其命名为"糖尿病"，并将其描述为"肉体和四肢融化成尿液"。

那时候，这种现象极其罕见，只是偶尔才被观察到。18 世纪初，2 型糖

---

[1] 一种在脂肪细胞中表达的酶，有助于将储存的甘油三酯转化为游离脂肪酸。——作者注

尿病开始出现之时，它起初主要是超级精英、教皇、艺术家、富商以及贵族们的疾病，因为只有他们才能够买得起这种被称为"糖"的新时尚奢侈食品。作曲家巴赫（Johann Sebastian Bach）和其他知名人士都被认为患有此病。它还会与痛风合并发作，痛风是堕落的上流社会中更常见的一种疾病。我们很快就会看到，这并非巧合。

到了 20 世纪初，糖尿病已经成为一种大众疾病。1940 年，著名的糖尿病学家埃利奥特·乔斯林（Elliott Joslin）估计，大约每三四百人中就有一人患有糖尿病，与几十年前相比有了巨大的增长，但这仍然是相对不常见的。到了 1970 年，也就是大约在我出生的时候，它的流行率已达到了每 50 人中就有 1 人患病。根据 2022 年美国疾病控制与预防中心的报告，今天，超过 11% 的美国成年人（九分之一）都患有临床 2 型糖尿病，其中包括超过 29% 的 65 岁以上成年人，另有 38% 的美国成年人（超过三分之一）至少符合前驱糖尿病的一项标准。这也就意味着，近一半的人口要么正在患 2 型糖尿病的路上，要么已经患上了。

不过要提醒你们一下，在美国，糖尿病在导致死亡的主要原因中只排在第七或第八位，排在肾病、事故和阿尔茨海默病等原因之后。2020 年，2 型糖尿病造成的死亡人数略多于 10 万，其中一部分死亡是由心血管疾病或癌症造成的。从数字上看，它几乎没有资格成为"骑士"疾病。但我认为，2 型糖尿病造成的实际死亡人数要多得多，我们低估了它的真正影响。糖尿病患者患心血管疾病以及癌症、阿尔茨海默病和其他痴呆症的风险更大，可以说，糖尿病和相关的代谢功能障碍是所有这些疾病的一个共同点。这就是为什么我如此重视代谢健康，也是为什么我长期以来一直关注代谢性疾病的流行情况——不仅在美国，而且在世界各地。

为什么现在会出现这种流行病？

最简单的解释可能是，我们的新陈代谢，由于已经进化了几千年，不太具备应对只是在 20 世纪左右才出现的超现代饮食的能力。进化不再是我们的朋友，因为我们的环境变化比我们的基因组变化要快得多。进化希望我们在营养充足的时候变得肥胖。在过去我们祖先的时代，我们能够储存的能量越多，生存和成功繁殖的机会也就越大。我们需要能够在没有太多食物的情况下忍受一段时间，自然选择迫使我们不得不这么做，它赋予了我们能够帮助我们以脂肪的形式保存和储存能量的基因。这使我们遥远的祖先能够在饥荒时期、寒冷气候以及疾病和怀孕等生理压力下生存下来。但事实证明，在当前的环境中，这些基因的优势并不大，因为发达国家的许多人几乎可以获得无限的卡路里。

另一个问题是，并非所有这些热量都是相等的，也并非所有热量都以相同的方式代谢。在我们现在的饮食中，有一种丰富的热量来源，即果糖，如果摄入过量，它也会成为代谢功能障碍的一种非常强大的驱动因素。显然，果糖并不是一种新的营养物质。它是几乎所有水果中都含有的糖的形式，因此它在许多物种的饮食中是必不可少的，从蝙蝠、蜂鸟到熊、猴子和人类。但事实证明，我们人类拥有一种独特的能力，可以将果糖中的热量转化为脂肪。

很多人喜欢把果糖"妖魔化"，尤其是高果糖玉米糖浆（high-fructose corn syrup），但他们却并不真正理解为什么它会如此有害。这个故事虽然情节复杂，但极具吸引力。其关键因素是，果糖的代谢方式与其他糖类不同。当我们将果糖同某些其他类型的食物一起代谢时，会产生大量的尿酸，而尿酸最为人所熟知是，它是痛风的病因，但痛风也与血压升高有关系。

20 多年前，科罗拉多大学一位名叫里克·约翰逊（Rick Johnson）的肾病学家注意到，果糖的摄入似乎是一个特别强大的驱动因素，不仅会导致高血压，而且还会导致脂肪增加。约翰逊说："我们意识到果糖所产生的影响无法用其卡路里含量来解释。"罪魁祸首似乎是尿酸。其他哺乳动物，甚至一些其他灵长类动物，都有一种叫作尿酸酶（uricase）的酶，可以帮助它们清除尿酸。但我们人类缺乏这种重要且明显有益的酶，所以尿酸会不断累积，并带来所有这些负面后果。

约翰逊和他的团队与一位名叫彼得·安德鲁斯（Peter Andrews）的英国人类学家合作，开始调查我们的进化史。彼得·安德鲁斯是伦敦自然历史博物馆的退休研究员，也是灵长类动物进化方面的专家。其他人已经观察到，早在我们的进化史上，我们这个物种就因为某种随机的基因突变而失去了这种尿酸酶，但其原因仍然是个谜。约翰逊和安德鲁斯仔细查阅了进化和化石记录，并提出了一个有趣的理论：这种突变可能对人类物种的出现至关重要。

他们揭开的故事真相是这样的。数百万年前，我们的灵长类祖先从非洲向北迁徙至现在的欧洲。那时候，欧洲郁郁葱葱，属于亚热带气候，但随着气候慢慢变冷，森林发生了变化。落叶树和开阔的草地取代了热带森林，类人猿赖以生存的果树开始消失，尤其是作为他们主食的无花果树。更糟糕的是，类人猿现在不得不忍受一个全新的、令人不舒服的寒冷季节，我们称之为"冬天"。为了生存，这些类人猿现在需要将他们已经吃进去的一些热量储存为脂肪。但是储存脂肪对他们来说并不是天生的，因为他们是在非洲进化的，而那里总有现成的食物。因此，他们的新陈代谢并没有优先考虑脂肪储存。

在某个时候，我们的灵长类祖先经历了一次随机的基因突变，有效地开启了他们将果糖转化为脂肪的能力：尿酸酶的基因被"沉默"或者丢失了。现在，当这些类人猿摄入果糖时，便会产生大量的尿酸，从而使他们将更多的果糖热量储存为脂肪。这种新发现的蓄脂能力使他们能够在寒冷的气候中生存下来。他们可以在夏天大快朵颐地吃水果，养肥自己，为冬天做好准备。

后来，这些类人猿物种，或其进化的继任者们，迁徙回了非洲。随着时间的推移，他们在那里进化成了原始人，然后是智人——同时也将他们的尿酸酶沉默突变遗传给了我们人类。这反过来又有助于人类在全球范围内进行广泛传播，因为我们可以储存能量，从而帮助我们在没有充足食物的寒冷天气和季节中存活下来。

但在我们的现代世界，这种脂肪储存机制已经不再有用了。我们不再需要为觅食水果或者增加脂肪来度过寒冷的冬天而担心。由于现代食品技术所创造的奇迹，我们几乎是在果糖的海洋中遨游，特别是那些含有果糖的软饮料，而且果糖还隐藏在更多看似无害的食物中，比如瓶装沙拉酱和酸奶杯①。

无论果糖以何种形式存在，在糖成为一种无处不在的商品之前，我们祖先的食用果糖方式并不会造成什么问题，因为那时的果糖主要以水果的形式存在。例如，吃再多苹果也很难发胖，因为苹果中的果糖与纤维和水混合在一起，进入我们身体系统的速度相对较慢，我们的肠道和新陈代谢可以正常处理它。但如果我们喝的是几升的苹果汁，那就另当别论了，我稍后会做以解释。

果糖并不是唯一会产生尿酸的东西，嘌呤类化学物质含量高的食物，如某些肉类、奶酪、凤尾鱼和啤酒，也会产生尿酸。这就是痛风——一种尿酸过多的疾病，在过去（直到今天）贪吃的贵族中如此常见的原因。我为我的患者检测尿酸水平，不仅是因为尿酸水平高可能会促进脂肪储存，还因为它与高血压有关。高尿酸是一个早期预警信号，表明我们需要设法解决患者的代谢健康、饮食，或者两者兼有的问题。

另一个问题是，葡萄糖和果糖在细胞水平上的代谢方式截然不同。当脑细胞、肌肉细胞、肠道细胞或任何其他类型的细胞分解葡萄糖时，它几乎会

---

① 虽然诋毁高果糖玉米糖浆可能很流行，因为它含有 55% 的果糖和 45% 的葡萄糖。但值得指出的是，品质较好的老式食糖（蔗糖）也差不多，由 50% 的果糖和 50% 的葡萄糖组成。所以这两者之间真的没有太大区别。——作者注

立即拥有更多的 ATP（adenosine triphosphate，三磷酸腺苷），即细胞的能量"货币"，任其支配。但这种能量不是免费的：细胞必须消耗少量的 ATP 才能产生更多的 ATP，就像你有时必须花钱才能赚钱一样。在葡萄糖代谢中，这种能量消耗是由一种特定的酶来调节的，这种酶可以防止细胞在代谢上消耗过多的 ATP。

但是，当我们大量代谢果糖时，另一种酶会取而代之，这种酶不会限制 ATP 的"花费"。相反，细胞内的能量（ATP）水平会迅速急剧下降。这种能量水平的快速下降使细胞认为我们仍然是饥饿的。其机制有点复杂，但最重要的一点是，尽管果糖富含能量，但它基本上欺骗了我们的新陈代谢，使其认为我们正在耗尽能量——仍然需要摄入更多的食物，并将更多的能量储存为脂肪①。

在更宏观的层面上，摄入大量的液态果糖会使肠道的处理能力不堪重负，多余的热量被分流到肝脏，其中许多热量很可能最终会变成脂肪。我曾见过一些患者因为喝了太多"健康"的水果冰沙而患上了 NAFLD，原因也是如此，他们过快地摄入了太多的果糖。因此，如果我们再不好自为之（尤其是如果我们不运动的话），在我们已经很高热量的现代饮食中，几乎无限量摄入的液态果糖最终会导致代谢障碍。

我有时会想起那位首次让我了解脂肪肝病的患者，他和塞缪尔·泽尔曼的"零号患者"——那个每天喝 12 罐可乐的人，都有同样的问题：他们摄入的卡路里比他们所需要的要多得多。最后，我仍然认为多余的卡路里才是

---

① 细胞 ATP 的下降触发了一种叫作 AMP 脱氨酶（或 AMPD）的酶，它有点像 AMPK 的邪恶双胞胎，AMPK 即我们在上一章中讨论过的反向燃料计量酶。当 AMPK 被激活时，它会触发各种细胞生存程序，包括燃烧储存的脂肪，这有助于使生物体在没有食物的情况下生存。而另一方面，当果糖触发 AMPD 时，它会让我们走上脂肪储存的道路。（这种级联反应还会通过阻断饱腹感激素瘦素来引发饥饿感。）——作者注

主要病因。

当然，我的患者进医院不是因为他的 NAFLD，而是因为他的结肠癌。他的手术效果很好，我们切除了他结肠的癌变部分，并且让他迅速康复。他的结肠癌已经确诊，但尚未转移或扩散。我记得主治医师对这次手术感觉良好，因为我们及时发现了癌症。这个人大概有 40 或者 45 岁，人生还有很长的路要走。

但他后来怎么样了呢？他显然也处于代谢性疾病的早期阶段。我一直在想，他的脂肪肝和癌症，这两者是否有某种联系。在他那天来做手术之前的十年，他的新陈代谢情况如何呢？正如我们将在第八章中看到的，肥胖和代谢功能障碍都是癌症的强大风险因素。这个人潜在的代谢问题会不会以某种方式助长了他的癌症？如果他的潜在问题，也就是他的脂肪肝表现得一清二楚，比如早在 10 年前甚至更早的时候就被发现，又会发生什么呢？我们还会见面吗？

医学 2.0 似乎根本不可能解决他的问题。我们已在第一章中提到，标准的"比赛规则"是等到某人的 HbA1c 上升到 6.5% 的神奇阈值之后，再诊断其为 2 型糖尿病。但正如我们在本章中所看到的，到那时，这个人可能已经处于高风险状态了。为了应对这种代谢紊乱的猖獗流行（NAFLD 只是其中的一个预兆），我们需要更早地掌握情况。

我之所以认为"代谢综合征"这个概念有价值，其中一个原因是，它有助于我们将这些疾病视为一个连续体的一部分，而不是单一的、二元的疾病。它的 5 个相对简单的标准对于预测人口层面的风险是有用的。但我仍然觉得，依赖它就意味着要等待很久才能宣布问题的存在。为什么要等到某人已经出现了 5 个标志物中的 3 个呢？任何它们中的一个都是不好的信号。医学 3.0 的方法将是在几年前就寻找警告信号。我们希望在患者真正患上代谢综合征之前就进行干预。

这意味着要密切留意疾病的最早迹象。在我的患者身上，我会监测几种与新陈代谢相关的生物标志物，密切关注尿酸升高、同型半胱氨酸升高、慢性炎症，甚至是肝酶 ALT（谷丙转氨酶）轻度升高等情况，我们将在下一章中详细讨论的脂蛋白也很重要，尤其是甘油三酯，我观察了甘油三酯与高密度脂蛋白胆固醇的比例（应该小于 2∶1，或者最好小于 1∶1），以及极低密度脂蛋白（VLDL）的水平，极低密度脂蛋白是一种携带甘油三酯的脂蛋白。所有这些在患者符合教科书上定义的"代谢综合征"之前的许多年，可能就会显现出来。与 HbA1c 相比，这些生物标志物有助于我们更清楚地了解患者的整体代谢健康状况，因为 HbA1c 本身并不十分具体。

但我首先要寻找的是，代谢紊乱的"早期征兆"[①]（canary in the coal mine）——胰岛素升高。正如我们所看到的，身体对早期胰岛素抵抗的第一反应是产生更多的胰岛素。回想一下我们用气球作的类比：当空气（葡萄糖）越来越难以进入气球（细胞）时，我们不得不越来越用力地吹气（即产生更多的胰岛素）。起初，这似乎是成功的：身体仍然能够维持葡萄糖稳态，即稳定的血糖水平。但胰岛素，尤其是餐后胰岛素，已经在上升了。

我喜欢给患者做的一项测试是口服葡萄糖耐量测试，简称 OGTT。患者吞下 300 毫升的甜葡萄糖溶液，这种被称为"Glucola"甜得令人作呕、几乎不能喝的"饮料"，含有 75 克纯葡萄糖，大约是普通可口可乐含糖量的 2 倍[②]。在接下来的 2 个小时里，我们每 30 分钟会测量一次患者的血糖和胰

---

① 以前煤矿工人下矿井时都要携带金丝雀。因为金丝雀对瓦斯十分敏感，只要矿坑内稍有一丝丝瓦斯，它便会焦躁不安，甚至啼叫；当坑道中的有毒气体浓度达到一定程度时，金丝雀便会停止"歌唱"，矿工们就知道出了问题，必须迅速撤离矿坑以保全性命。后来"煤矿里的金丝雀"被用来代称"预示即将到来危机的信号"。——译者注

② 为了便于比较，一杯 350 毫升的普通可口可乐含有 39 克高果糖玉米糖浆，其中大约一半是葡萄糖，一半是果糖。——作者注

岛素。通常情况下，他们的血糖水平会上升，然后胰岛素会达到峰值，但随着胰岛素发挥作用并将其从血液循环中清除，葡萄糖水平会稳步下降。

从表面上看，这很好：胰岛素已经完成了它的工作，使葡萄糖得到了控制。但处于胰岛素抵抗早期阶段的人，其体内的胰岛素会在前 30 分钟内急剧上升，然后保持在高位，甚至在接下来的 1 个小时内进一步上升。这种餐后胰岛素飙升是最大的早期警告信号之一，表明一切都不顺利。

于 2018 年去世，享年 89 岁的杰拉尔德·雷文也会赞同这一点的。为了证明胰岛素抵抗是 2 型糖尿病的主要原因，他不得不奋斗几十年，而这一观点现在已被广泛接受。然而，糖尿病只是一种危险。研究发现，胰岛素抵抗本身还与癌症（高达 12 倍）、阿尔茨海默病（5 倍）和心血管疾病死亡（几乎 6 倍）风险的大幅增加有关——所有这些都强调了为什么设法解决并且最好是预防代谢功能障碍是我长寿方法的基石。

我的那位脂肪肝患者在手术前的某个时候就已经出现了胰岛素升高的情况，这似乎至少是合理的。但医学 2.0 甚至不太可能考虑对他进行治疗，这让我感到很困惑。如果任何其他激素像这样失去平衡，医生们都会迅速采取行动来改变这种情况，比如甲状腺激素甚至皮质醇，后者可能是库欣病（Cushing's disease）的症状，而前者可能是格雷夫斯病（Graves' disease）或其他形式的甲状腺功能亢进的迹象，这两种内分泌（内分泌物称为激素）疾病都需要在确诊后立即接受治疗，什么都不做将会被视为治疗失当。但是对于高胰岛素血症，出于某种原因，我们却在等待，什么也不做，只有当 2 型糖尿病被诊断出来以后，我们才会采取严肃的行动。这就好比是要等到格雷夫斯病引起突眼（即未经治疗的甲状腺功能亢进症患者标志性的眼球突出）以后，才开始介入治疗。

我们不把高胰岛素血症当作真正的内分泌疾病来治疗，这实在是太落后了。我认为，这样做可能比任何其他治疗目标对人类健康和长寿所产生的影响都要大。在接下来的三章中，我们将探讨其他 3 种主要的衰老疾病——心血管疾病、癌症和神经退行性疾病——所有这些疾病都在某种程度上由代谢功能障碍引起。希望你能像我一样清楚地认识到，在我们寻求延缓死亡的过程中，合乎逻辑的第一步是把我们的代谢"房屋"收拾得井然有序。

好消息是，我们在这方面有极大的自主选择权。改变我们的运动方式、饮食方式和睡眠方式（见第三部分）可以完全扭转局面，使其对我们有利。坏消息是，这些事情需要我们努力摆脱默认的现代环境，而这种环境通过让我们摄食过饱、运动不足和睡眠不足，来对抗我们古老的（以前有助益的）脂肪储存基因。

第七章

心脏：面对和预防心脏病
——地球上最致命的杀手

行动总是有风险的，但不采取行动的风险要大得多。

——哈里·S.杜鲁门（Harry S. Truman）

我这个职业的一个缺点是，太多的知识本身就会成为一种诅咒。在中断商界职业生涯又重新开始行医时，我突然意识到，我已经知道自己可能会怎样死去：我似乎注定会死于心脏病。

我想知道是什么原因让我花了这么长时间才得到这个暗示。我的父亲有八个兄弟姐妹，他最喜欢他的哥哥弗朗西斯（Francis），在我5岁的时候，弗朗西斯因心脏病突发去世，享年46岁。两天后，我的弟弟保罗（Paul）出生了，悲痛欲绝的父亲选择将"弗朗西斯"作为他的中间名。正如某些名字在家族中绵延不断一样，早发心血管疾病的倾向似乎也在我的家族中代代相传。我的另一个叔叔在42岁时死于心脏病发作，还有一个叔叔虽然活到了69岁，最后也因心脏病去世，这可能更为典型，但仍算是早逝。

我的父亲很幸运，因为他已经活到了 85 岁的高龄（截至目前）。不过，他的一条冠状动脉里也有一个支架，这是在他 65 岁时发生的一件小事的"纪念品"。有一天，他在石灰石采石场工作时，突然感到胸痛，被送进了急诊室，在那里他被诊断为心肌梗死。这个支架是在这件事发生后的大约一年被植入的，它是由金属丝制成的小套筒。我实际上并不相信支架起了什么作用，他在植入支架的时候并没有出现任何症状，但这也许把他吓坏了，从而让他在药物和饮食方面更加上心。

因此，尽管我的胆固醇状况很好，而且我饮食合理，从不吸烟，血压正常，也很少饮酒，但我仍然有患病风险。我觉得我被困在了查理·芒格（Charlie Munger）的轶事 [①] 中，故事讲述的是一个只想知道自己会死在哪里的人，所以他会确保永远不要去那里。可不幸的是，心脏病经常会主动找上门来。

我在医学院读书的时候，我一年级的病理学教授喜欢问一道陷阱题：心脏病最常见的"表现"（或症状）是什么？不是胸痛、左臂疼痛或呼吸短促这些最常见的答案，而是猝死。你知道病人患有心脏病，是因为他或她刚刚死于心脏病。他声称，这就是为什么真正了解心血管疾病的医生只有病理学家。他的观点是，当病理学家看到你的动脉组织时，你就已经死了。

奥克兰儿童医院研究所动脉粥样硬化研究主任、资深科学家罗恩·克劳斯（Ron Krauss）表示，尽管由于心脏基本的生命支持技术和时间敏感干预措施的改进，如心导管插入术和血栓消除药物几乎可以阻止心脏病的发作，首次突发性心脏病的死亡率已经显著下降，但仍有大约三分之一的患者因突

[①] 1986 年，美国投资人查理·芒格在哈佛大学毕业典礼上发表了演讲，查理使用了在演讲中推荐的"逆向思维"原则，令人信服地从反面阐述了一名毕业生如何才能过上痛苦的生活。演讲中提到小时候人们告诉他的乡下人的故事，曾经有个乡下人说："要是知道我会死在哪里就好啦，那我将永远不去那个地方。"大多数人会嘲笑这个乡下人的无知，而忽略他那朴素的智慧。——译者注

发心脏病去世。

在全球范围内，心脏病和中风（或脑血管疾病）是导致死亡的主要原因，我将它们统称为"动脉粥样硬化性心血管疾病"（atherosclerotic cardiovascular disease，ASCVD）。根据美国疾病控制与预防中心的数据，在美国，每天约有 2 300 人死于这种疾病——比任何其他原因，包括癌症造成的死亡人数都要多。不仅仅是男性面临风险，美国女性死于动脉粥样硬化疾病的可能性是死于乳腺癌的 10 倍（并非笔误：三分之一比三十分之一）。但是象征乳腺癌的粉红丝带在女性意识中的地位要远超代表美国心脏协会的红丝带。

我叔叔们的死亡对我来说仍然是个谜。他们住在埃及，我不知道他们的血液检查结果如何，也不知道他们的冠状动脉是什么样的状态。我很确定他们吸烟，但或许，如果能得到更好的医疗服务，他们可能也会像我的父亲一样，从心脏病发作中幸存下来。也或者，他们的命运是不可避免的，这与他们的基因有关。我所知道的是，42 岁就因心脏病发作而倒下，似乎真的太过年轻了。

我从小就知道我的叔叔们，但直到我 35 岁左右第一次成为父亲时，他们的故事才真正让我有所触动。在一次长距离游泳中，我突然间意识到了自己的死亡，它就像一股汹涌的巨浪一样，不知从哪里冒了出来，朝我的头上猛击。如果不是因为这段家族史，这本书可能不会被写出来。

像大多数 36 岁的人一样，"胖子彼得"几乎没有考虑过心脏病。我为什么要考虑呢？我的心脏很强壮，足以推动我穿越 30 千米宽的卡特琳娜海峡，它可以稳定地工作 14 个多小时，就像一台梅赛德斯柴油发动机一样，在我的胸腔里平稳地咕噜着。我想，我的状态棒极了。但我还是很担心，因为我有家族病史。所以我还是坚持让医生给我做了心脏 CT 扫描，结果却改变了我的整个人生观。

扫描是为了检测我的冠状动脉是否存在钙化，冠状动脉钙化是晚期动脉粥样硬化的标志。结果显示，我的钙"得分"为6分。这听起来很低，从绝对值来看确实如此，患有严重疾病的人的得分可能远远超过1 000分。但对于一个36岁的人来说，它应该是0分。我的6分意味着我冠状动脉中的钙含量比75%~90%的同龄人都要多。当我深入研究这种疾病的病理学时，沮丧地发现，它已经属于较晚期了。钙化积分（calcium score）被视为未来风险的预测指标，确实如此，但它也是对历史和现有损伤的一种衡量。我已经打破了纪录，我才35岁左右，但我的动脉却像一个55岁的人。

得知真相以后，我感到十分不安，尽管是因为了解了一件我已经知道的事情，但这一点也不令人感到惊讶。因为那时候，我超过标准体重，而且胰岛素抵抗指标也处于临界状态，这两个巨大的风险因素本身就有助于创造一个促进和加速动脉硬化病变发展的环境。然而，由于我的钙化分数"只有"6分，而我最重要的低密度脂蛋白（"是有害的"）胆固醇表现出的是"正常"水平，所以我得到的医疗建议是继续等待，也就是什么都不做。听起来是不是很熟悉？

你现在应该也知道了，什么都不做并不是我的风格。我意识到自己没有走在一条好的轨道上，我需要想办法改变它。好奇心驱使我开始了长达数年的探索，我想去真正了解动脉粥样硬化。在汤姆·戴斯普林（Tom Dayspring）、艾伦·斯奈德曼（Allan Sniderman）和罗恩·克劳斯等导师们（他们都是世界知名的心脏病理学和脂质研究专家）的慷慨帮助下，我发现了一个令人瞠目的故事。

虽然心脏病是最常见的与年龄有关的疾病，但它也比癌症或阿尔茨海默病更容易预防。我们非常了解它是如何开始的，为什么开始，以及它发展的方式。虽然它不能像2型糖尿病（有时）那样被完全治愈或逆转，但如果你是聪明人，能及早发现，它是相对容易被推迟的。这也是少有的医学2.0在某种程度上开始注重预防的慢性病的例子。我们有满满一柜子的降血压和降胆固醇的药物，这些药物确实降低了许多患者的死亡风险。我们还有血液检查和影像学检查（比如我的钙扫描），不管多么模糊，它们至少可以让我们了解一个人的心血管健康状况。这是一个开始。

尽管我们对动脉粥样硬化疾病及其进展了解得一清二楚，而且我们也有很多预防手段，但动脉粥样硬化疾病每年在美国造成的死亡人数仍然比癌症多，其中许多人的离世完全出乎意料，我们正在输掉这场战争。我并不是说自己知道所有答案，但我认为至少有一部分原因是，我们在理解到底是什么驱动了我们患这种疾病的风险，它是如何发展的，以及最重要的是，我们什么时候需要采取行动来遏制它的势头方面，仍然存在一些重大盲点。

我认为，根本问题在于典型的医学2.0：与疾病的时间线相比，管理心血管疾病风险的指导方针所依据的时间范围过短。我们需要更早地开始治疗和预防这种疾病。如果我们能做到这一点，潜在的回报将是巨大的。例如，撒丁岛拥有全世界最多的男性百岁老人，这在很大程度上要归因于他们避免或延缓循环系统疾病的能力。撒丁岛80~100岁的男性死于心脏病的人数比意大利其他地方都要少。

但我们离那还差得很远。心脏病仍然是我们最致命的杀手，是"骑士"疾病中最可怕的一个。在接下来的几页中，我希望让你相信，也可以不必如此——通过采取正确的战略，并在正确的时间关注正确的风险因素，应该有可能消除大部分与动脉粥样硬化性心脑血管疾病相关的发病率和死亡率。

更直截了当地说就是，它应该是导致死亡的第十大原因，而不是第一大原因。

科学家们一直在探索人类心脏的医学奥秘，其时间几乎与诗人探索其隐喻深度的时间一样长。它是一个奇妙的器官，一块不知疲倦的肌肉，在我们生命的每一刻都在为我们的全身泵送血液。当我们运动时，它会剧烈地跳动，而当我们睡觉时，它又会放慢速度，甚至还会在两次心跳之间微调心率，这种极为重要的现象被称为"心率变异性"（heart rate variability）。当它停止跳动时，我们也就停止呼吸了。

我们的血管网络同样神奇，它是一个由静脉、动脉和毛细血管组成的网络，如果将其首尾相连铺展开的话，可以环绕地球两圈以上（大约96 000 千米）。每一条血管都是材料科学和工程的奇迹，每分钟能够扩张和收缩几十次，让重要物质通过其膜，并适应流体压力的巨大波动，同时又能将疲劳降至最低。人类创造的任何材料都无法与之相媲美。如果一条血管受伤，其他血管会重新长出以取代它的位置，从而确保血液在全身持续流动。

尽管令人难以置信，但我们的循环系统还远非完美无缺——事实上，它几乎被完美地设计成了仅仅是在日常生活过程中就可以产生动脉粥样硬化疾病。这在很大程度上是因为我们血管系统的另一个重要功能：除了将氧气和营养物质运输到我们的组织并带走废物以外，我们的血液还在细胞之间运输胆固醇分子。

胆固醇可以说是一个负面词汇。你的医生可能会皱着眉头说出这个词，因为众所周知，胆固醇是邪恶的东西。好吧，其中有些是，要知道，低密度脂蛋白或"坏"胆固醇，它不可避免地会与高密度脂蛋白或"好"胆固醇相抗衡。听到这些术语时，我实际上需要克制一下，因为它们真的毫无意义。当我们谈论心脏病时，人们提到的第一个数字是"总胆固醇"，总胆固醇与你患心血管疾病风险的相关性仅略高于你眼睛的颜色与你患心血管疾病的风险。所以，让我们回过头来，看看胆固醇到底是什么，它有什么作用，以及它是如何导致心脏病的。

　　胆固醇对生命来说是必不可少的。它是产生身体中一些最重要的结构所必需的，包括细胞膜，以及睾酮、孕酮、雌激素和皮质醇等激素，甚至消化食物所必需的胆汁酸。所有细胞都能合成自己的胆固醇，但我们身体大约20%（大量）的胆固醇供应来自肝脏，肝脏扮演着胆固醇储存库的角色，将其运送到需要它的细胞中，并通过血液循环将其接收回来。

　　由于胆固醇属于脂质家族（即脂肪），它不溶于水，因而不能像葡萄糖或钠那样溶解在我们的血浆中，并在我们的血液循环中自由流动。因此，它必须以一种被称为"脂蛋白"（lipoproteins，LDL 和 HDL 的最后一个字母"L"指的就是它）的微小球形颗粒为载体，脂蛋白就像小型货运潜艇一样，将胆固醇运送至身体各处的细胞或器官。顾名思义，这些脂蛋白部分是脂质（内部），部分是蛋白质（外部）。蛋白质本质上是可以让它们在我们的血浆中"旅行"的容器，同时携带不溶于水的脂质"货物"，包括胆固醇、甘油三酯和磷脂，以及维生素和其他需要分布到我们远处组织的蛋白质。

　　之所以被称为高密度脂蛋白和低密度脂蛋白，与它们各自所携带的脂肪与蛋白质的比例有关。低密度脂蛋白携带更多的脂质，而高密度脂蛋白携带的蛋白质要多于脂肪，因此密度更大。此外，这些颗粒（和其他脂蛋白）经常相互交换"货物"，这也是给它们贴"好"和"坏"标签的时候，让我抓狂的部分原因。当高密度脂蛋白将其"好胆固醇"转移到低密度脂蛋白颗粒上时，这种胆固醇会突然变"坏"吗？

　　答案是否定的，因为造成问题的不是胆固醇本身，而是运送胆固醇的颗粒的性质。每一个脂蛋白颗粒都被一个或多个叫作"载脂蛋白"（apolipoproteins）的大分子包裹着，载脂蛋白为颗粒提供了结构、稳定性和最重要的可溶性。高密度脂蛋白颗粒包裹在一种叫作"载脂蛋白 A"（apoA）的分子中，而低密度脂蛋白包裹在"载脂蛋白 B"（apoB）中。这种区别可能看起来微不足道，但它揭示了动脉粥样硬化疾病的根本原因：每一种导致动脉粥样硬化的脂蛋白，不仅是低密度脂蛋白，还有其他几种[1]——都携带这种 apoB 蛋白质特征。

关于心脏病的另一个主要误解是，它在某种程度上是由我们饮食中摄入的胆固醇引起的。根据这种过时而又过分简单化的观点，吃富含胆固醇的食物会导致所谓的坏胆固醇在我们的血液中积聚，然后堆积在我们的动脉壁上，就像你每次做早餐时都把培根油倒进厨房的下水道里一样。迟早有一天，你的水槽会被堵塞的。

特别是不起眼的鸡蛋，因其胆固醇含量高而被指控会导致心脏病，在1968 年美国心脏协会发表的一份公告中被点名。几十年来，鸡蛋一直处于营养"炼狱"的地位，即使有大量的研究论文表明，饮食中的胆固醇（尤其是鸡蛋的摄入）可能与心脏病没有多大关系。摄入大量饱和脂肪会增加血液中导致动脉粥样硬化的脂蛋白水平，但我们从食物中实际摄入的大部分胆固醇最终都会被排出体外。我们血液循环中的绝大多数胆固醇实际上是由我们自己的细胞产生的。尽管如此，几十年来，《美国居民膳食指南》警告美国人不要食用高胆固醇食物，而营养标签仍然会告知美国消费者每份包装食品中含有多少胆固醇。

即使是著名的营养学家、"饱和脂肪导致心脏病"这一观点的奠基人之一的安塞尔·凯斯（Ancel Keys）也知道这是无稽之谈。他认识到的问题是，大部分关于胆固醇和动脉粥样硬化的基础研究都是在兔子身上进行的，兔子有一种独特的能力，可以从食物中吸收胆固醇进入血液，并由此形成动脉粥样硬化斑块。这会误导我们认为人类也能轻易吸收饮食中的胆固醇。"食物

---

[1] 还有我们在上一章中提到的极低密度脂蛋白，即 VLDLs，以及中密度脂蛋白，即 IDLs。这些脂蛋白携带的脂肪比低密度脂蛋白携带的脂肪更多，其中大部分以甘油三酯的形式存在，它们也被标记为 apoB。另外：高密度脂蛋白颗粒有多个 apoA，而每个低密度脂蛋白（或者 VLDL、IDL）只有一个 apoB 颗粒，这使得测量它们的浓度相对容易。——作者注

中的胆固醇和血液中的胆固醇之间没有任何联系，"凯斯在 1997 年的一次采访中说，"完全没有。而且我们一直都知道这一点。饮食中的胆固醇根本无关紧要，除非你是鸡或兔子。"

20 年后，负责美国政府膳食指南的咨询委员会终于（在 2015 年）承认："胆固醇不是需要过度担心摄入的营养物质。"很高兴我们解决了这个问题。

我们需要正视的最后一个谬见是，心血管疾病主要袭击"老年人"，因此我们不需要太担心二三十岁和 40 多岁患者的预防问题。事实并非如此。我永远不会忘记，2014 年，艾伦·斯奈德曼在杜勒斯机场（Dulles Airport）与我共进晚餐时出的一道突击测验题："65 岁以下的人心脏病发作的比例是多少？"我猜的比例很高——四分之一，但实际上远不止这些。在男性所有重大不良心血管事件中，有整整一半（女性有三分之一）发生在 65 岁之前，如心脏病发作、中风或者任何涉及支架或移植的手术。在男性中，有四分之一的事件发生在 54 岁之前。

但是，虽然这些事件本身可能看起来很突然，但问题可能已经潜伏多年。动脉粥样硬化是一种缓慢而隐蔽的疾病，这就是为什么我对它采取如此强硬的态度。在生命的后半段，我们发生这些"事件"的风险急剧上升，但一些科学家认为，潜在的过程在青春期后期，甚至早在我们十几岁的时候就已经开始了。风险在我们的一生中不断增加，而关键因素是时间。因此，至关重要的是，我们要了解它是如何形成和发展的，这样我们才能制定出一种战略，来减缓或阻止它。

就在新冠疫情大流行之前，我有了一间办公室，我的办公桌上没有任何杂物，但有一本书一直放在那里——赫伯特·C.斯塔里（Herbert C.Stary）的《动脉粥样硬化进展与逆转图谱》(*Atlas of Atherosclerosis Progression and Regression*)。它永远不会成为畅销书，但在心血管病理学领域却是传奇。它也恰好是向我的患者传达这种疾病严重性的一个非常有效的工具，因为书中含有大量可怕的照片，记录了动脉病变的形成、发展和破裂——所有这些照片都拍摄自逝者的动脉，其中许多都是二三十岁的人。它以图文并茂的方式讲述了一个既引人入胜又令人恐惧的故事。每次当我讲完的时候，我的患者脸上经常会出现一种痛苦的表情，就好像他们刚刚翻阅了一本记录自己死亡的咖啡桌书。

我认为动脉粥样硬化或多或少有点像在犯罪现场破门而入，虽然这并不是一个完美的类比。假设我们有一条街道，它代表血管，而街道两旁是房屋，代表动脉壁。每栋房子前面的栅栏都类似于一种叫作"内皮"（endothelium）的东西，内皮是一层脆弱但极其重要的组织，排列在我们所有的动脉和静脉，以及某些其他组织（比如肾脏）的内表面。内皮仅由单层细胞组成，在血管腔（即街道，血液流动的地方）和动脉壁之间起着半渗透屏障的作用，控制物质、营养物质和白细胞进出血液的通道。它还有助于维持我们的电解质和液体平衡，内皮问题可导致水肿和肿胀。它所做的另一项非常重要的工作是扩张和收缩，以增加或减少血流量，这一过程由一氧化氮调节。最后，内皮可以调节凝血机制，如果你不小心割伤了自己，这一点很重要。这是一个相当重要的小结构。

街道上非常繁忙，血细胞、脂蛋白和血浆以及我们的血液循环所携带的所有其他东西都在不断流动，它们从内皮层上擦身而过。不可避免的是，其中一些含有胆固醇的脂蛋白颗粒会穿透屏障，进入一个被称为内皮下空间（the subendothelial space）的区域——或者在我们的类比中，就是前门廊。通常情况下，这是可以的，就像客人来访一样，他们进来，然后离开。高密度脂蛋白颗粒通常就是这样做的：标记有 apo A（高密度脂蛋白）的颗粒可以轻松地从两个方向穿过内皮屏障，进进出出；低密度脂蛋白颗粒和其他带有 apoB 的颗粒则更容易被困在里面。

这实际上就是高密度脂蛋白"好"，与低密度脂蛋白"坏"的潜在原因，问题不在于胆固醇，而是携带它的颗粒。当低密度脂蛋白颗粒粘在动脉壁上并随后被氧化时，问题就开始了，这意味着它们所含的胆固醇（和磷脂）分子接触了一种被称为活性氧（ROS）的高活性分子，而 ROS 是造成氧化应激（oxidative stress）的主要原因。正是低密度脂蛋白上脂质的氧化引发了整个动脉粥样硬化级联反应。

由于低密度脂蛋白（apoB）颗粒被卡在内皮下空间并被氧化了，使其具有了一定的毒性，它表现得不再像一个"有礼貌的客人"，它拒绝离开，并且还邀请了它的"朋友们"——其他的低密度脂蛋白加入了派对。其中许多也被保留和氧化了。心脏病的两个最大的风险因素——吸烟和高血压，会对内皮细胞造成损伤，这并非偶然。吸烟会对其产生化学损伤，而高血压则会造成机械损伤，但最终的结果都是引发内皮损伤，这反过来又导致了更多低密度脂蛋白的滞留。随着氧化低密度脂蛋白的积累，它会对内皮细胞造成更多的损伤。

我一直在说低密度脂蛋白，但这里的关键因素实际上是随着时间的推移，暴露于 apoB 标记的颗粒。血液循环中的这些颗粒越多，不仅是低密度脂蛋白，还有极低密度脂蛋白以及其他一些颗粒，其中一些颗粒穿透内皮并被卡住的风险也就越大。回到我们的街道类比，想象一下，比方说，我们有一吨胆固醇，被分装在 4 辆皮卡货车中，货车沿着街道移动。此时它们发生事故的可能性很小。但是，如果同样总量的胆固醇被装载在 500 辆小型出租摩托车上，这些摩托车蜂拥而至像我居住的奥斯汀这样的城市，那我们将面临绝对的混乱（absolute mayhem）[①]。所以，为了评估你的真实风险程度，我

① 这种情况的科学术语称为"随机的"（stochastic），意思是这是一个很大程度上随机的过程。——作者注

们必须知道有多少这样的 apoB 颗粒在你的血液中循环。这个数字比这些颗粒携带的胆固醇总量要重要得多。

如果将一条健康的冠状动脉暴露在足够高浓度的 apoB 颗粒中，在足够长的时间内，一定数量的低密度脂蛋白（和极低密度脂蛋白）就会被卡在内皮下空间并被氧化，然后会导致它们粘在一起形成团块或聚集体。为了应对这种入侵，内皮细胞启动了类似于 911 的生化应急过程，召唤被称为单核细胞（monocytes）的特殊免疫细胞到现场对抗入侵者。单核细胞是进入内皮下空间并转化为巨噬细胞的大型白细胞，巨噬细胞是一种更大、更饥饿的免疫细胞，有时被比作"吃豆人"（pac-man）[1]。巨噬细胞，其名称是"大胃王"的意思，可以吞噬聚集或氧化的低密度脂蛋白，试图将其从动脉壁上清除。但如果它吞噬了过多的胆固醇，就会膨胀成泡沫细胞（foam cell）。"泡沫细胞"这个术语你可能听说过——之所以这样命名，是因为在显微镜下它看起来像泡沫或肥皂。当足够多的泡沫细胞聚集在一起时，它们就会形成一条"脂纹"（fatty streak），即在冠状动脉剖检时，你可以用肉眼看到的一条脂肪条纹。

脂纹是动脉粥样硬化斑块的前兆，如果阅读此篇的你此时已经超过了 15 岁左右的年纪，那么很有可能你的动脉中已经潜伏了一些脂肪条纹。是的，我说的是"15 岁"，而不是"50 岁"——这是一个终身的过程，它很早就开始了。死于事故、凶杀或其他非心血管原因的年轻人的尸检数据显示，在 16~20 岁的年轻人中，多达三分之一的人在死亡时冠状动脉中已经有了实际的动脉粥样硬化病变或斑块。他们还只是青少年啊！

---

[1] 吃豆人是电子游戏历史上的经典街机游戏，由 Namco 公司的岩谷彻设计并由 Midway Games 在 1980 年发行。——译者注

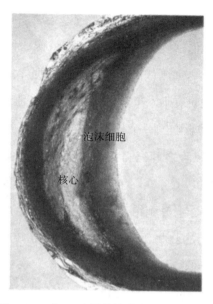

图 7.1 一名 23 岁男性的动脉粥样硬化疾病

资料来源：斯塔里（Stary，2003）。

这是一名 23 岁男性凶杀案受害者的左前降支近端的横切面图（参见图 7.1），该动脉是向心脏供血的主要血管之一。请注意，他的这条动脉壁上已经有了大范围的动脉粥样硬化损伤：一个显著的脂质积聚的核心（"core"），内皮下空间的巨噬细胞和泡沫细胞（"fo"）开始侵入管腔，即血液流动的通道。他可能不会很快心脏病发作，但这已经到了疾病晚期了。

并不是说他们即将发作心脏病。动脉粥样硬化的进展非常缓慢，部分原因可能是高密度脂蛋白的作用。如果高密度脂蛋白颗粒带着泡沫细胞和脂纹到达"犯罪现场"，它可以把胆固醇从巨噬细胞中吸出来，这一过程被称为"去脂作用"（delipidation）。然后，它又穿过内皮层滑回到血液中，将多余的胆固醇输送回肝脏和其他组织（包括脂肪细胞和激素分泌腺），以便重复利用。

它在"胆固醇外流"（cholesterol efflux）过程中的作用是高密度脂蛋白被认为是"好"的原因之一，但它的作用不止于此。较新的研究表明，高密度脂蛋白具有多种其他抗动脉粥样硬化功能，包括帮助维持内皮的完整性，降低炎症，中和或阻止低密度脂蛋白的氧化，就像一种动脉抗氧化剂。

高密度脂蛋白的作用远不如低密度脂蛋白的那样清楚。低密度脂蛋白颗粒中的胆固醇含量，也就是你体内的"坏"胆固醇值（技术上表示为 LDL-C）[①]，实际上是其生物影响的一个相当不错的指标，虽然不完美。许多研究表明，LDL-C 与事件风险之间存在很强的相关性。但血液检查中最重要的"好胆固醇"值，即 HDL-C，实际上并没有告诉我太多关于你的整体风险状况的信息。随着 HDL-C 上升到第 80 百分位数左右，风险似乎确实在下降。但是，简单地使用专门的药物、通过蛮力提高高密度脂蛋白胆固醇的浓度，根本没有被证明可以降低心血管疾病的患病风险。关键似乎是增加颗粒的功能性（functionality）——但到目前为止，我们还没有办法做到这一点（或测量它）。

高密度脂蛋白可能会，也可能不会解释为什么百岁老人如果真的患心脏病的话，他们的患病时间比平均水平晚 20 年。请记住，迄今为止发现的 3 个最突出的"长寿基因"与胆固醇运输和加工有关（APOE、CETP 和 APOC3）。不仅仅是百岁老人，我身边也有一些患者，他们的脂蛋白化验结果读起来就像死刑判决书——LDL-C 和 apoB 高得离谱，但以我们现有的每一项衡量标准来看，他们的钙化积分、CT 血管造影，凡是你能说得出的，都没有显示出疾病的迹象。然而，到目前为止，我们还无法给出令人满意的解释。我强烈认为，如果我们要在用药物治疗心血管疾病方面取得任何进一步的进展，都必须从更好地了解高密度脂蛋白开始，并且希望能够弄清楚如何增强其功能。

[①] 关于术语的简短说明：当我们说低密度脂蛋白（LDL）或高密度脂蛋白（HDL）时，我们通常指的是一种颗粒。然而，当我们说 LDL-C 或 HDL-C 时，我们指的是对这些颗粒中胆固醇浓度的实验室测量。——作者注

我有些离题了，让我们继续回到"犯罪现场"。越来越多的泡沫细胞开始慢慢渗出并凝聚成一团脂质，就像被扔在门前草坪上的一堆垃圾袋里的液化物。这就是动脉粥样硬化斑块的核心。破门而入由此演变成了全面抢劫。为了控制损伤，动脉壁上的"平滑肌"细胞随后会迁移到这个有毒的废物部位，并分泌一种基质，试图在其周围建立一种屏障，就像疤痕一样。这种基质最终会成为全新动脉斑块上的纤维帽（fibrous cap）。

更多的坏消息是，到目前为止，在我们通常用来评估患者心血管疾病风险的各种化验中，这些情况并不容易被检测出来。我们可能期望看到炎症的证据，比如 C 反应蛋白水平的升高，这是动脉炎症的一种常见（但较差）的指标。但大多数情况下我们的医疗对它仍然没有给予足够的重视。在这个非常早期的阶段，如果你用 CT 扫描来观察冠状动脉，倘若只是寻找钙积聚，那么你很可能会错过这个信息。（如果使用更先进的 CT 扫描，即 CT 血管造影，更有可能发现这种程度的损伤。我更喜欢使用 CT 血管造影，而不是普通的钙扫描 [1]，因为 CT 血管造影还可以识别钙化之前的非钙化或"软"斑块。）

随着这种不适应的修复或重塑过程的继续，斑块将继续生长。起初，这种扩张是指向动脉外壁的，但随着扩张的继续，它可能会侵入管腔，也就是血液流动的通道——在我们的类比中，堵塞了街道本身的交通。这种管腔变窄，被称为"狭窄"（stenosis），在血管造影中也可以看到。

在这个过程的某一点上，斑块可能开始钙化。这就是常规钙扫描中（最终）显示出来的结果。钙化只是身体试图修复损伤的另一种方式，通过稳定

---

[1] 虽然 CT 血管造影的成本稍高，需要静脉染色，并使患者暴露于稍微多一点的辐射中，但我很难找到可信的理由来反对使用它。大约 15% 钙化积分正常（0）的人在 CT 血管造影中仍然发现有软斑块甚至小钙化，而多达 2%~3% 钙化积分为 0 的人在 CT 血管造影中发现有高危斑块。出于这个原因，如果我们选择通过影像学检查来寻找疾病的证据，我几乎总是更喜欢我的患者做 CT 血管造影，而不是钙扫描。——作者注

斑块来保护至关重要的动脉。然而，这就像在切尔诺贝利反应堆（Chernobyl reactor）上浇筑混凝土一样：你很高兴它在那里，但你知道该地区已经遭受了严重的破坏，因此有必要进行这样的干预。钙化积分阳性实际上是告诉我们，几乎可以肯定周围还有其他斑块，这些斑块可能稳定，也可能不稳定（钙化）。

如果斑块确实变得不稳定、侵蚀甚至破裂，那你就真的有问题了。受损的斑块最终可能导致血栓的形成，血栓会使血管腔狭窄并最终将其堵塞——或者更糟糕的是血栓脱落，并导致心脏病发作或中风。这就是为什么我们更担心非钙化斑块而不是钙化斑块。

然而，通常情况下，大多数动脉粥样硬化斑块是相当平淡无奇的。它们无声无息地生长，逐渐堵塞血管，直到有一天，由于斑块本身或斑块引起的血栓，阻塞便成了问题。例如，一个久坐不动的人可能不会注意到她的冠状动脉部分堵塞，直到她出去铲雪。对她的循环系统的突然需求会引发局部缺血（血液中氧气输送减少）或梗塞（没有血液流动导致组织死亡）——或者，用外行的话来说，心脏病发作或中风。

它可能看起来很突然，但危险一直在潜伏着。

我 30 多岁的时候，当我终于意识到自己有患心血管疾病的风险时，我对这种复杂的疾病过程是如何发生的一无所知。现在回想起来，很明显，我已经勾选了相当多的主要和次要风险因素。我不吸烟，吸烟可能是最有力的环境风险驱动因素，并且我的血压也正常，但我还有其他问题。正如我的钙化积分所显示的那样，我的左前降支（LAD）动脉的上部已经有了一个小的钙化斑块，LAD 动脉是为心脏供血的主要动脉之一。那里可能还发生了其他不好的事情，但因为当时我没有做 CT 血管造影，所以我不知道我的冠状动脉其他地方还存在什么样的损伤。任何没有钙化的东西都不能通过钙化积分来识别。

　　显然，"胖子彼得"已经在通往心脏病的路上了。在我40岁的时候，我的腰围已经要到3尺了，这是代谢功能障碍的一个明显病征。在我的腰带之下，我可能正在积累内脏脂肪。我也有胰岛素抵抗，这是心血管疾病的巨大风险驱动因素。虽然我的血压没有问题，但我怀疑随着年龄的增长，它也会迅速恶化，因为高血压在我的家族中似乎很普遍。我的尿酸水平可能也很高，正如我们在上一章中看到的，高尿酸经常与高血压和其他代谢功能障碍的病征相伴出现。所有这些都会导致动脉粥样硬化发展所需的另一个必要（但不充分）条件，那就是炎症。尤其是内皮屏障，特别容易受到炎症的损伤。

　　然而，没有医生会因为这些情况而对我进行治疗。我的血液检查没有显示出任何重大风险。我的LDL-C测试值为110~120 mg/dL，仅略高于正常水平，但这并不值得担心，尤其是对一个年轻人来说。我的甘油三酯偏高，略高于150 mg/dL，但这也没有敲响任何警钟。我现在知道，这些数字几乎可以肯定地表明，导致动脉粥样硬化的apoB颗粒的浓度很高，但也没有人费心去检测我的apoB值。

　　当时，也就是大约15年前，apoB检测（简单地说，就是测量带有apoB标记的颗粒的浓度）并不常见。从那时起，越来越多的证据表明，apoB比简单的LDL-C（标准的"坏胆固醇"指标）更能预测心血管疾病。根据2021年发表在《美国医学会杂志》心脏病学子刊上的一项分析，在没有心脏事件史或心血管疾病诊断（即初级预防）的患者中，apoB的每一次标准差增加都会使心肌梗死的风险增加38%。这表明它们之间具有强大的相关性。然而，即使是现在，美国心脏协会（American Heart Association）的指导方针仍然倾向于检测LDL-C，而不是apoB。我让我所有的患者都定期做apoB检测，下次你去看医生时，也应该要求做同样的检测。不要被关于"成本"的无稽之谈所吓倒，它大约只消花费20~30美元。

那时我才 30 多岁，但可能已经具备了心脏病的所有 3 个主要先决条件：显著的脂蛋白负荷或 apoB、低密度脂蛋白氧化或修饰（导致我的钙扫描中显示的斑块），以及高水平的背景炎症（background inflammation）。这些条件都不足以保证一定会患上心脏病，但这三者都是罹患心脏病的必要条件。我们很幸运，因为通过改变生活方式和使用药物治疗，其中许多病征都可以得到调节或者几乎消除。顺便说一下，也包括 apoB。正如我们将在本章最后一部分中讨论的那样，我对降低 apoB 采取了非常强硬的态度，apoB 是导致所有这些麻烦的颗粒。（简而言之，要尽可能降低 apoB 水平，而且是尽早干预为好。）

但在此之前，我想谈谈另一种致命但相对鲜为人知的脂蛋白，它可能是导致墓地里到处都是心搏骤停受害者的原因。除此之外，这些人的常规胆固醇检测结果和风险因素资料看起来都很好。谢天谢地，我没有这个特殊的问题，但我的一个非常要好的朋友有，而且及时地发现这个问题可能已经挽救了他的性命。

2012 年，我和阿纳哈德·奥康纳（Anahad O'Connor）在一次去法国的旅行中相遇，这次旅行是由法美基金会（French-American Foundation）免费提供的，同时也要感谢我们俩都获得的一个奖项。我们立即结下了不解之缘，我想这是因为我们是这次旅行中仅有的两个没有吃巧克力面包，还把闲暇时间花在健身房的人。此外，他还为《纽约时报》撰写健康和科学方面的文章，所以我们有很多话题可以聊。

因为我是一个胆固醇迷，所以回到美国后，我缠着阿纳哈德做了一个全面的脂蛋白检查。他奇怪地看着我，他为什么要做这样的检查呢？他才 30 岁出头，而且是个非常健康的素食主义者，体脂率可能只有 6%~7%。他在血脂科的检查本应该一切正常。但你永远不会知道，他的父亲死于动脉瘤，这可能是循环系统问题的征兆。

　　不出所料，他的标准血脂数值看起来很棒。只有一件事似乎不对劲，所以我建议他可能也应该像我一样做一次钙扫描，这样我们可以更好地了解他的动脉状态。这就是事情变得有趣的地方。回顾一下，我的钙化积分为6分，这使我面临的风险高于75%~90%的同龄人。而阿纳哈德的钙化积分是125分，对于一个如此年轻且其他方面都很健康的人来说，这已经严重爆表了。"这是真的吗？"他说。

　　是真的。罪魁祸首竟是一种鲜为人知但非常致命的颗粒，叫作 Lp（a）（发音为"el-pee-little-A"）。当一种普通的低密度脂蛋白颗粒与另一种更为罕见的蛋白质——载脂蛋白（a），简称 apo（a）（不要与载脂蛋白 A 或 apoA 混淆，载脂蛋白 A 是一种标记高密度脂蛋白颗粒的蛋白质）融合时，这种极度糟糕的脂蛋白就形成了。apo（a）松散地包裹在低密度脂蛋白颗粒周围，带有多个被称为"环饼"（kringles）的环状氨基酸片段，之所以如此命名，是因为它们的结构类似于同名的环状丹麦糕点。正是这些环饼使得 Lp（a）如此危险：当低密度脂蛋白颗粒通过血液时，它们会带走一些氧化的脂质分子，并随身携带着它们。

　　正如我的脂质导师汤姆·戴斯普林所指出的，这并不完全是坏事。有证据表明，Lp（a）可能起到一种清洁剂的作用，就像一辆清扫街道的卡车，它会收集令人不快和潜在有害的脂质垃圾，并将其运送到肝脏。但因为 Lp（a）是 apoB 颗粒家族中的一员，所以它也有可能穿透内皮并卡在动脉壁上。由于其结构特点，Lp（a）可能比正常的低密度脂蛋白颗粒更容易被卡住，其多余的脂质会变质。更糟糕的是，一旦进入那里，它就会在一定程度上起到血栓形成或促凝血因子的作用，加速动脉斑块的形成。

　　通常，Lp（a）宣布自己到来的方式是通过突然的、看似过早的心脏病发作。这就是发生在《超级减肥王》（*Biggest Loser*）主持人鲍勃·哈珀（Bob Harper）身上的事情。2017 年，他在纽约市的一家健身房心脏骤停，时年 52 岁。哈珀的生命被一位旁观者救了下来，他一直在给哈珀做心肺复苏，直到医护人员赶到。两天后，哈珀在医院醒来，想知道是什么击垮了他。结果就是他体内高水平的 Lp（a）给了他致命一击，他根本不知道自己已经处于危险之中了。

这并不是一个非典型的情况。当一个患者来找我，说他们的父亲、祖父、姑姑，或者这三个人都死于"早发性"（premature）心脏病时，我首先要确认的就是他的 Lp（a）是否升高了。Lp（a）是导致心脏病的最普遍的遗传性风险因素，它的危险性因它在很大程度上仍未受到医学 2.0 的关注而被放大，尽管这种情况正在开始转变。

大多数人体内的这种颗粒的浓度相对较低，但有些人的浓度可能高达其他人的 100 倍。这种变异在很大程度上是遗传性的，据估计，有 20%~30% 的美国人口的 Lp（a）水平高到足以增加他们额外的风险。此外，非洲后裔的 Lp（a）平均水平往往高于白种人。这就是当你的家族中有早发性心脏病发作的病史，你绝对应该做 Lp（a）检测的原因。我们会在每位患者第一次抽血时对其进行 Lp（a）检测。因为 Lp（a）水平的升高在很大程度上是遗传性的，所以检测只需要做一次（而且心血管疾病指南也开始建议，无论如何一生都要进行一次检测）。

阿纳哈德很幸运，他及时发现了自己的处境。他的钙化积分表明，由于 Lp（a），他已经遭受了严重的动脉粥样硬化损伤。除了对冠状动脉造成伤害外，Lp（a）对主动脉瓣（心脏中更重要的结构之一）尤其具有破坏性，因为它会促进瓣叶中微小骨颗粒的形成，从而导致主动脉出口狭窄或变窄。

对于阿纳哈德或其他 Lp（a）升高的人来说，并不存在快速的治疗方法，它似乎不会像 LDL-C 那样对运动和饮食改变等行为干预产生反应。有一类名为"PCSK9 抑制剂"的药物，可以降低 apoB 浓度，似乎确实能够将 Lp（a）水平降低约 30%，但迄今为止还没有数据表明它们可以减少由该颗粒引起的过量事件（心脏病发作）。因此，目前唯一真正治疗 Lp（a）升高的方法是积极治疗 apoB。虽然我们不能直接降低 Lp（a），但除了 PCSK9 抑制剂所能起到的作用之外，我们可以充分降低剩余的 apoB 浓度，从而降低患者的整体风险 [①]。因为阿纳哈德相对年轻，他也有更多的时间来解决他的其他风险因素。

幸运的是，我们在麻烦找到他之前找到了麻烦。

如何降低心血管疾病风险？

在某种程度上，"胖子彼得"和阿纳哈德·奥康纳就像一枚硬币的两面。虽然我们的故事似乎没有太多共同之处，但都强调了心脏病阴险、近乎狡猾的本质。根据我的家族史，我的患病风险应该是显而易见的，而阿纳哈德的疾病几乎是看不见的，直到他碰巧做了钙扫描，而我们通常不会在 30 多岁看起来健康的人身上进行钙扫描。我们只是因为运气好才知道了自己的风险，因为很少有医生会考虑在我们这个年纪对我们中的任何一个进行心脏病筛查。

我们的故事共同说明了医学 2.0 在处理动脉粥样硬化疾病时的三个盲点：首先，对脂质的看法过于简单，未能理解总脂蛋白负荷（apoB）的重要性，以及为了真正降低风险需要减少多少；其次，普遍缺乏对 Lp（a）等其他不良行为者的了解；第三，未能完全掌握动脉粥样硬化疾病的漫长病程，以及如果我们寻求真正的预防将带来怎样的影响。

当我第一次看患者的血检报告单时，我的目光会立即投向两个数字：apoB 和 Lp（a）。我也会看其他的数字，但这两个数字在预测他们 ASCVD

[①] 一类新的药物被称为反义寡核苷酸，或 ASOs，目前正在进行临床试验，期望可以几乎消除血液循环中的 Lp（a）。到目前为止，这些试验看起来很有希望，因为它们大大降低了 Lp（a）的浓度，但要知道它们在最重要的事情上是否有效——减少心血管事件，还为时过早。——作者注

的患病风险方面最能说明问题。ApoB 不仅能告诉我低密度脂蛋白颗粒的浓度（你应该记得，它比低密度脂蛋白颗粒中的胆固醇浓度，即 LDL-C，更能预测疾病），而且还能充分体现极低密度脂蛋白颗粒的浓度，作为 apoB 家族的成员，极低密度脂蛋白颗粒也会导致动脉粥样硬化。此外，即使是 apoB 较低的人，Lp（a）仍可能升高到危险的程度[1]。

一旦确定了 apoB 的核心重要性，下一个问题就变成了，需要将它（或它代表的 LDL-C 水平）降低多少才能实现有意义的风险降低。各种治疗指南规定了 LDL-C 的目标范围，一般正常风险患者为 100 mg/dL，高风险个体为 70 mg/dL。在我看来，这个标准仍然太高了。简而言之，我认为如果治疗没有副作用的话，你不能过多地降低 apoB 和 LDL-C，只能希望尽可能的低一些。

正如心血管疾病领域的主要权威之一彼得·利比（Peter Libby）及其同事在 2019 年的《自然评论》（*Nature Reviews*）中所写的那样："如果 LDL-C 浓度没有超过生理需要（约为 10~20 mg/dL），动脉粥样硬化就可能不会发生（重点）。"此外，作者写道："如果整个人群的低密度脂蛋白浓度与新生儿（或大多数其他动物物种的成年动物）相似，那么动脉粥样硬化很可能是一种孤儿病（orphan disease）[2]。"

换句话说，如果我们都保持婴儿时期的 apoB 水平，那么地球上就不会有那么多的心脏病，人们也不会知道它是什么了。有点像 3-羟基异丁酸尿症（3-hydroxyisobutyric aciduria）。什么？你没听说过这种疾病？那是因为它至今也只有 13 例报告病例。它就是一种孤儿病。我有点不严肃了，但我的观点是，如果我们更积极地治疗动脉粥样硬化疾病，它甚至不应该成为十大死亡原因之一。相反，全球每年有超过 1 800 万例致命性动脉粥样硬化

---

[1] 这是因为低密度脂蛋白颗粒的总数远远高于 Lp（a）颗粒的数量，但即使数量相对较少，Lp（a）仍然具有造成损伤的巨大能力。——作者注

[2] 又称罕见病（rare disease）。——译者注

疾病。

　　许多医生，事实上也包括你们中的许多人在读到此处时，看到如此低的LDL-C 目标可能会感到震惊：10~20 mg/dL ？大多数指南认为将 LDL-C 降低到 70 mg/dL 是"积极的"，即使是对高危患者（例如那些已经有过心脏病发作的患者）进行的二级预防也是如此。考虑到胆固醇在人体中的普遍性和重要性，人们自然会问，如此低水平的 LDL-C 和 apoB 是否安全。但是请考虑以下情况：婴儿可能需要最多的胆固醇，以满足其快速成长的中枢神经系统的巨大需求，但他们的循环胆固醇水平同样较低，却没有任何发育障碍。这是为什么呢？因为我们所有的脂蛋白——不仅仅是低密度脂蛋白，还有高密度脂蛋白和极低密度脂蛋白——所含的胆固醇总量只占我们体内胆固醇总量的 10%~15%。因此，这种担心是没有必要的，因为大量的研究表明，极低的低密度脂蛋白浓度没有任何不良影响。

　　这是我对待任何患者的出发点，无论他们是像阿纳哈德（有一个突出的风险因素）还是像我（有许多较小的风险因素）一样。我们的首要任务是减少 apoB 颗粒的负荷，主要是低密度脂蛋白，也包括极低密度脂蛋白，它们本身就很危险。而且要大幅度地降低，而不是略微降低或者逐步降低。我们希望它越低越好，宜早不宜迟。我们还必须注意其他风险标志物，特别是那些与代谢健康有关的标志物，如胰岛素、内脏脂肪和同型半胱氨酸（homocysteine），这种氨基酸在高浓度[①]时与心脏病发作、中风和痴呆的风险增加密切相关。

　　你会注意到，我不太关注 HDL-C，因为虽然非常低的 HDL-C 与较高的风险有关，但它们之间似乎并不是因果关系。这就是为什么在临床试验中，

---

①　同型半胱氨酸是在 B 族维生素的帮助下进行分解的，这就是 B 族维生素缺乏或参与其代谢的酶（如 MTHFR）发生基因突变会升高同型半胱氨酸的原因。——作者注

旨在提高 HDL-C 的药物通常未能减少风险和事件。两项伟大的孟德尔随机化研究揭示了其中的原因，它们对 HDL-C 问题的两个方面都进行了研究：低 HDL-C 与增加心肌梗死风险之间是不是因果关系？不是。升高 HDL-C 与降低心肌梗死风险之间是不是因果关系？也不是。

这是为什么呢？可能是因为无论高密度脂蛋白在争夺"动脉霸权"的战斗中提供了什么好处，它（再次）似乎是由其功能驱动的，而这似乎与它们的胆固醇含量无关。但是我们无法检测高密度脂蛋白的功能性，而且在我们更好地掌握高密度脂蛋白的实际工作原理之前，它可能仍然是难以捉摸的治疗目标。

脂蛋白并不是心血管疾病的唯一重要风险因素。如前所述，吸烟和高血压都会直接损伤内皮细胞。因此，戒烟和控制血压是降低心血管疾病风险的第一步，这没有商量的余地。

我们将会更详细地讨论营养问题，但我控制自己心血管疾病风险的第一步是开始改变自己的饮食方式，以便降低甘油三酯（甘油三酯过高是导致 apoB 升高的一个因素，我的情况就是如此），但更重要的是控制我的胰岛素水平。我需要让我的新陈代谢系统井然有序。需要说明的是，当时我自己的解决方案——生酮饮食（a ketogenic diet）[1]，可能并不适合所有人，同时它也不是我一直坚持的饮食方式。根据我的临床经验，大约有三分之一到一半摄入大量饱和脂肪（有时与生酮饮食密切相关）的人，会经历 apoB 颗粒的急剧增加，这显然是我们不希望看到的[2]。在特级初榨橄榄油、澳洲坚果和鳄梨

---

① 通常是指碳水化合物含量非常低、蛋白质含量适中、脂肪含量高的饮食，以加速脂肪代谢为酮体，从而达到减重的目的。——译者注

② 这至少有两个原因。首先，饱和脂肪似乎直接促进了过量胆固醇的合成。其次，也是更重要的一点，过量的饱和脂肪会导致肝脏降低低密度脂蛋白受体（LDL receptors）的表达，从而减少了低密度脂蛋白从血液循环中去除的量。——作者注

（以及其他食物）中大量存在的单不饱和脂肪（monounsaturated fats）不会产生这种作用，所以我常常会让我的患者多摄入这样的脂肪，达到总脂肪摄入量的 60% 左右。所以重点并不是限制脂肪总量，而是要转向能改善血脂状况的脂肪。

但对于许多患者甚至是大多数患者来说，将 apoB 降低到我们的目标水平——在儿童中发现的生理水平——单靠饮食是无法实现的，所以我们需要将营养干预措施与药物结合起来。在这一点上我们很幸运，因为与治疗癌症或神经退行性疾病相比，我们在医疗设备方面拥有更多的预防选择。他汀类药物无疑是控制血脂最常用的药物，但也有其他几种可能适合特定个体的选择，而且通常我们需要联合使用几种不同类型的药物，因此，患者同时服用两种作用机制不同的降脂药物的情况并不罕见。这些药物通常被认为是"降胆固醇"药物，但我认为我们最好从增加 apoB 清除率（apoB clearance）的角度来考虑，增强人体将 apoB 从血液循环中清除出去的能力。这的确是我们的目标，主要通过增强肝脏中低密度脂蛋白受体（LDLR）的活性来实现，因为这些受体会从血液中吸收胆固醇。

不同的药物会通过不同的路径来达到这种效果。他汀类药物通常是我们的第一道防线（或攻击线），它能够抑制胆固醇的合成，并促使肝脏增加 LDLR 的表达，从而可以将更多的低密度脂蛋白从血液循环中清除。它们可能还有其他益处，包括明显的抗炎作用，所以虽然我认为他汀类药物不应该像一些人建议的那样溶解在饮用水中，但我确实认为它们对降低许多患者的 apoB 或低密度脂蛋白浓度非常有帮助。并非每个人都能舒适地服用他汀类药物，大约 5% 的患者出现了破坏性的副作用，尤其是他汀类药物引起的肌肉疼痛。此外，一小部分服用他汀类药物的患者会出现葡萄糖稳态紊乱，这可能解释了为什么他汀类药物与 2 型糖尿病风险的小幅增加有关。另一部分患者会出现肝酶无症状升高，这种情况在同时服用依折麦布（ezetimibe）的患者中更为常见。停药以后，所有这些副作用都是完全且迅速可逆的。但对于那些能够耐受这些副作用的人（即大多数人），我会建议尽早并经常使用这类药物（有关他汀类药物和其他降 apoB 药物的更多信息，请参阅第137~138 页的"降脂药物简介"）。

这就把我们带到了医学 2.0 的最后一个，也许也是最大的一个主要盲点：时间。

我在本章中概述的过程发展得非常缓慢——不是两三年或 5 年，而是几十年。年轻人被发现有了病变和斑块，却没有遭受很多心血管疾病，这一事实告诉我们，这种疾病在相当长的一段时间内是不会造成危害的。死于心血管疾病当然不是不可避免的，百岁老人将它推迟了几十年，许多人完全没有患上它，他们的动脉仍然和比他们年轻一代的人一样干净。不知何故，他们设法减缓了这个过程。

几乎所有的成年人都在应对某种程度的血管损伤，不管他们看起来多么年轻、多么有活力，也不管他们的动脉在扫描中看起来多么干净。损伤总是存在的，尤其是在剪切应力（shear stress）[1]和局部血压升高的区域，比如血管的弯曲处和分支处。动脉粥样硬化以某种形式伴随着我们的一生。然而，大多数医生认为，如果计算出的患者发生重大心脏不良事件（如心脏病发作或中风）的 10 年风险（ten-year risk）低于 5%，那么进行干预就是"过度治疗"，他们认为这样做的益处并不大于风险，或者治疗成本太高。在我看来，这暴露了人们对心脏病不可阻挡的长期发展的普遍无知。10 年的时间范围太短了。如果我们想减少心血管疾病造成的死亡，我们需要开始考虑在 40 多

---

[1] 物体由于外因（载荷、温度变化等）而变形时，在它内部任一截面（剪切面）的两方出现的相互作用力，称为"内力"。内力的集度，即单位面积上受到的内力称为"应力"。应力可分解为垂直于截面（剪切面）的分量，称为"正应力"或"法向应力"；相切于截面（剪切面）的分量称为"剪切应力"。——译者注

岁甚至 30 多岁的人群中进行预防。

另一种思考方式是，在某个特定的时间点，某人可能被认为是"低风险"的，但在什么时间范围内呢？标准是 10 年。但如果我们的时间范围是"你的余生"呢？

没有人是处于低风险的。

2009 年，36 岁的我第一次做钙扫描时，我的十年风险低得无法估量——从指标上看是这样。主导的风险评估数学模型的年龄下限是 40 岁或 45 岁。我的指标甚至不能被输入到模型中。所以，难怪没有人对我的发现感到震惊。尽管我的钙化积分为 6 分，但我 10 年内心脏病发作的风险远远低于 5%。

2016 年，在我第一次钙扫描 7 年之后，我做了 CT 血管造影（一种更好、分辨率更高的扫描），结果显示出同样的小钙斑，但没有证据表明其他地方有额外的软斑块。2022 年，我又去做了一次 CT 血管造影，结果还是一样的。这一次也没有任何软斑块的迹象，只有 2009 年的那一小块钙斑还在[1]。因此，至少在市面上分辨率最清晰的 CT 扫描仪的观察下，也没人会相信我的动脉粥样硬化已经发展了 13 年。

我不知道这是否意味着我摆脱了风险，坦率地说，我对此表示怀疑，但我不再像以前那样害怕死于心血管疾病了。我长期而全面的预防计划似乎已经初见成效。50 岁的我现在感觉比 36 岁时好多了，而且除了年龄之外，我的风险在任何指标上都要低得多。其中的一个主要原因是我起步早，早在医学 2.0 提出任何干预措施之前就采取行动。

然而，大多数医生和心脏病学专家仍然坚持认为，30 多岁的人开始关注心脏病的初级预防还为时尚早。2018 年，《美国医学会杂志》心脏病学子刊

---

[1]　唯一的区别是：2016 年的检测给我的钙化积分是 0；2022 年，我的钙化积分是 2 分；而最初的 CT 扫描给这同一个小斑块的评分是 6 分。这使我更加相信，虽然钙化积分是有用的，但是光靠它们是远远不够的。——作者注

上发表的一篇由艾伦·斯奈德曼与他人合著的论文直接挑战了这一观点，该论文在预防方面比较了 10 年和 30 年的风险范围。斯奈德曼及其同事的分析发现，将视线延展到 30 年而不是标准的 10 年，并尽早采取积极的预防措施，比如对某些患者更早开始他汀类药物治疗，可以防止数十万例心脏事件的发生，这意味着可以挽救许多人的生命。

相比之下，大多数用于初级预防（即预防首次心脏事件）的他汀类药物研究持续大约 5 年，通常会发现"需要治疗的人数"（NNT，即为了挽救一条生命，需要服用某种药物的患者人数）大约在 33~130，具体取决于患者的基线风险（baseline risk）状况。（令人惊讶的是，迄今为止最长的他汀类药物试验只持续了 7 年。）但在 30 年的时间框架内观察它们的风险降低潜力，就像斯奈德曼的研究所做的那样，NNT 就会降至 7 以下。在早期阶段，每 7 个人服用他汀类药物，我们就有可能挽救一条生命。原因很简单，随着时间的推移，风险与 apoB 暴露成正比。我们越早减少 apoB 暴露、降低风险，随着时间的推移，复合收益就越大——整体风险降低的程度也就越大。

这概括了医学 2.0 和医学 3.0 在心血管疾病方面的根本区别。前者认为预防主要是管理相对短期的风险；医学 3.0 的眼光则要长远得多——更重要的是，它试图识别和消除疾病过程中的主要致病因素（primary causative agent）：apoB。这彻底改变了我们的治疗方法。例如，45 岁 apoB 升高的人的十年风险要低于 75 岁 apoB 低的人。医学 2.0 会说，要治疗 75 岁的人（因为他们的年龄），而不是治疗 45 岁的人。医学 3.0 则表示，应该忽略 10 年风险，这两种情况的致病因素都要进行治疗——要尽可能降低 45 岁的人的apoB。

一旦你了解到 apoB 颗粒——LDL、VLDL、Lp（a）——与 ASCVD 之间存在因果关系，比赛规则就完全改变了。阻止这种疾病的唯一方法就是消除病因，而行动的最佳时机就是现在。

还在为这个想法而纠结吗？那么请考虑下面这个例子。我们知道，吸烟与肺癌有因果关系。那么，我们是否应该告诉某人，只有在其患肺癌的十年风险达到一定阈值后才戒烟？也就是说，人们一直吸烟到 65 岁然后戒烟，我们认为是可以的吗？还是说，我们应该尽我们所能帮助那些可能刚刚染上烟瘾的年轻人彻底戒掉？

从这个角度来看，答案是明确的。你越早把蛇头砍下来，它咬你的风险就越低。

降脂药物简介

虽然市场上有七种他汀类药物，但我倾向于从"瑞舒伐他汀"（Crestor）开始，只有当药物产生一些负面影响（例如，某种症状或生物标志物）时，我才会转向其他药物。我的目标是积极的，正如彼得·利比提出的合理化建议，我想把浓度降到 20 或 30 mg/dL，大约是儿童的水平。

对于不能耐受他汀类药物的人，我喜欢使用一种较新的药物，叫作"贝派地酸"（nexletol），它通过一种不同的路径来达到大致相同的目的——抑制胆固醇合成，以此来迫使肝脏增加 LDLR，从而提高 LDL 的清除率。他汀类药物会抑制全身胆固醇的合成，尤其是在肌肉中，但贝派地酸只在肝脏中起作用。因此，它不会引起与他汀类药物相关的副作用，特别是肌肉酸痛。这种药物的主要问题是成本。

另一种名为"依折麦布"的药物可以阻断胃肠道对胆固醇的吸收[①]。这反

---

① 不是指你吃进去的胆固醇，因为它无论如何都不会被吸收，而是你通过肝脏和胆道系统制造和回收的胆固醇。

过来又消耗了肝脏中的胆固醇，从而再次导致了 LDLR 表达的增加和更多 apoB 颗粒的清除，这正是我们想要的结果。依折麦布与他汀类药物联合使用效果良好，因为能够阻断胆固醇合成的他汀类药物，往往会导致身体反射性地增加肠道对胆固醇的再吸收——而这正是依折麦布有效防止的事情。

LDL 受体可以通过我们前面提到的一类称为 "PCSK9 抑制剂" 的药物上调，它会攻击一种叫作 "PCSK9" 的蛋白质，这种蛋白质会降解 LDL 受体。这增加了受体的半衰期，从而提高肝脏清除 apoB 的能力。作为一种单一疗法，它们具有与高剂量他汀类药物大致相同的 apoB 或 LDL-C 降低效力，但它们最常见的用途是在他汀类药物的基础上加用 PCSK9 抑制剂。他汀类药物和 PCSK9 抑制剂的联合使用是我们对抗 apoB 的最强大的药理学工具。遗憾的是，他汀类药物不会降低 Lp（a），但 PCSK9 抑制剂可以降低大多数患者的 Lp（a），通常可以达到 30% 左右。

甘油三酯也会加重 apoB 颗粒的负荷，因为它们主要在极低密度脂蛋白中运输。我们的饮食干预旨在降低甘油三酯，但在营养变化不足以及在遗传因素导致饮食干预无效的情况下，贝特类（fibrates）是首选药物。

二十碳五烯酸乙酯（vascepa）是一种从鱼油中提取的药物，含有 4 克药用级二十碳五烯酸（EPA），也被 FDA 批准用于降低甘油三酯升高患者的低密度脂蛋白。

第八章

失控的细胞：对付癌症杀手的新方法

你们可能需要锲而不舍才能赢得胜利。

——玛格丽特·撒切尔（Margaret Thatcher）

当史蒂夫·罗森伯格（Steve Rosenberg）还是一名年轻住院医师的时候，他遇到了一位将决定其职业生涯走向，甚至可能是整个癌症治疗进程的患者。1968 年，他在马萨诸塞州的一家退伍军人医院（VA hospital）轮转，一位 60 多岁的男性需要做一个相对简单的胆囊手术。这位男性名叫詹姆斯·迪安杰洛（James DeAngelo），他的腹部已经有了一道大疤痕，他说这是很久以前做的胃部肿瘤切除手术留下的。他补充说，肿瘤已经转移到了肝脏，但外科医师没有触及这些肿瘤。

罗森伯格确信他的患者一定是搞错了。对于转移性胃癌来说，即使能够存活 6 个月都属于奇迹。但根据迪安吉洛的医院记录，这正是当时所发生的事情。12 年前，他曾走进这家医院，主诉身体不舒服，精神萎靡。他的病历显示，当时他每周要喝三四瓶威士忌，每天抽一两包烟。外科医师在他的胃里发现了一个拳头大小的肿瘤，在他的肝脏中也发现了较小的转移灶。他们切除了他的胃肿瘤和半个胃，但没有动肝脏上的转移灶，因为他们认为同时切除这些肿瘤风险太大。然后他们把切口缝合好，送他回家等死，而他显然没有做到这一点。

罗森伯格继续进行胆囊手术，在手术过程中，他决定检查一下迪安杰洛的腹部。他摸了摸肝脏后面，小心翼翼地在它柔软的紫色肝叶（lobes）下摸索着，期待能摸到一些残留的肿瘤块，一种明确无误的感觉，又硬又圆，几乎像外星人一样，但他完全没有发现任何肿瘤生长的痕迹。"这名男子患上了一种致命的、无法治愈的癌症，本来应该很快就会死去。"罗森伯格在 1992 年出版的《转化细胞》（*The Transformed Cell*）一书中这样写道，"他的病从未接受过我们或其他任何人的治疗。然而他却被治愈了。"

这怎么可能呢？在所有的医学文献中，罗森伯格只能找到 4 例转移性胃癌完全自发缓解的病例。他感到迷惑不解。但他最终提出了一个假设：他相信，迪安杰洛自身的免疫系统已经击退了癌症，并杀死了肝脏中剩余的肿瘤，就像你我摆脱感冒一样。他自己的身体治愈了他的癌症。原因不明。

当时，这一观点远远超出了癌症研究的主流。但罗森伯格怀疑他发现了一些重要的东西。《转化细胞》讲述的是罗森伯格寻求利用免疫系统对抗癌症的故事。然而，尽管到处都有小的成功，但无论是什么现象消除了詹姆斯·迪安杰洛的肿瘤，都被证明是难以捉摸的。在最初的 10 年里，罗森伯格的患者没有一个存活下来。一个都没有。但他还是坚持了下来。

与癌症研究相比，他在肿瘤外科领域的发展更为突出。1985 年，他为罗纳德·里根（Ronald Reagan）总统做了手术，切除了他结肠上的癌性息肉，手术进行得很顺利。但罗森伯格的目标是消除对癌症手术的需求，就这么简单。终于，在 20 世纪 80 年代中期，他有了一线成功的希望——刚好足以支撑他继续前进。

作为一名医学生，当我读到《转化细胞》一书时，我就知道我想成为一名外科肿瘤学家，而且我必须和史蒂夫·罗森伯格一起工作。甚至在我申请医学院之前，"癌症"就一直萦绕在我的脑海里。在我毕业后的一年里，我一边上医学院的先修课程，一边在安大略省金斯顿总医院（Kingston General Hospital in Ontario）的儿科肿瘤病房做志愿者，与正在接受癌症治疗的孩子们在一起。值得庆幸的是，儿童白血病是医学2.0取得真正进展的领域之一。但并非所有的孩子都活了下来，这些孩子们的勇敢，他们和他们的父母所忍受的痛苦，以及他们的医疗团队的同情心，比任何工程或数学问题都更让我感动，它坚定了我从工程学转到医学的决心。

在我读医学院的第三年，我有机会在罗森博格的实验室里度过4个月，而这里是美国癌症研究的中心。当我到达那里的时候，距离理查德·尼克松（Richard Nixon）1971年向癌症宣战[1] 已经过去了将近30年。最初，人们希望癌症能在5年内被"治愈"，正好可以赶上美国独立建国200周年纪念。然而，到了1976年，它仍然顽强地保持着不败之地，到2001年我从医学院毕业之时依然如此。时至今日，癌症实际上也仍未被治愈。

尽管美国国家癌症研究所（National Cancer Institute）在研究上投入了1 000多亿美元的资金，再加上来自私营企业和公共慈善机构投入的数十亿美元——尽管有那么多的粉红丝带[2]和黄腕环[3]，以及在PubMed数据库上发表的数百万篇论文——癌症仍然是美国第二大死亡原因，仅次于心脏病。这

---

[1] 1971年，当时的美国总统尼克松首次向癌症宣战，签署了《国家癌症法》。——译者注

[2] 全球乳腺癌防治活动的公认标识，用于宣传"及早预防，及早发现，及早治疗"这一信息，足迹遍布全球数十个国家。——译者注

[3] 黄腕环与美国著名自行车运动员兰斯·阿姆斯特朗有关，他在25岁时被诊断为睾丸癌，在治疗后又重返赛场，后来成立基金会帮助癌症患者重拾希望。佩戴黄腕环不仅成为一种时尚，更是对顽强生命的礼赞。——译者注

两种疾病加在一起，几乎占美国死亡人数的二分之一。不同之处在于，我们对心脏病的发生和发展了如指掌，并且我们还有一些有效的工具来预防和治疗它。因此，自20世纪中叶以来，心血管疾病和脑血管疾病的死亡率已经下降了三分之二，但癌症在美国的致死率与50年前几乎完全相同。

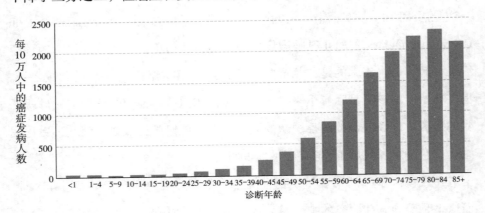

图 8.1　美国按年龄划分的癌症发病率

资料来源：美国国家癌症研究所（2021）。

我们在治疗一些特定癌症方面已经取得了一些进展，特别是白血病（尤其是我前面提到的儿童白血病）。1975年至2000年间，成人白血病患者的十年生存率几乎翻了一番，从23%跃升至44%。霍奇金淋巴瘤（Hodgkin's lymphomas）和非霍奇金淋巴瘤的生存率也有所提高，尤其是前者。然而，这些都代表着在一场进展并不特别顺利的"战争"中取得的相对较小的胜利。

和心脏病一样，癌症也是一种衰老性疾病。也就是说，每过十年，它的发病率就会呈指数级增长（参见图8.1）。但它几乎在任何年龄段都可能致命，尤其是中年时期。癌症患者的中位年龄是66岁，但在2017年，45~64岁的人因癌症死亡的人数比心脏病、肝病和中风的总和还要多。根据美国国家癌症研究所的数据，如果按照最近的趋势继续下去，那么该年龄段的患者也将在今年（2023 年）美国可能被诊断出的 170 万例新增癌症病例中占到近 40%。然而，当癌症被发现时，它可能已经发展了数年甚至数十年。当我写下这些文字时，我悲伤地想起了我高中时的三个朋友，他们在过去的十年里都死于癌症，年龄都不到 45 岁。每个读这本书的人，大概都听过几个类似的故事吧。

我们面临的问题是，一旦癌症确诊，我们就缺乏高效的治疗方法。我们的工具包是有限的。许多（虽然不是所有）实体瘤都可以通过手术切除，这一方法可以追溯到古埃及。手术和放射治疗相结合的方式对大多数局部实体肿瘤非常有效。虽然我们已经相当擅长使用这种方法，但我们已经穷尽所能了，我们用这种方法治疗癌症的能力基本上已经达到极限了。而当癌症转移或扩散时，手术的价值就很有限。转移性癌症可以通过化疗来减缓，但它们几乎总是会复发，而且通常比以往任何时候都更难治疗。我们衡量患者成功或缓解的标准，通常是 5 年生存率，仅此而已，我们不敢说出"治愈"这个词。

第二个问题是，我们在早期发现癌症的能力仍然很弱。很多时候，我们只有在肿瘤引起其他症状时才会发现它们，到那时，肿瘤往往已经发展到局部晚期而无法切除的地步了。或者更糟糕的是，癌症已经扩散到身体的其他部位。我在培训期间，多次看到过这样的情况：我们切除了患者的肿瘤（或多个肿瘤），结果一年后他们就去世了，因为同样的癌症已经在其他地方扎根了，比如他们的肝脏或肺部。

这一经验为我们应对癌症的"三步走"战略提供了参考信息。我们的第一个也是最明显的愿望是，像百岁老人一样，避免患上癌症。换句话说，就是预防癌症。但是癌症的预防是很棘手的，因为我们还没有完全理解是什么驱动了这种疾病的发生和发展，无法使用同动脉粥样硬化一样的解决方案。此外，在这个很大程度上是随机的过程中，运气似乎发挥了重要作用。但我们确实有一些线索，这就是我们接下来两节要讨论的内容。

下一步是使用更新、更智能的治疗方法，针对癌症的多方面弱点，包括快速生长的癌细胞对代谢的贪得无厌，以及它们对新型免疫疗法的脆弱性，这是史蒂夫·罗森伯格等科学家几十年来工作的成果。在我看来，免疫疗法尤其具有巨大的前景。

第三步，或许也是最重要的一步，我们需要尽可能早地发现癌症，以便更有效地部署我们的治疗方法。我主张对我的患者进行早期、积极和广泛的筛查，比如在 40 岁时进行结肠镜筛查（或其他结直肠癌筛查），而不是标准建议的 45 岁或 50 岁。因为有大量证据表明，大多数癌症在早期阶段进行治疗要容易得多。对于将这些久经考验的癌症筛查的主要方法与新兴方法相结合，我也持谨慎乐观的态度，例如"液体活组织检查"（liquid biopsies，简称"液体活检"），它可以通过简单的血液化验检测出微量的癌细胞 DNA。

战争已经进行了 50 年，但似乎很明显，不太可能出现单一的"治愈方法"。相反，我们最大的希望可能在于找到更好的方法，从这三个方面攻克癌症：预防；更有针对性和更有效的治疗；全面和准确的早期发现。

什么是癌症？

癌症之所以如此致命、如此可怕，一个主要原因是我们对癌症的起源和扩散原因知之甚少。

癌细胞与正常细胞有两个重要的区别。与普遍的看法相反，癌细胞的生长速度并不比非癌细胞快，它们只是没有在应该停止生长的时候停止生长。出于某种原因，它们不再听从身体的信号，这些信号告诉它们何时生长，何时停止生长。这个过程被认为是在正常细胞获得某些基因突变时开始的。例如，一种叫作 *PTEN* 的基因通常会阻止细胞生长或分裂（并最终成为肿瘤），但在癌症患者中，这种基因经常会发生突变或者"丢失"，包括大约 31% 的前列腺癌患者和 70% 的晚期前列腺癌患者。这种"肿瘤抑制"（tumor suppressor）基因对我们了解该疾病至关重要。

定义癌细胞的第二个特性是它们能够从身体的一个部位移动到它们不应该出现的远隔部位。这被称为"转移"（metastasis），它使乳腺癌细胞能够扩散到肺部。正是这种扩散使癌症从局部可控的问题转变为致命的全身性疾病。

然而，除了这两个共同的特性之外，不同癌症之间的相似之处基本上就没有了。"治愈"的最大障碍之一是，癌症不是一种单一、简单、直接的疾病，而是一种复杂得令人难以置信的疾病。

大约 20 年前，美国国家癌症研究所发起了一项宏大而又雄心勃勃的研究，名为"癌症基因组图谱"（The Cancer Genome Atlas），其目标是对癌症肿瘤细胞进行测序，以期找到导致各种癌症（如乳腺癌、肾癌和肝癌）的精确基因变化。掌握了这些知识，科学家们将能够开发出针对这些确切突变的治疗方法。正如提出该项目的一位科学家所说："这些是我们开发治疗方法所需的起点。"

但是，从 2008 年开始发表在一系列论文中的癌症基因组图谱研究的早期结果显示出的混乱多于清晰。这项研究并没有揭示出导致每种癌症的基因变化的明确模式，而是发现了巨大的复杂性。每个肿瘤平均有 100 多个不同的突变，而这些突变几乎是随机的。少数基因作为驱动因素出现，包括 TP53（也被称为 p53，发现于一半的癌症中）、KRAS（常见于胰腺癌）、PIC3A（常见于乳腺癌）和 BRAF（常见于黑色素瘤），但这些众所周知的突变很少在所有的肿瘤中共享。事实上，似乎根本没有任何个体基因"导致"癌症。相反，似乎是随机的体细胞突变联合起来共同导致了癌症。因此，乳腺癌不仅在基因上与结肠癌不同（正如研究人员所预期的那样），而且没有两种乳腺癌肿瘤是非常相似的。如果两名女性都患有乳腺癌，而且处于同一阶段，她们的肿瘤基因组可能差异很大。因此，根据两名女性的肿瘤基因特征设计出一种治疗方法，即使不是不可能，也是很困难的。癌症基因组图谱不仅没有揭示出森林的形状，反而把我们拖进了树木迷宫的更深处。

至少在当时看来是这样。最终，基因组测序被证明是对抗癌症的一种非常强大的工具——只不过不是以 20 年前设想的方式。

即使我们成功治疗了局部癌症，我们也无法确定它是否已经完全消失了。我们无法知道癌细胞是否已经扩散并潜伏在其他器官中，并准备在那里站稳脚跟。正是这种转移性癌症导致了大多数癌症患者死亡。如果想大幅度降低癌症死亡率，我们必须在预防、发现和治疗转移性癌症等方面做得更好。

除了少数例外，如胶质母细胞瘤（glioblastoma）或其他侵袭性脑肿瘤，以及某些肺癌和肝癌，实体瘤通常只有在扩散到其他器官时才会杀死你。乳腺癌只有在转移时才会致死；前列腺癌也只有在转移时才会致死，没有这两个器官你也能活下去。因此，当你听到有人死于乳腺癌或前列腺癌，甚至胰腺癌或结肠癌的悲惨故事时，他们的死亡是因为癌症扩散到了其他更重要的器官，比如大脑、肺部、肝脏和骨骼。当癌症到达这些部位时，生存率会急剧下降。

但是，是什么导致了癌症扩散呢？我们真的不知道，而且我们也不太可能很快找到答案，因为美国癌症研究经费中只有 5%~8% 用于转移研究。我们检查出癌症转移的能力也很差，尽管我相信我们即将在癌症筛查方面取得一些关键性的突破，这一点我们稍后会讨论。我们的大部分精力都集中在了对转移性癌症的治疗上，这是一个极其困难的问题。一旦癌症扩散，整个游戏的规则就会改变。我们需要对其进行系统治疗，而不仅是局部治疗。

现在，这通常意味着化疗。与普遍的看法相反，杀死癌细胞实际上很容易。我的车库里和厨房水槽下面有十几种潜在的化疗药物。虽然它们的标签上标明它们是玻璃清洁剂或下水道疏通剂，但它们也能轻易杀死癌细胞，当然，它们也是杀死其间每一个正常细胞的毒药，很可能在这个过程中杀死患者。这场比赛的胜利在于杀死癌细胞，同时保留正常细胞。选择性杀伤才是关键。

传统化疗在毒药和药物之间占据着一个模糊的区域。第一次世界大战期间被用作武器的芥子气是最早一些化疗药物的直接前身，其中一些仍在使用。这些药物会攻击细胞的复制周期，由于癌细胞正在迅速分裂，化疗药物对它们的伤害比对正常细胞的伤害要严重得多。但许多重要的非癌细胞也在频繁分裂，比如口腔和肠道黏膜、毛囊和指甲中的细胞，这就是为什么常用的化疗药物会导致脱发和胃肠道不适等副作用。与此同时，正如癌症研究人员罗伯特·加滕比（Robert Gatenby）所指出的那样，那些能够在化疗中存活下来的癌细胞，最终往往会获得使其变得更加强大的突变，就像蟑螂对杀虫剂产生耐药性一样。

正如已故作家克里斯托弗·希钦斯（Christopher Hitchens）在其癌症回忆录《人之将死》（Mortality）中所指出的那样，化疗的副作用从一开始似乎是一场公平的交易，目的是换取"多活几年的机会"。但随着转移性食管癌治疗的拖延，他改变了主意。"我连续躺了好几天，试图推迟我不得不吞咽的那一刻，但却无济于事。每次吞咽的时候，都会有一股地狱般的疼痛涌上我的喉咙，最后就像骡子踢了我的后背一样，然后一个无赖的想法突然冒了出来：如果我事先知道了这一切，还会选择接受治疗吗？"

希钦斯当时遭受着现代化疗的主要缺陷折磨：化疗是一种影响全身的治疗模式，但仍然不具备足够的特异性，无法做到只针对癌细胞，而不针对正常的健康细胞。因此，他遭受了可怕的副作用。最终，成功的治疗方法需要既是系统性的，又是能够针对某一特定癌症类型的。它们将能够利用癌细胞特有的某些弱点，同时又能在很大程度上保护正常细胞（当然，也包括患者）。然而，这些弱点可能是什么呢？

癌症很强大并不意味着它是不可战胜的。2011 年，两位资深癌症研究人员道格拉斯·哈纳汉（Douglas Hanahan）和罗伯特·温伯格（Robert Weinberg）发现了癌症的两个关键特征，这两个特征可能会导致——实际上已经促进了——新的治疗方法以及降低癌症风险的潜在方法的涌现。第一个特征是许多癌细胞的代谢发生了改变，消耗了大量的葡萄糖。其次，癌细胞似乎具有一种不可思议的逃避免疫系统的能力，而免疫系统通常会追捕受损和危险的细胞，比如癌细胞，并将它们作为攻击目标。这第二个问题就是史蒂夫·罗森伯格和其他人几十年来一直试图解决的问题。

代谢和免疫监视令我兴奋，因为它们都是全身性的，是每个对抗转移性癌症的新疗法的必要条件。它们都利用了癌症的特征，这些特征对于肿瘤来说可能比单纯失控的细胞复制更具特异性。但是，无论是代谢还是基于免疫的癌症治疗方法都不是全新的。几十年来，顽强的研究人员一直在为这两个领域的进展奠定基础。

癌症代谢

你现在可能已经猜到了，我们倾向于认为癌症主要是一种基因病，是由不明原因的突变引起的。很显然，癌细胞在基因上不同于正常的人类细胞。但在过去一个世纪左右的时间里，少数研究人员一直在研究癌细胞的另一个独特性质，那就是它们的代谢。

20 世纪 20 年代，一位名叫奥托·瓦尔堡（Otto Warburg）的德国生理学家发现，癌细胞对葡萄糖有一种奇怪的贪食欲，它吞噬葡萄糖的速度是健康组织的 40 倍。但这些癌细胞并没有像正常细胞那样"呼吸"，正常细胞会在线粒体内进行有氧呼吸，消耗氧气并产生大量的 ATP（细胞的能量货币）。相反，它们似乎在使用一种不同的途径，这种途径通常是正常细胞在无氧条件下（也就是说，在没有足够氧气的情况下，比如我们跑步冲刺时），用来产生能量的方式。奇怪的是，尽管这些癌细胞有充足的氧气可以使用，但它们还是诉诸这种低效的代谢途径。

瓦尔堡认为这是一个非常奇怪的选择。在正常的有氧呼吸中，一个细胞可以将一个葡萄糖分子转化为多达 36 个单位的 ATP。但是在无氧条件下，同样数量的葡萄糖只能产生 2 个净单位的 ATP。这种现象被称为"瓦氏效应"（Warburg effect）。即使在今天，定位潜在肿瘤的一种方法就是给患者注射放射性标记的葡萄糖，然后进行 PET 扫描，看看大部分葡萄糖迁移到哪里。葡萄糖浓度异常高的区域表明可能存在肿瘤。

1931 年，瓦尔堡因发现电子传递链（细胞中产生能量的关键机制）中的一种关键酶而获得了诺贝尔生理学或医学奖。到他 1970 年去世时，他所发现的癌症代谢的怪异现象已经几乎被人们遗忘了。1953 年，詹姆斯·沃森（James Watson）、弗朗西斯·克里克（Francis Crick）、莫里斯·威尔金斯（Maurice Wilkins）和罗莎琳德·富兰克林（Rosalind Franklin）发现了 DNA 的结构，这不仅在癌症研究中，而且在整个生物学领域都引起了颠覆性的转变。

正如沃森在 2009 年《纽约时报》的一篇专栏文章中所述："在 20 世纪 40 年代末，当时我正在攻读博士学位，生物学领域的顶尖人物是生物化学家，他们试图发现代谢的中间分子是如何产生和分解的。在我和同事们发现了 DNA 的双螺旋结构之后，生物学界的佼佼者就变成了分子生物学家，他们的主要任务是找出 DNA 序列编码的信息是如何被用来制造细胞的核酸和蛋白质成分的。"

然而，在与癌症的战争进行了近40年之后，沃森自己也确信，基因并不是成功治疗癌症的关键。他写道："我们可能不得不将我们的主要研究重点从解码癌症背后的基因指令转向了解癌细胞内部的化学反应。"他认为，是时候开始研究针对癌症代谢和基因的治疗方法了。

少数科学家一直在研究癌症代谢方面的问题。现就职于哈佛大学医学院附属丹娜法伯癌症中心（Harvard's Dana-Farber Cancer Center）的卢·坎特利（Lew Cantley），自20世纪80年代以来一直在研究癌症代谢，但当时这个想法并不合时宜。他解决了一个更加令人费解的问题，那就是为什么癌细胞需要以这种效率极低的方式产生能量。因为正如坎特利、马修·范德尔·海登（Matthew Vander Heiden）和克雷格·汤普森（Craig Thompson）在2009年的一篇论文中所指出的那样，瓦氏效应的低效可能就是问题的关键所在。他们发现，虽然瓦氏效应可能不会产生太多的能量，但是它会产生大量的副产品，比如乳酸，一种在剧烈运动中也会产生的物质。事实上，将葡萄糖转化为乳酸会产生如此多的额外分子，以至于作者认为它产生的相对少量的能量实际上可能是"副产品"。

这种看似疯狂的现象背后是有其逻辑性的——当一个细胞分裂时，它不会简单地分裂成两个更小的细胞。这个过程不仅需要细胞核的分裂，以及我们在高中生物中学到的所有东西，而且还需要构建一个全新细胞所需的实际物理材料。这些材料并不会凭空出现。正常的有氧细胞呼吸只产生ATP形式的能量，再加上水和二氧化碳，它们都不能作为构建材料（而且，我们还要呼出后两种物质）。瓦氏效应，也被称为无氧糖酵解（anaerobic glycolysis），可以将等量的葡萄糖转化为一点点能量和大量的化学构件，然后它们被用于快速构建新细胞。因此，"瓦氏效应"指的是癌细胞如何促进自身增殖的，但它也代表了癌症盔甲上的一个潜在弱点。[①]

在主流癌症学界，这仍然是一个有争议的观点，但人们越来越难以忽视癌症和代谢功能障碍之间的联系。在 20 世纪 90 年代和 21 世纪初，随着吸烟率和与吸烟有关的癌症发病率的下降，一种新的威胁出现了，取代了烟草烟雾的位置。肥胖和 2 型糖尿病像滚雪球一样在全国乃至全球范围内迅速蔓延，它们似乎增加了多种癌症的患病风险，包括食管癌、肝癌和胰腺癌。美国癌症协会（American Cancer Society）报告称，超重是癌症病例和死亡的主要风险因素，仅次于吸烟。

在全球范围内，大约 12%~13% 的癌症病例被认为是由肥胖引起的。肥胖本身与 13 种不同类型的癌症密切相关，包括胰腺癌、食管癌、肾癌、卵巢癌和乳腺癌，以及多发性骨髓瘤（multiple myeloma）（详见图 8.2）。2 型糖尿病也会增加某些癌症的患病风险，在某些情况下（如胰腺癌和子宫内膜癌）患病风险甚至可以翻倍。极度肥胖（BMI ≥ 40）与所有癌症死亡风险的相关性表现为，它使男性的死亡风险增加 52%，女性的死亡风险则增加 62%。

我怀疑肥胖、糖尿病和癌症之间的联系主要是由炎症和胰岛素等生长因子驱动的。肥胖，尤其是伴随着内脏脂肪（以及皮下储存库外的其他脂肪）堆积时，有助于促进炎症的发生，因为垂死的脂肪细胞会分泌一系列炎性细胞因子进入血液循环（详见第六章图 6.2）。这种慢性炎症有助于创造一个可能诱发细胞癌变的环境，它也有助于胰岛素抵抗的发展，导致胰岛素水平缓慢上升。而且，正如我们即将看到的，胰岛素本身在癌症代谢中是一个不良因素。

[①] 这并不是对瓦氏效应如何有利于癌细胞的唯一解释。另一种理论认为，由于乳酸和活性氧的产生导致 pH 值降低（即酸性更强），使肿瘤微环境变得不那么适宜，从而有助于保护肿瘤免受免疫细胞的侵害。有关这些主题的精彩回顾，请参阅利伯蒂和洛卡塞尔（Liberti and Locasale，2016）。——作者注

　　这一洞见得益于卢·坎特利的进一步研究。他和同事们发现了一种名为磷酸肌醇 3- 激酶（PI3K）的酶家族，这种酶通过加速细胞对葡萄糖的吸收，在助长瓦氏效应方面发挥着重要作用。实际上，PI3K 帮助打开了细胞膜上的一扇门，使葡萄糖能够大量涌入，为其生长提供燃料。癌细胞具有特异性突变，可以提高 PI3K 的活性，同时关闭肿瘤抑制蛋白 PTEN，我们在本章前面已经讨论过这一点。当 PI3K 被胰岛素和胰岛素样生长因子 IGF-1 激活时，细胞能够以极快的速度吞噬葡萄糖以促进其生长。因此，胰岛素就像是一种癌症促进剂，加速了它的生长。

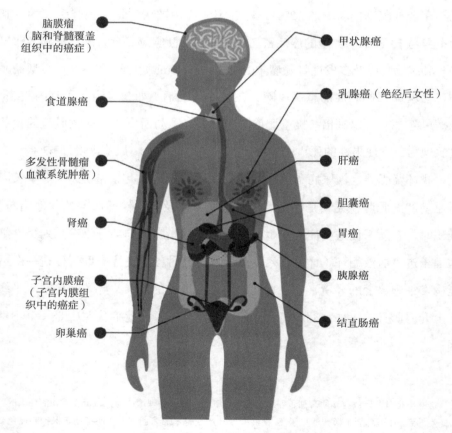

图 8.2　与超重和肥胖相关的癌症

资料来源：美国癌症研究所（2022a）。

这反过来也表明，代谢疗法，包括降低胰岛素水平的饮食控制，可能有助于减缓某些癌症的生长和降低癌症风险。已有证据表明，调整新陈代谢可以影响癌症的发病率。正如我们所看到的，使用热量限制（CR）饮食方式的实验动物，其癌症死亡率远远低于自由饮食（所有食物无限量供应）的对照动物。少吃似乎能给它们一定程度的保护，同样的道理也适用于人类。一项关于人类热量限制的研究发现，限制热量摄入会直接关闭 PI3K 相关通路，尽管是在肌肉中（肌肉不易患癌症）。这可能是胰岛素水平降低的结果，而不是葡萄糖水平降低的作用。

虽然很难预防甚至不可能避免导致癌症的基因突变，但解决为癌症提供能量的代谢因素相对容易。我并不是说"饿死"癌症是可能的，也不是说任何特定的饮食能让癌症奇迹般地消失，因为癌细胞似乎总是能获得它们所需的能量供应。我想说的是，我们不想处于胰岛素抵抗到 2 型糖尿病进程中的任何位置，因为那样我们患癌症的风险会明显升高。对我来说，这是预防癌症最容易取得的成果，就像戒烟一样。让我们的新陈代谢健康有序，对我们的抗癌战略至关重要。在下一节中，我们将会了解到代谢干预是如何被用于加强其他类型的癌症治疗的。

新疗法

卢·坎特利对 PI3K 通路的发现导致了一系列靶向癌症代谢的药物的开发。其中三种被称为"PI3K 抑制剂"的药物已被 FDA 批准用于治疗某些复发性白血病和淋巴瘤，第四种药物于 2019 年底被批准用于治疗乳腺癌。但是，根据 PI3K 在癌细胞生长途径中的突出作用，它们似乎并没有像预期的那样有效。此外，它们还有恼人的副作用，即升高血糖，而当细胞试图绕过 PI3K 的抑制作用时，血糖升高又会引发胰岛素水平和 IGF-1 的急剧上升。

根据这个理论，这正是我们想要避免的事情。

这种情况出现在了 2014 年的一次晚宴上，当时我与坎特利以及悉达多·穆克吉（Siddhartha Mukherjee）同席而坐。坎特利当时是位于曼哈顿的康奈尔大学威尔医学院迈耶癌症中心（Meyer Cancer Center）的主任；悉达多·穆克吉则是一位临床肿瘤学家、研究科学家，同时也是普利策奖获得者、《癌症传：众病之王》（The Emperor of All Maladies）的作者。我是悉达多著作的超级粉丝，所以我很高兴能与这两位肿瘤学界的泰斗坐下来交谈。

席间，我分享了一个关于 PI3K 抑制性药物治疗通过一种代谢疗法得到加强的案例。我一直在想这件事情，是因为这个患者是我一个非常要好的朋友的妻子。桑德拉（化名）6 年前被诊断出患有乳腺癌，目前已经出现淋巴结与骨转移。由于预后不佳，她有资格参加一项实验性 PI3K 抑制剂药物的临床试验，并与标准疗法相结合。

桑德拉是一位非常积极的患者。从被确诊的那一天起，她就开始痴迷于做任何可能对她有利的事情来增加她的胜算。她如饥似渴地阅读了所有她能读到的关于营养对癌症影响的资料，并得出结论：能够降低胰岛素和 IGF-1 水平的饮食将有助于她的治疗。所以她制定了一套养生食谱，主要包括绿叶蔬菜、橄榄油、鳄梨、坚果和适量的蛋白质，这些蛋白质主要来自鱼肉、鸡蛋和家禽肉。这种饮食方式同样值得注意的是，它不包含添加糖和精制碳水化合物。一直以来，她经常接受血液检查，以确保她的胰岛素和 IGF-1 保持在较低水平，而她也确实做到了。

在接下来的几年里，在她的试验地点登记的其他所有女性都去世了。这些患者接受了最先进的化疗，并使用了 PI3K 抑制剂，但她们的转移性乳腺癌仍然让她们不堪重负。试验不得不停止，原因很明显，这些药物不起任何作用，但是桑德拉除外。为什么她还活着，而其他数百名患有相同疾病、处于同样阶段的女性却没有活下来？仅仅是因为她运气好吗？还是说，她非常严格的饮食，可能抑制了她的胰岛素和 IGF-1，从而在她的命运中发挥了作用？

我对此有一种预感。我认为我们必须关注这些异常情况，这些"奇迹般"的幸存者。即使他们只是传闻中的人，他们的故事也可能包含一些对这种致命的神秘疾病的有用见解。正如史蒂夫·罗森伯格过去常说的："这些患者帮助我们提出正确的问题。"

然而，在穆克吉于 2010 年出版的《癌症传》中，他几乎没有写过任何关于新陈代谢和代谢疗法的内容。他后来告诉我，他觉得现在写这个似乎为时过早。如今，当我在晚餐期间讲述这个故事的时候，他似乎很感兴趣，但仍持怀疑态度。坎特利抓起一张餐巾纸，随手画了一张图。他解释说，PI3K 抑制剂的问题在于，通过阻断与胰岛素相关的 PI3K 通路实际上最终会升高胰岛素和葡萄糖水平。由于葡萄糖被阻止进入细胞，导致更多的葡萄糖留在了血液中。于是，身体认为它需要产生更多的胰岛素来消除所有的葡萄糖，这一过程中可能会通过激活 PI3K 来抵消一部分药效。那么，如果我们将 PI3K 抑制剂与胰岛素最小化或生酮饮食结合起来会怎么样呢？

从餐巾纸上那张粗略的图中，一项研究诞生了。该研究于 2018 年发表在《自然》杂志上，穆克吉和坎特利是该研究的资深作者。研究发现，生酮饮食和 PI3K 抑制剂的组合改善了被植入人类恶性肿瘤的小鼠对治疗的应答。这些结果非常重要，因为它们不仅表明癌细胞的代谢是治疗的有效靶点，而且表明患者的新陈代谢状态可以影响药效。在这种情况下，动物的生酮饮食似乎与原本有些令人失望的治疗方法产生了协同作用，而且事实证明，它们组合在一起使用比单独使用它们中的任何一种效果要强大得多。这就像在拳击比赛中，组合拳往往比任何单拳都有效。如果你第一拳没有打中，第二拳就已经在动了，直接瞄准你预计对手会移动的地方。（此后，穆克吉和坎特利与一家初创公司合作，进一步探索这种将药物治疗与营养干预相结合的想法。）

其他类型的饮食干预已被发现在有助于提高化疗有效性，同时能限制化疗对健康组织的附带损伤。南加州大学（University of Southern California）的瓦尔特·隆戈（Valter Longo）等人的研究发现，禁食或类似禁食的饮食可以增强正常细胞抵抗化疗的能力，同时使癌细胞更容易受到治疗的影响。建议癌症患者禁食似乎有悖常理，但研究人员发现，禁食对化疗患者并没有造成重大不良事件，在某些情况下，禁食可能还会改善患者的生活质量。一项对 131 名接受化疗的癌症患者进行的随机试验发现，那些接受"模拟禁食饮食"（基本上是一种非常低热量的饮食，旨在提供必需的营养，同时减少饥饿感）的患者更有可能对化疗产生应答，并且在身体和情绪上感觉更好。

这与传统做法背道而驰，传统做法是尽量让接受化疗的患者摄入他们能够耐受的食物，通常是高热量甚至高糖的饮食。美国癌症协会建议使用冰激淋作为"蛋糕的配料"。但这些研究的结果表明，提高癌症患者的胰岛素水平可能不是一个好主意。我们还需要进行更多的研究，但可行的假设是，由于癌细胞在代谢方面非常贪婪，因此它们比正常细胞更容易受到营养物质减少的影响，或者更有可能受到胰岛素减少的影响，胰岛素会激活对瓦氏效应至关重要的 PI3K 通路。

这项研究和我们之前讨论过的穆克吉 – 坎特利研究也指向了本章的另一个重要观点，即成功治疗癌症的方法很少只有一种。正如麻省总医院（Massachusetts General Hospital）肿瘤内科医师兼发展治疗学主任基思·弗莱厄蒂（Keith Flaherty）向我解释的那样，针对癌症的最佳战略可能是同时或依次针对该疾病的多个弱点。通过叠加不同的治疗方法，例如将 PI3K 抑制剂与生酮饮食相结合，我们可以从多个方面攻击癌症，同时也可以将癌症对任何单一治疗产生耐药性（通过突变）的可能性降至最低。这种做法在传统化疗中越来越普遍——但要想真正有效，我们首先需要更有效的治疗方法，即能够更好地识别出需要破坏的癌细胞，同时不伤害健康细胞和患者。

在下一节中，我们将看看"免疫疗法"这个曾经古怪的概念是如何产生多种可能改变比赛规则的癌症治疗方法，从而符合这一要求的。

免疫疗法的前景

和新陈代谢一样，免疫疗法在《癌症传：众病之王》中也没有出现。这本书在 2010 年出版时，人们几乎没有注意到这一点。但是，仅仅 5 年后，当肯·伯恩斯（Ken Burns）根据这本书制作纪录片时，免疫疗法和史蒂夫·罗森伯格也都开始名声大噪，这说明我们对癌症，尤其是对免疫疗法的看法在过去十年里已经开始发生改变。

免疫系统的程序是将"非我"和"自我"区分开来。也就是说，在我们自己健康的原生细胞中识别入侵的病原体和异物，然后杀死或中和有害物质。免疫疗法是任何试图增强或利用患者的免疫系统来对抗感染或其他疾病的疗法（例如：疫苗）。试图用这种方法治疗癌症的问题在于，虽然癌细胞是异乎寻常且十分危险，但严格来讲，它们仍然是我们的细胞（"自我"）。它们已经巧妙地进化到可以躲避免疫系统，尤其是我们的 T 细胞的攻击。T 细胞是免疫系统的杀手，通常会杀死外来细胞。因此，为了使癌症免疫疗法取得成功，我们基本上需要教会免疫系统识别并杀死我们自己的癌变细胞。它需要能够区分"有害的我"（癌症）和"有益的我"（其他一切）。

罗森伯格并不是第一个尝试利用免疫系统对抗癌症的人。早在 19 世纪末，一位在哈佛大学接受过培训的名叫威廉·科利（William Coley）的外科医师就注意到，一位患有严重肿瘤的患者奇迹般地被治愈了，而且这很显然是术后严重感染的结果。科利开始进行细菌接种实验，他希望能在其他患者身上引发类似的免疫应答。但是他的医学同事们对给患者注射细菌的想法感到震惊，当其他人未能复制科利的结果时，他的想法便被搁置一边，并被谴责为庸医。然而，癌症自发缓解的病例就像罗森伯格年轻时观察到的那样在不断发生，没有人能够真正解释它们。这些病例提供了诱人的机会，让人们一瞥人体的治愈能力。

这不是一个容易解决的问题。罗森伯格尝试了一种又一种方法，但都没有成功。癌症"疫苗"毫无进展。他花了多年时间试验白细胞介素-2（IL-2），这是一种在免疫应答中起主要作用的细胞因子（它主要会增强淋巴细胞的活性，而淋巴细胞是抗感染的白细胞）。它在转移性癌症的动物模型中起了作用，但在人类受试者身上的结果却比较复杂：患者必须在重症监护室里待上几天，甚至是几周，而且他们很容易因其巨大的副作用而死亡。终于，在1984年，一位名叫琳达·泰勒（Linda Taylor）的晚期黑色素瘤患者，仅靠大剂量的IL-2就得到了缓解。

这是一个巨大的转折点，因为它表明免疫系统可以战胜癌症。但是失败的案例仍然多于成功的案例，因为大剂量IL-2似乎只对黑色素瘤和肾细胞癌有效，而且只对这两种癌症中10%~20%的患者有效[1]。这是一种对需要更精准的问题采取的粗放方法。所以，罗森伯格将注意力直接转向了T细胞。如何训练它们来发现和攻击癌细胞呢？

经过多年的努力和数次尝试，罗森伯格和他的团队改良了一项在以色列开发的技术，即从患者的血液中提取T细胞，然后使用基因工程增加专门针对患者肿瘤的抗原受体。现在，T细胞被编程以攻击患者的癌症。这些修饰过的T细胞被称为嵌合抗原受体T细胞（CAR-T），可以在实验室中繁殖，然后再注入患者体内。

---

[1] 当时还不清楚为什么会出现这种情况，但现在已经可以解释明白，这种方法之所以有效，是因为这两种癌症往往有大量的基因突变，这意味着免疫系统更有可能识别出癌细胞是有害的，并将其作为目标。——作者注

2010 年，罗森伯格和他的团队报告了他们在 CAR-T 治疗方面的首次成功，这是一位晚期滤泡性淋巴瘤患者，该患者经历了多轮常规治疗，包括化疗，以及一种不同的免疫疗法，但都没有成功。其他研究小组也在研究这项技术，最终，在 2017 年，前两种基于 CAR-T 的治疗方法获得了 FDA 的批准（这使它们成为 FDA 批准的第一种细胞和基因治疗方法），一种用于治疗成人淋巴瘤，另一种用于治疗急性淋巴细胞白血病，这是儿童中最常见的癌症。虽然花了将近 50 年的时间，但史蒂夫·罗森伯格曾经古怪的理论终于取得了突破。

然而，尽管 CAR-T 疗法很伟大，但事实证明，它只对一种叫作 B 细胞淋巴瘤的特定类型的癌症有效。所有的 B 细胞，无论是正常细胞还是癌细胞，都会表达一种叫作 CD19 的蛋白质，CD19 是 CAR-T 细胞用来锁定并杀死它们的靶点。由于我们可以在没有 B 细胞的情况下生存，CAR-T 通过清除所有携带 CD19 的细胞来发挥作用。不幸的是，我们还没有发现其他癌症的类似标志物。

要想降低癌症总死亡率，我们就需要一类更普及的成功治疗方法。幸运的是，免疫疗法方法还在继续发展。十多年后的今天，一些基于免疫疗法的抗癌药物已经获得批准。除了 CAR-T，还有一类叫作"检查点抑制剂"的药物，它们与基于 T 细胞的治疗方法相反。检查点抑制剂不是激活 T 细胞去杀死癌细胞，而是帮助免疫系统发现癌细胞。

在此，我只简单地描述一下这个引人入胜的故事[①]。一位来自得克萨斯州的研究人员詹姆斯·艾利森（James Allison），其从事免疫疗法研究工作的时间几乎和史蒂夫·罗森伯格一样长，发现了癌细胞是如何利用所谓的检查点

---

① 要了解更多关于免疫疗法的故事，请阅读查尔斯·格雷伯（Charles Graeber）2018 年出版的《突破》（*Breakthrough*）一书，书中详细介绍了詹姆斯·艾利森在检查点抑制剂方面的工作。——作者注

躲避免疫系统的。这些检查点通常应该调节我们的 T 细胞，防止它们越界去攻击我们的正常细胞，将会导致自身免疫性疾病。检查点基本上最后都会问一次 T 细胞："你确定要杀死这个细胞吗？"

艾利森发现，如果你阻断了特定的检查点，特别是一种叫作 CTLA-4 的检查点，你就能有效地暴露或揭开癌细胞的伪装，然后 T 细胞就会摧毁它们。他在癌症易感小鼠身上尝试了这项技术。后来，在一次早期实验中，当他一早来到实验室时，发现所有接受过检查点抑制治疗的小鼠都还活着，而没有接受这种治疗的小鼠都死了。当实验的结果如此清晰，甚至不需要统计分析时，没有比这更好的了。

2018 年，艾利森与日本科学家本庶佑（Tasuku Honjo）分享了诺贝尔奖，本庶佑一直在研究一种略有不同的检查点 PD-1。这两位科学家的工作促成了两种获批的检查点抑制药物，伊匹单抗（ipilimumab，商品名为逸沃）和帕博利珠单抗（pembrolizumab，商品名为可瑞达），分别针对 CTLA-4 和 PD-1。

所有的诺贝尔奖都令人印象深刻，但我尤其偏爱这个奖项。检查点抑制剂不仅挽救了美国历史上第三位获得诺贝尔和平奖的总统吉米·卡特（Jimmy Carter）的生命，他在 2015 年因转移性黑色素瘤接受了可瑞达治疗，而且还拯救了我的一位非常要好的朋友，一位被称为迈克尔的前同事。迈克尔在 40 岁出头的时候被诊断出长了一个非常大的结肠肿瘤，需要立即手术。我仍然记得在他手术期间，我坐在候诊室里焦急地翻阅杂志封面的情景。迈克尔是我所认识的最善良的人，在我们一起工作的那些年里，他的才华和智慧能让糟糕的一天变得愉快。我无法想象失去他的日子会怎样。

当迈克尔的手术被证明很成功时，他的家人和朋友们都欢欣鼓舞，病理报告显示，尽管原发肿瘤已经很大了，但附近的淋巴结没有发现癌症的迹象。几个月后，当我们得知迈克尔的癌症是由一种叫作"林奇综合征"

（Lynch syndrome）的遗传疾病引起的时候，我们的喜悦又变成了绝望。患有林奇综合征的人通常知道自己患有这种疾病，因为它是显性遗传的。但迈克尔是被收养的，所以他并不知道自己有危险。林奇综合征的基因突变几乎可以保证其携带者会像迈克尔一样患上早发性结肠癌，但他们患其他癌症的风险也很高。果不其然，在迈克尔躲过得了结肠癌的"第一枪"5年后，他打电话告诉我，他现在患上了胰腺癌。这更加令人痛心，因为我们都很清楚，这种癌症基本就是致命的。

迈克尔去看了他所在地区的顶级胰腺外科医师，医生证实了最糟糕的情况：手术是不可能的。癌症已经到了晚期。迈克尔最多只能活 9~12 个月。更令人心碎的是，迈克尔和他的妻子在那一年刚刚迎来了他们的第一胎孩子，一对双胞胎女儿。但是《新英格兰医学杂志》（*The New England Journal of Medicine*）最近报道称，一些错配修复缺陷（常见于林奇综合征）患者已经成功使用抗 PD-1 药物可瑞达进行了治疗。虽然希望渺茫，但至少看起来迈克尔有可能从这种药物中获益。迈克尔的医生同意对他进行测试，测试结果证实迈克尔确实是可瑞达的候选人。他立即参加了一项临床试验。虽然不能保证对所有这样的患者都有效，但它在迈克尔身上起了作用，使他的免疫系统能够对抗肿瘤，并最终消除了他体内所有的胰腺癌迹象。

所以，现在他第二次摆脱了癌症的困扰，并且非常庆幸自己在双胞胎女儿还裹着尿布的时候，能从一场本该要了他的命的疾病中活了下来，现在他可以亲眼看着她们长大了。他所付出的代价是，当他的免疫系统攻击他的癌症时，免疫系统就会有点失控，并在这个过程中破坏了他的胰腺。结果，他现在患上了 1 型糖尿病，因为他再也不能分泌胰岛素了。他失去了胰腺，但保住了性命。总的来说，这似乎是一笔公平的交易。

迈克尔是个幸运儿。截至目前，已获批准的各种免疫治疗方法仍然只有相当小比例的患者受益。大约三分之一的癌症可以用免疫治疗，而在这些患者中，只有四分之一的人能够真正受益（即存活）。根据肿瘤学家内森·盖伊（Nathan Gay）和维奈·普拉萨德（Vinay Prasad）的分析，这意味着只有8%的潜在癌症死亡可以通过免疫疗法得到预防。它们在起作用的时候是奏效的，但只适用于少数患者，而且代价很大。然而，就在20年前，当我作为一名正在接受培训的肿瘤外科医师感到沮丧的时候，像卡特或迈克尔以及无数其他患者，都会死去。

但我（以及其他比我知道更多的人）相信，我们只是尝到了通过免疫疗法所能实现的一小部分甜头。

目前正在探索的一个想法是将免疫疗法与其他治疗方法相结合。最近的一篇论文描述了一项临床试验，试验将以铂类为基础的化疗与检查点抑制剂联合使用，结果提高了肺癌患者的总体生存率。这些患者对检查点抑制剂本身并不敏感，但是化疗的某些方面使癌症对免疫疗法更敏感，或者说更"可见"。这是我们前面提到的"叠加"疗法概念的延伸。

为了使免疫疗法更广泛地发挥作用，我们需要想办法帮助我们的免疫细胞发现并杀死更多的癌症，而不仅仅是少数特定类型的癌症。基因分析显示，大约80%的上皮癌（即实体瘤）具有免疫系统能够识别的突变，因此它们可能容易受到基于免疫治疗的影响。

有一种非常有前途的技术被称为过继性细胞疗法（或过继细胞转移，ACT）。ACT是一类免疫疗法，将补充的T细胞转移到患者体内，就像给军队增加援军一样，以增强他们对抗自身肿瘤的能力。这些T细胞已经用特异性靶向患者个体肿瘤类型的抗原进行了基因编程。它类似于我们之前讨论过的CAR-T细胞疗法，但其范围更广。随着时间的推移，癌症很快就会超越免疫系统检测和杀死它的能力，因为根本没有足够的T细胞来完成这项工作，特别是当癌症达到临床检测点的时候。这就是为什么像詹姆斯·迪安杰洛那样的自发缓解如此罕见。ACT 背后的理念基本上是用大量的靶向 T 细胞来战胜癌症，就像用一大队训练有素的刺客来补充军队一样。

ACT 有两种方法。首先，我们可以从患者的肿瘤中提取样本，并分离出那些能识别肿瘤威胁的 T 细胞。这些细胞被称为肿瘤浸润淋巴细胞（TIL），但它们可能只有几百万个，不足以对肿瘤产生完全应答。通过从体内移除 TIL 并将其乘以 1 000 倍左右，然后再把它们输注到患者体内，我们可以期望看到更好的应答。或者，可以从患者的血液中采集 T 细胞并进行基因修饰，以识别患者的特定肿瘤。这些方法都各有优缺点 [1]，但有趣的是，ACT 实际上意味着为每个患者设计一种新的、定制的抗癌药物。

这显然是一个成本高昂的提议，也是一个非常耗费人力的过程，但其前景无限。验证原理就是如此，但我们还需要做更多的工作，不仅要提高这种方法的疗效，而且还要使我们能够更广泛、更容易地提供这种治疗。虽然一开始费用可能会令人望而却步，但我要指出的是，传统化疗也非常昂贵——而且其缓解几乎从来都不是永久性的。

基于免疫的癌症治疗的一个显著特点是，当它起作用时，它就真的起作用了。转移性癌症患者在化疗后进入缓解期并不罕见。但问题是，缓解几乎从未得到持续，癌症几乎总是以某种形式复发。但当患者对免疫疗法有应答，并进入完全缓解期时，他们通常会保持缓解状态。80%~90% 的所谓的"免疫治疗完全应答者"在 15 年后仍然没有患病。这是非常了不起的——远远好于我们通常在常规癌症治疗中宣布取得胜利的短期时间范围。人们不太愿意使用"治愈"这个词，但对免疫疗法有应答的患者来说，可以放心地认为癌症已经基本消失了。

---

[1] 例如，TIL 根据其定义，就已经证明了其与肿瘤的密切关系；然而，随着它们的繁殖，它们可能会"衰老"得更多（细胞每次分裂都会"衰老"），从而失去一些效力。相反，经过基因修饰的 T 细胞往往更年轻，更容易生长，但它们不一定具有与 TIL 相同的肿瘤杀伤能力。——作者注

这里的重要信息是，希望是存在的。这是我有生以来第一次看到，我们在与癌症的战争中取得了进展，如果我们还能称之为战争的话。现在有一些治疗方法可以并且确实挽救了成千上万人的生命，而这些人在 10 年前肯定会死去。20 年前，患有转移性黑色素瘤的人平均可以多活 6 个月左右。然而，现在他们平均可以多活 24 个月，其中大约 20% 的患者已经可以被完全治愈。这代表了可衡量的进展——几乎完全归功于免疫疗法。我们将在本章最后一节讨论改进癌症的早期发现，它可能会使我们的免疫治疗更加有效。

免疫疗法走过了一条坎坷的道路，在沿途的许多地方它都可能被完全放弃。最终，它幸存了下来，因为它那些空想的成功最终被证明并非空想，多亏了詹姆斯·艾利森、本庶佑、史蒂夫·罗森伯格等富有远见的科学家们的决心和坚持。即使他们的工作看起来毫无意义，甚至可能是疯狂的，但他们仍然坚持不懈，勇往直前。

癌症的早期发现

在我们的抗癌武器库中，最后一个也许也是最重要的一个工具就是尽早进行主动筛查。尽管早期筛查仍然备受争议，但压倒性的证据表明，在癌症早期发现疾病几乎总是有益无害。

不幸的是，我在住院医师培训期间遇到的问题在今天仍然存在，太多的癌症被发现得太晚了，癌细胞已经生长并通过转移扩散了。少有治疗方法对晚期癌症奏效，在大多数情况下，除了少数对免疫疗法有应答反应的癌症患者之外，我们所能期望的最好结果就是稍微推迟死亡的来临。转移性癌症患者近 10 年的生存率几乎同 50 年前一样：零。我们需要做的不仅仅是期待新的治疗方法。

当癌症在早期，即 I 期被发现时，生存率会直线飙升。在一定程度上，可以把它看作是一道简单的数学计算题：这些早期癌症患者体内的癌细胞总数较少，突变的癌细胞也较少，因此也更容易受到我们现有的药物治疗，包括一些免疫疗法的影响。我甚至认为，早期检测是我们从根本上降低癌症死亡率的最大希望。

这种说法从直觉上讲是有道理的，但即使粗略地看一下在转移性和辅助治疗（即术后）情况下治疗特定癌症成功率的比较数据，这种说法也能得到支持。我们先来看看结肠癌。转移性结肠癌患者，也就是患者的癌症已经从结肠和邻近的淋巴结扩散到了身体的另一个部位，如肝脏，通常会接受三种药物进行的联合治疗，即 FOLFOX 方案。这种治疗方法的中位生存时间（median survival time）[1]约为 31.5 个月[2]，这意味着约有一半的患者活得比这个时间更长，还有一半患者则没有。不管怎样，这些患者在 10 年内几乎没有一个能存活下来。如果患者成功进行了 III 期结肠癌手术，这意味着所有的癌症都被切除了，而且远处器官未见明显扩散，那么后续治疗就会使用完全相同的 FOLFOX 方案。但在这种情况下，这些患者中足足有 78.5% 的人还能再活 6 年，人数是转移患者中位生存时间人数的两倍多，而且其中 67% 的患者在手术后 10 年依然活着，这个显著的差异令人印象深刻。

那么，造成这种显著差异的原因是什么呢？这种差异与每个患者癌细胞的总体负荷有关。在晚期转移性癌症中，有数百亿甚至数千亿的癌细胞需要被治疗。而在没有到晚期的癌症中，虽然毫无疑问仍有数百万甚至数十亿的癌细胞逃过了外科医师的手术刀，但是更少的癌细胞意味着它们发生突变的可能也会更小，因此对治疗的耐药性也会更小。

---

[1] 又称半数生存期，是指生存率为 0.5 时对应的生存时间，表示有 50% 的观察对象可活这么长时间。——译者注

[2] 对于 95% 的转移性结肠癌患者。——作者注

乳腺癌患者也有类似的情况。HER2 阳性转移性乳腺癌 [①] 患者的中位生存时间预计不到 5 年，标准治疗包括 3 种化疗药物。但是，如果我们的患者有一个较小（<3 厘米）的局部 HER2+ 肿瘤，通过手术切除，再加上仅用其中两种化疗药物进行辅助治疗，那么她将有 93% 的机会无病生存至少 7 年。患者的总体肿瘤负荷越低，我们的药物就往往越有效，患者的生存概率也就越大。同样，就像免疫疗法一样，这是一场数字比赛：癌细胞越少，成功的可能性就越大。

问题在于，截至目前，我们仍然不太擅长在早期发现癌症。在几十种不同类型的癌症中，我们只对 5 种癌症有公认的、可靠的筛查方法：肺癌（针对吸烟者）、乳腺癌、前列腺癌、结直肠癌和宫颈癌。即便如此，主流指南一直在引导人们远离某些类型的早期筛查，例如女性的乳房 X 光检查和男性的前列腺特异性抗原（PSA）血液检查。这部分与成本有关，部分与假阳性的风险有关，假阳性可能导致不必要甚至危险的治疗（导致进一步的成本）。两者都是有效的问题，但让我们先把成本问题放在一边，把注意力放在假阳性问题上。

医学 2.0 表示，由于某些测试存在明显的假阳性，所以我们不应该在大多数人身上做这些测试，就这样。但如果我们戴上医学 3.0 的眼镜，我们就会有不同的看法：这些测试可能是有用的，而且它们几乎是我们所能做的一切。那么，我们怎样才能使它们更有效、更准确呢？

对于所有的诊断测试，都需要在灵敏度（或说检测发现疾病的能力，即其真正的阳性率，以百分比表示）和特异性（或说确定某人没有该疾病的能力，即真正的阴性率）之间进行权衡，这些都代表了测试的整体准确性。然

---

① 意思是人表皮生长因子受体 2 的表达，这是一种位于乳腺癌细胞表面的蛋白质受体，可以促进生长。这种基因会在大约 30% 的乳腺癌中过度表达。——作者注

而，除此之外，我们还必须考虑该疾病在我们的目标人群中的患病率。我们正在测试的人有多大可能真的患有这种疾病？乳房 X 光检查的敏感性为 85% 左右，特异性不到 90%。如果我们检查的是一个相对低风险的人群，其中也许只有 1% 的人确实患有乳腺癌，那么即使是一个灵敏度不错的测试也会产生相当多的假阳性。事实上，在这个低风险人群中，乳房 X 光检查的"阳性预测值"仅为 10% 左右，这意味着如果你的检测结果呈阳性，那么你实际患乳腺癌的概率只有大约十分之一。在其他总体患病率（和风险）更高的人群中，测试效果要好得多。

乳腺 X 线摄影的情况说明我们在进行测试时需要非常谨慎，了解被测试者的风险状况，以及了解我们的测试能够提供哪些信息以及不能提供哪些信息。没有任何一种诊断测试对任何事物都是百分之百准确的。因此，仅仅依靠一种测试是愚蠢的，不仅是对乳腺癌，在许多其他领域也是如此。我们需要从叠加测试方式的角度来考虑。例如，在寻找乳腺癌时，除了乳房 X 光检查外，还要结合超声和核磁共振成像（MRI）检查。通过多次测试，我们的分辨率就会得到提高，而且不必要的程序也会减少。

简而言之，问题不在于测试本身，而在于我们如何使用它们。前列腺癌筛查提供了一个更好的例子。它不再像"你的 PSA 值是 X 或更高，因此我们必须对你的前列腺进行活检，这是一个痛苦的过程，可能有许多令人不快的副作用"那么简单。现在我们知道要看看其他参数，比如 PSA 速率（PSA 随时间变化的速度）、PSA 密度（PSA 值标准与前列腺体积的比值）和游离 PSA（比较血液中与载体蛋白结合和未结合的 PSA 的数量）。如果将这些因素考虑在内，PSA 将成为前列腺癌风险的一个更好的指标。

然后还有其他测试，例如 4K 血液测试，它会寻找特定的蛋白质，从而可以让我们更好地了解患者的前列腺癌可能有多大的侵袭性和潜在的危险性。我们想要回答的关键问题是，我们的患者会像许多男性一样"带着前列腺癌而死"，还是会"因前列腺癌而死"？在查明真相的过程中，我们不想扰乱他的生活，以免对他造成潜在的伤害。将我刚才描述的这些血液测试与多参数 MRI 成像技术相结合，意味着现在进行不必要的活检或手术的可能性非常低。

关于结直肠癌（CRC）的筛查也有较少的类似争议。长期以来，结直肠癌筛查一直是中年人的必经之路[①]。结肠镜检查的目的不仅是为了寻找成熟的肿瘤，而且还要寻找息肉，息肉是在结肠黏膜形成的生长物。大多数息肉保持小而无害，永远不会癌变，但有些息肉有可能变成恶性的并侵入结肠壁。并非所有的息肉都会变成癌症，但所有的结肠癌都是由息肉引起的，这就是结肠镜检查成为如此强大的工具的原因。内窥镜医生不仅能够在潜在的癌性生长变得危险之前发现它们，而且能够当场干预，使用结肠镜上的仪器切除息肉，以便日后检查。它将筛查和手术结合到一个程序中，这是一个了不起的工具。

传统指南建议对 50~75 岁的平均风险人群进行结直肠癌筛查。《平价医疗法案》（*Affordable Care Act*）完全涵盖了这些预防性筛查。根据共识指南，如果没有发现息肉，且患者的风险为平均水平，则只需每 10 年重新筛查一次。但是，有充分的证据表明，即使是具有平均风险因素的患者（即没有结肠癌家族史和没有炎症性肠病的个人病史），在 50 岁时进行首次筛查也可能太晚了。在 50 岁之前被诊断为结直肠癌的人中，大约有 70% 没有与该疾病相关的家族史或遗传病史。2020 年，大约有 3 640 名美国人在 50 岁之前死

---

① 有几种不同的结肠癌筛查方法，可分为两类：基于粪便的检查和直接可视化检查。基于粪便的检查基本上是一种筛选测试的筛选测试。如果粪便检测结果呈阳性，就需要对结肠进行直接的可视化检查：要么进行柔性乙状结肠镜检查，让内窥镜医生观察结肠的下部（包括乙状结肠和降结肠）；要么进行传统的结肠镜检查，检查整个结肠。在我看来，其他的检查都无法与结肠镜检查相提并论。——作者注

于结直肠癌。鉴于这种疾病的缓慢发展特性，很可能许多晚于 50 岁去世的人在 50 岁生日时就已经患有这种疾病。这就是美国癌症协会在 2018 年更新了指南，将平均风险人群的年龄降至 45 岁的原因。

在我的实践中，我们更进一步，通常鼓励平均风险人群在 40 岁之前进行结肠镜检查，如果他们的病史中有任何迹象表明他们的风险可能更高的话，筛查时间甚至会更早。然后，是否需要每 2~3 年会重复检查一次，取决于之前的结肠镜检查结果。例如，如果发现无蒂（扁平）息肉，我们倾向于在给患者做内窥镜检查的医生还什么都没发现时尽早做手术。对于重复这样一个复杂的过程来说，2~3 年的时间窗口似乎也是很短的。有文献记载，在一次正常的结肠镜检查后，结肠癌在短短 6 个月到 2 年的时间内就会出现，小心驶得万年船[1]。

为什么我一般会在指南规定之前建议做结肠镜检查？主要是因为在所有的主要癌症中，结直肠癌是最容易发现的癌症之一，在降低风险方面的回报最大。它仍然是美国五大最致命的癌症之一，仅次于肺癌（排名第一）和乳腺癌 / 前列腺癌（女性 / 男性，排名第二），并排在胰腺癌（排名第四）和肝癌（排名第五）之前。不过，在这 5 种癌症中，结直肠癌是我们最有可能及早发现的一种。由于它生长在一个相对容易接近的位置，即结肠，我们不需要任何成像技术或手术活检就能看到它。由于它很容易被观察到，我们了解它从正常组织到息肉再到肿瘤的整个发展过程。及早发现会给疾病的治疗带来很大的不同，因为我们可以有效地当场消除息肉或生长物，要是动脉斑块

---

[1] 2022 年发表的一项研究发现，被建议在十年内进行一次结肠镜检查的人与未被建议进行结肠镜检查的人相比，前者患 CRC 的风险仅降低了 18%（相对）和 0.22%（绝对）。然而，只有 42% 的被建议做结肠镜检查的人真的做了，而且他们在研究期间只做了一次。我认为这不是对频繁结肠镜检查预防 CRC 的有效性的测试，而是对告诉人们（不经常）做结肠镜检查的有效性的测试。——作者注

也能这样处理就好了。

我的底线是，早做筛查比冒险做得太晚要好得多。想想不对称风险——不尽早、不频繁筛查可能是最危险的选择[1]。

其他相对容易通过肉眼检查发现的癌症包括皮肤癌和黑色素瘤，宫颈癌的子宫颈抹片检查是另一种成熟的微创检查，我建议我的患者每年做一次。当我们谈论在体内，在我们的内部器官中发展的癌症时，事情就变得更加棘手了。我们不能直接看到它们，所以我们必须依靠成像技术，比如肺癌的低剂量 CT 扫描。这些扫描目前被推荐用于吸烟者和有吸烟史的人，但我依然认为 CT 扫描应该被更广泛地使用，因为大约 15% 的肺癌是在从未吸烟的人身上诊断出来的。肺癌是总体癌症死亡的头号原因，但从不吸烟者中的肺癌患者仅排在第七位。

MRI 与 CT 相比具有明显的优势，因为它不会产生任何电离辐射，但仍能提供良好的分辨率。有一种可以提高 MRI 筛查区分癌症和非癌症能力的新技术，就是所谓的背景减影弥散加权成像（diffusion-weighted imaging with background-traction，DWI）。DWI 背后的理念是在彼此非常接近的不同时间点（通常在 10~50 微秒[2]），观察在组织内部和周围的水分子扩散运动。如果水分子被截留或者被困住，那么它可能表明存在一个紧密堆积的细胞簇，有可能就是肿瘤。因此，细胞密度越高，核磁共振 DWI 相位上的信

---

① 对于那些寻求更详细指导的人，可参考几年前我在一篇关于 CRC 筛查的博客文章（Attia 2020a）中所写的："在你进行第一次结肠镜检查之前，可以做一些事情来提高你的风险收益比。你应该问一下你的内窥镜医生的腺瘤检出率（ADR）是多少。ADR 是指接受结肠镜检查的个体中检测到一个或多个腺瘤（或结肠息肉）的比例。ADR 的基准是在男性中大于 30%，在女性中大于 20%。你还应该问问你的内窥镜医生，具体来说，它造成了多少穿孔，以及任何其他严重的并发症，比如严重的肠道出血发作（在常规筛查中）。你还应该问的另一个问题是，你的内窥镜医生的退镜时间（withdrawal time）是多少，定义为在结肠镜检查过程中退出结肠镜时的观察时间。退镜时间越长，说明检查越彻底。目前标准治疗的退镜时间是 6 分钟。"——作者注

② 1 微秒等于百万分之一秒（10 的负 6 次方秒）。——译者注

号灯就越亮，这使得 DWI 在功能上成为射线照相检验上的一种"肿块检测器"。现在，DWI 在大脑中的使用效果最好，因为它受运动伪影（movement artifacts）的影响最小。

我仍然乐观地认为，随着软件的优化和技术的标准化，这项技术可以逐渐得到改进。尽管如此，即使是像最好的核磁共振 DWI 这样先进的技术，如果单独使用，也不是完全没有问题的。虽然这种检测的敏感性非常高（如果有癌症，它能很好地发现癌症，因此很少有假阴性），但它的特异性相对较低（意味着当你没有癌症时，它也不能很好地告诉你，因此有很多假阳性）。这是敏感性和特异性之间不可避免的权衡，也可以说是阴阳平衡。一个增加得越多，另一个减少得也就越多[①]。

我告诉患者，如果你要做全身核磁共振成像筛查，那么我们很有可能会找到一个无关紧要的甲状腺（或其他）结节，以换取对你身体其他器官的仔细观察。因此，我的患者中有大约四分之一的人选择不接受这种筛查，这是可以理解的。这让我想到了癌症筛查工具包中的下一个工具，这个工具可以弥补成像测试的高敏感性/低特异性问题。

我对所谓的"液体活检"的出现持谨慎乐观态度，这种检查试图通过血液测试来检测癌症的存在[②]。它们被用于两种情况：检测治疗后患者的癌症复发情况，以及筛查其他健康患者的癌症。这是一个快速发展和令人兴奋的领域，被称为多癌种早期检测（multicancer early detection）。

马克思·迪恩（Max Diehn）是我在医学院的同学之一，现在他是斯坦福大学的肿瘤学教授，自 2012 年以来，他一直处于这项研究的前沿。马克思和他的同事们打从一开始就提出了一个看似简单的问题：在肺癌患者切除

[①] 腺体组织尤其降低了 MRI 的特异性。MRI 在检测腺癌方面是如此出色，以至于它明显过度了。甲状腺癌可能是其中危害最大的。——作者注
[②] 这些被称为液体活检，以区别于传统的固体组织活检。——作者注

肿瘤后，是否有办法通过血液测试来筛查患者的肿瘤复发迹象？

肿瘤复发迹象筛查历来是通过成像测试实现的，比如 CT 扫描，它使我们能够"看到"肿瘤。尽管存在辐射暴露，但主要问题是这些测试的分辨率不是很高。这些成像技术很难识别直径小于 1 厘米的癌症，即使你假设这个 1 厘米的结节是患者体内唯一的癌细胞集合（这不是一个很好的假设，就像是在客厅大摇大摆的蟑螂几乎不会是房子里唯一的一只），但当你达到传统检测的阈值时，实际的癌细胞数量要超过 10 亿个。如果我们能更早地发现这些复发性癌症，我们可能会有更好的机会让患者处于缓解期。正如我们在几页之前讨论的那样，辅助治疗与转移性癌症治疗相比要更容易一些，其原因也是如此。

马克思和他的同事们提出了一个完全不同的方法。由于癌细胞不断生长，它们往往会将细胞物质，包括肿瘤 DNA 碎片，释放到血液循环中。如果有一种血液测试可以检测到这种所谓的细胞游离 DNA 呢？我们已经从手术中知道了肿瘤的基因特征——也就是说，肺癌细胞与正常肺细胞有何不同。因此，应该可以通过筛查患者的血浆中的这种细胞游离 DNA 来确定癌症的存在。

毫无疑问，这种筛查仍然近乎大海捞针。早期癌症是我们最希望通过液体活检发现的癌症，提到早期癌症，我们可能谈论的是来自于癌症的 0.01%~0.001% 的细胞游离 DNA（或者大约万分之一到十万分之一）。只有借助于下一代高通量 DNA 筛选技术，才有可能实现这一目标。这些测试在术后环境中的应用越来越广泛，但这项技术仍然相对不够成熟。关键是你必须知道你在寻找什么，也就是说，你得了解区分癌细胞和正常细胞的突变模式。

一些研究人员正在开始开发利用血液测试来筛查癌症的方法，这些方法通常适用于健康人群。通过血液筛查癌症的困难程度还要再加一颗星，说成是大海捞针也不为过。更糟糕的是，在这种情况下，我们甚至不知道我们要找的"针"应该长什么样儿。我们对患者的肿瘤突变模式一无所知，因为我们还不能确定他们是否患有癌症。因此，我们必须寻找其他潜在的标志物。在这种类型的检测中，有一家名为圣杯（Grail）、处于领先地位的公司，它是基因测序公司因美纳（Illumina）的子公司。"圣杯测试"（grail test），也被称为 Galleri 测试，这种测试着眼于细胞游离 DNA 的甲基化模式，基本上就是通过 DNA 分子的化学变化，证明患者是否患有癌症。利用高通量筛查和大规模人工智能引擎，Galleri 测试可以从血液样本中收集到两个关键信息——是否存在癌症？如果是，它在哪里，它最有可能源自身体的哪个部位？

对于任何诊断测试，都必须决定如何校准或调整它。它将面向更高的灵敏度还是更高的特异性？ Galleri 已经通过一个名为"循环细胞游离基因组图谱"（CCGA）的数据库进行了验证，该数据库基于 15 000 多名癌症患者和非癌症患者的血液样本。在这项研究中，Galleri 测试被证明具有非常高的特异性，约为 99.5%，这意味着只有 0.5% 的测试产生了假阳性。如果测试结果显示你在身体的某个部位患有癌症，那么你很可能真的得了癌症。权衡的结果是，根据不同的阶段，由此产生的灵敏度可能会很低。（也就是说，即使测试结果表明你没有患癌症，你也不一定没有患癌。）

然而，需要谨记的是，这种测试的分辨率仍然比 MRI 或乳房 X 光检查等放射检查高得多。这些基于成像的测试需要"看到"肿瘤，也就是说，只有当肿瘤达到一定大小时才办得到。Galleri 测试则着眼于无细胞 DNA，它可以测出任意大小的肿瘤，甚至是那些在成像测试中看不到的肿瘤。

癌症早期筛查研究的一个早期观察结果是，可检测性不仅与预期的肿瘤分期有关（肿瘤分期越晚，在血液中发现细胞游离 DNA 的可能性就越大），而且与肿瘤的亚型有关。例如，I/II 期激素受体阳性乳腺癌的检出率约为25%，而 I/II 期激素受体阴性乳腺癌的检出率大约为 75%。这种差异告诉我们什么呢？该数据说明乳腺癌并不是一种统一的疾病，激素受体阴性的肿瘤比激素受体阳性的肿瘤更致命。因此，在检测更致命的乳腺癌亚型方面，该测试被证明是更准确的。

液体活检可以被视作具有两个功能：第一，确定癌症的存在与否，这是一个二元问题；第二，深入了解特定癌症的生物学特性（这也许是更重要的）。这种特殊的癌症可能有多危险？看起来，能产生更多细胞游离 DNA 的癌症往往也更具侵袭性和致命性。因此，我们希望尽早发现和治疗这些特定癌症。这项技术仍处于起步阶段，但我希望将不同的诊断测试结合起来，从放射成像检测（如 MRI）到直接可视化检测（如结肠镜检查）再到生物学/遗传学检测（如液体活检），让我们尽快正确识别需要治疗的癌症，并尽可能地降低检测出假阳性的可能。

我认为，这一发现的影响是巨大的。如果液体活检能够兑现其承诺，我们就可以完全改变癌症的时间线，这样我们就能在有机会控制甚至消除癌症的时候，尽早进行常规干预，而不是像我们现在通常做的那样，在患者已经处于不利地位的晚期才进行干预，并期待奇迹的出现。

在所有"骑士"疾病中，癌症可能是最难预防的。它可能也是各种形式的坏运气发挥到极限的一种疾病，比如以累积体细胞突变的形式出现。数据中唯一真正突出的可变风险是吸烟、胰岛素抵抗和肥胖（所有这些都需要避免），也许还有污染（空气、水等），但此类的数据尚不清楚。

与阿尔茨海默病（我们将在下一章中看到）不同，我们确实有一些治疗癌症的选择，免疫疗法尤其具有巨大的前景。然而，我们的治疗和预防战略仍然远不如我们用来治疗心血管疾病和从胰岛素抵抗到 2 型糖尿病的代谢功能障碍的工具有效。

在我们学会如何彻底预防或"治愈"癌症之前（我认为这是在我们有生之年无法发生的事情），除非取得一些奇迹般的突破，否则我们需要把更多的精力放在癌症的早期发现上，以便能够在癌症最脆弱的阶段，更好地针对特定癌症进行特定治疗。如果癌症的第一条规则是"不要得癌症"，那么第二条规则就是"尽快发现它"。

这就是为什么我如此提倡早期筛查。一个简单的事实是，治疗突变较少的小肿瘤远比我们等待癌症发展并可能获得帮助其逃避治疗的突变要容易得多。早期发现的唯一方法就是积极的筛查。

筛查确实需要耗费大量成本，这就是医学 2.0 在筛查方面往往更加保守的原因。当然，筛查成本既包括经济成本，也包括情感成本，尤其是那些可能产生假阳性的检测。此外，还有其他偶然风险，比如结肠镜检查带来的轻微风险，或者不必要的活检带来的更大风险。这三项成本必须与漏诊癌症，或者在癌症还比较容易治疗的时候但没有及早发现的成本相权衡。

没有人觉得做到这一切很轻而易举，我们还有很长的路要走，但最终我们在很多方面还是有希望的，这些希望远远超过了我接受肿瘤外科医师培训时的希望。在与癌症的战争进行了 50 多年之后，我们终于可以看到一条通往新世界的道路。癌症诊断通常意味着对可治疗问题的早期发现，而不是对严重问题的晚期发现。由于有了更好的筛查和更有效的治疗方法，如免疫疗法，癌症有朝一日可能会成为一种可控的疾病，甚至可能不再有资格被称为"骑士"疾病了。

第九章

追寻记忆：了解阿尔茨海默病和 其他神经退行性疾病的真正病因

阻碍发现的最大障碍不是无知，而是对知识自以为是的幻觉。

——丹尼尔·J. 布尔斯廷（Daniel J. Boorstin）

大多数人在生病或认为自己可能生病时才去看医生。几乎所有我的患者在初次就诊时都相对健康或认为自己相对健康。40 岁的斯蒂芬妮也是如此，她在 2018 年初第一次来我的办公室就诊时，并没有哪里不舒服，她只是对长寿"感兴趣"。

她的家族史并不特别。她的 4 位祖父母中，有 3 位在七八十岁时死于动脉粥样硬化并发症，第四位死于癌症。对于"最伟大的一代"（The Greatest Generation）来说，这几乎是意料之中的事情。唯一的危险信号是，她的母亲在 70 岁时身体健康，却开始出现一些记忆丧失的情况，斯蒂芬妮将其归因于"年纪大了"。

我们约了一周后对她初步的血液检查结果进行复查。我通常会尽可能地以生物标志物为准，所以我们会进行一系列全面的测试，但当我拿到一位新患者的检查结果时，我会立即扫视一些指标。其中包括他们的 Lp（a）水平，即我们在第七章中谈到的高风险脂蛋白，以及他们的 apoB 浓度。我经常检查的第三个指标是他们的 APOE 基因型，即我们在第四章中提到的与阿尔茨海默病风险相关的基因。

斯蒂芬妮的实验室检测结果显示，她携带有 APOE e4 等位基因，这种基因与阿尔茨海默病的较高患病风险相关，并且不只是一个拷贝，而是 2 个（e4/e4），这意味着她患阿尔茨海默病的风险比那些携带有两个常见的 e3 等位基因拷贝的人高出 12 倍。APOE 的 e2 版本似乎可以保护其携带者免受阿尔茨海默病的影响：e2/e3 携带者的患病风险降低了 10%，e2/e2 携带者的患病风险降低了约 20%。斯蒂芬妮很不走运。

她是我遇到的第四个携带这种非常罕见基因型的患者，只有大约 2%~3% 的人携带有这种基因型，而且她并不知道自己有风险。尽管事后看来，她母亲的健忘可能是早期阿尔茨海默病的一种症状。现在我面临着双重挑战：如何直接但又温和地把这个坏消息告诉她呢？更棘手的是，如何向她解释它意味着什么以及不意味着什么。

在这种情况下，我通常认为最好是开门见山，所以在我们坐下来之后，我说了类似这样的话："斯蒂芬妮，我们在你的血液测试中发现了一些可能会引起我关注的东西。不是因为现在出了什么问题，而是因为它会在二三十年的时间里带来的风险。你的基因组合会增加你患阿尔茨海默病的风险。但同样重要的是，你要明白，我们即将讨论的内容只是风险的一个标志，而不是既成事实。我相信，我们今后可以减轻这种风险。"

斯蒂芬妮受到了极大的打击。她从一开始就承受着很大的压力：离婚、工作不顺，现在又是这个。当一个人因为恐惧而睁大眼睛时，很难向他们解释清楚基因和风险的细微差别，因为他们能听到的只是"我完蛋了"。经过几个星期的多次讨论，她才开始理解信息的其余部分，那就是她实际上并不是命定要死的。

阿尔茨海默病可能是"骑士"疾病中最难治疗的一种，与动脉粥样硬化相比，我们对它如何开始、为什么开始以及如何减缓或预防它的了解要有限得多。与癌症不同的是，一旦出现症状，我们目前还没有办法对它进行治疗。而且与 2 型糖尿病和代谢功能障碍不同的是，它似乎不容易逆转（尽管这一点尚无定论）。这就是为什么，几乎无一例外，我的患者对痴呆症的恐惧超过了对任何其他衰老后果（包括死亡）的恐惧。他们宁愿死于癌症或心脏病，也不愿意失去理智和自我。

阿尔茨海默病是最常见的，但令我们感到担忧的还有其他神经退行性疾病。其中最普遍的是路易体痴呆症（Lewy body dementia）和帕金森病，它们实际上是一种相关疾病的不同形式，而该疾病（令人困扰地）被称为"带有路易体的痴呆症"。它们之间的主要区别是，路易体痴呆症主要是一种影响认知的疾病，而帕金森病主要（但不完全）被认为是一种运动障碍，尽管它也会导致认知能力下降。在美国，约有 600 万人被诊断患有阿尔茨海默病，约有 140 万人患有路易体痴呆症，100 万人被确诊患有帕金森病，帕金森病也是增长最快的神经退行性疾病。除此之外，还有各种不太常见但也很严重的神经退行性疾病，如肌萎缩性脊髓侧索硬化症（ALS，或卢·格里克氏症）和亨廷顿舞蹈症（Huntington's disease）。

所有这些疾病都是由某种形式的神经退行性变引起的，而迄今为止，还没有任何可以治愈它们的方法，尽管已经花费了数十亿美元来研究这些复杂的疾病。也许在不久的将来会有突破性的进展，但目前我们最好也是唯一的战略就是努力预防它们。唯一的好消息是，虽然这些疾病传统上被认为是完全独立和不同的疾病，但不断发展的证据表明，它们之间存在着比以前所认识到的更大的连续性，这意味着我们的一些预防战略也可能适用于不止一种疾病。

　　许多医生会回避 APOE 基因检测。传统观点认为，携带高风险 e4 等位基因的人几乎肯定会患上阿尔茨海默病，而我们对此无能为力。那么，为什么要用这些可怕的知识来加重患者的负担呢？

　　因为坏消息有两类：关于我们可以改变的事情，以及关于我们不能改变的事情。在我看来，假设患者的 e4 状态属于后一类是错误的。诚然，超过一半的阿尔茨海默病患者至少有一个 e4 基因拷贝，但仅仅拥有这个风险基因并不等同于被诊断为患有阿尔茨海默病引起的痴呆症。也有一些携带 e4/e4 的百岁老人并没有任何痴呆症的迹象，可能是因为他们有其他基因保护他们免受 e4 的影响；例如，*Klotho*（KL）基因的一种突变体，称为 kl-vs，似乎可以保护 e4 的携带者免于患上痴呆症。大量"正常"e3/e3 携带者最终仍然会患上阿尔茨海默病。拥有 e4 基因突变体仅仅意味着风险增加。但这不是板上钉钉的事。

　　我想向斯蒂芬妮阐明的另一点是，时间站在她这一边。这种疾病很少会在 65 岁之前发展到临床阶段，即使是有两个 e4 基因拷贝的患者。这给了我们大约 25 年的时间，利用我们现有的工具，努力防止或延缓她患上这种可怕的疾病。在此期间，希望研究人员能找到更有效的治疗方法。这是一种典型的不对称情况，什么都不做实际上是最危险的行动。

了解阿尔茨海默病

　　虽然阿尔茨海默病最早是在 20 世纪初被命名的，但"衰老"现象自古以来就被人们所关注。柏拉图认为，由于年龄的增长似乎"会导致各种各样的健忘和愚蠢行为"，老年人不再适合担任需要敏锐或判断力的领导职位。威廉·莎士比亚在《李尔王》（*King Lear*）中也为我们刻画了一个与自己日渐衰弱的心智作斗争的老人的形象，令人难忘。

对于这可能是一种疾病的观念最初是由阿洛伊斯·阿尔茨海默博士所提出，他是一位在德国法兰克福州疗养院担任医学总监的精神病专家。1906年，在对一位名叫奥古斯特·德特尔（Auguste Deter）的患者进行尸检时，他注意到她的大脑明显出了问题。奥古斯特·德特尔是一位50多岁的女性，在她生命的最后几年里遭受了记忆丧失、幻觉、攻击行为和精神错乱的折磨。她的神经元缠结在一起，像蜘蛛网一样，上面覆盖着一种奇怪的白色牙齿般的物质。他被它们奇怪的外表所震撼，于是把它们画了下来。

阿尔茨海默的另一位同事后来把这种疾病称为"阿尔茨海默病"，但在阿尔茨海默本人于1915年去世后（死于感冒并发症，享年51岁），他所发现的这种疾病或多或少被遗忘了50年，与其他不太常见的神经系统疾病一起，如亨廷顿舞蹈症、帕金森病以及路易体痴呆症，被归入无名之列。具有我们现在与这些疾病相关联的症状（包括情绪变化、抑郁、记忆丧失、易怒和不理智等）的患者，像奥古斯特·德特尔一样，通常都会被送进精神病院。与此同时，普通的"衰老"被认为是变老过程中不可避免的一部分，自柏拉图时代以来，一直如此。

直到20世纪60年代末，科学家们才开始接受"老年性痴呆"是一种疾病状态，而不仅仅是衰老的正常后果。三位英国精神病学家加里·布莱斯特（Garry Blessed）、伯纳德·汤姆林森（Bernard Tomlinson）和马丁·罗斯（Martin Roth）检查了70名去世前患有痴呆症患者的大脑，发现他们中的许多人都表现出了与阿洛伊斯·阿尔茨海默所观察到的相同类型的斑块和缠结。进一步的研究表明，患者的认知障碍程度似乎与他或她大脑中发现的斑块的大小有关。他们得出结论，这些患者也患有阿尔茨海默病。十多年后，也就是20世纪80年代初，其他研究人员发现斑块中的物质是一种叫作β-淀粉样蛋白（amyloid-beta）的肽。因为它经常在"犯罪现场"被发现，$\beta-$淀粉样蛋白立即被怀疑是阿尔茨海默病一个主要病因。

$\beta-$淀粉样蛋白是一种名为"淀粉样前体蛋白"（amyloid precursor protein，APP）的物质被分解成三部分时的副产物。APP 是一种在神经元突触中发现的膜蛋白，广泛存在于各种组织中。通常情况下，APP 会被分成两部分，此时一切正常。但当 APP 被切割成三部分时，其中一个片段就会"错误折叠"，这意味着它失去了正常的结构（从而也就失去了功能），变得更具化学黏性，容易聚集成团。这就形成了 $\beta-$淀粉样蛋白，它显然是有害的物质。被基因工程改造以积聚淀粉样蛋白的实验室小鼠（它们不会自然积聚），在执行通常容易的认知任务时会遇到困难，比如在简单的迷宫中寻找食物。与此同时，$\beta-$淀粉样蛋白还会引发另一种名为 tau 的蛋白质聚集，这反过来又会导致神经元炎症，并最终导致大脑萎缩。tau 蛋白很可能就是阿洛伊斯·阿尔茨海默在奥古斯特·德特尔大脑中观察到的神经元"缠结"的原因。

科学家们已经发现了一些促进 $\beta-$淀粉样蛋白快速积聚的基因突变，这些突变几乎可以确保某些人会患上这种疾病，而且往往是在他们相当年轻的时候。这些突变，其中最常见的被称为 APP、PSEN1 和 PSEN2，通常会影响 APP 的裂解。在携带这些基因的家族中，早发性阿尔茨海默病非常猖獗，家族成员常常会在三四十岁时出现症状。幸运的是，这些突变非常罕见，但它们发生在 10% 的早发性阿尔茨海默病病例中（约占总病例的 1%）。由于位于 21 号染色体上与 APP 裂解相关的基因的关系，唐氏综合征患者久而久之往往也会积聚大量的淀粉样斑块。

根据现有证据，得出阿尔茨海默病是由大脑中的这种 $\beta-$淀粉样蛋白的积聚直接引起的结论并不是一个巨大的飞跃。自 20 世纪 80 年代以来，所谓的"淀粉样蛋白假说"一直是阿尔茨海默病的主导理论，并推动了美国国立卫生研究院和制药行业的研究重点。人们一直认为，如果能消除淀粉样蛋白，就能阻止甚至逆转疾病的发展。但事实并非如此。已经开发出了几十种以这样或那样的方式靶向淀粉样蛋白的药物。但是，即使这些药物成功清除了淀粉样蛋白或减缓了淀粉样蛋白的产生，它们在改善患者认知功能或减缓疾病进展方面也尚未显示出益处。每一种药物都失败了。

随着这些药物一个接一个地失败，出现了一种假说，即在疾病已经扎根时再给患者服用药物便为时已晚。众所周知，阿尔茨海默病发展缓慢，需要几十年的时间。如果我们早点用药，结果会怎样呢？这个很有希望的假说已经在大型和广为宣传的临床试验中得到了检验，试验对象是携带遗传突变的人，这种突变基本上注定了他们会患上早发性阿尔茨海默病，但这些试验最终也失败了。2022 年，罗氏公司（Roche）和基因泰克公司（Genentech）启动了一项更广泛的临床试验，测试一种抗淀粉样蛋白化合物在基因正常的人身上的早期应用，这些人的大脑中已证实有淀粉样蛋白的积聚，但没有明显的痴呆症状，结果预计将于 2026 年公布。一些研究人员认为，在出现淀粉样蛋白而不是 tau 蛋白（出现的时间较晚）的时候，这种疾病过程可能是可逆的。这一理论还在另一项正在进行的研究中进行验证。

与此同时，2021 年 6 月，FDA 批准了一种名为"阿杜那单抗"（aducanumab，商品名为 Aduhelm）的淀粉样蛋白靶向药物。该药物的制造商渤健（Biogen）此前曾两次提交数据申请批准，但都遭到了拒绝。这是它的第三次尝试。FDA 的专家顾问委员会这次也不建议批准该药物，称其有益的证据不足或相互矛盾，但 FDA 还是批准了它。该药物在市场上的反响不温不火，联邦医疗保险（Medicare）和一些保险公司拒绝支付其每年 2.8 万美元的费用，除非它被用于某所大学的临床试验。

这一连串的药物失败在阿尔茨海默病领域引起了挫败感和困惑，因为淀粉样蛋白长期以来一直被认为是该疾病的病理标志。正如 2020 年梅奥诊所阿尔茨海默病研究中心主任罗纳德·彼得森博士（Dr.Ronald Petersen）对《纽约时报》所言："淀粉样蛋白和 tau 蛋白定义了这种疾病，不攻击淀粉样蛋白是没有道理的。"

但一些科学家已经开始公开质疑"淀粉样蛋白导致了所有的阿尔茨海默病病例"的说法，并首先引用了这些药物失败的例子。他们的怀疑似乎在 2022 年 7 月得到了证实，当时《科学》（Science）杂志发表了一篇文章，对 2006 年的一项被广泛引用的研究提出了质疑，该研究为淀粉样蛋白理论提供了新的动力，而当时淀粉样蛋白理论似乎已经在减弱。2006 年的研究已经确定了淀粉样蛋白的一种特殊亚型，并声称它直接导致了神经退行性病变。这反过来又激发了对该亚型的大量研究。但根据《科学》杂志的文章，这项研究中的关键图像是伪造的。

长期以来，人们一直认为淀粉样蛋白和神经退行性变之间存在因果关系，但已经有大量其他证据对这种因果关系提出了质疑。尸检研究发现，超过 25% 的认知正常的人在死亡时大脑中仍有大量的淀粉样蛋白沉积，其中一些人的斑块堆积程度与去世前患有严重痴呆症的患者相同。但出于某种原因，这些人没有表现出任何认知症状。这实际上并不是一个新的观察结果：布莱斯特、汤姆林森和罗斯早在 1968 年就指出，其他研究人员已经观察到"斑块形成和其他变化有时在正常受试者身上和在老年痴呆症患者身上一样强烈"。

一些专家坚持认为，这些患者确实患有这种疾病，但其症状的出现速度较慢，或者他们以某种方式掩盖或补偿了对大脑的损伤。但最近的研究发现，情况也可能恰恰相反：根据淀粉样蛋白 PET 扫描或脑脊液（CSF）生物标志物检测这两种常见的诊断技术，一些具有阿尔茨海默病所有症状的患者，包括显著的认知能力下降，他们的大脑中几乎没有淀粉样蛋白。加州大学旧金山分校记忆与衰老中心（Memory and Aging Center）的研究人员通过

PET 扫描发现，近三分之一的轻度至中度痴呆症患者的大脑中没有淀粉样蛋白的证据。还有其他研究发现，淀粉样蛋白负荷的程度与疾病的严重程度之间只有微弱的相关性。这样看来，β-淀粉样蛋白斑块的存在可能既不是阿尔茨海默病发展的必要条件，也不足以导致该病。

这就引发了另一种可能性，阿洛伊斯·阿尔茨海默在 1906 年观察到的疾病与折磨全世界数百万人的阿尔茨海默病不是同一种疾病。有一条重要的线索与发病年龄有关。通常，我们所说的阿尔茨海默病（或晚发性阿尔茨海默病）直到 65 岁才会大量出现。但阿尔茨海默博士的"零号患者"奥古斯特·德特尔在 50 岁时就表现出了严重的症状，这一发病轨迹更符合早发性阿尔茨海默病，而不是人们在 60 多岁、70 多岁或 80 多岁时才逐渐患上的痴呆症。2013 年，一项对奥古斯特·德特尔大脑保存组织的分析发现，她确实携带了 PSEN1 突变，这是早发性痴呆症的基因之一。（它会影响淀粉样蛋白前体蛋白的裂解，并产生大量淀粉样蛋白。）她确实患有阿尔茨海默病，不过是这种疾病的一种形式，你患上它只是因为你有这些高度确定的基因之一。我们的错误可能是认为其他 99% 的阿尔茨海默病病例的进展方式都和她的一样。

这在医学上并不罕见，某种特定疾病的索引病例（index case）最终被证明是例外而非常规，从这一病例推断可能会导致问题和误解。同时，如果奥古斯特·德特尔的病是在她 75 岁而不是 50 岁时出现的，那么也许这根本就不值得大惊小怪。

正如阿尔茨海默病是由淀粉样蛋白和 tau 蛋白的积聚来定义的（无论正确与否）一样，路易体痴呆症和帕金森病也与一种名为 α-突触核蛋白（alpha-synuclein）的神经毒性蛋白的积聚有关，这种蛋白聚集在被称为路易体（Lewy bodies）的聚集体中［由阿洛伊斯·阿尔茨海默的一位同事弗里德里希·路易（Friedrich Lewy）首次观察到］。APOE e4 亚型不仅增加了人们患阿尔茨海默病的风险，还显著增加了他们患路易体痴呆症和帕金森病伴痴呆症的风险。这进一步支持了这些疾病在某种程度上相关的观点。

所有这些都让像斯蒂芬妮这样的高风险患者陷入了可怕的困境：他们患一种或多种疾病的风险增加了，但这些疾病的病因我们还不完全了解，而且我们也缺乏有效的治疗方法。这意味着我们需要关注直到最近还被认为是神经退行性疾病的禁忌话题：预防。

神经退行性疾病可以预防吗？

斯蒂芬妮吓坏了。我曾治疗过其他有 2 个 e4 基因拷贝的患者，但是他们中没有一个人的反应是如此的恐惧和焦虑。我们花了 2 个月的时间进行了 4 次长时间的讨论，才使她从最初的震惊中恢复过来。然后是时候谈谈该怎么做了。

她没有明显的认知障碍或记忆丧失的迹象。到目前为止还没有。顺便说一句，我的一些患者会因为时不时地丢失车钥匙或手机而抓狂。正如我不断提醒他们的那样，这并不代表他们得了阿尔茨海默病，通常只意味着他们太过忙碌，而且心不在焉（具有讽刺意味的是，他们经常因为总是被放错地方的一部手机而感到心烦意乱）。斯蒂芬妮不一样。她的风险是真实存在的，而且现在她已经知道了。

对于像斯蒂芬妮这样风险最高的患者，我当时通常会与理查德·艾萨克森博士（Dr.Richard Isaacson）合作，他于 2013 年在美国开设了第一家阿尔茨海默病预防诊所。理查德记得，当他第一次与康奈尔大学威尔医学院（Weill Cornell Medical College）院长面谈并描述他的创业计划时，她似乎被他当时激进的想法吓了一跳，因为这种疾病被认为是无法预防的。而且，年仅 30 的他看起来也其貌不扬。"她本来期待的是奥利弗·萨克斯

（Oliver Sacks）[1]，"他告诉我，"结果，她却坐在了'天才小医生'（Doogie Howser）[2] 的对面。"

艾萨克森 17 岁就上了大学，参加了堪萨斯城密苏里大学的文学学士－医学博士联合项目（joint BA-MD program），23 岁时就拿到了医学学位。由于担心阿尔茨海默病会在他的家族中遗传，他有动力去尽可能多地了解这种疾病。

当理查德在长岛康马克长大时，他目睹了他最喜欢的亲戚，他的叔祖父鲍勃（Bob），死于阿尔茨海默病。理查德 3 岁的时候，在一次家庭聚会上，叔祖父鲍勃曾把他从游泳池里救了出来。但大约 10 年后，他深爱的叔祖父开始发生变化：他会不断地重复他的故事，幽默感也逐渐消失了；他的目光茫然，似乎要花更长的时间才能消化周围听到的声音。他最终被诊断出患有阿尔茨海默病——但他已经去世了，仿佛消失了一样。

理查德不忍心看着他最喜欢的叔祖父每况愈下。同时他也很担心，因为他知道阿尔茨海默病的风险有很强的遗传成分。他自己也有患病风险吗？他的父母有吗？这种疾病可以通过某种方式预防吗？

当他在迈阿密大学从事医疗实践时，他开始收集他能找到的关于降低阿尔茨海默病风险的每一项研究和建议，并将它们影印成册，分发给患者。2010 年，他将这本册子出版成了一本书，书名为《阿尔茨海默病的治疗与预防：患者和家庭指南》（*Alzheimer's Treatment, Alzheimer's Prevention:A Patient and Family Guide*）。

他很快发现，在阿尔茨海默病的圈子里，"预防"这个词在某种程度上有点敏感。"阿尔茨海默病协会曾说过，你不能真的这么说。"他回忆道。同

---

[1] 1933 年 7 月 9 日—2015 年 8 月 30 日，英国伦敦著名的脑神经学家，同时也是具有诗人气质的科学家，在医学和文学领域均享有盛誉。——译者注

[2] 《天才小医生》是 1989 年美国的一部剧情喜剧片。——译者注

年，由美国国立卫生研究院召集的一个专家小组宣布：“目前，还不能就任何可改变的风险因素与认知能力下降或阿尔茨海默病之间存在关联得出确切的结论。”

这使艾萨克森意识到，要证明预防性方法可以奏效的唯一途径是在一个大的学术环境中，以一种被更广泛的医学界所接受的方式。康奈尔大学威尔医学院愿意冒险一试，他的诊所于 2013 年开业了。这是全国第一家这样的诊所，但现在已经有 6 家类似的中心，包括在波多黎各的一家。艾萨克森现在为纽约的一家私人公司工作，他的同事凯莉安·尼奥蒂斯博士（Dr.Kellyann Niotis）加入了我的诊所，专注于治疗有神经退行性疾病风险的患者。

与此同时，预防阿尔茨海默病的理念开始获得科学支持。2015 年在芬兰发表的一项为期 2 年的随机对照试验发现，在 1 200 多名有风险的老年人中，围绕营养、体育活动和认知训练的干预措施有助于维持认知功能，防止认知能力下降。另外两项大型欧洲试验发现，基于多领域生活方式的干预措施改善了高危成年人的认知表现。所以，希望的迹象出现了。

对于一个典型的医生来说，斯蒂芬妮的病例似乎毫无意义。她没有任何症状，而且她还相对年轻，40 岁出头，在任何临床痴呆症可能发生之前，还有整整 20 年的时间。医学 2.0 会说，我们还没有什么可以治疗的。在医学 3.0 中，这使她成为一个理想的患者，而她的病例也是一个紧急的病例。如果有一种疾病需要采用医学 3.0 的方法——预防不仅重要，而且是我们唯一的选择——那就是阿尔茨海默病和相关的神经退行性疾病。

坦率地说，对于像我们这样的小诊所来说，聘请凯莉安·尼奥蒂斯这样的全职预防神经学家似乎有些奇怪。那么，我们为什么要这么做呢？因为我们认为，我们可以通过尽早开始，非常严格地量化，然后尝试解决每个患者的风险，从而真正改变现状。有些患者，比如斯蒂芬妮，她承担的患病风险明显更高，但从更广泛的意义上来讲，我们所有人都有患阿尔茨海默病和其他神经退行性疾病的风险。

她还有另外两个她无法控制的风险因素：白种人和女性。虽然非洲人后裔患阿尔茨海默病的风险总体上增加了，但由于不明原因，APOE e4 对他们造成的风险似乎低于白种人、亚洲人和西班牙人后裔。然而，无论 APOE 基因型如何，阿尔茨海默病在女性中的发病率几乎是男性的两倍。人们很容易将其归因于这样一个事实，即更多的女性活到了 85 岁及以上，而 85 岁以上女性阿尔茨海默病的发病率高达 40%。但单凭这一点并不能解释这种差异。一些科学家认为，更年期和荷尔蒙信号的突然下降可能会大大增加老年女性神经退行性变的风险。特别值得一提的是，携带 e4 等位基因的女性体内雌二醇水平的迅速下降似乎是风险的驱动因素，这反过来又提示了围绝经期激素替代疗法在这些女性中可能起到的作用。

更年期并不是唯一的问题。其他生育史因素，如女性生育子女的数量、初潮年龄以及口服避孕药的使用情况，也可能对阿尔茨海默病的患病风险和晚年生活认知产生重大影响。新的研究表明，女性更容易积聚 tau 蛋白，即我们之前提到的神经毒性蛋白。最终的结果是，无论年龄和教育水平如何，女性患阿尔茨海默病的年龄调整风险（age-adjusted risk）更大，而且总体上疾病进展的速度也更快。

虽然女性阿尔茨海默病患者的人数是男性的两倍，但路易体痴呆症和和帕金森病患者的情况正好相反，这两种疾病在男性中的发病率都是女性的两倍。然而，帕金森病在女性中的进展速度似乎也比男性更快，原因尚不清楚。

帕金森病在遗传学上也很棘手，虽然我们已经发现了几种增加帕金森病患病风险的基因突变亚型，比如 LRRK2 和 SNCA，但大约 15% 的确诊患者都有一定的帕金森病家族史，因此被认为具有遗传成分，但没有任何已知的风险基因或 SNP。

和其他"骑士"疾病一样，痴呆症的前期序幕极其漫长。它的开始是如此微妙，以至于很多时候直到某人进入这种疾病的早期阶段才被发现。此时，他们的症状就不仅是偶尔的失误和健忘，而是明显的记忆问题，比如忘记常用的单词和经常丢失重要的物品（忘记密码也成为一个问题）。朋友和亲人们都能注意到患者的变化，他们在认知测试中的表现也开始下滑。

医学 2.0 已经开始认识到阿尔茨海默病的这一早期临床阶段，即所谓的轻度认知障碍（MCI），但 MCI 并不是痴呆症漫长道路上的第一阶段。2011年，一项对英国白厅二期队列研究[①]数据的一项大型分析研究发现，认知变化的微妙迹象往往早在患者达到 MCI 的标准之前就会显现出来。这被称为第一阶段临床前阿尔茨海默病。仅在美国，估计就有超过 4 600 万人处于这一阶段。在这一阶段，该疾病正在慢慢地在神经元内部和周围铺设病理支架，但主要的症状基本上仍然没有。虽然目前还不清楚这些患者中有多少人会继续发展为阿尔茨海默病，但可以肯定的是，就像冰山的大部分位于海洋表面之下一样，在出现任何症状之前，痴呆症可以在不知不觉中发展多年。

其他神经退行性疾病也是如此，尽管它们都有不同的早期预警信号。帕金森病可能表现为运动模式的细微变化，面部表情僵硬，弯腰驼背或步态蹒跚，轻微的颤抖，甚至是笔迹的变化（可能会变得又密又小难以辨认）；处于路易体痴呆症早期阶段的人可能会表现出类似的身体症状。但也会有轻微的认知变化：两者都有可能表现出情绪的改变，如抑郁或焦虑。有些东西看起来"不对劲"，但是外行人很难准确解释。

这就是为什么对任何可能有认知问题的患者来说，重要的第一步是让他们接受一系列艰苦的测试。我喜欢在工作人员中配备一位预防神经学家的原

---

① 一种观察性研究方法，通过对一组具有相似特征的人群进行长期跟踪，以研究某种暴露因素与疾病之间的关系。——译者注

因之一是，这些测试非常复杂，而且很难管理，我觉得最好交给专家来做。它们对于正确的诊断也是至关重要的——评估患者是否已经在通往阿尔茨海默病或其他形式的神经退行性痴呆症的路上了，以及他们可能已经走了多远。这些经过临床验证的、高度复杂的测试涵盖了认知和记忆的各个领域，包括执行功能、注意力、处理速度、语言流畅性和记忆（回忆一组单词），逻辑记忆（回忆段落中间的一个短语）、联想记忆（把名字和脸联系起来）、空间记忆（房间里物品的位置）和语义记忆（例如，你能在一分钟内说出多少种动物的名字）。我的患者几乎总会回来抱怨这些测试的难度。我只是微笑着点点头。

这些测试的复杂性和细微差别为我们提供了重要的线索，让我们了解随着年龄的增长，那些仍处于认知变化过程早期阶段的患者，其大脑内部可能发生了什么。最重要的是，它们使我们能够区分正常的大脑老化和可能导致痴呆症的变化。认知测试的一个重要部分是评估患者的嗅觉。例如，他们能正确识别咖啡等气味吗？嗅觉神经元是最早受到阿尔茨海默病影响的神经元之一。

像理查德和凯莉安这样的专家也开始注意到人们在患阿尔茨海默病的过程中出现的其他难以量化的变化，包括步态的变化，谈话时的面部表情，甚至是视觉追踪。这些变化可能很微妙，一般人无法识别，但技术更加娴熟的人可以发现它们。

测试中最棘手的部分是如何解释测试结果，来将不同类型的神经退行性疾病和痴呆症区分开来。凯莉安会对测试结果进行剖析，试图追踪大脑中发生病变的可能位置，以及与之相关的特定神经递质，它们决定了疾病的病理特征。一方面，额叶痴呆和血管性痴呆主要影响额叶，额叶是大脑中负责执行功能的区域，如注意力、组织、处理速度和问题解决等。因此，这些形式的痴呆症剥夺了个体的这种高阶认知特征。另一方面，阿尔茨海默病主要影响颞叶，因此最明显的症状与记忆力、语言和听觉处理（形成和理解言语）有关。尽管研究人员正在开始根据大脑受影响最大的区域来确定阿尔茨海默病的不同可能亚型。帕金森病稍有不同，它主要表现为一种运动障碍，（部分）是由于多巴胺（一种关键的神经递质）的分泌不足。虽然阿尔茨海默病可以通过检测脑脊液中的淀粉样蛋白来确诊，但这些其他形式的神经退行性疾病主要通过基于测试和解释的临床诊断。因此，它们可能更加主观，但对于所有这些病症，尽快确定它们是至关重要的，以便有更多的时间使预防战略发挥作用。

阿尔茨海默病和相关痴呆症之所以难以诊断，原因之一在于我们高度复杂的大脑善于补偿损伤，以某种方式掩盖了这些早期的神经退行性变。得克萨斯大学奥斯汀分校的行为神经学家弗朗西斯科·冈萨雷斯-利马（Francisco Gonzalez-Lima）表示，当我们有一个想法或看法时，不仅仅是一个神经网络负责这个洞察力或那个决定，而是许多独立的神经网络同时处理同一个问题。这些平行的网络可以得出不同的结论，所以当我们使用"我对某事三心二意"的表述时，这在科学上并不是不准确的。然后，大脑会选择最常见的反应。系统中内置了冗余。

在我们的一生中，通过教育或经历，或者通过发展复杂的技能，比如说一门外语或者演奏一种乐器，建立的这些网络和子网络越多，我们对认知能力下降的抵抗力就越强。即使其中一些网络开始失效，大脑也可以或多或少地继续正常运转。这就是所谓的"认知储备"（cognitive reserve），它已被证明可以帮助一些患者抵抗阿尔茨海默病的症状。这种疾病似乎需要更长的时间才能影响他们的功能。理查德说："患有阿尔茨海默病但在认知上非常投入，并且有良好后备通路的人，他们不会那么快衰退。"

有一个类似的概念被称为"运动储备"（movement reserve），与帕金森病相关。与久坐不动的人相比，具有较好运动模式和较长运动历史的人，比如训练有素或经常运动的运动员，往往能够抵抗或减缓疾病的进展。这也是为什么运动和锻炼，不仅仅是有氧运动，还有更复杂的活动，比如拳击训练，是帕金森病的主要治疗或预防战略。运动是唯一被证明可以延缓帕金森病进展的干预措施。

但是，很难将认知储备与其他因素区分开来，如社会经济地位和教育，而这些因素反过来又与更好的代谢健康和其他因素（也被称为"健康用户偏倚"）有关。因此，关于认知储备是否可以被"训练"或者作为一种预防战略，例如通过学习演奏乐器或其他形式的"大脑训练"，证据是非常矛盾的，而且没有定论——尽管这两者都不会造成伤害，那么为什么不这样做呢？

有证据表明，提出更多样化挑战的任务或活动，需要更灵活的思维和处理，因而在建立和保持认知储备方面更有成效。另一方面，仅仅是每天做一个填字游戏，似乎只会让人们更擅长做填字游戏。运动储备也是如此——在延缓帕金森病的症状方面，跳舞似乎比走路更有效，可能是因为它涉及更复杂的运动。

这是对斯蒂芬妮——一个表现出色、受过良好教育的专业人士，更加有利的一件事儿。她的认知储备非常强大，她的基线得分也很高。这意味着我们可能有足够的时间为她制定预防战略，也许需要几十年的时间。但考虑到她的遗传风险增加，我们不能再拖延了。我们需要拿出一个计划，这个计划会是什么样的呢？如何才能预防这种看似不可阻挡的疾病呢？

我们将从仔细研究一个即将患上阿尔茨海默病的人的大脑开始，观察其内部可能发生的变化。这些变化是如何导致疾病的恶化的？我们是否可以做些什么来阻止它们或者限制其损伤？

一旦我们开始超越淀粉样蛋白理论来看待阿尔茨海默病，我们就会开始看到痴呆症的某些其他决定性特征，这些特征可能会为预防提供机会——我们对手盔甲上的弱点。

淀粉样蛋白的替代品

几十年来，几乎与斑块和缠结的观察同步，研究人员也注意到了痴呆症患者的脑血流或"灌注"问题。在尸检中，阿尔茨海默病患者的大脑经常显示出供血血管和毛细血管的明显钙化[①]。这并不是一个新的观察结果，在他们1968 年发表的开创性论文中，布莱斯特、汤姆林森和罗斯将阿尔茨海默病定义为一种常见的与年龄有关的疾病，他们也注意到他们已故研究对象的大脑中存在严重的血管损伤。几十年来，这一现象一直被人们顺便注意到，其中最早可以追溯到 1927 年。但人们普遍认为它是神经退行性变的结果，而不是潜在的原因。

20 世纪 90 年代初，凯斯西储大学（Case Western Reserve）一位名叫杰克·德拉托雷（Jack de la Torre）的神经学家飞往巴黎参加一个会议，讨论阿尔茨海默病的起源问题。"淀粉样蛋白假说"当时仍然是一个相当新的假说，但由于他在自己实验室观察到的情况，德拉托雷对这一假说并不认同。在飞机上，他灵光一现。"来自几十个大鼠实验的证据似乎在向我尖叫，"他后来写道。在这些实验中，他限制了流向大鼠大脑的血流量，随着时间的推移，它们出现了与人类阿尔茨海默病非常相似的症状：记忆丧失，大脑皮层和海马体严重萎缩。恢复血液流动可以在一定程度上阻止或逆转这种损伤，但老年动物的损伤似乎比年轻动物更严重、更持久。关键的见解是，强劲的血流似乎对维持大脑健康至关重要。

大脑是一个贪婪的器官。它只占我们体重的 2%，但却占我们总能量消耗的 20%。它的 860 亿个神经元每个都有 1 000~10 000 个突触，将它们与其他神经元或靶细胞连接起来，从而创造出我们的思想、我们的个性、我们的

---

① 你可能还记得在第七章，钙化是被动脉粥样硬化破坏的血管修复过程的一部分。——作者注

记忆，以及我们做出好的和坏的决定背后的逻辑推理。我们现在有了更大更快的计算机，但迄今为止还没有一台由人类制造的机器能够与大脑的直觉和学习能力相媲美，更不用说感觉或者创造力了。没有一台计算机拥有任何接近人类自我多维度的东西。计算机是由电力驱动的，而人类大脑这台美丽的机器则依赖于葡萄糖和氧气的稳定供应，这些葡萄糖和氧气通过一个巨大而精致的血管网络进行输送。这个血管网络哪怕是轻微的破坏都可能会导致严重的甚至是致命的中风。

除此之外，脑细胞代谢葡萄糖的方式与身体其他部分不同，它们不依赖于胰岛素，而是通过转运蛋白直接吸收循环中的葡萄糖。转运蛋白实质上是在细胞膜上打开了一扇大门，这使得大脑在血糖水平较低时能够优先为自己提供燃料。如果我们缺乏新的葡萄糖来源（大脑的首选燃料），肝脏会将我们的脂肪转化为酮体，作为一种替代能源，可以维持我们很长一段时间，这取决于脂肪储存的程度。（与肌肉或肝脏不同，大脑本身并不储存能量。）当我们的脂肪耗尽时，我们就会开始消耗自己的肌肉组织，然后是我们的其他器官，甚至是骨骼，所有这些都是为了不惜一切代价保持大脑的运转，大脑是最不可能关闭的东西。

当他的飞机飞越大西洋时，德拉托雷在唯一可用的书写平面上潦草地写下了他的想法，而那恰好是一个晕机袋。空姐们脸色阴沉，因为他又要了一个晕机袋，用完接着还想再要另一个，他开玩笑地称之为"呕吐袋理论"。他认为阿尔茨海默病主要是一种大脑血管疾病，我们看到的痴呆症症状是由于血流逐渐减少，最终形成了他所说的"神经元能量危机"，这反过来又引发了一连串的不幸事件，损伤了神经元并最终导致神经退行性变。淀粉样斑块和缠结出现的时间较晚，它们是结果而不是原因。"我们曾经相信，而且现在仍然相信，β-淀粉样蛋白是神经退行性变的一种重要病理产物，"德拉·托雷最近写道，"但它不是阿尔茨海默病的病因。"

已有证据可以支持他的理论。阿尔茨海默病更有可能在中风患者中被诊断出来，中风通常是由大脑特定区域的血流突然阻塞引起的。在这些病例中，症状会突然出现，就好像开关被打开了一样。此外，已经确定的是有心血管病史的人患阿尔茨海默病的风险更高。证据还表明，认知能力下降与颈动脉内膜中膜厚度增加之间存在线性关系，而颈动脉是为大脑供血的主要血管。在衰老过程中，大脑血流量已经自然减少，而这种动脉增厚（动脉老化的一个衡量标准），可能会导致脑血供的进一步减少。血管疾病也不是唯一的罪魁祸首。总共有大约 20 多种已知的阿尔茨海默病风险因素也会导致血流量减少，包括高血压、吸烟、头部受伤和抑郁等，间接证据很有力。

改进的神经成像技术不仅证实了受阿尔茨海默病影响的大脑的脑灌注减少，而且还证实了血流量的下降似乎可以预测一个人何时会从临床前阿尔茨海默病过渡到 MCI，进而转变为全面痴呆。尽管血管性痴呆症目前被认为与阿尔茨海默病引起的痴呆不同，在北美和欧洲，血管性痴呆症约占痴呆症诊断的 15%~20%，在亚洲和发展中国家，这一比例高达 30%，但其症状和病理重叠如此明显，以至于德拉托雷认为它们是同一基本病症的不同表现。

关于阿尔茨海默病的另一种引人注目且可能类似的理论认为，它源于大脑中异常的葡萄糖代谢。科学家和医生早就注意到了阿尔茨海默病和代谢功能障碍之间的联系。患有 2 型糖尿病的人患阿尔茨海默病的风险是其他正常人群的 2 倍或 3 倍，这与携带一个 APOE e4 基因拷贝的风险相当。在纯粹的机制层面上，长期升高的血糖，正如在 2 型糖尿病和前驱糖尿病 / 胰岛素抵抗中所见，会直接损伤大脑的血管系统。但胰岛素抵抗本身就足以增加一个人的患病风险。

胰岛素似乎在记忆功能中起着关键作用。胰岛素受体高度集中在大脑记忆中心的海马体中。几项研究发现，将胰岛素直接喷到受试者的鼻子里，尽可能直接向他们的大脑施用这种药物可以迅速提高认知表现和记忆力，即使是那些已经被诊断患有阿尔茨海默病的人也是如此。一项研究发现，鼻内胰岛素有助于保持阿尔茨海默病患者的脑容量。显然，葡萄糖进入神经元是有帮助的，但胰岛素抵抗阻断了这一进程。正如几位作者所写的那样，"几条证据汇集在一起，表明中枢胰岛素抵抗在阿尔茨海默病的发生和发展中起着因果作用。"

与血管性痴呆发病时的情况类似，这里的信号事件似乎再次减少了向大脑输送的能量。脑成像研究显示，在血管性痴呆的其他症状出现的几十年之前，脑葡萄糖代谢就会降低。有趣的是，这种降低似乎在同时受到阿尔茨海默病影响的大脑区域表现得尤其显著，包括对处理和整合感觉信息非常重要的顶叶以及记忆至关重要的颞叶中的海马体。就像血流量减少一样，葡萄糖代谢的减少基本上会使这些神经元缺乏能量，从而引发一系列反应，包括炎症、氧化应激增加、线粒体功能障碍，并最终导致自身神经退行性疾病。

APOE e4 的作用

虽然目前还不完全清楚具体的过程和原因，但 e4 似乎加速了阿尔茨海默病的其他风险因素和驱动机制，尤其是代谢因素，例如我们刚刚讨论过的脑葡萄糖代谢减少。简单地说，e4 似乎让一切都变得更糟糕了，比如阿尔茨海默病患者的性别差异，拥有一个 e4 基因拷贝的女性患阿尔茨海默病的可能性是拥有相同基因型的男性的 4 倍。

它所编码的蛋白质 APOE（载脂蛋白 E）在胆固醇转运和葡萄糖代谢中都发挥着重要作用。作为大脑中的主要胆固醇载体，它会穿过血脑屏障运送胆固醇，为神经元提供所需的大量胆固醇。南加州大学（University of Southern California）的神经科学家侯赛因·亚辛（Hussain Yassine）研究了

APOE 在阿尔茨海默病中的作用，他将 APOE 的作用比作管弦乐队指挥。他说，由于某种原因，携带 e4 等位基因的人似乎在胆固醇转运和葡萄糖代谢方面都存在缺陷，其程度在 e2 或 e3 等位基因的人身上看不到的。尽管风险较高的 APOE e4 蛋白与无害的 e3 蛋白只相差一个氨基酸，但它在将胆固醇运送进大脑，尤其是运出大脑方面似乎效率较低。还有一些证据表明，APOE e4 蛋白也可能导致血脑屏障本身的早期破坏，使大脑更容易受到损伤，并最终造成大脑退化。

奇怪的是，APOE e4 并不总是一个危险分子。数百万年来，我们所有的后灵长类祖先的基因都是 e4/e4。这是最初的人类等位基因。e3 基因突变出现在大约 22.5 万年前，而 e2 基因是一个出现时间较晚的突变，仅在最近1 万年才出现。来自当今 e4 高流行人群的数据表明，它可能有助于人们在传染病高发的环境中生存。例如，巴西贫民窟携带 APOE e4 的儿童对腹泻的抵抗力更强，并且也有更强的认知发育。在传染病是死亡主要原因的环境中，就寿命而言，APOE e4 基因的携带者可能是幸运儿。

这种生存优势可能是由于 APOE e4 在促进炎症反应中的作用，这在某些情况下（例如，对抗感染）是有益的，但在其他情况下（例如，现代生活）是有害的。正如我们在第七章中看到的，炎症会促进血管的动脉粥样硬化损伤，为阿尔茨海默病和痴呆症创造了条件。阿尔茨海默病患者的大脑中通常含有高水平的炎症细胞因子，如 TNF-α 和 IL-6，研究还发现 e4 携带者的神经炎症水平更高。显然，这些对我们的长期大脑健康都没有好处。如前所述，e4 似乎会使阿尔茨海默病的所有风险因素变得更糟。

e4 突变亚型似乎在其他方面也不适应，比如在处理我们的现代饮食方面。e4 携带者不仅更容易首先患上代谢综合征，而且 APOE e4 蛋白可能对此负有部分责任，因为它破坏了大脑调节胰岛素水平和维持体内葡萄糖稳态的能力。当这些患者进行动态血糖监测（CGM）时，这种现象就会变得明显起来（我们将在第十五章中详细讨论）。即使是携带 e4 的年轻患者，在进食富含碳水化合物的食物后，血糖也会急剧升高，尽管其临床意义尚不清楚。

因此，e4 本身可能有助于导致同样的代谢功能障碍，而代谢功能障碍也会增加痴呆症的患病风险。与此同时，它似乎加剧了代谢功能障碍对大脑造成的损伤。研究人员发现，在高葡萄糖环境中，由 APOE e4 编码的 APOE 蛋白的异常形式会阻断大脑中的胰岛素受体，形成黏性团块或聚集体，从而阻止神经元吸收能量。

但并不是每个携带 APOE e4 基因型的人都会以同样的方式受到它的影响，它对疾病风险和病程的影响是高度可变的。生物性别、种族和生活方式等因素显然也起到了一定作用，但现在人们认为，阿尔茨海默病的风险和 APOE 的影响也在很大程度上取决于一个人可能携带的其他与阿尔茨海默病风险相关的基因，比如我们前面提到的保护性基因 *Klotho*。例如，这可以解释为什么一些携带 e4 基因型的人可能永远不会继续发展为阿尔茨海默病，而另一些人则会发展得如此之快。

所有这些都表明，痴呆症的代谢性和血管性病因可能在某种程度上是重叠的，就像胰岛素抵抗患者也容易患血管疾病一样。这也告诉我们，对于像斯蒂芬妮这样的高危患者，我们需要特别关注他们的代谢健康。

预防计划

尽管如此，我对像斯蒂芬妮这样的患者仍然持谨慎乐观的态度，即使她的遗传风险很高。预防阿尔茨海默病的概念仍然相对较新，我们只是刚刚开始触及这方面可能取得的成就的表面。随着我们更深入地了解该疾病，我们的治疗和干预措施就可以变得更加多样，并有望取得成效。

事实上，我认为我们对预防阿尔茨海默病的了解比对预防癌症的了解要多。我们预防癌症的主要工具是不吸烟和保持我们的代谢健康，但这是一种粗线条的处理方法，只能让我们走这么远。我们仍然需要积极地进行筛查，并希望以某种方式设法在为时已晚之前找到任何确实存在的癌症。对于阿尔茨海默病，我们有一个更大的预防工具包可以使用，而且还有更好的诊断方法。如果我们仔细观察的话，在早期阶段发现认知能力下降是相对容易的。而且我们也在学习更多关于遗传因素的知识，包括那些至少可以部分抵消 APOE e4 等高风险基因的遗传因素。

由于代谢在像斯蒂芬妮这样的高危 e4 患者身上扮演着如此重要的角色，我们的第一步就是解决他们可能存在的某些代谢问题。我们的目标是改善葡萄糖代谢、炎症和氧化应激。对于像她这样的人来说，一个可能的建议是转向地中海式饮食（mediterranean-style diet），除了经常食用富含脂肪的鱼类以外，还要多摄入单不饱和脂肪，少摄入精制碳水化合物。有证据表明，补充 ω-3 脂肪酸 DHA（鱼油中含有）可能有助于保持大脑健康，尤其是对 e4/e4 基因携带者来说。由于 e4 引起的代谢变化和血脑屏障功能障碍，可能需要更高剂量的 DHA。

这也是生酮饮食可能提供真正功能优势的一个领域，当一个人处于酮症状态时，他们的大脑依赖于酮类和葡萄糖的混合物作为燃料。对阿尔茨海默病患者的研究发现，虽然他们的大脑利用葡萄糖的能力变差，但他们代谢酮的能力并没有下降。因此，尝试将大脑的燃料来源多样化，从单一的葡萄糖到葡萄糖和酮，可能是有意义的。一项随机对照试验的系统综述发现，生酮疗法可以改善轻度认知障碍和早期阿尔茨海默病患者的一般认知和记忆，可以把它看作是一种混合燃料战略（flex-fuel strategy）。

在斯蒂芬妮的案例中，她不仅戒掉了添加糖和高度精制的碳水化合物，还戒掉了酒精。酒精对阿尔茨海默病的确切作用仍然存在一些争议：一些证据表明，酒精可能对人们预防阿尔茨海默病有轻微的作用；而其他证据则表明，大量饮酒本身就是该疾病的一个风险因素，e4 携带者可能更容易受到酒精的有害影响。我倾向于谨慎行事，斯蒂芬妮也是。

我们的预防工具包中最强大的一项是运动，它对阿尔茨海默病的风险有双管齐下的影响——它有助于维持葡萄糖稳态，并改善我们血管系统的健康。因此，在改变斯蒂芬妮饮食的同时，我们让她重新参加了定期的锻炼计划，将重点放在稳定的耐力运动上，以提高她的线粒体效率。这还有一个附带好处，那就是耐力运动有助于控制她因压力而导致的高皮质醇水平，因为与压力和焦虑相关的风险在女性中似乎更为显著。正如我们将在第十一章中看到的，耐力运动产生的因素直接针对大脑中负责认知和记忆的区域，有助于降低炎症和氧化应激。

力量训练可能同样重要。一项针对英国近 50 万名患者的研究发现，握力是衡量总体力量的极佳指标，与痴呆症的发病率呈强烈负相关（参见图 9.1）。握力最低的四分位组的痴呆症发病率比握力最高的四分位组高 72%。研究者们发现，即使在调整了常见的混杂因素，如年龄、性别、社会经济地位、疾病（如糖尿病和癌症）、吸烟以及生活方式因素（如睡眠模式、步行速度和看电视的时间）后，这种关联仍然成立。这种关系似乎没有上限或者"稳定期"，一个人的握力越大，其患痴呆症的风险越低。

就像我们对流行病学持怀疑态度一样，我们很容易因为同样的原因而忽视这些发现。但与营养流行病学（第十四章中会有更多这方面的内容）不同，将力量和心肺适能与降低神经退行性疾病的风险联系起来的流行病学在方向和程度上是如此一致，以至于我自己对运动力量的怀疑（大约在 2012年）已经慢慢地消失了。我现在告诉患者，运动是我们的神经退行性疾病预防工具包中最好的工具，而且我们完全可以手到擒来。（我们将在第十一章和第十二章详细探讨这个问题的来龙去脉。）

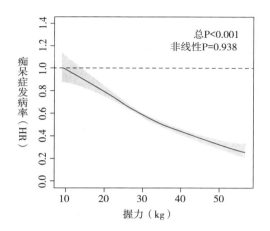

图 9.1 握力与阿尔茨海默病发病率的关系

资料来源：埃斯特班－科尔内霍等（Esteban-Cornejo et al.，2022）。

这张图显示了痴呆症的发病率是如何随着握力的增加而下降的。请注意，数据是以与最弱组相比的风险比（HR）表示的；例如，0.4=40%。因此，拥有 40 千克握力的人患痴呆症的风险大约是拥有 10 千克握力的人的 40%。

正如我们将在第十六章中看到的，睡眠也是对抗阿尔茨海默病的一个非常强有力的工具。睡眠是我们的大脑自我修复的过程，当我们处于深度睡眠时，我们的大脑实质上是在"打扫房子"，清除可能在神经元之间积聚的细胞内废物。睡眠中断和睡眠不足是痴呆症风险增加的潜在驱动因素。如果睡眠不足伴随着高压力和皮质醇水平的升高，就像斯蒂芬妮的情况一样，这几乎是风险的倍增器，因为它会导致胰岛素抵抗，同时损害海马体。此外，皮质醇增多症①（应激导致的皮质醇过量）会损害褪黑激素的释放，这种激素通常会向我们的大脑发出信号，告诉我们该睡觉了（这可能也有助于防止神经元丢失和认知障碍）。因此，解决斯蒂芬妮的睡眠困难问题是当务之急。她的离婚和工作状况使她几乎不可能在任何一个晚上获得超过 4 个小时的不

_____

① 又称为库欣综合征（Cushing syndrome，CS）。——译者注

间断睡眠。

另一个有些出人意料的风险因素是听力损失（hearing loss）。研究发现，听力损失显然与阿尔茨海默病有关，但它不是一种直接的症状。相反，听力损失可能与认知能力下降有因果关系，因为听力损失的人往往会退缩，不愿与他人互动。当大脑被剥夺了输入（在这种情况下是听觉输入）时，大脑就会萎缩。听力损失患者错过了社交、智力刺激和感觉连接，助听器可能有助于缓解症状。这只是目前的一个假说，有一项名为"老年人衰老和认知健康评估"（ACHIEVE）的临床试验正在进行该假说的验证测试。

虽然抑郁症也与阿尔茨海默病有关，但它似乎更多的是一种症状，而不是疾病的风险因素或驱动因素。尽管如此，治疗轻度认知障碍或早期阿尔茨海默病患者的抑郁症似乎确实有助于减轻认知能力下降的其他一些症状。

另一种可能有助于减少全身炎症，并可能降低阿尔茨海默病患病风险的令人惊讶的干预措施是刷牙和用牙线清洁牙齿（你没听错，用牙线剔牙）。越来越多的研究将口腔健康，尤其是牙龈组织的状况与整体健康联系起来。研究人员发现，特别是一种病原体，一种被称为"牙龈卟啉单胞菌"（P. gingivalis）的微生物，通常会引起牙龈疾病，它是导致炎症标志物（如IL-6）水平大幅升高的原因。纽约大学牙齿健康教授帕特里夏·科尔比博士（Dr. Patricia Corby）指出，更奇怪的是，牙龈卟啉单胞菌也出现在了阿尔茨海默病患者的大脑中，尽管科学家们不确定这种细菌是否会直接导致痴呆症。然而，这种关联性太强大了，不容忽视。此外，良好的口腔健康与良好的整体健康密切相关，特别是在心血管疾病患病风险方面，所以我比以前更加关注牙线和牙龈健康。

我最近对痴呆症（既然说到这儿了，还有ASCVD）预防的另一个想法是使用干式桑拿。直到2019年前后，我一直对将蒸桑拿浴与大脑和心脏健康联系起来的数据持怀疑态度。然而，我在这些文献中花费的时间越多，我就越被受益的程度、研究的一致性以及提供合理性的机制所说服。我并不像相信运动可以降低患阿尔茨海默病的风险那样相信经常蒸桑拿可以降低其风险，但我比旅程刚开始时更有信心了。我从文献中得出的最佳解释表明，在82 摄氏度或更高的温度下进行桑拿浴，每周至少 4 次，每次至少 20 分钟，似乎是将阿尔茨海默病的患病风险降低约 65%（以及 ASCVD 的风险降低50%）的甜蜜点 ①。

其他在研究中显示出一些前景的潜在干预措施包括用 B 族维生素降低同型半胱氨酸，同时优化 ω-3 脂肪酸。在 *e4/e4* 患者中，较高的维生素 D 水平与较好的记忆力相关，但从目前的文献中很难得知，这是否意味着补充维生素 D 会降低患阿尔茨海默病的风险。如前所述，对于从围绝经期过渡到更年期的女性来说，激素替代疗法似乎很有希望，尤其是对至少有一个 *e4* 基因拷贝的女性。

阿尔茨海默病最可怕的地方可以归结为：医学 2.0 完全帮不了我们。对于大多数阿尔茨海默病患者来说，医学 2.0 介入的时间点（即诊断点），也可能是接近不归路的点，超过这个点，几乎就什么也做不了。痴呆症一旦被诊断出来，就很难减缓，甚至可能无法逆转（尽管我们对此并不确定）。因此，我们被迫离开我们所熟悉的医学领域（我们知道，它的承诺是确定性的），并欣然接受医学 3.0 预防和风险降低的概念。

就目前的情况来看，阿尔茨海默病是我们在成为百岁老人的道路上必须绕过的最后一个"骑士"疾病，它是我们面临的最后一个障碍。通常情况下，这种疾病会在生命的后期被诊断出来。百岁老人如果患病的话，发病的时间要晚得多。我们不患痴呆症的时间越长，我们就越有可能活得更长、更健康。记住，认知是健康寿命的 3 个关键矢量之一。但在科学研究出更有效

---

① 一个最佳的位置、时间或状态，使得效果最好、性能最优或满意度最高。——译者注

的治疗方法之前，预防是我们唯一的选择。因此，我们需要采取一种非常早期和全面的方法来预防阿尔茨海默病和其他形式的神经退行性疾病。

从广义上讲，我们的战略应基于以下原则：

1. 对心脏有益的东西对大脑也有益。也就是说，血管健康（意味着低apoB、低炎症和低氧化应激）对大脑健康至关重要。

2. 对肝脏（和胰腺）有益的东西对大脑也有益。代谢健康对大脑健康至关重要。

3. 时间是关键。我们需要尽早考虑预防，遗传因素对你越不利，你就越需要努力，越需要尽早开始。与心血管疾病一样，我们需要参加一场漫长的比赛。

4. 我们预防认知能力下降最有力的工具就是运动。我们已经谈论了很多关于饮食和新陈代谢的问题，但运动似乎可以通过多种方式（血管、代谢）来保护大脑健康。我们将在第三部分中详细介绍，但大量的运动是我们预防阿尔茨海默病计划的基础。

我非常希望在未来我们能学到更多关于如何预防和治疗各种形式的痴呆症的知识。

然而，这需要研究这种疾病的科学家们的辛勤工作和创造性思维，还需要对新理论和新方法的大量投资，更需要对预防战略的更多关注，以及需要像斯蒂芬妮这样的患者的勇气，他们必须面对这种所有"骑士"疾病中最令人恐惧和最不被理解的疾病。

第 三 部 分

PART 3

▼

第十章

战术思考：建立适合自己的原则框架

吸收有用的，摈弃无用的，再加上你独有的。

——李小龙（Bruce Lee）

19 世纪中叶，一位名叫斯坦尼斯拉斯·坦丘（Stanislas Tanchou）的法国医生观察到，癌症越来越普遍地出现在欧洲快速发展的城市中。此时，工业革命正在全速前进，以难以想象的方式改变着社会。他看到了两者之间的联系："癌症，就像精神错乱一样，似乎在随着文明的进步而增加。"

他很有先见之明。最终，癌症、心脏病、2 型糖尿病和痴呆症（以及其他一些疾病）被统称为"文明疾病"，因为它们似乎是与欧洲和美国的工业化和城市化进程同步传播的。

这并不意味着文明在某种程度上是"坏的"，也不意味着我们都需要回到狩猎采集的生活方式。我宁愿生活在我们的现代世界，即使在这里我会担心丢失我的苹果手机或错过航班，也不愿忍受我们的祖先几千年来所遭受的肆虐的疾病、肆意妄为的暴力和无法无天（我们这个世界某些地方的人们仍然在经历这些）。但是，即使现代生活帮助延长了我们的寿命并提高了生活水平，文明也创造了一些条件，与某些方面"合谋"，限制我们的寿命。

我们面临的难题是，在过去的一两个世纪里，我们的环境几乎以各种可以想象得到的方式发生了巨大的变化，包括我们的食物供应和饮食习惯、活动水平以及社交网络结构。然而，我们的基因几乎没有发生任何变化。关于这一点，我们在第六章中看到过一个典型的例子，即果糖在我们的饮食中所扮演的角色在发生变化。很久以前，当我们主要以水果和蜂蜜的形式摄入果糖时，它使我们能够以脂肪的形式储存能量，以便度过寒冷的冬天和食物匮乏的时期。那时，果糖是我们的朋友。而现在，果糖在我们的饮食中含量过高，太多的果糖以液体的形式存在，这会破坏我们的新陈代谢和整体能量平衡。我们很容易摄入远远超过我们的身体安全承受能力的果糖卡路里。

我们所创造的这个新环境对于我们吃什么（长期的，而非急性的）[1]、我们如何运动（或不运动）、我们如何睡觉（或不睡觉），以及它对我们情绪健康的整体影响（只需要花几个小时在社交媒体上）都有潜在的毒性。新环境对我们进化的基因组来说，就像希波克拉底对机场那样陌生。再加上我们新发现的能力，即能够在曾经会夺去我们生命的流行病、伤害和疾病中幸存下来的能力，这些加在一起几乎是对自然选择的蔑视。我们的基因不再与我们的环境相匹配。因此，如果要适应新环境并在这个危机四伏的新世界中茁壮成长，我们必须采取精巧的战术。

这就是为什么我们要用近 200 页的篇幅来阐述我们的目标和战略。要想知道该怎么做，我们需要对我们的对手了如指掌，就像阿里了解福尔曼那样。到目前为止，我们应该对我们的战略有了相当的了解。希望我至少让你

---

[1] 从"急性"来说，由于冷藏和食品加工的进步，以及防止有毒物质在食品中使用的法规，我们的食品供应比以往任何时候都更安全。从"长期"看，情况并非如此（见第十五章）。——作者注

们了解了一些使我们容易患上某些疾病的生物机制，以及这些疾病是如何发展的。

现在是时候探索我们的战术了，我们将通过这些手段和方法来尝试驾驭这个陌生的、有时是危险的新环境。我们怎样才能活得比我们过去期望的寿命更长，过上我们最好的"红利十年"呢？随着年龄的增长，我们可以采取哪些具体行动来降低患病和死亡的风险，并提高我们的生活质量呢？

在医学 3.0 中，为改变某人的健康状况，我们有 5 个可以解决的战术领域。首先是运动，我认为就其对寿命和健康寿命的影响而言，这是迄今为止最有效的领域。当然，运动不仅仅是一件事情，所以我把它分解成了有氧效率、最大有氧输出（最大摄氧量）、力量和稳定性等组成部分，所有这些我们都会详细讨论。其次是饮食或营养，或者我更喜欢称之为营养生物化学（nutritional biochemistry）。第三个领域是睡眠，直到最近，医学 2.0 还没有充分重视睡眠。第四个领域包括一套管理和改善情绪健康的工具和技术。我们的第五个也是最后一个领域包括医生在医学院和其他地方学到的各种药物、补充剂和激素。我把它们放在一个叫作"外源性分子"的桶里，意思是我们从体外摄取的分子。

在本章节中，除了我已经特别提到的外（例如，降脂药物、雷帕霉素和二甲双胍——一种正在测试其可能的长寿效果的糖尿病药物），我不会过多地讨论外源性分子。相反，我想把重点放在其他四个领域，这些领域我在医学院或住院医师培训期间都没有真正涉及，甚至没有被提及过。我们几乎没有学到任何关于运动、营养、睡眠或情绪健康的知识。这种情况可能正在慢慢改变，但如果今天有些医生懂得这些知识，并且真的能够帮到你，那很可能是因为他们自己已经找到了这些信息。

乍一看，我们的一些战术似乎有点明显，运动、营养、睡眠和情绪健康。当然，我们希望优化所有，关键在于细节。我们应该以什么方式运动？

我们将如何改善饮食？我们怎样才能睡得更久、更好呢？

在每一种情况下，虽然大致的目标是明确的，但细节和细微差别并不明确。我们的选择几乎是无限的，这就要求我们深入研究，弄清楚如何提出有效的战术计划并能够根据需要改变路线。我们必须更深入地挖掘，才能超越显而易见的表象。

什么是有效的战术？

我喜欢通过车祸的例子来解释这个问题，这恰好也是我的一个小癖好。在所有年龄组中，车祸夺去了太多人的生命。根据美国国家公路交通安全管理局（National Highway Transportation Safety Administration）的数据，每12分钟就有一人死于车祸。但我相信，只要采取适当的战术，其中相当一部分死亡是可以预防的。

我们能做些什么来降低死于车祸的风险呢？当车祸看起来如此随机时，我们有可能避免吗？

我们已经知道的明显的战术是：系好安全带，不要边开车边发短信（对很多人来说似乎很难）。另外，不要酒后驾车，因为酒精是导致多达三分之一死亡的一个因素。汽车死亡统计数据还显示，近30%的死亡与超速有关。这些都是有用的提醒，但并不是真正令人惊讶或深刻的见解。

认识到危险点是制定良好战术的第一步。我几乎想当然地认为，高速公路将被证明是最致命的驾驶场所，因为它涉及高速行驶。但几十年的车祸数据显示，事实上，非常高比例的死亡事故发生在十字路口。作为一名司机，最常见的死亡方式是被另一辆闯红灯或高速行驶的汽车从车子的左侧撞上去，即撞向司机这边。这就是典型的"T-bone"或侧面碰撞，而且死亡的司机往往不是有过错的一方。

好消息是，在十字路口我们拥有选择权。我们具有主观能动性。我们可以决定是否以及何时驶入十字路口。这使我们有机会制定具体的战术，尽量避免在十字路口被撞。我们最担心的是从我们左边开过来的汽车，朝向驾驶员一侧的门驶来，所以我们应该特别注意这一侧。在繁忙的十字路口，向左看，然后向右看，然后再向左看是有道理的，以防我们第一次错过了什么。我一位高中时的朋友现在是一名长途卡车司机，他对此表示赞同。在进入任何十字路口之前，即使他有通行权（即绿灯），他也总是先向左看，然后再向右看，特别是为了避免这种类型的撞车事故。而且请记住，他开的是一辆大卡车。

现在，我们有了一个具体的、可操作的战术，我们每次开车时都可以使用。即使它不能保证我们百分之百安全，但它也以一种微小但显而易见的方式降低了我们的风险。更好的是，我们的战术具有杠杆作用——一个相对较小的努力就能产生潜在的重大风险降低。

我们也以同样的方式来处理我们的长寿战术，从模糊的、笼统的到具体的、有针对性的。我们利用数据和直觉来确定我们的工作重点，并通过反馈来确定什么是有效的，什么是无效的。看似微小的调整，如果随着时间的推移，也可以产生显著的优势。

我的车祸类比可能看起来有点跑题了，但它实际上与我们在追求长寿时所面临的情况并没有什么不同。汽车在我们的社会中无处不在，这是一种环境危害，我们需要学会与之共存。同样地，随着年龄的增长，为了保持健康，我们必须学会驾驭这个对我们的健康充满越来越多危害和风险的世界。在本书的第三部分，也是最后这一部分中，我们将探索各种方法，通过这些方法，我们可以减轻或消除这些风险，并改善和增加我们的健康寿命，以及探索如何将它们应用于每一个独特的患者。

我们最复杂的两个战术领域是营养和运动，我发现大多数人都需要在这两个方面做出改变，很少出现只需要改变其中一个的情况。当我对新患者进行评估时，总会问 3 个关键问题：

问题一：他们是营养过剩还是营养不良？也就是说，他们摄入的卡路里是太多还是太少？

问题二：他们是肌肉不足还是肌肉充足？

问题三：他们的新陈代谢是否健康？

那些营养过剩的阵营和代谢健康状况不佳的阵营之间存在很大程度的重叠，这一点都不足为奇，但我也曾照顾过许多有代谢问题的瘦弱患者。然而，代谢健康状况不佳几乎总是伴随着肌肉不足，这说明了营养和运动之间的相互作用。

我们将更详细地讨论所有这些不同的情况，简而言之，这就是协调我们采用的所有不同的战术干预措施十分重要的原因。例如，对于营养过剩的患者，我们要想办法减少他们的热量摄入（有 3 种方法可以做到这一点，你将在第十五章中看到）。但如果他们也肌肉不足，这是很常见的，我们要注意确保他们仍然能获得足够的蛋白质，因为我们的目标不是减肥，而是在减脂的同时增加肌肉，事情可能就变得复杂了。

我们的战术领域没有一个是完全独立的。例如，在第十六章中，我们将看到睡眠是如何对我们的胰岛素敏感性和我们的运动能力（以及我们的情绪健康）产生巨大影响的。也就是说，对于大多数患者，我都非常关注他们的健康和营养，这两者是密切相关的。我们在做出决策和制定战术时在很大程度上会依赖数据，包括静态生物标志物（如甘油三酯和肝功能测试），以及动态生物标志物（如口服葡萄糖耐量测试），还有人体测量数据（如身体成分、内脏脂肪组织、骨密度和瘦体重等）。

你将要读到的大部分内容都反映了我每天与患者进行的讨论。我们谈论他们的目标，以及支持我们战略的科学。当谈到具体的战术时，我会给他们指导，帮助他们创建自己的战术手册。我几乎从不开需要他们盲从遵循的处方，我的目标是让他们有能力采取行动，来解决他们在健身、营养、睡眠和情绪帮助方面的问题。请注意，对于大多数这些事情，我实际上甚至不需要处方笺。但行动部分是他们的责任，这些事情都不容易做到，这需要他们改变自己的习惯并付诸努力。

接下来的内容不是一个可供盲目遵循的按部就班的计划。没有适用于所有人的万能解决方案。提供非常细化的运动、饮食或生活方式的建议需要个人的反馈和迭代，这是我无法在一本书中安全或准确地完成的。相反，我希望你能学到一个管理你的运动、营养、睡眠和情绪健康的框架，这将比任何关于地球上每个人必须吃多少克这种或那种宏量营养素的广泛处方都能让你走得更远。我相信，基于我们目前对相关科学的理解和我自己的临床经验（这就是"艺术"的来源），这代表了我们现在能做的最好的事情。我不断地修补、实验，在我自己和患者的治疗方案中改变一些东西，而我的患者自己也在不断发生变化。

我们不受任何特定的意识形态、思想流派或任何类型的标签的约束。我们不遵循"酮型"或"低脂型"指南，我们也不会以牺牲力量为代价来强调有氧训练，反之亦然。我们的范围很广，挑选和测试有望对我们有用的战术。我们对改变我们的想法持开放态度。例如，我曾经建议我的一些患者进行长时间的纯水禁食，并且我也亲自实践过。但我不会再这样做了，因为我已经确信，除了我的那些营养过剩的患者之外，这种疗法的弊端（主要与肌肉损失和营养不良有关）超过了它的代谢益处。我们会根据不断变化的需求和我们对最佳科学不断变化的理解来调整我们的战术。

我们唯一的目标是活得更久，活得更好——享受"超越百岁"的人生（to outlive）。为此，我们必须改写许多前人所忍受的"衰退叙事"，并制定出一个计划，让每一个 10 年都比前一个 10 年更好。

第十一章

运动：最强效的长寿药

我从来都不是在登上拳击场后才获胜的，早在准备比赛时我就赢了。

——穆罕默德·阿里

几年前，我的朋友约翰·格里芬（John Griffin）发邮件给我，问了一个关于他应该如何锻炼的问题：他应该多做有氧运动还是多进行力量训练，我有什么建议？

"我真的被我看到的所有矛盾的东西弄糊涂了。"他写道。

在他看似简单的问题背后，我听到了一个求助的声音。约翰是一个聪明的家伙，有着敏锐的头脑，然而，即使是他，也会对那些"专家"们提出的自相矛盾的建议感到沮丧，他们鼓吹这样或那样的锻炼是通往完美健康的必经之路。约翰搞不清楚自己需要在健身房里做什么，也不知道为什么要这么做。

当时的我还没重新全职行医，正沉浸在营养研究的世界里。营养学甚至比运动科学更令人困惑，充斥着相互矛盾的发现和由不可靠数据支持的狂热教条。食用鸡蛋是有害的还是有益的？那咖啡呢？这也让我抓狂了。

我开始打字回复，并继续写了下去。当我点击"发送"时，我已经写了将近两千字，远远超过了他的要求。这个可怜的家伙只是想要一个快速的答案，而不是一份备忘录。我并没有就此打住。后来，我把那封邮件扩展成了一篇长达一万字的长寿宣言，并最终写成了你手中的这本书[①]。

很显然，约翰的问题引发了我的思考。这并不是说我热衷于力量训练而不是耐力训练，或者反之亦然，两者我都做过很多。我是在回应他这个问题的二元性。如果你到现在还没有弄明白，那就是我不喜欢我们把这些复杂的、微妙的、至关重要的问题简化为简单的非此即彼的方式。有氧运动还是负重运动？低碳水化合物饮食还是植物性饮食？橄榄油还是牛油？

我不知道。我们真的必须选边站吗？

问题是，我们有这样一种需求，就是把一切都变成一场宗教战争，以争夺哪一个才是"唯一的真教会"（one true church），我们会在关于营养的章节中再次看到这一点。一些专家坚持认为力量训练优于有氧运动，而同样数量的专家则持相反意见。这场辩论是无休无止的，也是毫无意义的，在拥护的祭坛上牺牲了科学。问题在于，我们看待生活中这些极其重要的领域，即运动和营养的眼光太过狭隘了。这不是你喜欢健身房哪个区域的问题，它比这个问题要重要得多。

与我们在本书中讨论的任何其他战术领域相比，运动具有决定你如何度过余生的最大权力。有大量数据支持这一观点，那就是即使是相当少量的运动也可以使你的寿命延长几年。运动几乎可以全面延缓慢性病的发作，它在延长和改善健康寿命方面也非常有效。运动不仅可以逆转身体的衰退，我想这是显而易见的，而且还可以减缓或逆转认知衰退。运动在情绪健康方面也

[①]　所以，如果你喜欢这本书，请感谢约翰·格里芬。如果你不喜欢，那就怪我吧。——作者注

有好处，尽管这些好处很难被量化。

因此，通过阅读这本书，如果你只养成了一套新的习惯，那么它一定是在运动领域。如果你当前正在运动，那么你可能需要重新考虑并修改你的计划。但如果目前运动还不是你生活的一部分，那么你并不孤单，因为77%的美国人都和你一样。现在是时候改变这种状况了，就是现在。即使是一点点的日常活动也比什么都不做要好得多。从每周都不运动到每周只运动90分钟，可以使你因各种原因死亡的风险降低14%。很难找到一种能够做到这一点的药物。

因此，对于像我的朋友约翰·格里芬问我的问题，我的回答是"是的"和"是的"。是的，你应该多做有氧运动；是的，你也应该多做负重运动。

另一方面，如果你是像我一样从幼儿园就开始锻炼的人，我向你保证，这些章节将为你提供关于如何更好地安排你的计划的见解，不是为了在马拉松比赛中跑得更快，也不是为了在健身房吹嘘自己，而是为了活得更长久、更美好。最重要的是，过上一种你可以在晚年继续享受体育活动的生活。

运动对你有好处，这显然不是什么令人惊喜的发现。就像在你喉咙痛时，喝鸡汤对你也有好处一样。但是没有多少人意识到它的影响到底有多深远。一项又一项研究发现，经常运动的人可以比久坐不动的人多活十年。习惯跑步和骑自行车的人不仅寿命更长，而且身体更健康，与代谢功能障碍有关的疾病的发病率也更低。对于那些还没有习惯运动的人来说，你很幸运，因为运动的好处始于任何大于零的运动量，甚至是快走，然后在此基础上继续增加。就像几乎吃任何饮食都比只吃快餐能获得更大的改善一样，几乎任何运动都比久坐不动要好。

尽管我和我的医学院同学几乎没有学到任何关于运动的知识，更不用说如何给患者"开处方"了，但医学2.0至少认识到了它的价值。不幸的是，这些建议很少超出一般性的建议，即多动少坐。美国政府的体育活动指南建议，"活跃的成年人"每周至少进行 5 次 30 分钟（或总共 150 分钟）的"中等强度的有氧运动"。除此之外，还要针对"所有主要肌肉群"，辅以为期 2 天的力量训练。

想象一下，如果医生对癌症治疗如此含糊其辞：

医生：史密斯女士，很抱歉不得不告诉你，你得了结肠癌。

史密斯女士：这真是个可怕的消息，医生。我该怎么办呢？

医生：你需要化疗。

史密斯女士：什么样的化疗？什么剂量？多久一次？要持续多长时间？副作用如何？

医生：……

我们需要更具体的指导来帮助我们实现目标，并以一种既高效又安全的方式来实现。但首先，我想花一点时间来探讨一下为什么运动如此重要，因为我发现围绕它的数据非常有说服力。当我和我的患者分享这些数据时，他们很少会对高有氧适能和力量与更长的寿命和健康寿命有关这一事实感到惊讶，但他们总是对这种益处的巨大程度感到惊讶。有关运动的数据非常清楚地告诉我们，我们运动得越多，我们的身体状况就会越好。

让我们先从心肺或有氧适能开始。这意味着你的身体向肌肉输送氧气的效率有多高，以及肌肉提取氧气的效率如何，从而使你能够长距离跑步（或步行）、骑自行车或游泳。它也在日常生活中发挥作用，表现为身体的耐力。你的有氧适能水平越高，你就有越多的精力去做任何你喜欢做的事情，即使你最喜欢的活动是购物。

事实证明，以最大摄氧量来衡量的有氧心肺适能峰值（peak aerobic cardiorespiratory fitness），可能是长寿唯一最有力的标志。最大摄氧量代表一个人可以利用氧气的最大速率。当然，这是在一个人基本上以自己的努力上限进行运动时被衡量的。如果你曾经做过这个测试，你就会知道它有多么的不舒服。你的身体能够使用的氧气越多，你的最大摄氧量就越高。

人体具有一种惊人的能力来应对人们对它的需求。比方说，我只是坐在沙发上看电影。在休息时，像我这种体型的人每分钟可能需要大约 300 毫升的氧气才能产生足够的 ATP（即为我们的细胞提供动力的化学"燃料"），以执行维持生命和观看电影所必需的所有生理功能。这是一个相当低的能源需求水平，但如果我出去在我家附近慢跑，能源需求就会增加。我的呼吸会加快，心率也会加快，帮助我从呼吸的空气中提取和利用更多的氧气，以保持肌肉的工作。在这种强度下，像我这种体型的人每分钟可能需要 2 500~3 000 毫升的氧气，比我坐在沙发上时增加了 8~10 倍。现在，如果我开始以最快的速度跑上山，我身体的需氧量将从那里开始增加：4 000 毫升、4 500 毫升，甚至 5 000 毫升或者更多，这取决于我的步速和体能水平。我的体能越好，我就能消耗越多的氧气来制造 ATP，也就能越快地跑上那座山。

最终，我将达到一个临界点，无法再通过氧依赖性的途径产生更多的能量，我将被迫转而采用效率较低、可持续性较差的方式来产生能量，比如在短跑中使用的那些方式。我在这一努力水平上所使用的氧气量代表了我的最大摄氧量。（过不了多久，我就会"失败"，意思是我再也不能以那样的速度继续跑上山了。）最大摄氧量通常是以一个人每千克体重每分钟可以使用的氧气量来表示的。一个普通 45 岁男性的最大摄氧量约为每分钟 40 ml/kg，而一位高水平耐力运动员的得分可能在 60 以上。另一方面，梅奥诊所的运动生理学家兼研究员迈克·乔伊纳（Mike Joyner）表示，一个 30 多岁或 40 多岁身体不健康的人，在最大摄氧量测试中可能只能得到 20 多分。他们根本跑不上那座山 ①。一个人的最大摄氧量越高，他制造 ATP 所消耗的

---

① 大多数环法自行车赛的顶级车手的最大摄氧量都在 75~80 或 80 出头。有史以来最高的最大摄氧量记录是绝对令人费解的每分钟 97.5ml/kg。——作者注

氧气就越多，他骑车或跑步的速度也就越快。简而言之，他能做的事情也就越多。

这个数字不仅与运动员有关。事实证明，它也与寿命长短相关。2018年发表在《美国医学会杂志》上的一项研究对超过 12 万人进行跟踪调查后发现，较高的最大摄氧量（通过平板运动试验测量）与较低的死亡率全面相关。最健康的人死亡率最低，差距是十分惊人的。想想看，吸烟者的全因死亡率（即随时死亡的风险）比不吸烟者要高 40%，代表风险比（HR）为1.40。这项研究发现，最大摄氧量低于其年龄和性别平均水平的人（即在第25 和第 50 百分位数之间），其全因死亡的风险是排名前四分位数（第 75 至第 97.6 百分位数）的人的 2 倍。因此，与吸烟相比，较差的心肺功能会带来更大的相对死亡风险。

这仅仅是个开始。处于其年龄组最大摄氧量最低四分位数的人（即心肺适能最差的 25% 的人），其死亡的可能性几乎是处于最高四分位数的人的 4倍。同时，其死亡的可能性是具有精英级别（前 2.3% 的人）最大摄氧量的人的 5 倍。这太令人震惊了。这些益处并不仅限于心肺适能最佳的人群。根据这项研究，即使只是从最低的 25% 攀升到第 25 至第 50 百分位数（例如，从心肺适能最差到低于平均水平），也意味着你的死亡风险几乎降低了近一半。

2022 年发表在《美国心脏病学会杂志》（*Journal of American College of Cardiology*）上的一项更大规模、更近期的研究证实了这些结果，该研究调查了 75 万名年龄在 30~95 岁的美国退伍军人的数据（参见图 11.1）。这是一个完全不同的人群，包括男女两性和所有种族，然而研究人员却发现了几乎相同的结果：处于心肺适能最差的 20% 的人群的死亡风险是处于年龄和性别类别心肺适能前 2% 的人群的死亡风险的 4.09 倍。这项研究发现，即使是心肺适能中等的人群（第 40 至第 60 百分位数），其全因死亡的风险仍然是心肺适能最佳的人群的 2 倍多。该研究的作者们总结道："心肺适能不佳比任何传统心血管疾病风险因素都危险。"

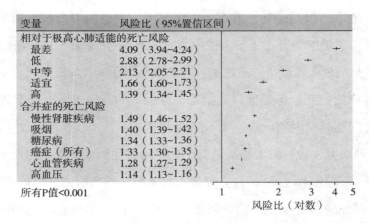

变量	风险比（95%置信区间）
相对于极高心肺适能的死亡风险	
最差	4.09（3.94~4.24）
低	2.88（2.78~2.99）
中等	2.13（2.05~2.21）
适宜	1.66（1.60~1.73）
高	1.39（1.34~1.45）
合并症的死亡风险	
慢性肾脏疾病	1.49（1.46~1.52）
吸烟	1.40（1.39~1.42）
糖尿病	1.34（1.33~1.36）
癌症（所有）	1.33（1.30~1.35）
心血管疾病	1.28（1.27~1.29）
高血压	1.14（1.13~1.16）

所有P值<0.001

风险比（对数）

图 11.1　非精英心肺适能和特定合并症的死亡风险

资料来源：科基诺斯等（Kokkinos et al.，2022）。

　　该表显示了不同心肺适能水平的全因死亡风险，包括与该年龄和性别中最大摄氧量前 2% 的人（最上面的"极高心肺适能"）相比的死亡风险以及各种并发症的死亡风险，即患有与未患有每种疾病的人相比较。（最下面）各心肺适能组按百分位数划分为：最差（<第 20 百分位数）；低（第 21 至第 40 百分位数）；中等（第 41 至第 60 百分位数）；适宜（第 61 至第 80 百分位数）；高（第 81 至第 97 百分位数）。

　　当然，这里几乎肯定存在混杂因素，就像所有观察性研究一样，包括营养学研究。但至少有五个因素[①]增加了我对这种关系的部分因果关系的信心。首先，效应量的大小非常大。其次，这些数据在不同人群的许多研究中是一致的，可重复的。第三，存在剂量依赖性反应，你的心肺适能越好，你的寿

[①] 这些因素代表了科学方法论教父之一奥斯汀·布拉德福德·希尔（Austin Bradford Hill）在 20 世纪 30 年代定义的九项标准中的五项，作为评估流行病学和实验室发现的工具。我们将在关于营养的章节中再次见到布拉德福德·希尔。——作者注

命就越长。第四，通过已知的运动对寿命和健康寿命的作用机制，这种效应具有很大的生物学合理性（biologic plausibility）。第五，几乎所有关于人类运动的实验数据都表明，运动有助于改善健康。

正如《美国医学会杂志》研究的作者们所总结的，"心肺适能与长期死亡率呈负相关，而且没有观察到益处的上限（我标出的重点）。极高的有氧适能与最大的生存率相关。"

我不能从这些数据中告诉你，仅仅拥有较高的最大摄氧量就能抵消你的高血压或吸烟习惯，尽管这些风险比可能表明了这一点。但没有随机对照试验，我们也无法确定，并且我对此持怀疑态度。不过我可以非常肯定地说，拥有较高的最大摄氧量比拥有较低的最大摄氧量更有利于你的整体健康和长寿。就这样。

对我们来说，更好的消息是，最大摄氧量可以通过训练来增加。正如我们即将看到的，在这个健康指标上，我们可以做出很大改变。

心肺适能与长寿之间的紧密联系早已为人所知。你可能会像我一样惊讶地发现，肌肉与长寿可能也有着几乎同样强大的关联性。一项对大约 4 500 名 50 岁及以上受试者进行的为期 10 年的观察性研究发现，在研究期间，那些肌肉质量较低的受试者的死亡风险比对照组高出 40%~50%。进一步的分析表明，重要的不仅仅是肌肉质量，还有这些肌肉的力量，即它们产生力量的能力。只是在健身房里锻炼大胸肌或二头肌是不够的，这些肌肉还必须强壮，它们必须能够产生力量。肌肉力量低的受试者的死亡风险是其他受试者的 2 倍，而那些肌肉质量低或肌肉力量低，并且患有代谢综合征的受试者的全因死亡风险是其他受试者的 3~3.33 倍。

至少有一项研究表明，力量甚至比心肺适能更重要。研究人员对一组约 1 500 名 40 岁以上患有高血压的男性进行了平均约 18 年的跟踪调查，结果发现，即使一名男性的心肺适能处于该组的后半部分，但如果他的力量处于该组的前三分之一，他的全因死亡风险仍比后三分之一低近48%[①]。

这与我们在最大摄氧量上看到的情况几乎相同——你的心肺功能越健康，你的死亡风险就越低。同样，没有其他干预措施可以与这种巨大的益处相媲美，无论是药物还是其他方式。运动对防治衰老性疾病，即"骑士"疾病非常有效，因此经常被比作一剂良药。

约翰·约阿尼迪斯（John Ioannidis）是斯坦福大学的一名科学家，他喜欢提出具有挑衅性的问题，他决定从字面上验证这个比喻，对运动研究和药物研究进行并列比较。他发现，在众多随机临床试验中，基于运动的干预措施在降低冠心病[②]、前驱糖尿病或糖尿病以及中风的死亡率方面的表现不亚于或优于多类药物。

更妙的是，你不需要医生给你开运动处方。

我认为，这种效果在很大程度上可能与运动对整个人体系统的帮助有关。运动可以增强心脏，有助于维持循环系统。正如我们将在本章后面看到的，它还可以改善线粒体的健康，线粒体是在我们的细胞中产生能量的关键的小细胞器（除其他外）。这反过来又提高了我们代谢葡萄糖和脂肪的能力。拥有更多的肌肉质量和更强壮的肌肉有助于支撑和保护身体——同时也有助于保持代谢健康，因为这些肌肉能有效地消耗能量。这样的例子不胜枚举，但简单地说就是：运动可以帮助人类"机器"更好、更长时间地工作。

在更深层次的生化层面上，运动确实像一种药物。更准确地说，它促使

---

① 心肺适能是使用改良的 Balke 平板运动试验方案（Modified Balke Protocol）在跑步机上进行测量的，力量则是通过卧推和腿部伸展的单次可承受力的最大重量（one-rep max）来测量的。——作者注

② 在约阿尼迪斯的分析中，心力衰竭是一个例外，它对利尿剂治疗的反应比对基于运动的干预的反应更好。——作者注

身体产生自己的内源性类药物化学物质。当我们运动的时候，我们的肌肉会产生一种叫作细胞因子的分子，这种分子会向我们身体的其他部位发送信号，帮助增强我们的免疫系统，刺激新的肌肉和更强壮的骨骼的生长。耐力运动，如跑步或骑自行车，有助于产生另一种叫作脑源性神经营养因子（BDNF）的强效分子，它可以改善海马体的健康和功能，而海马体则是大脑中对记忆起重要作用的部分。运动有助于保持脑血管健康，也可能有助于保持脑容量。这就是为什么我认为运动是有罹患阿尔茨海默病风险的病人的工具包中特别重要的一部分——比如斯蒂芬妮，那个我们在第九章中遇到的携带有阿尔茨海默病高风险基因的女性。

在所有人类生物学中，证明运动对寿命有效性的数据几乎是无可辩驳的。然而，如果有什么区别的话，我认为运动在保持健康寿命方面比延长寿命更有效。这里没有那么多确凿的证据，但我相信，只要运用得当，这就是运动真正发挥其魔力的地方。我告诉我的患者，即使运动使你的寿命缩短了一年（显然它不会），但纯粹为了健康寿命的益处，它仍然是值得的，尤其是在中年及以后。

衰老的主要标志之一是我们的体能开始下降。我们的心肺功能也因各种原因而下降，首先是心排血量减少，主要是由于最大心率降低了。每过10年，我们的力量和肌肉质量就会逐渐减少，骨骼会变得脆弱，关节会变得僵硬，平衡也会变得摇摇欲坠。许多人在经历过从梯子上摔下来或踩空楼梯的艰难时刻，才发现了这一事实。

套用海明威的话来说，这个过程以两种方式进行——逐渐发生，然后突然发生。现实的情况是，年老对我们的身体来说真的很艰难。纵向和横断研究发现，随着人们从二三十岁进入中年，去脂体重（意思是主要是肌肉质量）和活动水平会保持相对稳定，但是在大约65岁之后，体力活动水平和肌肉质量都会急剧下降，在大约75岁之后下降得更厉害，这就好像人们在

70 多岁的某个时候从悬崖上掉下来一样。

到 80 岁时，一般人的肌肉会比巅峰时期减少 8 千克。但那些保持较高活动水平的人失去的肌肉要少得多，平均大约只有 3~4 千克。虽然目前尚不清楚这里的因果关系是哪个方向，但我怀疑它可能是双向的——人们不那么活跃是因为他们体能较弱，而他们体能较弱是因为他们不那么活跃。

持续的肌肉流失和缺乏运动确实会使我们的生命处于危险之中。肌肉量最少（也称为瘦体重）的老年人死于各种原因的风险最大。智利的一项研究调查了大约 1 000 名男性和 400 名女性，登记时的平均年龄为 74 岁。研究人员根据受试者的四肢瘦体重指数（准确地说，是指他们四肢，即手臂和腿部的肌肉质量，与身高的比值）将他们等分成四组，并对他们进行长期跟踪。12 年后，瘦体重指数最低的那组中约有 50% 的人死亡，而瘦体重指数最高的那组中只有 20% 的人死亡。虽然我们无法在这里建立因果关系，但像这样的研究结果的影响力和可重复性表明，这不仅仅是一种相关性。肌肉有助于让我们安然地度过老年时期。

这是寿命和健康寿命在很大程度上重叠的另一个领域。也就是说，我猜测拥有更多的肌肉质量可以延缓死亡恰恰是因为它也能保持健康寿命。这就是为什么我如此强调维护我们的肌肉骨骼结构——我称之为"外骨骼"（exoskeleton），就像"终结者"一样，因为找不到一个更好的术语了。

你的外骨骼（肌肉）使你的骨架（骨骼）保持直立和完整。在你的外骨骼上有更多的肌肉质量似乎可以保护你免受各种麻烦，甚至是手术后的不良后果。但最重要的是，它与较低的跌倒风险高度相关，跌倒是导致老年人死亡和残疾的一个主要但经常被忽视的原因。如图 11.2 所示，跌倒是迄今为止65 岁及以上人群意外死亡的主要原因——这还没有算上那些在非致命但仍然严重的跌倒将他们推入漫长而痛苦的衰退期后 3 个月、6 个月或 12 个月内死亡的人。根据美国疾病控制与预防中心的数据，每年有 80 万老年人因跌倒而住院治疗。

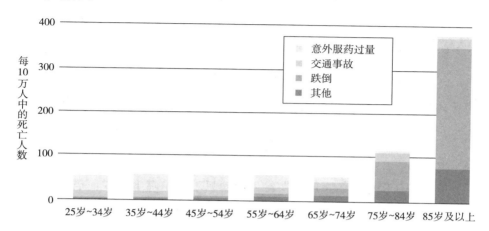

图 11.2　美国的意外死亡人数

资料来源：美国疾病控制与预防中心（2021）。

　　我相信这种联系可能是双向的：拥有更多肌肉质量的人不太可能跌倒和受伤，而那些由于其他原因（更好的平衡，更多的身体意识）不太可能跌倒的人也会更容易保持肌肉质量。相反，肌肉萎缩和肌肉减少症（与年龄相关的肌肉损失）增加了我们跌倒和可能需要手术的风险——同时，也使我们在没有并发症的情况下在上述手术中存活下来的概率降低。就像最大摄氧量一样，不惜一切代价保持肌肉质量也很重要。

　　各种形式的运动是我们对抗这种痛苦和全面降低死亡风险最有力的工具。它不仅可以减缓身体上的衰退，而且可以减缓健康寿命的所有三个矢量的衰退，包括认知和情绪健康。最近一项针对英国老年人的研究发现，那些患有基线水平肌肉减少症的患者 10 年后报告生活质量低下的可能性几乎是那些保持较多肌肉质量的人的近 6 倍。

　　这就是我们想要避免的事情。我们可以借助这种被称为运动的强效"药物"来避免它，这种药物可以奇迹般地延长寿命并改善健康寿命。不同之处在于，它需要更多的努力和知识，而不是简单地服用一粒药丸。不过，你现在愿意付出的努力越多，将来收获的益处也就越多。

这就是为什么我如此强调力量训练。现在就去做，无论你的年龄有多大，任何时候开始都不晚。我母亲直到 67 岁才开始举重，这改变了她的生活。有几十项研究表明，力量训练计划可以显著改善肥胖或癌症治疗后恢复的受试者，甚至是那些已经年老体弱的人的活动能力和身体机能。因此，无论我在做什么或者在哪里旅行，我都会找到一种方法，以某种方式或者形式每周举重四次。

但是，从医学 2.0 的角度来看，运动只不过是嘴上说说而已。你的医生上一次测试你的握力或者问你关于力量训练的详细问题是什么时候？你的医生知道你的最大摄氧量是多少吗？或者他们是否提供了如何改进的训练建议？我猜这种情况从未发生过，因为我们在这里或关于营养的章节中所讨论的内容甚至都没有被认为达到了"医疗保健"的水平，至少在我们的体系中是这样。一些保险公司会为会员去健身房提供折扣或奖励，但我认为我们都需要的（包括我自己）那种重点关注，远远超出了大多数医生的职权范围。

只有在我们受伤或变得相当虚弱以至于面临丧失自主性的危险时，我们才被认为有资格接受物理治疗和康复。所以，可以把接下来的内容看作是"预康复"（prehab）——在你需要之前就进行的物理治疗。

当我和我的患者谈论运动时，我经常会带他们回忆我的朋友——贝基的母亲索菲的故事，我们在第三章中谈过她。事实上，即使在退休之后，她也一直相对活跃。她每周打一两次高尔夫球，大部分时间都在花园里干活。这不是一个有组织的"运动"计划，她只是在做自己喜欢的事情。但后来她的肩膀和膝盖都受伤了，两个部位都需要手术。即使在手术之后，她也没能完全康复。她的活动水平几乎降到了零。正如贝基告诉我的那样，她的母亲大部分时间都坐在家里，感到很沮丧。紧接着，她的认知能力很快就下降了。

在她的葬礼上，当我坐在教堂长椅上时，这让我非常难过。然而，她的故事太熟悉了。我们都见过年长的朋友和亲戚经历过类似的磨难，慢慢地（或者不是慢慢地）变得虚弱，直到他们再也无法从曾经喜欢做的事情中找到乐趣。我想知道，我们本来可以做些什么来改变索菲的命运呢？

她只是需要"多运动"吗？去健身房然后使用椭圆机，这样做就救得了她了吗？

目前尚不清楚答案是否如此简单。在我自己的生活中，我已经做了大量的运动，但在索菲葬礼的时候，我正在护理自己的几处陈年旧伤。尽管我很健壮，但我并不清楚自己是否走在了比索菲更好的道路上。

在我生命的大部分时间里，我一直痴迷于健身，总是专注于一项特定的运动——并不可避免地将其发挥到极致。我先是练拳击，然后是跑步，最后是在公开水域长距离游泳，耗尽心力之后，我开始骑自行车。我全力以赴，我人生的主要目标是赢得当地的自行车计时赛，这是一场 20 千米的个人赛，与几乎没有人关心的时间赛跑。我花了几个小时分析功率计数据，计算我的空气动力阻力系数，希望用我在表格中构建的笨拙模型，从我的时间中节省出宝贵的几秒钟。

事实是，除了尽可能快地蹬着我的公路自行车跑 20 千米外，我在任何事情上都变得相当无用。我拥有很高的最大摄氧量，我可以通过踏板产生很大的动力，但我并不是真正的强壮或灵活，我也没有很好的平衡或稳定性。我是一个单一维度的运动员，如果继续这样下去，我最终可能会把我的脊椎融合到计时赛中，仍然可以骑自行车，但不能做任何其他有用的事情，尤其是我的上半身。我最终放弃了竞技自行车运动，因为很明显，到了一定程度，这种强迫性的方法几乎在任何活动中都是不可持续的。你知道有多少老马拉松运动员还在参加比赛吗？可能不会很多。

此后，我陷入了一种没有方向的状态，在不同的健身活动之间跳来跳去，我试着重新开始跑步，我和妻子一起去上普拉提课，我还参加过一段时间的巴里训练营（Barry's Bootcamp）[①]；你能想到的，我都试过了。后来，我加入了一家专门从事高强度间歇训练（HIIT）的精品健身连锁店。我喜欢他们提供的快节奏训练，比如跑步机短跑和30秒波比式跳（Burpee blocks），而且它所花的时间只是骑自行车的一小部分，所以我对此感到很高兴。但除了"锻炼"，我没有其他目标。

当我坐在教堂的长椅上参加索菲的葬礼时，这一切都改变了。官方的说法是，她死于肺炎，但我意识到，真正杀死她的，是衰老对她身体的缓慢引力。这并不是从她生命的最后一年开始的，甚至也不是从她生命的最后10年才开始的。早在我认识她之前，它就一直在对她不利，拖了她几十年的后腿。它也在折磨着我们其他人——她的女儿贝基，还有我的患者，我自己，以及每一个读这本书的人，都有可能走向同样的急剧衰退。

这种想法让我感到非常难过。但后来我突然想到，我们能够与之斗争的唯一方法是采用十项全能运动员的哲学——并将其应对衰老。

在所有的奥林匹克运动员中，十项全能运动员是最受人尊敬的。获得金牌的男女运动员被称为"世界上最伟大的运动员"。然而，在他们所参加的10个单项比赛中，他们并不是最优秀的，他们甚至可能拿不到奖牌。但他们仍然被认为是最伟大的，因为他们在许多不同的项目上都表现得非常出色。他们是真正的多面手，然而他们却像专家一样训练。

我们需要采取类似的方法来应对衰老，我决定，我们每个人都需要为"百岁老人十项全能"进行训练。

---

① 洛杉矶最受欢迎的健身房之一，也是全球最具影响力的健身品牌之一。——译者注

百岁老人十项全能

"百岁老人十项全能"到底是什么呢？

我说的并不是百岁老人之间的真正比赛，尽管类似的赛事确实已经存在——每隔一年举行一次的全国老年运动会（National Senior Games）汇集了杰出的老年运动员，其中一些人已经90多岁甚至更老。在这项赛事中，100岁以上女子百米短跑的纪录约为41秒。

"百岁老人十项全能"是一个框架，我用它来为我的患者规划他们生命最后几十年的身体愿望，特别是他们的"边缘十年"。我知道，思考我们自己的身体衰退是一个有点病态的话题，但不去想它也不会减少它的必然性。

把"百岁老人十项全能"想象成你希望在余生中完成的十项最重要的体力任务。清单上的一些项目类似于真正的体育赛事，而一些则更接近于日常生活活动，还有一些可能反映了你自己的个人兴趣。我觉得这很有用，因为它能够帮助我们非常精确地想象出，随着年龄的增长，我们到底需要建立和保持什么样的体能水平。它为我们的训练创建了一个模板。

首先，我会给我的患者列出一长串的体力任务清单，其中可能包括以下几项：

1. 在山路上徒步 2.5 千米。

2. 依靠自己的力量从地板上站起来，最多只能用一只手臂支撑。

3. 从地板上抱起一个小孩。

4. 背着两袋 2.5 千克重的食品杂货走五个街区。

5. 把一个 10 千克重的手提箱抬进飞机的头顶舱。

6. 单腿保持平衡 30 秒，眼睛睁开。（加分做法：眼睛闭上，15 秒。）

7. 做爱。

8. 3 分钟内爬 4 层楼。

9. 打开一个罐子。

10. 连续跳绳 30 次。

完整的清单要长得多，有 50 多个不同的项目，但我相信你已经明白了。一旦他们读完清单，我就会请他们选择他们希望在第九个 10 年，或者更好的是第十个 10 年里能够完成的任务。那么，他们都选择了哪些呢？

通常是所有这些。他们希望能够徒步走 2.5 千米；自己提着杂货；抱起曾孙；在摔倒时能够爬起来；打 18 洞高尔夫球；打开一个罐子；坐飞机去某个地方，他们现在当然可以做到。

那太好了，我说。你把那个孩子抱起来的时候，会让她很开心的。但现在我们来做点数学运算。假设这个孩子的体重是 10 或 15 千克。这基本上就相当于举着一个 15 千克重的哑铃做深蹲（即高脚杯深蹲）。40 岁的你现在能做到吗？很有可能。但现在让我们展望一下未来。在接下来的三四十年里，你的肌肉力量每十年会下降 8%~17%——随着时间的推移，下降速度会加快。因此，如果你想在 80 岁的时候抱起 15 千克重的孙子或曾孙，你现在必须能够举起大约 25 千克重的东西，而不会让自己受伤。你能做到吗？

我又强调了下面这个问题。你还想在山路上徒步旅行？要想舒适地做到这一点，需要大约每分钟 30ml/kg 的最大摄氧量。让我们来看看你最近一次的最大摄氧量测试结果。你猜怎么着，你只得了 30 分。就你的年龄而言，你处于中等水平，但恐怕这还不够好，因为你的最大摄氧量也会下降。所以，我们不得不继续把这个远足从你的清单上划掉。你现在可以做到这一点，但当你年老时，你很可能就做不到了。

让我们继续。当你年老时，要把那个 10 千克重的手提箱举过头顶，就意味着你现在要能够将 20~25 千克重的手提箱举过头顶。你 80 多岁的时候还能爬上四段楼梯，就意味着你今天应该能够飞奔跑上同样的楼梯。在每一种情况下，你现在都需要做更多的事情，以保护自己免受随着年龄增长而出现的力量和有氧能力自然急剧下降的影响。

最终，我的患者明白了。我们一起列出了他们个人"百岁老人十项全能"的 10~15 个项目，代表了他们未来几十年的目标。这就决定了他们应该如何训练。

"百岁老人十项全能"的美妙之处在于，它对每个人来说都是广泛而独特的。它也不局限于 10 个项目；对于大多数人来说，最终会更多，这取决于他们的目标。我的十项全能是根据我自己的特殊兴趣量身定制的，比如游泳和射箭。我承认，这也是相当激进的，反映出了高水平健身在我生活中的重要性。因此，我可能会添加以下一些项目：

11. 20 分钟内游完 800 米。

12. 每只手各拿一个 15 千克重的哑铃走一分钟。

13. 拉开并发射 22 千克以上的复合弓。

14. 做 5 个引体向上。

15. 两分钟内爬 90 级台阶（最大摄氧量 = 32）。

16. 静止悬垂一分钟。

17. 以我今天所能做到的 5%~8% 的速度内驾驶赛车。

18. 背着 9 千克以上重的背包徒步旅行一小时。

19. 自己拿行李。

20. 走上一座陡峭的山坡。

最终，大多数人的"百岁老人十项全能"可能会在一定程度上重叠。例如，喜欢立式桨板运动（stand-up paddleboarding）的人可能会选择专注于建立核心和跨体力量的"活动"。但她可能会像我为射箭所做的那样训练相同的肌肉群，并保持类似程度的耐力和平衡。

　　毫无疑问，"百岁老人十项全能"是雄心勃勃的。一个90岁的老人，甚至可以依靠自己的力量登上飞机，更不用说举起随身行李了，她可以做得非常好。但是，"疯狂"也是有方法的，这些单独的任务并非遥不可及。现在有八旬老人、九旬老人，甚至百岁老人在跑马拉松、参加自行车赛、举重、驾驶飞机、玩空中跳伞、在落基山脉滑雪、参加真正的十项全能比赛，以及做其他各种令人惊叹的事情。因此，所有这些事件都是有可能发生的。

　　事实上，"百岁老人十项全能"的目的之一，就是帮助我们重新定义我们晚年的可能性，并消除大多数人在生命的那个阶段都会变得软弱无能的默认假设。我们需要废除这种陈旧的刻板印象，创造一种新的叙事方式，或许可以效仿老派健身大师杰克·拉兰内（Jack laLanne），他一直坚持每天严格的锻炼，直到96岁去世。与大多数非常长寿的人不同的是，他的高寿并非因为偶然或者运气。他一生都在建立和保持高水平的体能，从20世纪30年代开始，当时很少有人定期锻炼，"健身中心"也还不存在。随着年龄的增长，他开始非常刻意地打破人们对衰老的刻板印象，即衰老是一段痛苦和衰退的时期。他勇于尝试，并取得了成功，让我们看到了一个老年人真正能够实现的目标。

　　如果我们要追随拉兰内的脚步，就必须停止无意义的"锻炼"，比如午餐时间在椭圆机上拼命锻炼，仅仅因为我们认为应该这样做。我保证，你可以做得更好。我建议你和我一起开始训练，带着一个非常明确的目标，那就是成为一个了不起的百岁老人。当我的患者说，比起百岁十项全能运动员，他们更想成为50岁的健将时；我的回答是，要实现这一目标，没有比设定一个在100岁（或八九十岁）时充满活力的轨迹更好的办法了，就像一个在100米处训练的弓箭手在50米处会更准确一样。通过将我们的目标设定在"百岁老人十项全能"上，我们也可以使从现在到那时的每一个10年都变得更好。

　　我曾经把注意力完全集中在骑自行车、游泳或拳击上，而我现在锻炼的重点是以"百岁老人十项全能"为目标。这并不是说你要在其中任何一项追求上表现出色，而是说你要非常擅长几乎所有的事情。作为百岁十项全能运动员，我们不再为某个特定的项目而训练，而是要成为一名完全不同的运动员——一名终身运动员。

第十二章

训练 101：如何为"百岁老人十项全能"做准备？

除非你做一些与大多数人不同的事情，否则就不可能产生卓越的表现。

——约翰·邓普顿爵士（Sir John Templeton）

大多数运动疗法要么非常具体（例如，如何为你的第一次马拉松训练），要么过于模糊（例如，"继续运动！"），或者它们强调"有氧运动"而不是"负重运动"，反之亦然。在本章中，我们将围绕长寿的原则，设法优化我们的健身计划：什么样的模式组合可以帮助我们延缓慢性病的发作和死亡的发生，同时保持尽可能长的健康寿命？

事实证明，这个问题比如何降低患心血管疾病的风险要复杂得多，因为有更多的变量，每个变量都有更多的选择。这不是一个一维的问题，而更像是一个三维的问题。我们想要优化健身的三个维度是有氧耐力和效率（又名有氧运动）、力量及稳定性。这三者都是随着年龄的增长保持健康和力量的关键。正如我们所看到的，它们还可以延长寿命。但是，有氧运动和力量都比大多数人意识到的要微妙得多，而稳定性可能是所有要素中最难理解的部分。

当我们说"有氧运动"时，我们谈论的不是一件事，而是一个生理上的连续体，从轻松的散步到全力以赴的冲刺。不同强度的运动都可以算作有氧运动，但它们是由多种不同的能量系统驱动的。就我们的目的而言，我们对这个连续体的两个特定区域感兴趣：长时间、稳定的耐力训练，如慢跑、骑自行车或游泳，我们会在生理学家所说的"二区"（zone 2）进行训练；以及最大有氧努力（maximal aerobic efforts），最大摄氧量在其中发挥作用。

起初，这个等式的力量方面似乎比较简单——如果你用肌肉来对抗一些阻力，像是以重量或其他力量（比如重力或弹力带）的形式，它们会适应并变得更加强壮。这就是肌肉的工作原理，它真的很奇妙。我认为有一些特定的动作是基础性的，但在这里我们最重要的目标不仅仅是增强力量和肌肉质量，在这个过程中避免受伤也同样重要。

这就是稳定性的作用所在。我们将在下一章中更详细地讨论它，但我认为稳定性与有氧适能和力量同等重要。这有点难以定义，我认为稳定性是一个坚实的基础，它使我们能够做我们所做的一切，并免受伤害，稳定性使我们刀枪不入。索菲相对于她的年龄来说还算健康，但是她可能缺乏稳定性，这使得她很容易受伤。许多人甚至没有意识到自己也处于同样的境地——即使是我，在我 20 多岁的时候也是如此。你有多健康几乎无关紧要，你仍然有可能面临风险。这就是为什么我们的运动方法不仅要提高我们的常规体适能指标（conventional measures of fitness），比如我们的最大摄氧量和肌肉力量，而且最重要的是要增强我们的抗损伤能力。

在接下来的章节中，我们将围绕其中的每一项建立一个框架，以帮助你为自己的"百岁老人十项全能"精心制定训练计划。

有氧效率：二区训练（Zone 2）

请注意，到目前为止，我们在讨论运动时一直缺少一个词：卡路里。大多数人认为，运动的主要好处之一，就是它可以"燃烧"卡路里。确实如此，但我们更感兴趣的是一个更细致的区分不是卡路里，而是燃料。我们如何利用不同的燃料（如葡萄糖和脂肪酸），不仅对我们的体适能，而且对我们的新陈代谢和整体健康都至关重要。以一种非常独特的方式进行的有氧运动，可以提高我们利用葡萄糖和脂肪作为燃料的能力。

这里的关键是线粒体，这些微小的细胞内细胞器产生了我们大部分的能量。这些细胞"引擎"可以燃烧葡萄糖和脂肪，因此它们是我们代谢健康的基础。健康的线粒体对于维持我们大脑的健康以及控制氧化应激和炎症等潜在的不良因素很重要。我深信，如果没有健康的线粒体，就不可能有健康的身体，这就是为什么我非常重视在二区进行长时间、稳定的耐力训练。

"zone 2"是耐力运动中教练和训练员用来系统安排运动员训练计划的五个强度级别之一。这可能会让人感到困惑，因为一些教练根据心率来定义训练区间，而另一些教练则关注不同水平的能量输出；更令人困惑的是，一些模型有五个区间，但另一些模型有 6 个或 7 个。通常情况下，一区（zone 1）是在公园里散步，五区（zone 5）（或六区，或七区）是全力冲刺。二区在所有的训练模式中或多或少都是一样的：速度可以慢到人们仍然能够保持对话，但速度又可以快到对话可能会有点儿紧张。它转化为有氧运动的速度介于轻松和适度之间。

我在骑自行车的日子里做过很多二区的训练，这种类型的训练是任何耐力运动的基础。但直到 2018 年，在我偶然遇到了一位非常聪明的运动科学家伊尼戈·圣·米兰（Iñigo San Millán）后，我才完全理解了二区训练对我们整体健康的重要性。当时，我飞往阿拉伯联合酋长国参加一个会议，飞机降落后不久，我记得是在十二月一个凉爽的晚上 11 点，我被介绍给了圣·米兰，他是科罗拉多大学医学院的助理教授，当时刚被聘为阿联酋航空车队（UAE Team Emirates）职业自行车队的性能总监。他在那里对阿联酋车队的一些车手进行季前赛测试，当他发现我以前是一名自行车手时，旋即让我坐在了一辆固定自行车上，在半夜里对我进行了一个最大摄氧量测试，这个家伙是我喜欢的那种人。

圣·米兰是西班牙人，他自己也曾是一名职业自行车手，他曾经与许多运动项目的各类运动员和教练合作过，其中包括数百名顶级职业自行车手。他还是 2020 年和 2021 年环法自行车赛冠军（以及 2022 年亚军）塔代伊·波加查（Tadej Pogačar）的私人教练。尽管他运动方面的履历令人印象深刻，但圣·米兰真正的兴趣是研究运动、线粒体健康与癌症以及 2 型糖尿病等疾病之间的关系。正如他解释的那样，他希望利用自己对地球上最健康的人，职业自行车手和其他精英耐力运动员的洞察力，来帮助最不健康的人——总人口中三分之一到二分之一患有代谢疾病或代谢紊乱的人。

在圣·米兰看来，健康的线粒体是运动表现和代谢健康的关键。我们的线粒体可以将葡萄糖和脂肪酸都转化为能量，虽然葡萄糖可以通过多种不同的方式代谢，但脂肪酸只能在线粒体中转化为能量。通常情况下，在较低的相对强度下工作的人会燃烧更多的脂肪，而在较高的强度下，他们会更多地依赖葡萄糖。你的线粒体越健康、效率越高，你利用脂肪的能力就越强，而脂肪是目前为止身体最有效、最丰富的燃料来源。这种同时使用脂肪和葡萄糖这两种燃料的能力被称为"代谢灵活性"（metabolic flexibility），这正是我们想要的。在第六章和第七章中，我们看到了脂肪的无情积累和溢出是如何导致糖尿病和心血管疾病等疾病的。健康的线粒体（通过二区训练促进）可以帮助我们控制这种脂肪堆积。

几年前，圣·米兰和他的同事乔治·布鲁克斯（George Brooks）发表了一项引人入胜的研究，帮助阐明了这一点。他们比较了三组受试者：职业自行车手、适度运动的健康男性，以及符合代谢综合征标准的久坐不动的男性（这意味着他们基本上是胰岛素抵抗者）。他们让每组受试者以相对于他们体适能水平的特定强度（约为最大心率的 80%）骑一辆固定自行车，而科学家们则分析了他们消耗的氧气量和呼出的二氧化碳量，以确定他们产生能量的效率如何，以及他们使用的主要燃料是什么。他们发现的差异是惊人的，职业自行车手可以疾速蹬车，不仅能够产生巨大的能量，同时仍然主要燃烧脂肪。但患有代谢综合征的受试者几乎完全依赖葡萄糖作为他们的燃料来源，甚至从第一次踩踏板开始就是这样。他们几乎没有能力利用他们的脂肪储备，这意味着他们的新陈代谢不灵活，只能使用葡萄糖，而不能使用脂肪。

很显然，这两组受试者——职业运动员和久坐不动、不健康的人，他们是截然不同的。圣·米兰的见解是，久坐不动的受试者需要以与他一起工作的环法自行车赛自行车手类似的方式进行训练。一个职业自行车手每周可能会在自行车上训练上花 30~35 个小时，其中 80% 的时间都在二区。对于运动员来说，这为他们所有其他更高强度的训练打下了基础。问题是，职业自行车手的二区输出对于大多数人来说感觉就像是五区。

尽管二区训练对职业自行车运动员来说是最基础的，然而，圣·米兰认为，这对非运动员来说更为重要，原因有两个。首先，它为你在生活中做任何其他事情建立了耐力基础，无论你是骑着自行车进行 160 千米的世纪骑行，还是和你的孩子或孙子孙女一起玩耍。另一个原因是，他认为它通过改善线粒体的健康和效率，在预防慢性病方面起到了至关重要的作用，这就是训练有氧耐力和效率（即二区训练）是我"百岁老人十项全能"训练计划的第一要素的原因。

当我们在二区进行运动时，大部分工作都是由我们的 I 型肌纤维或"慢缩"（slow-twitch）肌纤维完成的。这些肌纤维的线粒体密度极高，因此非常适合慢节奏、高效的耐力工作。我们可以走很长一段时间而不感到疲劳。如果我们加快步伐，我们就开始动用更多的 II 型肌纤维（"快缩"肌纤维），这种纤维的效率较低，但更强劲有力。在这个过程中，由于它们产生 ATP 的方式，它们也会产生更多的乳酸盐（lactate）。乳酸盐本身并不坏，训练有素的运动员可以将其作为一种燃料进行循环利用。可问题是，当乳酸盐与氢离子结合时，就会变成乳酸（lactic acid），它就是你在剧烈运动时感觉到一种强烈的肌肉灼热感[①]的原因。

用专业术语来说，圣·米兰将二区描述为"我们在乳酸盐不堆积的情况下所能维持的最大努力水平"。我们仍然会产生乳酸盐，但我们能够使乳酸盐的产生与清除相匹配。我们的线粒体"引擎"效率越高，我们清除乳酸盐的速度就越快，我们在二区所能维持的努力也就越大。如果我们在这种类型的训练中"感觉到了灼烧"，那么我们很可能是用力过猛了，产生了比我们能消除的更多的乳酸盐。

因为我是一个喜欢数字的人，我喜欢生物标志物和反馈，所以我经常在这样训练的时候，用一个小型手持式乳酸盐监测仪测试自己的乳酸盐水平，以确保我的步调是正确的。我的目标是保持乳酸盐水平恒定，最好是在 1.7~2.0 毫摩尔（millimoles），这是大多数人的二区阈值。如果我运动强度过大，乳酸盐水平上升，那么我会放慢速度。有时候在二区很容易就会用力过猛，因为在状态好的时候锻炼感觉相对"轻松"。我之所以强调这一点，是因为乳酸盐是定义二区的关键。这一切都是为了使乳酸盐水平稳定在这个范围内，并保持努力的可持续性。

---

① 这是因为氢离子不允许肌肉中的肌动蛋白和肌球蛋白丝放松，从而导致肌肉疼痛和僵硬。——作者注

如果你像大多数人一样，手头没有便携式乳酸盐测量仪，我们还有其他方法可以合理准确地估计你的二区范围。如果你知道自己的最大心率——不是估计值，而是实际的最大心率，也就是你在心率监测器上看到的最高数值——你的二区将对应于该峰值数字的大约 70%~85%，这取决于你的体适能水平。这是一个很大的范围，所以当人们开始运动时，我更喜欢他们依赖于他们的"自感用力度"（rate of perceived exertion，RPE），也被称为"谈话测试"（talk test）。你的运动强度有多大？说话有多容易？如果你处于二区的顶端，你应该能够说话，但不是特别有兴趣进行交谈。如果你根本不能用完整的句子说话，你很可能会进入三区，这代表你用力过猛了。但如果你能轻松地交谈，你可能处于一区，这太容易了。

二区的输出是高度可变的，这取决于一个人的体能。在圣·米兰和布鲁克斯的研究中，职业自行车手在二区产生了大约 300 瓦的能量，而久坐不动、代谢不健康的受试者在相同的相对强度水平下只能产生大约 100 瓦的能量。这是一个巨大的差异。如果我们用每千克体重的瓦特来表示这种输出，差异就会变得更加明显——70 千克重的自行车手每千克体重的输出超过了 4 瓦特，而 100 多千克重的久坐不动的受试者每千克只能输出大约 1 瓦特。

这种明显的差异归结于这样一个事实，即不健康受试者的线粒体（他们的引擎）的效率远低于运动员，因此他们很快就会从有氧呼吸（用氧气燃烧线粒体中的脂肪和葡萄糖）转向效率低得多的糖酵解（glycolysis），这是一种只消耗葡萄糖并产生大量乳酸盐的能量生成途径（类似于癌细胞通过"瓦氏效应"产生能量的方式）。一旦我们开始以这种方式产生能量，乳酸盐就会堆积起来，我们的努力很快就会变得不可持续。还有其他（幸运的是很少见）遗传性疾病也会以线粒体为攻击目标，并产生更严重的后遗症，但就大规模获得性慢性病而言，2 型糖尿病对线粒体造成了真正的伤害，而圣·米兰的数据非常明确地证明了它所造成的功能缺陷。

即使在我们休息的时候，乳酸盐水平也能告诉我们很多关于代谢健康的信息。患有肥胖症或有其他代谢问题的人往往会有更高的静息乳酸盐水平（resting lactate levels），这是一个明显的迹象，表明他们的线粒体没有发挥出最佳功能，因为它们为了维持基线能量水平已经工作得太辛苦。这意味着他们几乎完全依靠葡萄糖（或糖原）来满足其所有的能量需求——并且他们也完全无法使用脂肪储备。这似乎是不公平的，但那些最需要燃烧脂肪的人，也就是脂肪含量最高的人，实际上无法释放出任何脂肪作为能量来使用，而那些清瘦、训练有素的职业运动员却能轻松做到这一点，因为他们拥有更大的代谢灵活性（和更健康的线粒体）[①]。

随着年龄的增长，线粒体健康变得尤为重要，因为衰老最显著的标志之一就是线粒体数量和质量的下降。但这种下降并不一定是单行道。线粒体具有令人难以置信的可塑性，当我们进行有氧运动时，它会通过一个称为"线粒体生物发生"（mitochondrial biogenesis）的过程刺激许多新的、更有效的线粒体的产生，同时通过一个称为"线粒体自噬"（mitophagy）（这就像第五章中提到的"自噬"，只不过是针对线粒体而言）的循环过程消除那些已经变得功能失调的线粒体。经常在二区锻炼的人，每一次跑步、游泳或骑自行车都会改善他们的线粒体。但如果你不使用它们，你就会失去它们。

这也是二区是代谢健康和葡萄糖稳态的强大介质的另一个原因。肌肉是体内最大的糖原储存库，随着我们产生更多的线粒体，我们大大提高了处理储存燃料的能力，而不是让它最终变成脂肪或者留在我们的血浆中。长期的血糖升高会损害从心脏到大脑到肾脏以及中间几乎所有的器官，甚至还会导致男性勃起功能障碍。研究发现，当我们在运动时，我们的整体葡萄糖摄

---

① 接受化疗治疗的癌症患者在线粒体效率方面似乎也经常受到类似的损害。也有人推测，有一些证据表明，这也折磨着所谓的"长新冠"（long COVID）患者。——作者注

取量比休息时增加了 100 倍之多。有趣的是，这种葡萄糖的摄取是通过多种途径发生的。有一种是我们熟悉的，由胰岛素发出信号的常规途径，但运动也激活了其他途径，包括一种叫作"非胰岛素介导的葡萄糖摄取"（non-insulin-mediated glucose uptake，NIMGU）的途径，即葡萄糖直接穿过细胞膜进行转运，而完全不需要胰岛素的参与。

这反过来又解释了为什么运动，特别是二区的运动，可以如此有效地控制 1 型和 2 型糖尿病——它使身体基本上绕过肌肉中的胰岛素抵抗，从而降低血糖水平。我有一位患有 1 型糖尿病的患者，这意味着他的胰岛素分泌为零，他几乎完全通过每天快步走 10~15 千米来控制血糖，有时甚至走得更多。当他走路时，他的肌肉细胞通过 NIMGU 从血液中吸走葡萄糖。他仍然需要给自己注射胰岛素，但只是他本来所需量的一小部分。

二区的另一个好处是，即使是一直久坐的人也非常容易做到。对于一些人来说，快步走可能会让他们进入二区；对于那些身体状况较好的人来说，二区意味着要走上坡路。有很多不同的方法可以做到。你可以在健身房里骑固定自行车，或者在跑道上散步、慢跑或跑步，或者在游泳池里游几圈。关键是要找到一种适合你的生活方式、你喜欢做的活动，并使你能够以稳定的速度运动，以满足二区测试的要求：能够用完整的句子说话，但只是勉强。

你需要多少二区训练取决于你是谁。刚刚接受这种训练的人，即使从每周两次 30 分钟的训练开始，也会从中获益匪浅。根据与圣·米兰和其他运动生理学家的多次讨论，一旦你克服了第一次尝试的最初困难，似乎每周大约 3 小时的二区训练，或者四次 45 分钟的训练，是大多数人获得益处和进行改进的最低要求。那些为大型耐力赛事训练的人，比如跑马拉松，显然需要做得比这更多。我对二区的好处深信不疑，它已经成为我训练计划的基石。每周 4 次，我将花大约一个小时的时间在我的二区阈值上骑我的动感单车。

追踪你在二区进展的一种方法是测量你在这个强度水平下的输出功率（瓦特）。（许多动感单车可以在你骑行时测量你的瓦特数。）把你在二区训练的平均输出瓦数除以你的体重，就得到了每千克体重的瓦特数，这就是我们关心的数字。因此，如果你的体重是 60 千克，并且在二区可以产生 125 瓦特的功率，那么计算结果就是 2 瓦 / 千克多一点，这差不多应该是一个还算健康的人的正常期望值。这些都是粗略的基准，但一个非常健康的人将能够产生 3 瓦 / 千克的功率，而职业自行车手则可以产生 4 瓦 / 千克及以上的功率。重要的不是数字，而是随着时间的推移你进步了多少。（如果你是跑步者或步行者，同样的原则也适用。随着你的进步，你的二区配速①会越来越快。）

二区本身可能有点无聊，所以我通常会利用这段时间听播客或有声读物，或者只是想一想我正在研究的问题——二区的一个附带好处是，它也有助于认知，通过增加脑血流量和刺激 BDNF 的产生，就是我们之前提到过的脑源性神经营养因子。这也是二区是我们阿尔茨海默病预防计划的一个重要组成部分的另一个原因。

我认为二区类似于为房子打地基。大多数人永远不会看到它，但它仍然是一项重要的工作，有助于支持我们在健身计划和生活中所做的几乎所有其他事情。

最大有氧输出量：最大摄氧量（VO₂ Max）

如果二区代表的是一种稳定的状态，在那里你以一种可持续的速度"巡航"，那么最大摄氧量的努力则几乎是相反的。这是一个更高的强度水

---

① 每千米所需的时间，是马拉松运动训练中常用的。——译者注

平——艰难的、长达数分钟的努力，但仍远未达到全力冲刺的程度。在最大摄氧量时，我们采用有氧和无氧相结合的途径来产生能量，但我们的耗氧率是最大的。耗氧量是关键。

除了改善线粒体健康、葡萄糖摄取和代谢灵活性以及所有其他好的方面以外，二区训练还可以在一定程度上增加你的最大摄氧量。但是，如果你真的想提高你的最大摄氧量，你需要更具体地训练这个区间。通常，对于刚开始锻炼的患者，我们会在他们经过了大约五六个月稳定的二区训练之后，再引入最大摄氧量训练。

我如此强调这一点的一个原因是，正如我们在第十一章中所看到的，这种峰值有氧能力的测量与寿命密切相关。我会让我所有的患者都接受最大摄氧量测试，然后通过训练来提高他们的分数。即使你不参加高水平的耐力运动，你也应该知道你的最大摄氧量也是一个重要的指标。

测试是广泛可用的，甚至可以从一些较大的健身连锁店获得。坏消息是，最大摄氧量测试是一件令人不快的事情，需要以越来越大的强度骑动感单车或在跑步机上跑步，同时戴一个用来测量耗氧量和二氧化碳产生量的面罩。你所消耗的氧气量的峰值，通常是接近于你"失败"的那个点，也就是你无法再继续下去的点，从而得出你的最大摄氧量。我们让所有的患者至少每年做一次最大摄氧量测试，而且他们几乎都讨厌做这个测试。然后，我们将他们的结果除以体重，再与他们的年龄和性别人群进行比较。

为什么这很重要？因为最大摄氧量是衡量我们身体能力的一个很好的指标。它告诉我们，我们能做什么以及我们不能做什么。请参见图 12.1，它按年龄绘制了低、平均和高最大摄氧量水平，有两点很突出。首先，每个年龄组中前 5% 和后 5% 的人（上线和下线）在有氧适能方面存在巨大差距。其次，随着年龄的增长，最大摄氧量会急剧下降，而且这种下降会与功能能力的减弱相对应，这是十分惊人的。它越低，你能做的就越少。

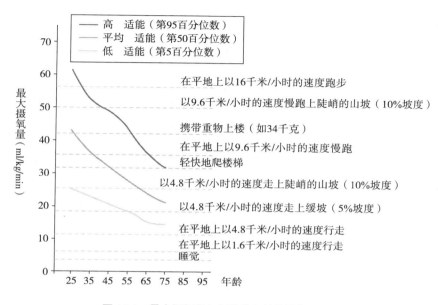

图 12.1　最大摄氧量如何随着年龄的增长而下降

资料来源：图表由杨百翰大学的杰森·吉福德（Jayson Gifford）

根据利古里（Ligouri，2020）的数据绘制。

举个例子，如果一位 35 岁的男性，就其年龄而论，有氧适能处于平均水平，即最大摄氧量在 35 左右，那么他应该能够以 10 分钟 1.6 千米的配速（9.6 千米 / 小时）跑步。但是到了 70 岁，只有有氧适能最健康的 5% 的人仍然能够做到这一点。同样地，年龄在 45~50 岁的人能够轻快地爬楼梯（最大摄氧量 =32），但在 75 岁时，这样的"壮举"要求一个人在其年龄组中处于顶级水平。在我们年轻或中年时很容易的活动，随着我们年龄的增长而变得困难，甚至不可能。这就解释了为什么这么多人在他们的"边缘十年"里过得很痛苦，因为他们根本做不了什么事情。

我力劝我的患者训练尽可能高的最大摄氧量，这样他们就可以在年老时保持高水平的身体机能。理想情况下，我希望他们的目标是其年龄和性别的"精英"范围（大约是前 2%）。如果他们达到了这个水平，我会说干得不错——现在让我们达到你性别的精英水平，但要比实际年龄年轻 20 岁。这可能看起来是一个极端的目标，但我喜欢把目标定得高一些，以防你还没有注意到。

这里面有一个逻辑。假设你是一位 50 岁的女性，喜欢在山上徒步旅行，这就是你想要的退休生活。这种活动需要的最大摄氧量约为 30。为了便于讨论，我们还假设你处于你这个年龄段的平均水平，你的最大摄氧量在 32 ml/kg/min 左右。你现在可以去徒步旅行了！

看起来似乎是个好消息，但实际上却恰恰相反。研究表明，你的最大摄氧量每十年会下降大约 10%，50 岁以后每十年将下降高达 15%。因此，现在仅仅拥有平均或者甚至高于平均水平的最大摄氧量是不够的。我们计划让你再活 30 年，或者 40 年。如果你现在 50 岁时才刚达到每分钟 32 ml/kg，那么到 80 岁时，你可能会接近于每分钟 21 ml/kg。这些不是抽象的数字，它们代表了功能的严重衰退，这就是轻松地爬上一段楼梯和艰难地在倾斜的地面上行走之间的区别。这与在多洛米蒂山（Dolomites）[①] 上徒步旅行相去甚远。为了在她第九个十年里有足够的有氧适能水平来实现她的目标，我们这位 50 岁的女性现在需要有大约 45~49 的最大摄氧量。这是她性别中的顶级水平，而且她还需要年轻 20 岁。

重要的是，你的目标要反映你自己的优先事项，比如你喜欢的活动，以及你希望在今后几十年里能够完成的事情。你想要或计划在你年老时变得越活跃，你现在就越需要为此进行训练。

请记住，无论你的最大摄氧量增加多少，都会改善你的生活，不仅能延长你的寿命，还能改善你现在和将来的生活质量。正如我们之前所看到的，将最大摄氧量从最低的一组（0%~25%）提高到上面一组（25%~50%，仍低

---

① 意大利北部阿尔卑斯山系的组成部分。——译者注

于平均水平），可以使全因死亡率降低近50%。我相信，几乎每个人都有能力做到这一点，他们也应该做到，因为另一种情况是不能接受的。一旦最大耗氧量或最大摄氧量降至一定水平以下（通常男性为每分钟18 ml/kg，女性为每分钟15 ml/kg），就会开始威胁到你独立生活的能力，导致引擎失灵。

这就是除了二区之外，训练最大摄氧量也是如此重要的原因。这是在你年老时保持充实、独立生活的关键。但是，这需要很长一段时间的努力才能建立并保持下去。

最大摄氧量的可训练性如何呢？根据一篇反映了大部分文献的传统观点的文献综述，8~10周的训练有可能将老年受试者的有氧代谢能力（aerobic capacity）提高约13%，在训练24~52周之后，可以提高17%，这是一个良好的开端，但我认为这仅仅代表了可能性的开始。与医学2.0一样，这些研究持续的时间几乎总是太短。我们谈论的是终身训练计划，而不是一个只持续8周的计划。每个人的健身潜力和对训练的反应都是不同的，但迈克·乔伊纳（Mike Joyner）认为，更长时间、更专注的训练可以在更长的时间内产生更大的收益。训练要以年为单位，而不是以周为单位。我告诉我的患者，这不是一个为期两个月的项目，而是一个为期两年的项目。

目前尚不清楚长期训练能带来多大的好处，但文献表明，持续、勤奋的训练能够带来回报。一项针对九名训练有素的八旬耐力运动员（越野滑雪运动员）的小型研究发现，他们的平均最大摄氧量为38，而未经训练的八旬男性对照组为21。这个差距是巨大的。这些运动员的有氧代谢能力相当于比他们年轻几十岁的人[1]，而对照组的男性已经衰退到几乎丧失独立生活能力的地

---

[1] 其中两名老年运动员的最大摄氧量得分超过40，而年龄最大的受试者是一名91岁的前奥运选手，他也非常接近这个数字，为36，这使得他们在60多岁的男性中处于前四分之一的位置。——作者注

步。诚然，研究对象都是终身运动员，但这也是研究的重点之一。我们的目标就是成为优秀的老龄运动员。

回报就是，增加最大摄氧量会让你在功能上更年轻。一项研究发现，将老年受试者的最大摄氧量每分钟提高 6 ml/kg，或者说约 25%，就相当于将他们的年龄减去 12 岁。如果你是一位 60 多岁的男性，你开始时的最大摄氧量为 30，那么在你的年龄组中，你或多或少处于平均水平（参见表 12.1）。由于各种因素，按年龄划分，女性的平均最大摄氧量通常略低，因此一位 60 多岁的"平均"女性大约为每分钟 25 ml/kg。如果你能通过训练把这个数字提高到 35，你就能稳稳地进入你所在年龄组的前 25%。干得漂亮！现在，我们可以从另一个角度来看：在你 60 多岁的时候，你将达到比你年轻 10 岁的 50 多岁男性的平均有氧适能水平。如果你还能再提高一点，达到 38 或 39，你的有氧适能水平将相当于 30 多岁人的平均水平。这意味着你为自己争取到了一个相移，就像我们前面谈到的百岁老人一样：你现在拥有比你年轻几十岁的人的有氧适能水平。所以鼓励一下自己吧，这是你应得的。

最大摄氧量组间比较：低（最低的 25%），低于平均值（25%~50%），高于平均值（50%~75%），高（75%~97.7%）和精英（前 2.3%）。

这样做的好处在于，无论你多大年纪，最大摄氧量总是可以通过训练得到提高。不相信我吗？那么接下来让我向你们介绍一位了不起的法国人，他叫罗伯特·马尔尚（Robert Marchand），2012 年，他以 101 岁的高龄创造了一小时骑行 24.25 千米的年龄组世界纪录。显然，他对自己的表现并不满意，所以他决定要更加努力地训练。遵循由顶级教练和生理学家设计的严格的训练计划，他成功地将自己的最大摄氧量从已经令人钦佩的每分钟 31 ml/kg 提高到了每分钟 35 ml/kg，这将使他进入 80 多岁男性中 2.5% 的精英行列。两年后，已经 103 岁的他卷土重来，并打破了自己的记录，一小时骑行了近 27 千米。这是令人印象深刻的，它表明提高你的最大摄氧量永远都不会太晚。

表 12.1 按年龄、性别、体适能划分的最大摄氧量

	最大摄氧量 VO₂Max（ml/kg/min）各组表现				
年龄	低	低于平均值	高于平均值	高	精英
女性					
18–19	<35	35~39	40~45	40~52	≥ 53
20–29	<28	28~35	36~40	41~50	≥ 51
30–39	<27	27~33	34~38	39~48	≥ 49
40–49	<26	26~31	32~36	37~46	≥ 47
50–59	<25	25~28	29~35	36~45	≥ 46
60–69	<21	21~24	25~29	30~38	≥ 40
70–79	<18	18~21	22~24	25~35	≥ 36
≥ 80	<15	15~19	20~22	23~29	≥ 30
男性					
18–19	<38	38~45	46~49	50~57	≥ 58
20–29	<36	36~42	43~48	49~55	≥ 56
30–39	<35	35~39	40~45	46~52	≥ 53
40–49	<34	34~38	39~43	44~51	≥ 52
50–59	<29	29~35	36~40	41~49	≥ 50
60–69	<25	25~29	30~35	36~45	≥ 46
70–79	<21	21~24	25~29	30~40	≥ 41
≥ 80	<18	18~22	23~25	26~35	≥ 36

资料来源：芒德萨格等（Mandsager et al.，2018）。

即使我们不打算创造世界纪录，我们训练最大摄氧量的方式也与精英运动员的训练方式非常相似：通过每周进行一到两次最大摄氧量训练来补充我们的二区训练。

HIIT 的组间间歇时间非常短，通常以秒为单位，而最大摄氧量训练的间歇时间稍长，从 3 分钟到 8 分钟不等，强度也稍低。我会在公路自行车、固定训练器或者划船机上进行这些训练，但在跑步机（或跑道）上跑步也是可以的。对于这些组间间歇训练，屡试不爽的方案是在这段时间内，以你能承受的最大配速跑4分钟——不是全力冲刺，但仍然需要非常努力。然后轻松地骑行或慢跑4分钟，这段时间应该足以让你的心率回落到每分钟100次以下。重复这个过程4~6次，然后放松下来[1]。

在开始下一组训练之前，你要确保自己尽可能地接近完全恢复的状态。如果不能在两组训练之间进行充分的恢复，你就无法在训练中达到巅峰状态，你也将因此错过预期的适应。此外，一定要给自己足够的时间来热身，然后在剧烈运动后进行全身放松。

我想，好消息是，你不需要花太多时间在痛苦的"洞穴"里。除非你的训练是为了在精英耐力运动（如自行车、游泳、跑步、铁人三项或越野滑雪）中具有竞争力，否则每周在这个区间进行一次训练通常就足够了。你很快就会发现，它也能提高你在其他锻炼计划中的表现——而且更重要的是，它还能提高你在余生中的表现。

不久前，我和妻子在伦敦希思罗机场进行紧张的转机时，我非常生动地学到了这一课。在那里转过机的人都知道，从5号航站楼到3号航站楼基本上是一次"旅行中的旅行"。我们要赶上中转航班的唯一办法是在不到8分钟的时间里跑完相当于1.5千米的路程，同时每个人都带着一个10千克的手提箱。这不会是二区的消耗，我们必须比这更努力，要连续奔跑8分钟。我们需要能够产生更接近最大摄氧量而不是二区的爆发力。

---

[1] 在实践中，我发现如果我做这种练4分钟歇4分钟的间歇训练，我理想的最大摄氧量配速会比我的二区配速多出约33%的动力。因此，如果你的二区配速代表150瓦的输出，那么你的最大摄氧量训练配速应该是大约200瓦，持续4分钟，然后休息4分钟。更好的是，如果你知道你的功能性阈值功率（FTP），也就是你能维持进行60分钟运动的最大功率输出，那么你应该以这个功率的120%作为3分钟间歇的目标，以这个功率的106%作为8分钟间歇的目标，并在两者之间进行调整。——作者注

在那一刻，我们所面临的情况与我们的狩猎采集祖先经常面临的情况并没有什么不同（显然，除了环境有些差别）。除了比在机场旅行有趣得多之外，狩猎需要95%的缓慢而稳定的努力，以及5%的全力以赴的强度。如果你有机会杀死羚羊、猛犸象或其他你正在追踪的东西，你真的需要额外的力量来完成这笔"买卖"。

我的观点是，如果你真的停下来考虑一下大多数人一生中真正需要的那种有氧健身，它基本上可以归结为：在很长一段时间内非常擅长慢速运动，但也能够在需要的时候跑得又快又猛。训练和保持高水平的有氧适能，并且现在就做，对于在晚年保持这一值域（range of function）①是必不可少的。

在某种程度上，最大有氧输出就像吉他手奈吉尔·图夫纳（Nigel Tufnel）在经典电影《摇滚万岁》（*This is Spinal Tap*）中的特殊放大器：大多数放大器只能让你把音量调到10，而他的放大器则可以调到11。正如他解释的那样："这是一个更大的声音。"

时不时地，有这样的值域变化是很好的。最终，我们在飞机起飞前几秒钟赶上了航班。

力量

从我14岁开始，力量训练就一直是我的试金石。我和我最好的朋友约翰都想成为职业拳击手，我们第一次走进了多伦多大学士嘉堡校区（Scarborough campus of the University of Toronto）的健身房。那是一个地下两层的臭气熏天的"地牢"，里面有一群汗流浃背的家伙，他们绝对是为了

---

① 数学名词，在函数经典定义中，因变量改变而改变的取值范围叫作这个函数的值域。——译者注

举起沉重的金属重物而生的。那里没有暖气，没有窗户，也没有空调，所以冬天很冷、夏天很热，有人在做完一组最大努力的训练后晕倒是很常见的。我们很喜欢这个地方。对我们来说，它就像威尼斯海滩的黄金健身房（Gold's Gym）一样神秘。

那时候，我去健身房是为了追求我的拳击梦想。我完全没有想过我 23 岁以后的生活会是什么样子。现在我自己也是个中年人了，我也终于明白了那些老家伙们对待训练的严肃态度。如今我正在追逐一个不同的梦想——"百岁老人十项全能"，提醒你一下，我怀疑我现在和他们站在了同一条战线上。

可悲的事实是，我们的肌肉质量早在 30 多岁的时候就开始下降了。一个 80 岁老人的肌肉组织（通过股外侧肌的横截面测量，也就是大腿的"股四头肌"）将比他 25 岁的时候少 40% 左右。但在这里，肌肉质量可能是最不重要的指标。加州州立大学富勒顿分校（California State University, Fullerton）运动机能学教授安迪·加尔平（Andy Galpin）是力量和表现方面最重要的权威之一，他认为，我们失去肌肉力量的速度是失去肌肉质量速度的两到三倍。而我们失去功率（力量乘以速度）的速度是失去力量速度的两到三倍。这是因为肌肉衰老最大的一个变化是我们的快缩肌或 II 型肌纤维的萎缩。因此，我们的训练必须着眼于通过高强度的阻力训练来改善这些纤维的能力。日常生活和二区耐力训练可能足以防止 I 型肌纤维的萎缩——但是除非你能克服巨大的阻力，否则 II 型肌纤维将会逐渐衰退。

失去肌肉质量和力量所需的时间比获得肌肉质量和力量所需的时间要短得多，特别是当我们久坐不动的时候。即使有人一直在勤奋地训练，短时间的不活动也会抹去其中的许多收获。如果这种不活动是由于跌倒或骨折造成的，并且持续时间超过几天，那么它通常会引发急剧下降，我们可能永远无法从中完全恢复过来，索菲的情况差不多就是这样。一项针对 12 名平均年龄为 67 岁的健康志愿者的研究发现，仅仅卧床休息 10 天（这大约是一个人在大病或骨科损伤中所要经历的时间），研究参与者就平均减少了1.5千克的瘦体重（肌肉）。这是相当大的肌肉损失，它表明了不运动有多么危险。如果一个人久坐不动，又摄入了过多的卡路里，肌肉损失就会加速，因为脂肪溢出的主要目的地之一就是肌肉。

在最极端的情况下，这种肌肉损失被称为"肌肉减少症"，如第十一章所述。患有肌肉减少症人会出现精力不足、虚弱感和平衡问题。肌肉减少症是另一种更广泛的临床疾病的主要标志，称为"衰弱症"（frailty），患有这种疾病的人通常符合以下5个标准中的3个：无意的体重减轻、疲惫或精力不足、身体活动不足、行走缓慢以及握力弱（稍后会有更多介绍）。站立或行走都会变得困难，而且他们还面临着摔倒和骨折的巨大风险。

一旦我们进入这种状态，想要恢复肌肉可不是件容易的事情。一项研究观察了62名身体虚弱的老年人（平均年龄78岁），他们参与了一项力量训练计划，发现即使经过6个月的纯力量训练，仍有一半的受试者没有增加任何肌肉质量。他们也没有失去任何肌肉质量，这可能要归功于负重训练，但结果是，在以后的生活中他们也很难增加肌肉质量。

我们密切跟踪患者的另一个指标是他们的骨密度（严格来说是骨矿物质密度或BMD）。我们每年都会对每一位患者进行BMD测量，使用DEXA扫描来观察他们的髋部和腰椎。DEXA扫描还可以测量身体脂肪和瘦体重，所以它是一个有用的工具，涵盖了我们所关心的所有身体结构领域。

这三个骨质区域通常被用来诊断骨质减少或骨质疏松症。标准指南只建议对65岁的女性或70岁的男性进行筛查，等到某人危在旦夕时才采取行动，这是典型的医学2.0式的做法。我们认为，在任何问题出现之前，尽早着手处理是很重要的。

事实上，骨密度的下降与肌肉质量的下降轨迹是平行的，在我们快30岁时达到峰值，然后开始缓慢、稳定地下降。对于女性来说，如果她们没有接受激素替代疗法，一旦进入绝经期，这种下降会发生得更快（这也是我们非常青睐激素替代疗法的另一个原因），无论对于男性还是女性，雌激素对骨骼强度是极其重要的。骨密度低的其他风险因素包括遗传（家族史）、吸烟史、长期使用皮质类固醇（如治疗哮喘或自身免疫性疾病）、阻断雌激素的药物（如服用此类药物治疗乳腺癌的女性）、肌肉质量低（再次），以及营养不良。

我们为什么这么在意骨密度？就像肌肉一样，归根结底是为了保护。我们希望减缓这种衰退，武装自己以防止受伤和身体虚弱。一旦到了 65 岁左右，髋关节或股骨骨折的死亡率是惊人的。这一比例因研究而异，但一年内的死亡率在 15%~36%——这意味着 65 岁以上髋关节骨折的人中有三分之一在一年内死亡。即使一个人没有因受伤而死亡，但就卧床休息期间失去的肌肉质量和身体能力而言，这种倒退可能也相当于死亡了（回想一下 65 岁以上的人在长期卧床时肌肉质量损失得有多快）。

我们的目标是，如果这个问题会出现，那么在潜在骨折发生前的几十年，就努力发现它。当我们发现一个中年人的骨密度偏低或快速下降时，我们会采用以下 4 种战略：

1. 优化营养，关注蛋白质和总能量需求（见营养章节）。

2. 重负活动。力量训练，尤其是使用大重量，比跑步等冲击性运动更能刺激骨骼生长（尽管跑步比游泳或骑自行车更好）。骨骼会对机械张力做出反应，而雌激素是将机械信号（负重）转化为化学信号的关键激素，它告诉身体要"铺设"更多的骨骼。

3. 如有需要，采用激素替代疗法。

4. 如有需要，使用增加骨密度的药物。

理想情况下，我们可以使用前两种方法来解决问题，但在适当的情况下也可以使用后两种方法。对读者来说，重点是注意你的骨密度，至少需要像对肌肉质量一样多的关注，所以你至少应该每隔几年检查一次你的骨密度。（特别是如果你的主要运动是非负重的，比如骑自行车或游泳。）

我认为力量训练类似一种退休储蓄。正如我们希望退休时有足够的积蓄来维持我们的余生一样，我们也希望在年老时有足够的肌肉（和骨密度）"储备"来保护我们免受伤害，并允许我们继续从事我们喜欢的活动。与其在你快 60 岁的时候拼命凑齐一个个人退休账户，然后祈祷股市之神帮助你走出困境，不如提前储蓄、投资和提前规划，让自己的财富在几十年里逐渐积累起来。像投资一样，力量训练也是累积性的，它的好处是复合性的。你在早期建立的储备越多，长期来看你的状况就会越好。

然而，与健身房里的一些人不同，我不太关心我的二头肌有多大，也不太关心我能做多少卧推。如果你是健美运动员或者举重运动员，这些可能很重要，但是我认为在"百岁老人十项全能"中（或者在现实生活中），它们就没有那么重要了。我得出的结论是，衡量力量的一个更重要的标准是你能搬多少重物。我这样说是基于我的直觉，也是基于对狩猎采集者和人类进化的研究。搬运是我们作为一个物种的超能力。这就是我们有拇指以及长腿（和长臂）的原因之一。没有其他动物能够如此高效地把大件物品从一个地方搬运到另一个地方。（而那些能够做到这一点的，比如马和其他牲畜，只是因为我们饲养、训练并驾驭了它们。）这概括了我对力量训练的看法。它主要是为了提高你搬运东西的能力。

我一直都喜欢徒手搬运重物。十几岁的时候，暑假期间我在一个建筑工地工作，我总会自愿在工地上搬运工具和材料，今天我仍然会在我的大多数锻炼中加入一些搬运活动，通常是用哑铃、壶铃或沙袋。我也有点沉迷于一种叫作背包负重徒步（rucking）的活动，基本上就是背着一个装满东西的背包快速徒步旅行或行走。每周有 3~4 天，我会花一个小时在我家附近的山坡上背包徒步，通常会在五六千米的路程里爬上爬下。我背上的大约 27 千克重的背包使它具有相当大的挑战性，因此我在加强腿部和躯干力量的同时，也进行了扎实的心血管训练。最棒的是，我在远足期间从不带手机；在大自然中，只有我自己一个人，或者也许会和朋友、家人或客人一起（对他们来说，背包负重徒步是带有强制性质的，我在车库里多放了两个背包）。

我是从迈克尔·伊斯特（Michael Easter）的那本令人大开眼界的书《舒适危机》（*The Comfort Crisis*）中了解到这种消遣方式的。他的有趣论点是，由于我们已经从现代生活中消除了所有的不适，因而我们已经与基本技能（更不用说频繁的痛苦）失去了联系，这些技能曾经定义了成为人类意味着什么。长距离搬运物品就是其中一项技能，我们的祖先可能不得不四处奔波，为家人猎取食物，然后把猎物带回营地，养活每一个人。但它是如此有效，以至于军方已经将其纳入到了他们的训练中。

"搬运塑造了我们这个物种，"他说，"我们的祖先经常搬运。这给了他们强大的功能性力量和耐力，而这可能是非常具有保护作用的。但是我们已经把搬运从我们的生活中剔除了，就像我们对待许多其他形式的不适一样。背包负重徒步是一种实用的方式，可以让搬运重新回到我们的生活中。"

主要的区别在于，我在背包里装的不是 30 千克重的羚羊肉，而通常背的是沉重的金属重物，这显然没有那么开胃。背包负重徒步时我特别关注的一点就是斜坡。上坡让我有机会提升我的最大摄氧量能量系统。第一次进行背包负重徒步的人会惊讶地发现，即使背负着 10 千克的重量，要走上 15% 的坡度，然后再走下来是多么的费力。一个合适的目标是，一旦你有了足够的力量和耐力，就能够背起相当于你体重四分之一到三分之一的重量。我的女儿和妻子和我一起时，经常会背这么多的重量。

尽管背包负重徒步很棒，但它并不是我增强力量的唯一途径。从根本上说，我的训练是围绕着可以提高以下方面的运动来进行的：

1. 握力，也就是你的手有多大的力气可以握紧，涉及从你的手到你的背阔肌（背部的大肌肉）的一切。几乎所有的运动都是从抓握开始的。

2. 注意所有运动的同心荷载和偏心荷载（concentric and eccentric loading），意思是我们的肌肉何时缩短（同心），何时延长（离心）。换句话说，我们需要能够慢慢地、有控制地把重物举起来再放下。背包负重下坡是锻炼离心力量不错的方法，因为它会迫使你踩下 "刹车"。

3. 拉伸运动，从头顶到前方的所有角度，这也需要握力（例如，引体向上和划船）。

4. 髋关节铰链运动（Hip-hinging movements），如硬拉和深蹲，还有蹬阶、臀冲以及无数种单腿运动，它们可以增强腿部、臀肌和下背部的力量。

我之所以把重点放在力量的这 4 个基本要素上，是因为它们与我们的 "百岁老人十项全能" 最为相关——同时，也与我们未来几十年过上充实而活跃的生活最为相关。如果你能握紧，你就可以轻松地打开一个罐子。如果你能拉动，你就可以搬运杂货和举起重物。如果你能正确地做髋关节铰链，你就可以毫不费力地从椅子上站起来。你正在为自己的衰老做好准备。你现在能举起多少重量并不重要，重要的是你在 20 年、30 年或者 40 年后能做到多好。

我把握力放在第一位，因为大多数人都没有真正考虑过这一点。连我自己也惊讶地发现，有大量的文献将中年及以后更好的握力与总体死亡风险的降低联系起来 [1]。事实上，这些数据与最大摄氧量和肌肉质量的数据一样有力。许多研究表明，握力的字面意思是你用一只手捏东西的力度，它可以预测你可能活多久。老年人握力低被认为是肌肉减少症的症状，即我们刚刚讨论过的与年龄有关的肌肉萎缩。在这些研究中，握力可能是总体肌肉力量的

---

① 肌肉减少症的共识定义是要求存在低骨骼肌质量和低肌肉力量（如手握力）或低身体表现（如步行速度）。——作者注

代表，但它也是一个更广泛的指标，反映了总体健壮性和在滑倒或失去平衡时保护自己的能力。如果你有力气抓住栏杆或者树枝，并握住不放，你就可以避免摔倒。

令人惊讶的是，考虑到健身和去健身房在过去几十年里在我们的文化中变得如此普遍的程度，美国成年人实际上似乎比上一代人的握力要弱得多，因此肌肉质量也更少。1985 年，20~24 岁的男性平均右手握力为 55 千克，而在 2015 年，同年龄段男性的平均握力只有 46 千克。这表明，现在 30 多岁正在步入中年的人，其力量远不如他们的父母，这可能会导致他们在年老时出现问题。

握力在所有年龄段都很重要。我们的每一次互动都是从我们的手（或脚，我们稍后会讨论）开始的。我们的握力是我们在几乎所有体力活动中的主要接触点，从挥舞高尔夫球杆到劈柴，它是我们与世界的接口。如果我们的握力不够，那么其他一切都会受到影响。

握力训练并不过分复杂。我最喜欢的方法之一是经典的"农夫行走"（farmer's carry），即每只手拿一个加负荷的六角杠铃或哑铃或壶铃走一分钟左右。（加分做法：垂直举起壶铃，保持手腕完全伸直，肘部呈 90 度弯曲，就好像你拿着它穿过一个拥挤的房间一样。）我们对男性患者的要求标准之一是，他们每只手可以提起自己体重一半的重量（所以总共是全身的重量）至少一分钟，而对于女性患者，我们要求她们达到体重的 75%。显然，这是一个很高的目标，请不要在你下次去健身房的时候就尝试这样做。我们的一些患者甚至需要长达一年的训练才能尝试这种测试。

一般来说，我们竭力主张我们的新患者从比他们过去所举的重量轻得多的重量开始，有时甚至一开始要先进行自重训练。正如我们将在下一章中看到的，在稳定性方面，学习和练习理想的运动模式比一直负重行走要重要得多。也就是说，"农夫行走"是非常简单的（双手负重，手臂放在两侧，行走）。最重要的技巧是保持你的肩胛骨向下和向后，而不是向上拉或向前驼背。如果你是力量训练的新手，可以从轻量级开始，甚至可以低至 5~7 千克，然后逐步增加重量。

另一种测试握力的方法是在单杠上尽可能长时间地静止悬垂。这不是一项日常运动。相反，它是一个偶尔的测试项目。你抓住横杆，就这样挂在那里，支撑着你的身体重量。这是一个简单但实则又有一定难度的运动，它也有助于增强至关重要的肩胛骨（肩部）稳定肌，这一点我们将在下一章中讨论。在这里，我们希望看到男性在 40 岁时至少悬挂 2 分钟，女性在 40 岁时至少悬挂 90 秒。40 岁以后的每 10 年，我们都会略微降低目标。

关于力量的讨论，如果不提及同心荷载特别是偏心荷载，就不算完整。偏心荷载是指在肌肉拉长过程中的负荷，比如当你下放二头肌弯举时。举起物体的时候，把注意力放在同心相位（concentric phase）会更直观，比如用二头肌卷起哑铃。我们让患者做的一项测试是，在一个 46 厘米的方块上蹲上蹲下，并且要用整整 3 秒钟的时间到达地面，向前走一步，就像走下一个很高的台阶。上台阶的部分相对容易，但大多数人一开始都难以控制那 3 秒钟的落地。这需要离心的力量和控制力，我将在第十三章末尾详细讨论上下台阶的问题。

在生活中，尤其是随着年龄的增长，许多人的离心力量在衰退。当我们沿着斜坡向下移动或者走下一段楼梯时，股四头肌的离心收缩给了我们所需的控制力。这对保护我们免受跌倒和骨科损伤是非常重要的。当我们可以对肌肉进行离心负荷时，它也可以防止我们的关节承受过多的压力，尤其是膝盖。试想一下，从一个非常陡峭的山坡上慢慢地爬下来，和以一种不受控制的方式跑下来的区别。它们传递到膝盖上的力的差异是巨大的。可能出现的结果也是如此——安全下山与脸着地一头栽倒和可能的膝盖受伤。

训练离心力量相对简单。从大的方面来看，它意味着专注于从引体向上或下拉到硬拉再到划船等举重动作的"下降"阶段。背着加重的背包下坡，是建立离心力量以及空间意识和控制力的一个很好的方法，这也是稳定性训练（下一章）的重要组成部分，它还有助于防止膝盖疼痛。不需要在每组的每个动作中都这样做。有时你只想集中精力快速移动重物或移动更重的负荷，但要确保在每次训练的某个时间点，你都会花点时间来提示自己注意举重时的离心相位。

接下来是拉力，它与握力密切相关。牵引运动（pulling motions）是我们对世界施加意志的方式，无论我们是从汽车后备箱中扛起一袋杂货，还是攀登埃尔卡皮坦山（El Capitan）①。这是一种锚定运动（anchor movement）。在健身房里，你可以采取划船的方式，把重量拉向你的身体，或者引体向上。我喜欢用来进行最大摄氧量训练的划船机，是另一种简单而又有效的训练拉力的方式。

力量的最后一个基础要素是髋关节铰链，它听起来是这样的：弯曲髋部（而不是脊柱），以驾驭你身体最大的肌肉——臀大肌和腘绳肌。（我再重复一遍：不要弯曲你的脊柱。）这是一个非常强大的动作，对生活至关重要。无论你是从奥运会的滑雪跳台上起跳，还是幸运地在人行道上捡起一枚硬币，或者只是从椅子上站起来，你都是在做髋关节铰链。

高轴向载荷（axial load）下的髋关节铰链，如超大重量硬拉或深蹲，应该谨慎对待，因为有损伤脊柱的风险。这就是为什么我们会让我们的患者非常缓慢地增加髋关节铰链负重，通常从单腿蹬阶（single-leg step-ups）（见后文描述）和分腿站立罗马尼亚硬拉（split-stance Romanian deadlift）开始，要么不负重，要么只拿很轻的重量。

正常情况下，在这个部分，我应该长篇大论一番，详细介绍如何做引体

---

① 美国加利福尼亚州东部内华达山脉中的一座山。——译者注

向上和髋关节铰链。但我觉得，在一本篇幅已经很长的书中，再加入几十张图片和几千字，实际上并不明智。基于两个原因，我决定不再详述。第一，我认为这类内容最好是亲自学习，从知道如何辅导动作的人那里学习。例如，关于教授正确的髋关节铰链，"困难"的部分不是在图表中说明脊柱相对于股骨和小腿的正确位置，或者髋关节的角度，而是知道如何在髋关节铰链前偏心荷载臀肌和腘绳肌，以及如何感受到你的双脚通过整个脚掌均匀地踩在地板上。

如果这很难理解，你就会明白为什么我得出这样的结论：向你传达这些信息的最佳方式是以一种可行的方式向你展示，而不是告诉你该怎么做。（由于无法和你一起锻炼，我能向你展示的最好方式，就是让你看我做这些锻炼的视频，由我的同事贝丝·刘易斯给我做提示，我在下一章的末尾放了这些视频的链接和简短的描述。）

我选择不详细描述所有这些锻炼的第二个原因是，当新患者来找我们时，我们通常会让他们停止力量训练，至少是举重训练。我们的第一步是让他们通过一系列的力量和运动测试，不仅是评估他们的身体状况，还意在评估他们的稳定程度。所以，在你去健身房做任何事情之前，我强烈建议你阅读本书下一章的内容，从而开始理解"稳定性"这一关键而复杂的概念。

第十三章

稳定的福音：重新学习如何预防运动损伤

楼房越高，地基就必须打得越深。

——托马斯·肯皮斯（Thomas à Kempis）

到目前为止，我们应该很清楚，随着年龄的增长，保持良好的身体状况是非常重要的。但现在我们需要考虑另外一个相关的问题：为什么没有更多的人真正做到这一点呢？

一个典型的 70 岁老人所做的"中高强度运动"（moderate to vigorous physical activity）还不到她 40 岁时的一半。70 岁以后，这种衰退会加速。那些七八十岁还充满活力的人只是例外，并不是普遍现象。

人们很容易将其归咎于衰老本身，包括中年及以后积累的疼痛和不适，更不用说有氧代谢能力和力量的持续丧失了。其他因素，如体重增加和睡眠质量差，也会让人感到精疲力竭。但我认为，能够解释为什么这么多人停止运动的是另外一个被遗漏的某个因素：受伤。也就是说，老年人往往运动较少，或者根本不运动，是因为他们根本不能运动。他们在生命中的某个时刻，以某种方式受了伤，他们就再也没有重新振作起来。因此，他们的身体会继续衰退。

我的朋友贝基的母亲索菲当然是这种情况，而我本来也很容易就会走上这条道路。20多岁的时候，当时我还在医学院，并且仍在努力训练，几乎每天都要举重，但我经历了一次背部拉伤，需要进行两次单独的手术（其中一次手术还搞砸了），随后便是一段漫长而艰难的恢复过程。有好几个月，我几乎不能自理，只能依靠大量止痛药来维持生活。我甚至连刷牙都会感到背痛难忍，一天中的大部分时间我都躺在地板上。病情严重到我的母亲不得不飞到帕洛阿尔托来照顾我。可问题是，人们认为当一个20多岁的人不得不经历这种事情的时候是很可怕的（事实也的确如此），但他们几乎也认为索菲这个年纪的人经历这些是很正常的。

索菲和我并不是特例：这种类型的损伤和慢性疼痛非常普遍。根据美国疾病控制与预防中心的数据，45岁以上的美国人中，超过27%的人报告患有慢性疼痛，10%~12%的人表示，在过去的6个月里，疼痛限制了他们"大多数日子或每天"的活动。大多数日子，或者每一天！尤其是背痛，它是阿片类药物处方和外科手术的巨大驱动力，而手术的积极作用往往令人怀疑。它是世界范围内导致残疾的主要原因，仅在美国，它每年在医疗费用和生产力损失方面就耗费了大约6 350亿美元。

正如我所学到的，如果受伤了，你就不得不连续几个月甚至永远停止锻炼，世界上所有的有氧健身或力量对你来说都无济于事。对在职业生涯中经历过受伤的运动员的研究发现，他们在中老年时期的生活质量一直较低。他们的伤痛不仅在身体上，而且在心理上继续影响着他们几十年的生活。在漫长的痛苦煎熬中，我逐渐意识到我们的身体机能对我们的整体健康是多么的重要。

以上所有这些，研究和我自己的经历，都支持了我健身的第一条戒律：

首先，不要让自己受伤。

我们如何做到这一点呢？我认为稳定性是关键要素。但这也需要我们改变思维方式。我们必须打破这样的思维定式，即每次去健身房，我们都必须把所有的训练项目做完。我们重复多次地训练，用最重的重量，日复一日。正如我所学到的，在没有足够稳定性的情况下，如果总是这么苛求自己，几乎不可避免地会导致受伤。如果你正在努力完成你的锻炼，那么你很可能会诉诸你身体自身的"欺骗性"动作，即你根深蒂固但暗含危险的运动模式。

相反，我们需要改变我们的方法，以便我们专注于做正确的事情，培养安全、理想的运动模式，使我们的身体能够按照设计的方式工作，并降低我们受伤的风险。聪明地工作总比过于努力要好。但正如我自己所看到的，重新学习这些运动模式并不是一项简单的任务。

人们经常将稳定性与"核心"混为一谈，但它远不仅仅是拥有强壮的腹部肌肉（而且这也并不是"核心"的含义）那么简单。在我看来，稳定性对于任何形式的运动都是必不可少的，特别是如果我们的目标是能够保持这种运动数年或数十年的话。我们的心血管健康和力量这两大支柱必须建立在这个基础之上。如果没有它，就像我们在加拿大的时候常说的，你就完蛋了。也许不是马上，但迟早你会经历一场伤病，它会限制你的运动，随着你年龄的增长，你的日常活动也会受到影响，它甚至可能会让你永远退出"百岁老人十项全能"比赛。

稳定性训练教会我的一件事是，大多数"急性"损伤，比如前交叉韧带撕裂或腿筋撕裂，很少是突然发生的。虽然它们的发作可能是迅速的，比如瞬间的背部、颈部或膝盖疼痛，但真正的罪魁祸首可能是关节基础的长期无力或缺乏稳定性，这才是水下真正的冰山。"急性"损伤只是你看到的部分，是潜在弱点的表现。因此，如果我们要完成我们为自己的"百岁老人十项全能"设定的目标，我们需要能够预测并避免任何潜在的伤害，就像海上的冰山一样。这意味着要了解稳定性，并将其融入我们的日常锻炼。

稳定性很难被精确定义，但我们能够凭直觉知道它是什么。或许可以这样定义技术性：稳定性是指潜意识中驾驭、减缓或停止力的能力。一个稳定的人可以对内部或外部的刺激做出反应，适当地调整位置和肌肉张力，而不需要大量下意识的思考。

我喜欢用一个我最喜欢的运动——赛车——作为类比来解释稳定性。几年前，我开车去南加州的一个赛车场，和我的教练一起训练了几天。为了热身，我当时开着我的车跑了几圈，那是一辆改装过的宝马 M3 双门轿跑车，配备了 460 多匹马力的强劲发动机。在南加州拥堵的高速公路上"蠕动"前行了几个月之后，能够俯冲进入弯道并在直道上飞驰真的是其乐无穷。

然后我又换上了我们租来的赛道车，基本上就是宝马 325i 的精简版，适合比赛。虽然这辆车的发动机输出功率只有我的街车的三分之一（165 马力），但我驾驶它的单圈时间却快了几秒钟，这在赛车运动中似乎是很漫长的一段时间。是什么造成了这种差异？赛道车的重量要轻 20%，这起到了一定的作用，但更重要的是它有更紧凑的底盘和更黏的赛车级轮胎。这些因素加在一起，将更多的发动机动力传递到了路面上，使得这辆车能够更快地通过弯道。虽然我的车在长直道上的速度更快，但总体来说要慢得多，因为它不能有效地转弯。赛道车更快，是因为它有更好的稳定性。

如果没有稳定性，强大的引擎就没有多大用处。如果我试着以开赛道车那样的速度开着自己的车快速通过弯道，我的车轮最终会在地面上空转打滑。在健身房的场景中，我的车便是一个肌肉发达的家伙，他用杠铃片在杠铃杆上加满了负荷，但似乎总是受伤（除了在健身房举重外，就做不了太多其他事情了）。而赛道车是一个看起来不太起眼的家伙，他可以硬拉两倍于自己体重的重量，可以在网球比赛中快速发球，然后还能在第二天跑上山。

他看起来不一定很强壮。但由于他受过稳定性以及力量的训练，他的肌肉可以将更多的力量传递到整个身体，从肩膀到脚，同时保护他脆弱的背部和膝关节。他就像一辆准备就绪的赛道车：强壮、快速、稳定且健康。因为他卓越的稳定性使他能够做所有这些事情，同时很少受伤。

显然，我的车更适合长途公路旅行。没有一个类比是完美的。但是这种代步车和赛车的比较是有效的，因为它迫使我们考虑动态环境中的稳定性。遗憾的是，"稳定"和"稳定性"这两个词常常会与"强壮"和"平衡"等静态术语混为一谈。大树比树苗更稳定。如果"叠叠乐"塔（Jenga tower）不稳定，就无法立起来。但是在实际运动中，我们对物体的刚性不太感兴趣。相反，我们想要思考的是力量如何才能有效和安全地通过某种东西进行传递。

关键词是"安全地"。当缺乏稳定性时，所有这些额外的力量必须转移到某个地方。如果车的强大引擎只是通过轮胎将部分动力传递到路面上，那么剩余的能量就会泄漏出来，主要是由摩擦和无效运动造成的损失。汽车上不应该相对运动的部分就是在做这样的事情。尽管让汽车在转弯处漂移可能很有趣，但损失的能量会破坏轮胎，并对悬架造成损害，两者都不会持续太久。当这种情况发生在我们体内时，这种力的损耗（正如其名）会通过阻力最小的路径泄漏出去，通常是通过膝盖、肘部、肩膀、脊柱等关节，它们中的任何一个或所有的关节都会在某个时候衰竭，关节损伤几乎都是这种能量泄漏的结果。

总而言之，稳定性让我们能够以最安全的方式产生最大的力量，将我们身体的不同肌肉群连接起来，同时大大降低我们的关节、软组织，尤其是脆弱的脊柱受伤的风险。我们的目标是在穿越世界时，保持强壮、流畅、灵活和敏捷。

在行动中，稳定性可以是蔚为壮观的景象。稳定性可以让一个瘦削的投手投出耀眼的快球。稳定性使得凯·莱尼（Kai Lenny）可以在夏威夷大白鲨浪点（Jaws）的巨浪上冲浪。然而，稳定性也是一位 75 岁的女性能够继续打网球而不受伤的原因。当一位 80 岁的老奶奶从异常高的路缘石上走下来时，稳定性是她不会摔倒的原因。稳定性也使一位 95 岁的老人有信心去公园遛他的爱犬。它能让我们继续做我们喜欢做的事情。而当你缺乏稳定性时，坏事将会不可避免地发生，就像它们在我身上，在索菲身上，在数百万其他曾经健康的人身上所发生的那样。

下背部疼痛只是我伤病史的开始。我带着肩关节盂唇撕裂伤完成了一次卡特琳娜岛跨海游泳，每天在游泳池和海里训练 4 个小时，甚至在我开始感到疼痛之后还在继续坚持，几乎可以肯定，肩关节盂唇撕裂会因此加剧[①]。十五年之后，我仍然需要通过手术来解决这个问题。这就是我在某项特定运动中过度训练所付出的代价。但是我又花了几十年的时间才真正开始明白，为什么我的背部会受伤。

这些知识来自贝丝·刘易斯，她曾是一名职业舞者和力量举重运动员，后来转型成为教练和全能运动天才，当时她常驻纽约工作，后来我说服她搬到了奥斯汀。我们甚至还没来得及打招呼，她就命令我脱掉衬衫并做深蹲。我照做了，她却不以为然。我垂头丧气极了，我一直认为我是一个知道自己在健身房做什么的人。现在我竟被告知，我甚至连一个简单的深蹲都做不好。

她的手机视频讲述了一个令人遗憾的故事，你可以从左边"矫正前"的照片中看到（参见图 13.1）：当我的臀部负重并下沉时，我会不自觉地把整

---

① 肩关节盂唇撕裂是一种非常常见的损伤，但很多人从来不需要手术来修复它。虽然无休止的游泳会使情况变得更糟，但这种损伤是由我在成长过程中经历的频繁半脱位或轻度脱臼引起的。每次肩关节半脱位时，它都会侵蚀盂唇，并且会增加肩部进一步的不稳定性和疼痛的概率。——作者注

个身体向右偏移。我看起来都要翻倒在地了。这些照片非常清楚地表明，我的问题在于缺乏稳定性。现在再看它甚至还会感到疼痛，因为它让我想起了我在这个尴尬的姿势下所做的数千次残忍的、吃力不讨好的深蹲动作。

| 矫正前
（2019年1月29日） | 矫正后
（2019年10月24日） |

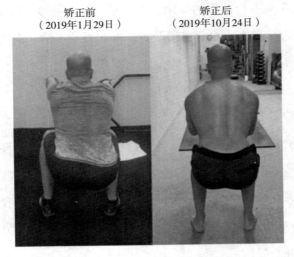

图 13.1　我在矫正前后的深蹲照片

我甚至没有意识到我在这样做，但我很可能是在补偿多年来积累的各种伤病和弱点，这就是它的工作原理。正如我将要学到的那样，我们试图欺骗或者绕过我们现有的伤病和缺陷，最终造成了新的问题。我身体的这种向右倾斜甚至可以解释我20多岁时背部受伤的原因。即使在那个时候，我也已经练习举重很多年了。解决这个问题需要花费9个月的时间，但它最终使我得到了矫正，正如你在右边的"矫正后"照片中看到的那样。这不仅需要重新训练我的身体，而且需要重新训练我的大脑。

贝丝和迈克尔·斯特罗姆尼斯（Michael Stromsness）都熟悉一种我从未听说过的名为DNS的东西。迈克尔·斯特罗姆尼斯是我在加利福尼亚州一起工作过的教练，也是他把我介绍给贝丝的。DNS是"动态神经肌肉稳定"（dynamic neuromuscular stabilization）的缩写，听起来很复杂，但它是基于我们所做的最简单、最自然的运动——我们还是婴儿时的运动方式。

DNS 背后的理论是，幼儿在学习如何走路的过程中所经历的动作顺序并不是随机的或偶然的，而是神经肌肉发育程序的一部分，而神经肌肉发育程序对我们正确运动的能力至关重要。当我们经历这些动作顺序时，我们的大脑学会了如何控制我们的身体，并发展了理想的运动模式。

DNS 起源于一群捷克神经学家，20 世纪 60 年代，他们在布拉格的一家医院里对患有脑瘫的幼儿进行康复治疗。他们注意到，由于他们的疾病，这些孩子没有经历婴儿阶段正常的翻滚、爬行等。因此，他们一生中都会有运动方面的问题。但是，当这些脑瘫儿童接受由一定的动作顺序组成的"训练"计划，复制学习爬行、坐起和最终站立等通常的阶段时，他们的症状得到了改善。随着他们长大成人，他们能够更好地控制自己的动作。研究人员意识到，随着我们的成长，大多数健康的人实际上经历了一个相反的过程——我们失去了这些自然、健康、几乎根深蒂固的运动模式。

因此，我的小儿子艾尔顿（Ayrton）可以做出一个完美的屁股对草地的深蹲，他的小屁股几乎落到了地上，膝盖大幅度弯曲却仍能保持完全的平衡和力量。这是个完美的髋关节铰链，每次都让我大吃一惊。他绝对是一个大师。然而，当我试图做同样的动作时，我最终以"矫正前"照片中可笑的半斜姿势倾斜，臀部的一边指向地面，肩膀歪斜，脚向外翻动。我蹒跚学步的孩子可以做深蹲，但显然我不能。

我 14 岁的女儿奥利维亚（在贝丝开始对她进行训练之前）也不能。她像小绿人冈比（Gumby）①一样灵活，纤瘦但结实，她应该能够像她最小的弟弟一样深蹲，甚至比他做得更好。但是她不能，因为即使在她这么小的时候，她已经在学校里度过了其生命中三分之二的时间，而大部分时间都是坐

---

① 美国一个绿色黏土动画人物。——译者注

在椅子上。她在婴幼儿时期学会的理想运动模式，在她能够发展出正确深蹲所需的髋关节稳定性之前就被抹去了。如果她在接下来的 30 年、40 年或者 50 年里主要还是坐在椅子上，这也是很有可能的，那么她将和我的许多患者以及我自己处于同样的境地：我们基本上已经忘记了如何移动我们的身体。

即使没有任何额外的重量，大多数成年人都不能正确地深蹲。正如迈克尔·斯特罗姆尼斯在我们早期的一次训练中向我展示的那样，我们中的许多人能够接近学步幼童形态的唯一方法就是仰卧。这样，我们就更容易把膝盖抬高到一个完美的深蹲姿势，从颅底到尾骨的整个脊柱都保持正确的弯曲度。这告诉我们，关节活动范围本身并不是阻止大多数成年人良好蹲姿的原因。当普通成年人处于负载之下时，即使只有他们自己的体重，稳定自己的躯干的工作也变得太过沉重了。

DNS 的目的是以我们小时候学到的那些完美的运动模式重新训练我们的身体以及我们的大脑。正如美国 DNS 的主要实践者迈克尔·林塔拉（Michael Rintala）所说："DNS 与你已经在做的所有出色工作完美地整合在一起——它就像是对你正在做的任何事情进行软件升级。"

我的"软件"急需升级。

我的旅程的细节太过复杂，无法在这里详细阐述，但在本章的其余部分，我至少将尝试解释一些作为稳定性训练基础的基本原则。如果你来到本章，期待的是一个高强度的锻炼计划，那你可能要失望了。这也是需要强调的一点，在我的实践中，在建立一定程度的稳定性之前，我们不喜欢推行太多的力量训练，包括我讨论过的许多评估项目，比如静止悬垂和负重蹬阶。我们觉得不值得冒这个险。就像在工程领域一样，即使项目会推迟几个月，花费额外的时间来打好坚实的基础也是值得的。

一个小小的警告：虽然力量训练和有氧训练相对简单，但是每个人在稳定性方面都有非常不同的问题。因此，不可能给每个人开出一个放之四海而皆准的处方。在本章的剩余部分，我的目标是给你一些基本的概念，让你去思考和尝试，帮助你学习和理解自己的身体是如何与世界互动的。说到底，这才是稳定性的真正含义所在。如果你读完这一章后想了解更多信息，我建议你访问 DNS（www.rehabps.com）和姿势恢复研究所（PRI）（www.posturalrestoration.com）的网站，这两个网站可以解释我在这里所谈论的内容。稳定性是我训练计划中不可或缺的一部分。每周两次，我会花一个小时的时间根据 DNS、PRI 和其他实践原则进行专门的稳定性训练，并在剩余的几天每天做 10~15 分钟。

稳定性训练：从最基本的呼吸开始

呼吸不仅仅是简单的气体交换，甚至不仅仅是心肺健康。我们每天呼气和吸气超过两万次，我们这样做的方式对我们如何移动我们的身体，甚至我们的精神状态都有着巨大的影响。正如贝丝所说，我们的呼吸方式决定了我们是谁。

身体、心灵和呼吸之间的联系对任何上过几节普拉提或瑜伽课或者练习过冥想的人来说都不陌生。在这些练习中，呼吸是我们的锚、试金石、计时器。它既反映了我们的精神状态，也影响着我们的精神状态。如果我们的呼吸不顺畅，它会破坏我们的心理平衡，从而产生焦虑和忧虑，但焦虑也会加重我们可能出现的呼吸问题。这是因为深沉而稳定的呼吸会激活平静的副交感神经系统，而急促或不均匀的呼吸则会触发与之相反的交感神经系统，这是"战斗或逃跑反应"（fight-or-flight response）的一部分。

然而，呼吸对稳定性和运动，甚至对力量也很重要。研究发现，呼吸不畅或呼吸紊乱会影响我们的运动控制，使我们容易受伤。在一项实验中，研究人员发现，将呼吸挑战（减少研究对象可用的氧气量）与体重挑战相结合，会降低受试者稳定脊柱的能力。在现实世界中，这意味着一个在铲雪时呼吸急促（而且不畅）的人，会使自己背部受伤的风险增加。

这是非常微妙的，但一个人的呼吸方式给了我们深刻的洞察力，让我们了解他们是如何移动自己的身体的，更重要的是，他们是如何稳定自己的动作的。我们对患者进行了一系列的呼吸和运动测试，以全面了解他们的呼吸策略，以及它与他们的力量和稳定性问题之间的关系。

我们在早期要求每个人做一个简单的测试：仰卧，一只手放在腹部，另一只手放在胸前，正常呼吸，不做任何努力或思考。注意观察哪只手在上下起伏——是放在胸前的那只，还是放在腹部的那只，还是两者都有或者都没有？有些人在吸气时往往会张开肋骨，外扩胸腔，而腹部则是扁平的，甚至是凹陷的。这会导致上半身和中线的紧绷，如果肋骨保持张开状态，就很难实现完全的呼气。另一些人则主要"进入"腹部呼吸，这会使骨盆向前倾斜。还有一些人的呼吸是压缩的，这意味着他们很难将空气完全吸入和呼出，因为他们不能在每次吸入时扩张胸腔。

贝丝确定了三种类型的呼吸方式和相关表型，她戏称之为"棉花糖先生"[①]（Mr. Stay Puft）、"悲伤的家伙"（Sad Guy）和"瑜伽士"（Yogini）——每种呼吸方式和表型都对应着一套不同的稳定性战略。

棉花糖先生

过度膨胀型。这类人是上胸腔呼吸者，为了呼吸和稳定，他们往往会向上拉起身体使脊柱伸展。他们的腰椎处于过伸状态，而骨盆则处于前倾状态，这意味着他们的臀部会突出。他们总是挺起胸膛，试图让自己看起来像

---

① 美国奇幻冒险电影《捉鬼敢死队》里的棉花糖鬼怪。——译者注

是在掌控一切。他们脚部的接地感有限，内旋吸收震动的能力也有限（脚向外旋转，或者旋后）。所有这些都使他们很容易受到下背部疼痛以及小腿和臀部紧绷的影响。

悲伤的家伙

压缩型。他们身上的一切都被压缩得有点紧凑。他们的头向前伸出，肩膀也是如此，有点儿往前耸，因为他们总是向前拉起身体，试图吸入更多的空气。他们的中背部以过度弯曲或过度后凸的姿势卷起，而且颈部和上肢活动受限。有时，他们的小腿会向外旋转，双脚过度内旋。地心引力快把他们压垮了。

瑜伽士

不受控制型。这些人有着极端被动的活动范围（即灵活性），而且控制能力极其有限。他们经常可以做触碰脚尖的动作，并且可以把他们的手掌平放在地板上，但是由于缺乏控制，这些人很容易关节受伤。他们总是试图在空间中找到自己，坐立不安甚至抽搐。为了弥补过度的灵活性，他们主要用脖子和下巴来保持稳定。他们很难增加瘦体重（肌肉）。有时，他们有着高度的焦虑，也可能有呼吸模式障碍。

并不是每个人都完全符合这三种类型中的一种，但我们中的许多人至少会在自己身上发现其中的一些特征。当然也会有一些重叠；比如，一个人可能同时是"悲伤的家伙"或者"棉花糖先生"和"瑜伽士"，因为"瑜伽士"类型实际上更多的是缺乏肌肉控制。

根据贝丝的说法，我是一个过度膨胀的"棉花糖先生"：当我吸气的时候，我的肋骨会张开并向上，就像一只公鸡挺起胸膛一样。这使得空气进入我的肺部，同时它也会把我的质心^①（center of mass）向前拉。为了保持平衡，我的脊柱会弯曲成脊柱后凸，我的屁股也会凸出来（贝丝称之为"鸭屁股"）。这使我的腘绳肌过度伸展，有效地将它们与我身体的其他部分分离开来，所以我无法使用这些肌肉。这么多年来，在我意识到这一点之前，我一直只用背部和臀大肌来做硬拉，而我强大的腘绳肌几乎没有任何帮助。在呼吸训练方面，我需要考虑如何将空气排出，即呼气——而那些更倾向于"悲伤的家伙"类型的人应该努力让空气进入，通过鼻子而不是嘴巴吸气。

呼吸训练背后的理念是，正确的呼吸会影响许多其他的物理参数：肋骨的位置，颈部的伸展，脊柱的形状，甚至是我们的脚在地面上的位置。我们呼吸的方式反映了我们如何与世界互动。贝丝说："确保你的呼吸宽阔、立体、轻松，这对于创造良好、高效、协调的运动至关重要。"

贝丝喜欢从建立呼吸意识和加强横膈膜的练习开始，横膈膜不仅对呼吸很重要，而且是身体的一个重要稳定器。她让患者仰卧在长凳或椅子上，双腿抬起，并要求他们尽可能安静地吸气，尽可能减少动作。理想的吸气方式是扩张整个胸腔，包括前胸、侧胸和后胸，同时腹部也会扩张，使呼吸和骨盆横隔膜下降。它很安静，很能说明问题，嘈杂的吸气看起来和感觉上都更有戏剧性，因为颈部、胸部或腹部会先动，而横隔膜不能自由下降，使得空气更难以进入。

现在，通过噘起的嘴唇完全呼气，以获得最大程度的压缩和空气阻力，从而加强横膈膜。把所有的空气都吹出来，在你的肩膀周围或者你的脸或下巴变得紧张之前完全排空自己。很快，你就会看到充分的呼气是如何为良好的吸气做准备的，反之亦然。重复这个过程，呼吸 5 次，做 2~3 组。确保在

---

① 质量中心即质心，通常用于描述物体在受力时的运动特性。——译者注

每次呼气后至少暂停两次，以保持等长收缩①，这在 DNS 中是关键。

在 DNS 中，你要学会把腹部想象成一个气缸，被一堵肌肉墙包围着，上面是横膈膜，下面是骨盆底。当气缸充气时，你所感受到的就是腹内压（intra-abdominal pressure，IAP）。它对真正的核心激活至关重要，是 DNS 训练的基础。通过创造腹内压来学习给气缸充分加压，这对安全运动很重要，因为气缸能够有效地稳定脊柱。

下面是另一个快速练习，可以帮助你了解如何产生腹内压。一直吸气，这样你就会感觉好像在对气缸进行全方位的充气，并将空气一直拉入骨盆底，也就是气缸的底部。你实际上并没有在那里"呼吸"，从某种意义上说，空气实际上进入了你的骨盆，你是在寻求最大的肺扩张，这反过来又会把你的横膈膜向下推。每次吸气时，需要专注于围绕其整个直径扩展气缸，而不仅仅是抬高腹部。如果你可以正确地做到这一点，你就会感觉到你的短裤的整个周长在你的腰部均匀地扩张，甚至在后面，而不仅仅是在前面。当你呼气时，横膈膜会重新上升，随着腰带的收缩，肋骨会再次向内旋转。

这种吸气会产生张力，当你呼气，排出空气时，你会在气缸壁周围保持这种肌张力。这种腹内压是我们在稳定性训练中所做的一切的基础，包括硬拉、深蹲等。这就像你有一个塑料瓶：打开瓶盖，你可以用一只手把瓶子捏扁；盖上瓶盖后，压力太大（即稳定性），瓶子就无法被捏扁。我每天都在练习这种 360 度腹式呼吸，不仅在健身房，而且在办公桌前也是如此②。

---

① 指长度保持恒定而张力发生变化的肌肉收缩。在该收缩状态下，肌肉张力可增至最大。——译者注

② 回想起以前，每周我都在坐飞机时尝试迈克尔·林塔拉教给我的一个聪明的技巧：把两个网球放在一只运动袜里，两球之间相隔 10~15 厘米，然后把它们放在肾脏的位置，或者胸椎和腰椎的交汇处。然后，在每一次呼吸中，我都会努力确保我的身体充分扩张，以感觉到两侧的网球。其理念是，它可以提示你的呼吸。当我这样做的时候，我可以从 5 个小时的航班上下来，却感觉自己坐飞机的时间好像没有超过大约 5 分钟。（在我试图工作时，这也让邻座的乘客无法与我交谈。）长途飞行或开车时都值得一试。——作者注

你的"类型"在某种程度上也表明了你应该如何锻炼。"棉花糖先生"型的人往往需要更多的双脚接地，并在其体前进行更多的负重锻炼，以便将肩膀和臀部拉到一个更中立的位置。贝丝通常会让像我这样的人在身体前方举重，在胸骨前面十几厘米处。这迫使我的质心向后，更多地在臀部上方。用一个轻哑铃或者牛奶盒试一下，你就会明白我的意思了。这是一个微妙但明显的位置变化。

对于"悲伤的家伙"类型的人，贝丝倾向于更多地进行跨体旋转训练，让他们摆动双臂，以打开胸部和肩膀。她对背部和肩部的负荷很谨慎，更喜欢从体重锻炼和分腿练习开始，比如步行弓步伸臂练习，每走一步都要伸出手臂，既可以横跨身体，也可以伸向天花板。

对于"瑜伽士"，贝丝建议进行"闭链"练习，比如俯卧撑，利用地板或者墙壁作为支撑，并且考虑到他们缺乏关节控制，也可以使用运动器械，在限定的范围内进行运动。器械对于这些人来说很重要，对于那些很少举重或者根本不举重的人来说也很重要，因为器械可以将他们的动作控制在安全范围内。对于"瑜伽士"以及一般的新手来说，重要的是要更多地了解他们在空间中的位置，以及他们相对于运动范围的位置。

更重要的一点是，一个人的呼吸方式可以让我们深入了解他们更广泛的稳定性战略，即他们多年来为帮助自己在物质世界中生存而演变出来的一套模式。我们所有人都有这些战略，而且在95%的时间里，在日常生活过程中，它们都运作良好。但是，一旦你增加了不同的压力源，比如速度、重量、新奇或者不熟悉的因素（例如，在黑暗中走下楼梯），那么这些战略，这些本能的身体反应，就会产生问题。如果我们的呼吸也受到了影响，那么其他问题就会被放大。

如果说通往稳定性的道路是从呼吸开始的，那么它会通过我们身体和世界之间最基本的接触点——我们的双脚进行传递。双脚实际上是我们做任何运动的基础。无论是在举起重物、走路或跑步（或背包负重徒步）、爬楼梯，还是在站着等公交车，我们总是通过双脚来传递力量。只可惜，由于我们穿鞋的时间太久了，尤其是厚底的大鞋，太多人已经失去了基本的力量和对我们双脚的认识。

回到我的赛车类比，我们的脚就好比是轮胎，是赛车和赛道之间唯一的接触点。如果轮胎不能牢牢地抓住赛道表面，那么发动机的力量、底盘的稳定性和刚度、车手的技术，所有这些都百无一用。我认为，我们的脚对于我们来说甚至比轮胎对于汽车来说更重要，因为它们在力量到达膝盖、髋部和背部之前，就在阻尼力方面发挥着至关重要的作用（至少汽车还有悬架拉杆）。如果你像我们大多数人那样不注意自己的脚，那就好比是买了一辆迈凯轮塞纳（我梦寐以求的车），然后去沃尔玛买你能找到的最便宜的轮胎，这就是多年来穿着软绵绵的鞋子对我们的影响。

再看看我"之前"的蹲姿。是的，我的臀部明显是歪斜的，但仔细看看我的脚。它们是平放在地板上的吗？不，它们不是。你可以清楚地看到，它们的外边缘向外展开，用生理学的话说就是"旋后"（supinated）。它们应该是平放的、接地的、稳定的、结实地支撑着我的体重的。但相反，它们是翻转的，摇摇晃晃的。怪不得我的深蹲看起来这么糟糕。

为了帮助我们重新认识我们的脚，贝丝·刘易斯喜欢让我和我们的患者进行一种她称之为"脚趾瑜伽"的常规训练。脚趾瑜伽（顺便说一下，我很讨厌它）是一系列旨在提高我们脚趾的灵巧性和内在力量，以及我们用意念控制它们的能力的练习。当你去健身房时，你可能不会考虑脚趾的力量，但它应该是你需要考虑的东西。我们的脚趾对走路、跑步、举重，以及对减速或者降低速度都至关重要。特别是大脚趾，它在每个跨步的蹬地动作中都是必不可少的。大脚趾伸展不足会导致步态功能障碍，甚至在我们上了年纪之后，它可能会成为限制我们独自从地板上站起来的一个因素。如果脚趾的力量受到影响，那么链条上游的一切都更容易受到伤害——脚踝、膝盖、髋部和脊柱。

脚趾瑜伽比听起来要难得多，这就是为什么我在这个网站上（www.peterattiamd.com/outlive /videos）发布脚趾瑜伽和其他练习的视频演示。首先，贝丝告诉她的学生，要把他们的脚想象成有 4 个角，每个角都需要一直牢牢地扎在地上，就像椅子的腿一样。当你站在那里时，试着感觉每只脚的每个"角"都压在地面上——大脚趾的底部、小脚趾的底部、脚后跟的内侧和外侧。这很简单，也很有启发性。你上一次感觉到如此"脚踏实地"是什么时候？

试着把 10 个脚趾全部抬离地面，并尽可能地伸展开来。现在试着把你的大脚趾放回到地板上，同时保持其他脚趾抬起。比你想象的还要棘手，对吧？现在做相反的事情：保持 4 个脚趾在地板上，只抬起你的大脚趾。然后抬起所有 5 个脚趾，并尝试从你的大脚趾开始一个接一个地放下。（你明白了吧？）[①]

如果你真的要做到这一点，那可能需要协调一致的精神努力，你的大脑"告诉"你的大脚趾放下或者抬起，这正是问题的关键所在。稳定性训练的目标之一就是重新获得对关键肌肉和身体部位的精神控制，无论是有意识的还是无意识的。因为我们的脚花了太多时间塞在可能合脚也可能不合脚的鞋子里，而且鞋底可能有很多衬垫，所以我们中的许多人已经失去了与脚的联系，或者随着时间的推移让它们变成了无益的扭曲。

如上所述，在我"之前"的深蹲照片中，我的双脚都向外侧伸展，或者说是旋后，这是一种常见的表型。另一种常见的足部战略是"内旋"，或

---

① 如果你真的想全身心投入脚趾瑜伽中，那就买一套"脚趾垫"，它有助于将脚趾恢复到一个更自然、更舒展的位置，尤其是对于那些患有拇囊炎或者有其他与鞋有关的问题的人来说。我经常在家里穿戴这些东西。我现在正戴着它们打字，我的孩子们会无情地嘲笑我。——作者注

者说是将双脚向内侧合拢。如果你曾经买过跑鞋，你可能对这个术语很熟悉。贝丝将内旋比作驾驶一辆轮胎充气太少的汽车，这意味着你在运动过程中会有点晃动，无法有效地将力传递到地面。另一方面，旋后就像轮胎充气过度，所以你会打滑和弹跳。你的脚无法吸收震动，所有的弹跳和震动都会直接转移到脚踝、髋部、膝盖和下背部。旋前（pronation）和旋后（supination）这两种综合征也使我们面临足底筋膜炎和膝关节损伤等问题的风险。我们必须能够自由转换旋前和旋后，才能有效地进行运动。现在，当我深蹲或者做任何站立式举重时，我的第一步就是让双脚着地，注意所有四个"角"，并平均分配重量。同样重要的是我更喜欢赤脚或穿着轻便的鞋子，鞋底几乎没有缓冲垫，因为这样可以让我随时感受到脚底的整个表面。

脚对于平衡也是至关重要的，这是稳定性的另一个重要因素。在我们的运动评估中，有一个关键的测试是让我们的患者一只脚站在另一只脚的前面，并努力保持平衡。现在闭上眼睛，看看你能保持这个姿势多久。10秒钟就是一个相当不错的成绩。事实上，50岁及以上时保持单腿平衡的能力与未来的寿命有关，就像握力一样。专业提示：如上所述，如果你首先专注于脚部着地，平衡就会变得容易得多。

我们最想保护的结构——也是稳定性训练的一个主要重点——脊柱。我们在汽车座椅上，办公椅上和电脑前坐得太久了，盯着各种各样的设备，现代生活有时似乎是对我们脊柱完整性的全面攻击。

脊柱由三部分组成：腰椎（下背部）、胸椎（中背部）和颈椎（颈部）。放射科医生发现，颈椎出现了如此多的退化，这是由于多年来一直弯腰看手机造成的，因此他们给它起了一个名字——科技颈。

这就是为什么放下手机和试着在脊柱周围培养一些本体感觉意识很重要，这样你就能真正了解在每一节脊椎骨的水平上，伸展（向后弯曲）和弯曲（向前弯曲）是什么感觉了。这个过程开始时最简单的方法是双手和膝盖着地，做一组极其缓慢的、可控的"猫牛式"动作，类似于同名的基本瑜伽姿势①。

不同之处在于，你必须真的、真正的放慢速度，从脊柱的一端缓慢而有意识地移动到另一端，你可以感觉到每一节脊椎骨都在改变位置，从你的尾骨一直到你的脖子，直到你的脊柱弯曲，像一头背部特别凹陷的牛。然后反向运动，向前倾斜你的骨盆，脊椎一次一节地弯曲，直到你的背部再次拱起，就像一只非常害怕的猫。（注意：在牛式时吸气，猫式时呼气。）

这个练习的重点不是你在极限猫式或牛式中可以达到多少伸展或弯曲，而是从一个极端到另一个极端中，你能实现多少节段控制。你应该学会感受每一节脊椎骨的位置，这反过来又有助于你更好地在整个脊柱上分配负荷和力量。现在，当我进行硬拉时，这种节段控制让我能够从胸椎到腰椎保持更中立的弧度，均匀地分散负荷。以前，我的脊柱会有一个急剧的前凸弯曲，这意味着我在它的铰链点上承受了太多的力。这就是稳定性的意义所在，通过肌肉和骨骼，而不是关节或脊柱铰链点，安全而有力地传递力。

接下来我们来谈谈肩膀，它既复杂又具有进化的意义。肩胛骨位于肋骨的顶部，具有很强的活动能力。肩关节由一组复杂的肌肉控制，这些肌肉以不同的位置附着在肩胛骨和肱骨的上部，肱骨即上臂的长骨（这就是为什么我们医学界将它称之为盂肱关节）。如果你将这个球窝关节与髋部更加稳定和坚固的关节进行比较，就会发现，当我们的祖先开始站立时，进化做出了巨大的权衡。我们放弃了肩关节的很多稳定性，以换取更大的活动范围，以及实际上极其重要的投掷长矛的能力。但是正如我在拳击和游泳生涯中学到的那样，由于肩膀上有很多不同的肌肉附着点（不少于 17 个），它比髋部更

---

① 我所描述的一些基本的 DNS 稳定性动作与经典的瑜伽姿势类似，一流的瑜伽教练可以帮助你培养神经肌肉控制能力和意识，这是保持适当的稳定性所必需的，但大多数瑜伽课程对我来说都太过于模糊和松散了。——作者注

容易受到伤害。

贝丝教给我一个简单的练习，以帮助理解肩胛骨定位和控制的重要性，这种运动被称为肩胛骨 CARs（controlled articular rotations，控制关节旋转）：双脚分开，与肩同宽站立，在脚下放置一条中轻度的阻力带，两手各握一端（非常轻的哑铃也可以）。保持双臂放在身体两侧，抬起肩胛骨，然后向后挤压并拢，这就是回缩（retraction），也是我们希望它们在负荷下的位置，然后下沉肩胛骨。最后，将它们向前移动到起始位。我们开始时是像这样以正方形进行移动，但我们的目标是学习足够的控制力，以便我们可以转动我们的肩胛骨做平滑的圆周运动。我们在稳定性训练中所做的大部分工作就是这种神经肌肉控制，重建我们的大脑与关键肌肉群和关节之间的联系。

在健身和日常生活中，我们所做的几乎所有事情都要经过我们的双手。如果说我们的脚是我们与地面的联系，吸收力，那么我们的手就是我们传递力的方式。它们是我们与世界其他地方的接口。握力即你能挤压的力度只是等式的一部分。事实上，我们的手是相当神奇的，因为它们足够有力，可以把柠檬榨出汁来，但又足够灵巧，可以在钢琴上演奏贝多芬的奏鸣曲。我们的握力可以坚定有力，但又可以像羽毛一样柔软，能够巧妙地传递力量。

关键在于你如何分配力量。如果你能通过你的手传递和调节力，那么你就能有效地推拉。这种力起源于躯干的强大肌肉，并沿着链条向下传递，从肩袖到肘部到前臂再到手腕。弱肩袖（肩膀）和弱握力之间存在很强的相关性。

但它始于手指的力量。不幸的是，这是我们为了舒适和方便而牺牲的另一件事。以前搬运东西的时候，我们必须要有强壮的双手才能生存。现在不一样了。除了打字和刷卡，我们中的许多人甚至都不怎么用手。这种弱点意味着推拉运动会增加肘部和肩部受伤的风险。

因为我们在日常生活中并不是在"训练"握力，所以我们在训练中必须深思熟虑，专注于用手发起运动，并在上半身运动中利用所有的手指。在训练中增加负重是训练握力的好方法，但重要的是要时刻注意你的手指在做什么，以及力是如何通过它们进行传递的。

贝丝喜欢用一种方法来说明这一点的重要性，那就是用（轻型）哑铃做基本的二头肌弯举。首先，弯举时试着将手腕稍稍向后弯曲，稍微偏离一点前臂所在的直线。现在，伸直手腕，尝试做同样的二头肌弯举。哪一种弯举感觉更强大，更有力量？哪一种感觉手指参与得更多？这是为了提高你对手指作为链条中最后一环的重要性的认识。

握力很重要的最后一个方面是在需要做出反应的情况下，能够在需要时抓住（或松开）狗链，或者抓住栏杆以防止摔倒。我们的握力和双脚将我们与世界联系起来，这样我们的肌肉才能做它们需要做的事情。甚至在硬拉中也是如此：贝丝教给我的关键事情之一是，硬拉不仅要用到腘绳肌和臀大肌，还要用到脚和手。当我们在用手指举起时，双脚会推开地面。

到目前为止，我所描述的这些动作和练习仅代表了稳定性训练最基本的要素。它们看似简单，但需要高度专注。在我的实践中，我们甚至不允许我们的患者进行重负荷的锻炼，直到他们在这些基本原则上训练至少 6 个月。

还有一点需要注意，教练在某些方面是有用的，例如基本指导、责任心和激励，但我们不鼓励患者过度依赖教练来告诉他们每次锻炼时应该做什么。我把这比作穿着潜水服学习游泳。起初，潜水服可以给人信心，因为它提供了额外的浮力。但从长远来看，潜水服剥夺了你在水中找到平衡的必要性。平衡是游泳的真正挑战，因为我们的质心离体积中心很远，从而会导致我们的臀部下沉。优秀的游泳者学会通过训练来克服这种不平衡。但如果你从不脱下潜水服，你就永远无法学会如何解决这个问题。

同样地，教练在教授你不同运动的基础知识，以及激励你养成锻炼的习惯方面也很有帮助。但是，如果你从来没有学会自己做练习，或者从来没有尝试过不同的练习方法，你将永远不会发展出掌握理想运动模式所需的本体感觉。你会剥夺自己的学习取得进展的机会，而这正是稳定性训练的一个重要组成部分——缩小你认为自己在做什么和你实际在做什么之间的差距的过程。

我们在最后一节中所涵盖的所有内容都有两个目的：一个是练习，另一个是评估。我强烈建议你时不时地拍下自己锻炼的样子，将你认为自己在做的事情和你实际用身体在做的事情进行对比。我每天都会这样做，我的三脚架上的手机是我在健身房最有价值的设备之一。我每天会拍摄我最重要的十组动作，并在两组动作之间观看视频，将我所看到的与我认为自己在做的进行比较。随着时间的推移，这一差距一直在缩小。

一开始，我真的很难接受我不能再举重的事实，但贝丝和迈克尔·斯特罗姆尼斯很有说服力。我甚至不能正确地深蹲或者正确地做简单的引体向上，所以做任何超过这些的事情都会使我面临（进一步）受伤的风险。

我为此恼火了一段时间。没有重量训练我怎么活？经过了几个月的努力，我终于学到了足够多的知识，可以再次进行硬拉了。过去我能硬拉 181 千克或者更多，而现在贝丝让我从 43 千克开始，这似乎根本算不上什么重量。

这让我想起了我的驾驶教练托马斯·梅里尔（Thomas Merrill）经常告诉我的一些事情。他是一位了不起的车手，于 2022 年在世界上最负盛名的汽车赛事之一的勒芒 24 小时耐力赛（the 24 Hours of Le Mans）中拿到第二名。他知道自己在说什么。他的口头禅之一是，为了跑得更快，你需要先慢跑。

他的意思是，当你"超速驾驶"汽车时，比如当你过于努力地想开得尽可能快时，你就会犯错误。在驾驶过程中，错误会加剧。当你在第五个弯道发生侧滑时，这是因为你可能在第二个弯道错过了弯道顶点，而在第三个弯道中没有及时纠正。这时你需要减速，并把车开到正确的位置，它会处理好剩下的事情。

放慢速度，快速前进。我认为，学习稳定性也是如此。

髋关节铰链 101：如何进行登阶运动？

我认为，与其尝试描述多种运动，不如对一种运动进行更深入的解释更有指导意义。我选择了登阶运动（只需踏上一个箱子或一把椅子即可），原因有三。首先，它是一种髋关节铰链运动，是我们力量训练的核心要素之一；第二，它是一种单腿运动，即使手中握有重量，也不需要太多的轴向（脊柱）负荷，这意味着它非常安全，即使对初学者来说也是如此（你将从自己的体重开始）；第三，它是针对动作的偏心相位和同心相位的最佳运动之一。我喜欢它还因为它展示了我们在本章中学习的一些关键的稳定性概念。

首先，找一个箱子或一把结实的椅子，这样当你的脚踩在它们上面时，你的大腿就会与地板平行。对大多数人来说，"台阶"大约是 40~50 厘米高，但如果这样太难的话，就从 30 厘米开始。把一只脚放在箱子上，确保大脚趾球和小脚趾球以及整个脚后跟紧紧贴在箱子的表面（我喜欢赤脚做这些动作）。后脚保持在地板上，大约在箱子后面 30 厘米处，大约 40% 的重量放在后腿上，60% 放在前腿上。保持你的前髋部弯曲，脊柱挺拔，胸部下沉（肋骨向下），手臂放松放在身体两侧，眼睛向前看。

现在，在你用鼻子安静但完全吸气的同时，将你的头部、肋骨和骨盆稍稍向前移动，让横膈膜下降并产生腹内压。你应该能够感觉到前脚中心朝向脚后跟的压力，但仍然要保持你的脚趾与箱子相连。向后轻轻滑动你的前股骨，这样你就会感觉到腘绳肌和臀大肌都被拉伸了，它们应该是非常轻微的负荷。这种感觉就是髋关节铰链的本质。你要用你的臀大肌和腘绳肌来控制，而不是骨盆和肋骨。你所有的力量将来自这些肌肉的协同工作，而不是你的背部。保持你的膝盖在脚趾的后面，骨盆和肋骨在一条直线上，前脚负重均匀，不要偏向脚趾、前脚掌或脚后跟。

用你的前脚用力往下推箱子，尽量减少后脚的推离帮助。将自己抬离地板，动作开始时呼气，伸展髋部，并在箱子上面站直。你的头部和肋骨应该在骨盆的正上方。把你的后腿伸到"工作"腿的旁边和前面一点。当你完成呼气（感觉肋骨受到压缩）时，所有的动作都应该在同一时间内到位。保持这个姿势一到两秒钟。

在下降的过程中，当你的头部、肋骨和肩膀稍稍向前移动，再次弯曲髋部，准备好在腘绳肌和臀大肌减轻负重时，将"不工作"的前脚从箱子后面移下来。负载固定脚的前部，脚趾会主动弯曲入箱。当你在空间中向下和向后放低身体时，会感觉到重量从前足转移到中足，最后转移到脚后跟，以一种由腘绳肌控制的平稳、协调的方式（想一想，你需要慢慢向后摆动）。

保持节奏尽可能地缓慢和均匀，从下台阶到落地的目标是 3 秒钟，对你来说过于困难的话，2 秒钟也很可以。随着后脚的下降，重量会继续向后转移，直到你"着陆"。避免将超过 40% 的体重转移到后脚，以减少利用前冲力来开始下一次重复的诱惑，重复该练习。

每边做 5~6 次。开始时只用体重，但一旦你掌握了向下的动作和感觉，你就可以增加重量，最好是每只手拿一个哑铃或壶铃。（加分做法：在进行髋关节铰链运动的同时训练握力。）

负重锻炼在顺序和位置上基本上是相同的，但有几点需要注意：

1. 负荷现在受两个因素影响：重量和箱子的高度。如果移动性（灵活性和负载容差）是一个因素，那么箱子的高度可能是一个问题。

2. 重量必须从肩膀垂下来。大脑会找到任何保存能量和"欺骗"的方法，所以要避免潜意识的冲动，将重量向前摆动或抬起肩膀来启动上台阶动作（如果负荷太重，极有可能会这样）。臀大肌和腘绳肌应该承担所有的工作。

3. 如果不能控制偏心相位（下台阶），则说明重量过重。你永远不希望感觉到自己好像在倒退。试着用更少的重量，或者一开始用更短的时间（2 秒钟）下台阶。

4. 当你开始上台阶时，保持肋骨和头部在骨盆上方或者骨盆稍前方一点，这一点很关键。如果你以骨盆为主导，就会弯曲背部，也会给膝盖带来过多的压力。

你可以在我的网站上找到更多的视频演示，网址是：

www.peterattiamd.com/outlive/videos。

运动的力量：巴里

作为一名前运动员和终身锻炼者，我已经建立了坚实的健身基础，即使我不一定能正确地运动或举重。我的许多问题都源于过度举重、骑车或者游泳。绝大多数人都有相反的问题：他们做得不够或者他们没有做够，抑或是他们根本就做不了多少。对大多数人来说，这才是真正的挑战，他们需要有一个跳跃性的开始。好消息是，这些人最能从中受益，他们是最大的受益者。

这也是我们看到运动真正充满力量的地方，那就是运动能改变人们，使他们在功能上更年轻，这是很不可思议的。我在前面提到过，我妈妈在 60 多岁时才开始进行举重训练，这改变了她的生活。但我觉得，没有比令人惊叹、鼓舞人心的巴里更好的榜样了。

巴里是贝丝的另一位客户（但不是我的患者），他是一位企业家和高管，在职业生涯中建立了一家成功的企业，在工作中投入了大量时间，几乎没有花时间在其他事情上，包括健身。他偶尔会骑自行车旅行，但仅此而已。

我在自己的患者中也经常看到这种情况：他们用健康换取财富。然后到了一定的年龄，他们意识到自己步入了歧途，这就是巴里，在椅子上坐了差不多 50 年之后，他退休了，然后突然意识到自己的身体状况很糟糕。他不仅体力非常有限，而且几乎一直处于疼痛之中。那时，他已经年近 80，眼看着就要面临未来几年的痛苦岁月——糟糕的"边缘十年"。

他开始纳闷儿：为什么要如此努力地工作？在他这种状态之下，退休似乎不那么有什么吸引力了。

在某个时刻，他得到了一个启示：与其退休，不如给自己找一份新工作。在他看来，这份"工作"就是重建他被忽视的身体，这样他就可以从生活中获得更多的乐趣了。他开始跟着贝丝一起训练，即使疫情使他在一段时间内无法由贝丝亲自训练，他也坚持了下来。他的积极性很高。贝丝平时不得不提醒她的许多客户坚持他们的锻炼计划，但巴里的问题正好相反——他想多在健身房里花点时间，贝丝不得不让他休息一下。

很明显，巴里的目标与我的不同，但他们远远超出了"变得更健康"的模糊愿望。他希望能够做引体向上，这是他声明的健身目标。他真正想要的是感到强壮，能够再次充满自信地在世界上活动，而不用担心摔倒，就像他年轻时那样，但他现在还远没有达到这个目标。如果贝丝把他放在单杆上，他很可能会伤到自己，他几乎无法在没有疼痛的情况下行走，所以他必须从更基础的水平开始，学习如何安全地做一些简单的运动模式。

贝丝以我做过的一些相同的入门练习开始了他的训练：腹式呼吸，逐步进入缓慢的、分段的猫牛式。为了减少他摔倒的风险，她让他专注于与平衡有关的运动，从他的脚开始，他的双脚在被塞进鞋子几十年之后，再次学会移动和感受脚趾。然后，他进行了单腿行走和站立训练。贝丝甚至还让他跳舞，帮助他重新学习如何移动双脚，以及如何对视觉提示做出反应以保持平衡。

然后，他们开始锻炼基本力量，从步行弓步开始加强他下半身的力量。我观察到他的腹部在 20 年前做过手术后仍然很弱，在术后的几十年仍然会影响人们的情况并不鲜见。因此，他们在他的腹部力量上下功夫，开始像我一样建立腹内压。渐渐地，他们致力于锻炼他的上半身和中半身的力量，以及他所需要的肩胛骨的稳定性。不久之后，他的俯卧撑就能比大多数 20 多岁的健身兄弟做得更好了。

贝丝让他参加旨在提高他的反应能力和保持平衡的能力的训练。她让他使用一种敏捷梯，类似于美国国家橄榄球联盟（NFL）球员和其他田赛运动员用来发展平衡、速度和步法的梯子。如果你是为了成为一名终身运动员而训练，那么你就是为了成为一名运动员而训练，就是这样的。

最后，她让巴里进行跳跃训练，这绝对超出了大多数八旬老人的舒适范围。他很紧张，但最终他可以从一对瑜伽砖上跳下来，做一个深蹲并且坚持下去。这样做是为了让他做好应对意外情况的准备，如此一来，如果他发现自己真的从一个意想不到的楼梯或路缘石上走下来，他就能抓住自己而不至于摔倒。出于恐惧，大多数人会本能地为摔倒做好准备，因为他们不相信自己的"刹车"，不相信自己的偏心力，这几乎总是使他们的着陆不那么安全。有了稳定性，你就必须保持动作流畅，并做好反应的准备，几乎就像一个舞者一样。

他们训练的另一个重要动作是让巴里只用一只手臂（或者最好是不用手臂）就能从地上站起来。这是我们这些年轻的人认为理所当然的事情之一。我们当然可以从地上站起来，直到突然间，我们站不来了。孩子们不假思索就学会了做这件事。但是在这个过程中的某个地方，成年人失去了执行这一基本动作的能力。即使我们拥有必要的体力，我们也可能缺乏神经肌肉控制，因为来自大脑的信息无法到达我们的肌肉。对于像巴里这样的 81 岁老人（在写这一部分内容时他 81 岁）来说，这是一个大问题，它可以决定巴里是继续独立生活还是不得不考虑住进养老院。因此，贝丝教给他一系列精心编排的动作，使他能够从坐姿上站起来，他不断练习，直到掌握为止。

"巴里起立"（Barry Get-Up）已经成为我们对所有患者进行体能评估的一个关键部分，也是"百岁老人十项全能"的关键项目之一，它也应该是你的项目之一。这是一个重要的动作，无论你是在跌倒后从地上爬起来，还是在地板上和孙子孙女玩耍。（关于"巴里起立"的视频演示，请访问 www.peterattiamd.com/outlive/videos。）每个人都应该能够做到这一点。

但我认为这也是一个隐喻，暗示了运动训练，当然还有稳定性的可能性。像巴里这样的人帮助我们改写了那个困住我朋友的妈妈索菲和其他许多人的衰老的故事。运动是一种能够深刻改变我们的力量，即使我们像巴里一样从零开始。它使我们有能力让自己从地面上爬起来，无论是字面上还是比喻上，都能让我们变得更强壮，更有能力，这样做不是为了减缓衰老，而是为了变得越来越好。

正如巴里所说："如果你不往前冲，你就是在倒退。"

第十四章

营养 3.0：你说土豆，我说"营养生物化学"

宗教是一种信仰的文化，科学是一种怀疑的文化。

——理查德·费曼（Richard Feynman）

我害怕参加聚会，因为当人们发现我真正的谋生之道时（不要相信我总挂在嘴边的"羊倌"或"赛车手"的鬼话），他们总是想谈论我最害怕的话题——"饮食"和"营养"。

我会不惜一切代价摆脱这种谈话，比如去喝一杯，即使我已经拿了一杯，或者假装接电话，也或者，如果所有这些都失败了，假装癫痫发作。在我看来，就像政治或宗教一样，这不是一个适合谈论的话题。如果有一次我在聚会上让你觉得我像个混蛋，我向你道歉。

饮食和营养是如此不被科学所理解，如此被赋予感情色彩，如此被糟糕的信息和懒惰的思维所混淆，以至于不可能在聚会上或者说在社交媒体上以细致入微的方式谈论它们。然而，现如今大多数人都习惯于要点式的"列表"、汽车保险杠贴纸式的口号和其他形式的肤浅分析。这让我想起了伟大的物理学家（也是我的偶像之一）理查德·费曼在一次聚会上被要求简要地解释他为什么获得诺贝尔奖的故事。他回答说："如果我能简明扼要地解释我的工作，可能就得不了诺贝尔奖了"。

费曼定律也适用于营养学，但有一点需要注意——实际上，我们对这一主题的了解远不及对亚原子粒子的了解。一方面，我们有一些为标题党做的流行病学"研究"，这些研究提出了荒谬的主张，比如每天吃一盎司坚果可以降低 18% 的患癌风险 (这不是编造的)。另一方面，我们的临床试验几乎无一例外地存在着缺陷。由于科学的质量不高，我们实际上对我们的饮食如何影响我们的健康知之甚少。这就给许多自命为营养专家和自诩为专家的人创造了一个巨大的机会，他们嚷嚷着要坚称那些只有他们才知道真正正确的饮食方式。亚马逊上有四万本饮食书籍，它们不可能都是正确的。

这就引出了我对营养和饮食世界的最后一点质疑，那就是极端的部落主义似乎在那里盛行。低脂、纯素食、肉食、旧石器时代饮食、低碳水化合物或阿特金斯饮食法（Atkins）——每一种饮食法都有其狂热的战士，他们会宣称自己的饮食方式优于其他所有饮食方式，直到他们奄奄一息，尽管完全缺乏确凿的证据。

曾几何时，我也是那些热情的倡导者之一。我花了三年的时间进行生酮饮食，并且在博客上写下了很多关于那段旅程的文章，也发表了大量言论。不管怎样，我都与低碳水化合物和生酮饮食有着不可磨灭的联系。2009 年 9 月 8 日，在我可爱的妻子建议我"努力减减肥"之后不久，我放弃了额外的糖——准确来讲是放下了手中的可乐，这是我在饮食和营养科学世界中迈出的改变一生但也令人沮丧的第一步。好消息是，控糖逆转了我早期的代谢综合征，并且可能也挽救了我的生命，它也促使我写下了这本书。坏消息是，它耗尽了我对"饮食辩论"的耐心。

且把这一章看作是我的忏悔吧。

总的来说，我认为大多数人花在思考这个话题上的时间要么太少，要么太多。正如肥胖症和代谢综合征的流行所证明的那样，可能更多的人是"太少"，但是那些站在"太多"一边的人大声疾呼，坚持己见（可以看看关于营养的推特）。在过去，我自己也犯过这个毛病。回过头来看，我现在意识到我在邓宁－克鲁格曲线（Dunning-Kruger curve）上的位置太靠左（如图14.1所示），我最大的自信和相对较少的知识把我推向了"愚昧山峰"的顶点。

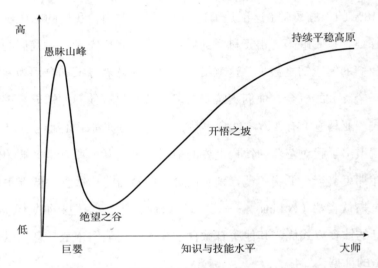

图14.1　邓宁－克鲁格心理效应（Dunning-Kruger Effect）

资料来源：维基共享资源（Wikimedia Commons，2020）。

现在，如果运气好的话，我可能会爬到"开悟之坡"的半山腰，但我做出的一个关键改变是，我不再是任何特定饮食方式的教条主义倡导者，比如生酮饮食或任何形式的禁食。我花了很长时间才弄明白这一点，但潜藏在饮食大战和大多数营养研究背后的基本假设，即有一种完美的饮食对每个人都最有效的想法是大错特错的。最重要的是，我把这一课归功于我的患者，他们的斗争教会了我对营养的谦逊，这是我在科学论文中永远也学不到的。

我鼓励我的患者完全避免使用"节食"一词，如果我是一个独裁者，我可能会完全禁止使用它。当你吃一片意大利熏火腿或者一块米花糖脆饼时，你正在摄入大量不同的化合物。正如它们的化学成分使它们的味道有所不同一样，我们食用的食物中的分子也会影响我们体内的多种酶、通路和机制，其中许多我们在前面的章节中已经讨论过了。这些基本上无非是碳、氮、氧、磷和氢原子的不同排列的食物分子还与我们的基因、新陈代谢、微生物群和生理状态相互作用。此外，我们每个人都会以不同的方式对这些食物分子做出反应。

我们应该谈论的不是饮食，而是营养生物化学。这使它脱离了意识形态和宗教领域，尤其是情感领域，并把它坚定地放回科学领域。我们可以将这种新方法视为营养 3.0：科学严谨、高度个性化，并且（正如我们将看到的）由反馈和数据驱动，而不是由意识形态和标签驱动。这不是要告诉你应该吃什么；这是关于弄清楚什么对你的身体和目标是有效的——同样重要的是，你可以坚持什么。

我们在这里要解决的问题是什么呢？营养 3.0 的目标又是什么呢？

我认为这可以归结为我们在第十章中提出的简单问题：

1. 你是营养不良还是营养过剩？

2. 你是肌肉不足还是肌肉充足？

3. 你的新陈代谢是否健康？

代谢健康状况不佳与营养过剩和肌肉不足之间的相关性非常高。因此，对于大多数患者来说，目标是在增加肌肉的同时减少能量摄入。这意味着我们需要想办法让他们摄入更少的卡路里，同时增加他们的蛋白质摄入量，并与适当的运动相结合。这是我们试图解决的最常见的营养问题。

当我的患者营养不良时，通常是因为他们没有摄入足够的蛋白质来维持肌肉质量，正如我们在前几章中看到的，肌肉质量是决定寿命和健康寿命的一个关键因素。因此，任何损害肌肉或肌肉的饮食干预都是行不通的，对营养不良和营养过剩的人群都是如此。

我曾经认为饮食和营养是通往完美健康的唯一途径。多年的经验，包括我自己和我的患者的经验，使我对自己的期望有了一些调整。营养干预可以成为恢复人体新陈代谢平衡和降低慢性病患病风险的有力工具。但它们能像运动那样，几乎神奇般地延长和改善寿命和健康寿命吗？我不再相信它们了。

我仍然认为，大多数人需要通过改变他们的饮食模式来调控他们的代谢健康，或者至少不要让事情变得更糟。但我也认为，我们需要区分保持良好健康的行为与纠正不良健康和疾病的战术。在骨折的骨头上打石膏可以使其愈合，但在完全正常的手臂上打石膏则会导致手臂萎缩。虽然这个例子是显而易见的，但令人惊讶的是，有多少人没有将从营养的角度来理解这个例子。很明显，旨在纠正严重问题的营养干预（例如，高度限制饮食，甚至禁食，以治疗肥胖症、NAFLD 和 2 型糖尿病）可能与旨在保持良好健康的营养计划（如代谢健康人群的均衡饮食）不同。

营养其实是相对简单的。它可以归结为几条基本的规则：不要摄入太多或者太少的卡路里，摄入足够的蛋白质和必需脂肪，获取所需的维生素和矿物质，避免大肠杆菌等病原体和汞或铅等毒素。除此之外，我们所能完全确定的知识相对较少。请把这句话再读一遍。

从方向上看，很多老生常谈的表达方式可能是正确的，比如：你最好不要食用你的曾祖母都不认识的食物，你在杂货店外围区域里买的食品可能会比在商店中心区域买的要好①，植物是非常好的食物，动物蛋白质是可以"安全"食用的。我们是作为杂食动物进化的，因此，作为杂食动物，我们中的

---

① 杂货店外围区域通常是最新鲜和加工最少的食品所在处，如水果、蔬菜、肉类等，而商店中间的货架大多数都是加工食品。——译者注

大多数人可能都有良好的健康状况。

不要误会我的意思，我仍然有很多话要说，这就是本书关于营养的章节都不短的原因。有太多意识形态上的争论和彻头彻尾的废话，我希望至少能给讨论注入一点清晰度。本章和下一章的大部分内容将旨在改变你对饮食和营养的看法，而不是告诉你得吃这个，不能吃那个。我在这里的目标是赋予你一些工具，这些工具能够帮助你找到适合自己的饮食模式，这种模式将为你的健康保驾护航，使你的生活更加美好。

我们所了解的营养生物化学

我在营养学领域（抱歉，是营养生物化学）遇到的最大的挫折与我们实际上对营养生物化学知之甚少有关。这个问题的根源在于许多营养研究质量低劣，导致媒体报道对此风评不佳，社交媒体上更是争论不休，公众也就混淆不清了。我们应该吃什么呢？或者说，我们不应该吃什么？什么才是适合你的饮食？

如果我们只是依靠媒体对哈佛大学最新大型研究的报道，或者一些自封的饮食大师的智慧，那么我们将永远无法摆脱这种无望的困惑状态。因此，在我们深入研究具体问题之前，有必要后退一步，试着了解我们在营养方面知道些什么，以及不知道什么，哪些研究可能值得被关注，而哪些研究可以放心地忽略。了解如何从噪声中辨别信号是我们提出自己计划的重要的第一步。

我们的营养知识主要来自两类研究——流行病学和临床试验。在流行病学领域，研究人员会收集大量人群习惯的数据，寻找与癌症诊断、心血管疾病或死亡率等结果之间有意义的关联或相关性。这些流行病学研究产生了大量的饮食 "新闻"，这些新闻会在我们每天的互联网资讯中突然弹出，比如咖啡是否对你有益，培根是否有害，或者反之亦然。

流行病学一直是调查流行病起因的有用工具，其中包括阻止 19 世纪伦敦的霍乱爆发的著名案例，以及不那么著名的把扫烟囱的男孩从阴囊癌流行病中拯救出来，最终证明阴囊癌与他们的职业有关[①]。流行病学推动了一些真正的公共卫生成就的获得，例如禁烟令的出现和饮用水的广泛处理。但事实证明，在营养学方面，流行病学没有那么有见地。即使从表面上看，营养流行病学家提出的"关联"往往是荒谬的。每天吃 12 个榛子真的会像一项研究表明的那样，让我的寿命延长两年吗？[②] 我倒希望如此。

问题是流行病学无法区分相关性和因果关系。在这种情况下，加上糟糕新闻报道的推波助澜，造成了混乱的局面。例如，多项研究发现，饮用无糖汽水与腹部脂肪、高胰岛素血症和心血管风险之间存在着密切联系。听起来，无糖汽水是会导致肥胖的坏东西，对吧？但这些研究实际上并没有证明这一点，因为它们没有回应这个重要的问题：是谁在喝无糖汽水？

答案是那些担心自己体重或者担心自己有患糖尿病患病风险的人。他们喝无糖汽水的原因可能是因为他们的体重过重，或者担心自己的体重会变重。可问题在于，流行病学并不具备确定特定行为（如饮用无糖汽水）和特定结果（如肥胖）之间因果关系方向的能力，就像我养的鸡不会打破它刚下的蛋一样。

要理解其中的原因，我们必须再次请教奥斯汀·布拉德福德·希尔爵士，他是一位来自英国的科学家，我们在第十一章中提到过他。20 世纪 50

---

① 早在 1775 年，英国的外科医师珀西瓦尔·波特（Percival Pott）就成为有史以来第一个证明癌症可能是由环境因素（现在被称为致癌物）引起的人。波特注意到，年轻的烟囱男孩患阴囊疣的病例数有所增加，这些烟囱清扫工的任务是爬进烟囱里清除灰烬和烟尘。波特的调查使他得出结论，这种癌症——一种皮肤鳞状细胞癌的病因是烟尘颗粒滞留在了阴囊脊部。——作者注

② 根据鲍等人（Bao et al.）2013 年的一项研究，每天吃十几个榛子的人在未来 30 年内死亡的概率降低了 20%。（目前尚不清楚这一神奇结果背后的确切机制。）——作者注

年代初期，在希尔的帮助下，吸烟和肺癌之间的联系被查明，他提出了九个标准来评估流行病学研究结果的强度，并确定因果关系的可能方向，我们在运动方面也参考了这些标准[①]。其中最重要的，也是最能将相关性与因果关系区分开来的一项标准，是营养学领域中最难实施的实验。试着提出一项研究，通过将年轻的男孩和女孩随机分配到巨无霸汉堡组或非快餐饮食组中，测试一生只吃快餐的影响。即使你确实以某种方式获得了机构审查委员会对这个糟糕想法的批准，但即便是一个简单的实验也可能会以多种不同的方式出错。一些吃巨无霸汉堡的孩子可能会偷偷地吃素，而对照组的孩子可能会决定经常光顾金拱门（Golden Arches）[②]。关键的一点是，人类对于营养学（或其他任何事物）来说，都是糟糕的研究对象，因为我们是不守规矩、不听话、混乱、健忘、令人困惑、饥饿和复杂的生物。

这就是我们依赖流行病学的原因，流行病学在观察中获得数据，而且数据通常来自受试者本身。正如我们之前所看到的那样，围绕运动的流行病学研究非常成功地通过了布拉德福德·希尔准则的测试，但是用流行病学来研究营养往往很难通过这些测试。首先是效应的大小，即关联的力量，通常用百分比来表示。虽然由于吸烟（和运动一样）的流行病学的效应巨大，所以很容易就能通过布拉德福德·希尔测试，但在营养方面，其效应通常是如此之小，以至于它们很容易被认为是其他混杂因素的产物。

声称食用红肉和加工肉制品会 "导致" 结直肠癌，这是一个典型的例子。根据哈佛大学公共卫生学院和世界卫生组织 2017 年一项广为宣传的研

---

① 布拉德福德·希尔准则（Bradford Hill Criteria）如下：1. 关联的强度（即效应大小）；2. 一致性（即可重复性）；3. 特异性（即是不是在特定地点非常特定的人群中观察到的疾病，没有其他可能的解释吗？）；4. 时间性（即原因是否先于效应？）；5. 剂量反应（即效应是否随着剂量的增加而增强？）；6. 合理性（即是否有意义？）；7. 连贯性（即是否与动物对照实验的数据一致？）；8. 实验（即是否有实验证据支持研究结果？）；9. 类比（即可以考虑类似因素的影响）。——作者注

② 麦当劳的标志。——译者注

究，食用这些肉类会使一个人患结肠癌的风险增加 17%（HR=1.17）。这听起来确实很可怕，但该发现能通过布拉德福德·希尔测试吗？我不这么认为，因为这种关联太弱了。为了便于比较，吸烟的人患肺癌的风险会增加 1000%~2500%（10~25 倍），这取决于研究人群。这表明，实际上可能有某种因果关系在起作用。然而，很少有已发表的流行病学研究表明，任何特定类型的食物的风险甚至会增加 50%（HR=1.50）。

其次，也是更糟糕的是，这些结论通常依据的原始数据也是不可靠的。许多营养流行病学研究通过所谓的"食物频率问卷"（food frequency questionnaire）来收集受试者的信息，这是一份冗长的清单，要求受试者详细回忆他们在过去一个月，甚至是过去一年吃过的所有东西。我曾试着填写这些问卷，但是几乎不可能准确回忆起两天前我吃了什么，更不用说三周前了[1]。那么，基于这些数据的研究可能有多大的可靠性呢？我们又有多少信心呢，比如说对食用红肉的研究？

那么，红肉和加工肉制品究竟会不会致癌呢？我们不知道，我们可能永远也不会得到一个更明确的答案，因为测试这一命题的临床试验是不太可能完成的，实在是太混乱了。尽管如此，我还是要冒险断言，1.17 的风险比还是太小了，无论你吃的是红肉、加工肉制品还是其他蛋白质来源食物（比如鸡肉），可能都没什么关系。显然，这项特殊的研究远没有为红肉是否可以"安全"食用的问题提供一个明确的答案。然而，多年来人们一直为此争论不休。

这引出了营养学领域的另一个问题：太多的人主修次要课程，辅修主要课程，把太多的注意力集中在了小问题上，而忽视了更大的问题。我们所吃的东西的微小变化可能没有大多数人想象的那么重要。但是糟糕的流行病学在同样糟糕的新闻报道的推波助澜下，总是夸大其词。

---

① 如果你想尝试一下，可以在谷歌上搜索"食物频率问卷"，祝你好运。——作者注

　　糟糕的流行病学在我们关于营养的公共讨论中占据了主导地位，以至于引发了一些怀疑论者的强烈反对，比如斯坦福预防研究中心的约翰·约阿尼迪斯，他是一位反对各种形式伪科学的斗士。他的基本论点是，食物是如此复杂，由成千上万种化合物以数百万种可能的组合构成，这些化合物以如此多的方式与人体生理学相互作用。换句话说，就是营养生物化学以至于流行病学根本无法分清任何一种营养物质或食物的影响。在接受加拿大广播公司（CBC）的采访时，一向说话温和的约阿尼迪斯直言不讳。"营养流行病学是一个丑闻，"他说，"应该被直接扔进垃圾桶。"

　　至少作为一种提取有关人类营养的可靠因果信息的工具，流行病学的真正弱点在于这类研究几乎总是令人绝望地彼此混淆。决定我们选择的食物和饮食习惯的因素是极其复杂的，这些因素包括遗传、社会影响、经济因素、教育、代谢健康、营销、宗教，以及介于两者之间的所有因素，而且它们几乎不可能从食物本身的生物化学作用中分离出来。

　　几年前，一位名叫大卫·艾利森（David Allison）的科学家和统计学家做了一个伟大的实验，说明即使是在最严格控制的研究模型中，流行病学方法也会将我们引入歧途。艾利森用基因完全相同、饲养条件也完全一致的小鼠做了一个类似于我们在第五章中讨论过的热量限制实验那样的随机实验。他将这些小鼠分成 3 组，只在给它们的食物数量上有所不同——一个低卡路里组、一个中等卡路里组和一个高卡路里的自由进食组（高卡路里组的小鼠可以想吃多少就吃多少）。结果发现，低卡路里的小鼠寿命最长，其次是中等卡路里的小鼠，而高卡路里的小鼠平均寿命最短。这是预期的结果，在许多以前的研究中已经得到了很好的证实。

　　但后来艾利森做了一件非常聪明的事情。他更仔细地观察了高卡路里组，即没有食物摄入上限的小鼠，并将这组小鼠作为其自己的非随机流行病学队列单独进行了分析。艾利森发现在这一组中，一些小鼠选择比其他小鼠吃得更多——而且这些更饥饿的小鼠实际上比那些选择少吃的高卡路里小鼠活得更长。这与在更大、更可靠、更广泛重复的随机试验中发现的结果完全相反。

对此有一个简单的解释：最强壮、最健康的小鼠胃口最大，因此它们吃得更多。因为它们一开始就是最健康的，所以它们也活得最长。但是，在下一步的研究中，如果我们只是依靠艾莉森对这一特定亚群的流行病学分析，而不是更大规模、设计更好的临床试验，我们可能会得出这样的结论：摄入更多的卡路里会使所有的小鼠活得更长，而我们非常肯定事实并非如此。

这个实验证明了被流行病学误导是多么的容易。其中一个原因是，在这类研究中，一般健康状况是一个巨大的混杂因素。这也被称为"健康用户偏倚"，意味着研究结果有时更能反映受试者的基线健康状况，而不是正在研究的任何输入的影响，就像本研究中"饥饿"小鼠的情况一样[1]。

我认为，这方面的一个典型例子是，大量广为宣传的文献将"适度"饮酒与改善健康的结果联系起来。这种观念几乎已经成为大众媒体的信条，但这些研究也几乎普遍受到健康用户偏见的影响。也就是说，那些上了年纪仍在饮酒的人往往是因为他们身体健康，而不是反过来那样。同样地，那些不喝酒的人通常有一些与健康相关的原因，或者与成瘾相关的原因来避免饮酒，以上研究显然也排除了那些已经死于酗酒后果的人。

流行病学只看到了一群看似健康的老年人，他们都喝酒，并得出结论认为酒精是他们健康的原因。然而，最近在《美国医学会杂志》上发表的一项研究使用了我们在第三章中讨论过的孟德尔随机化工具，表明事实可能并非如此。这项研究发现，一旦排除可能伴随适度饮酒的其他因素的影响，比如

---

[1] 我认为健康用户偏见也是运动流行病学文献中最大的混杂因素。健康的人往往会做更多的运动，部分原因是他们身体健康。——作者注

较低的身体质量指数、富裕和不吸烟，任何观察到的饮酒的好处都完全消失了。作者得出的结论是，没有任何剂量的酒精就是 "健康的"。

临床试验似乎是评估一种饮食与另一种饮食的更好方法。一组受试者吃 X 饮食，另一组吃 Y 饮食，然后比较结果；或者，继续以酒精为例，一组适度饮酒，一组大量饮酒，而对照组则完全禁酒。

临床试验比流行病学更为严格，并且由于随机化的过程，临床试验能提供一些推断因果关系的能力，但也常常存在缺陷，需要权衡样本量、研究持续时间和对照组的情况。因为要在一大群受试者中进行长期研究，你基本上必须相信他们遵循规定的饮食，无论是我们上面假设的例子中的巨无霸饮食，还是简单的低脂饮食。如果你想确保你的受试者真的在吃这种饮食，你需要给每个受试者喂食，观察他们的饮食情况，并把他们锁在医院的代谢病房里（以确保他们没有吃任何其他东西）。所有这些都是可以做到的，但每次只能对少数受试者进行几周的试验，这样的试验样本数量远远不够大，持续时间也远远不够长，不足以推断出除了营养物质和健康之外的任何机理性见解。

这些研究使得药物研究看起来很简单。要确定 X 药片是否足以降低血压以预防心脏病发作，只需要研究对象记住每天服药，坚持几个月或几年，即使是这种简单的用药依从性也会带来挑战。现在想象一下，试图确保研究对象将他们的饮食脂肪含量降低到不超过总热量的 20%，并且每天至少食用五份水果和蔬菜，持续一年的时间。事实上，我坚信依从性是营养研究和一般饮食的关键问题：你能坚持得下去吗？几乎每个人的答案都不一样。这就是为什么实验很难回答关于饮食和疾病之间关系的核心问题，无论这些实验有多么宏大，多么雄心勃勃。

在营养研究中，用意良好，但造成的混乱多于清晰的一个典型的例子就是女性健康倡议（WHI）。这是一项庞大的随机对照试验，旨在测试近 5 万名女性的低脂、高纤维饮食。这项研究始于 1993 年，历时 8 年，耗资近 7.5

亿美元（如果听起来很熟悉，那是因为该研究的另一个分支被高度宣传，前面曾讨论过，该分支研究的是激素替代疗法对老年女性的影响）。最后，虽经一番努力，WHI 发现低脂饮食组和对照组在乳腺癌、结直肠癌、心血管疾病或总体死亡率方面没有统计学上的显著差异[①]。

包括我在内的许多人都认为，这项研究的结果表明低脂饮食缺乏功效。实际上，研究结果可能没有告诉我们关于低脂饮食的任何信息，因为"低脂"干预组从脂肪中摄取了大约 28% 的热量，而对照组从脂肪中摄取了大约 37% 的热量。这是一个很宽泛的假设，甚至相当于假设研究人员能够对受试者多年来的实际饮食进行远程准确评估，所以这项研究比较了两种非常相似的饮食，并发现它们有着非常相似的结果，这真是个大惊喜。然而，尽管存在缺陷，WHI 研究评估的结果已经被不同饮食方式的支持者争论了多年。

顺便说一句，WHI 研究确实提供了一个清晰的例子，说明了为什么通过功效（efficacy）和有效性（effectiveness）的角度来评估任何干预措施，无论是营养方面的还是其他方面都如此重要。功效测试的是在完美的条件和依从性（即如果一个人完全按照规定做每件事）下，干预措施的效果如何。有效性测试的是干预措施在真实世界条件下，在真实人群中的效果如何。大多数人容易将二者混淆，因此不能理解临床试验的这种细微差别。WHI 并不是对低脂饮食功效的测试，原因很简单——它没有测试真正的低脂饮食，研究对象也并没有完全坚持这种饮食。因此，不能从 WHI 中论证出低脂饮食不能改善健康，只能说在这部分患者中，低脂饮食的处方并没有改善健康。你看出其中的区别了吗？

---

① 虽然这项研究在 8.5 年或 16.1 年的随访中没有发现乳腺癌死亡有统计学上的显著差异，但它确实发现在被诊断患有乳腺癌的女性中，因任何原因导致的死亡有统计学上的显著降低，但绝对风险的差异并不显著。在 8.5 年时，死亡人数下降了 0.013%，而在 16.5 年时，死亡人数仅下降了 0.025%。——作者注

尽管如此，一些临床试验还是提供了一些有用的知识点。有史以来最好的或者相对理想的临床试验之一似乎显示出了地中海饮食的明显优势，或者至少是坚果和橄榄油的优势。这项研究还关注了膳食脂肪的作用。

这项名为地中海饮食（Prevención con Dieta Mediterránea，PREDIMED）的西班牙大型研究设计得非常精妙，研究人员并没有告诉近 7 500 名受试者他们到底应该吃什么，而只是每周给一组人一升橄榄油作为 "礼物"，目的是促使他们做出其他期望的饮食改变（即吃那些通常用橄榄油烹制的食物）。第二组人则每周吃一定量的坚果，并被要求每天吃一盎司，而对照组只是被要求吃低脂饮食，没有坚果，他们所吃的肉上没有多余的脂肪，没有索弗里托（sofrito，一种带有洋葱和辣椒的蒜味西班牙番茄酱，听起来很美味），而且奇怪的是，连鱼都没有。

这项研究原计划持续 6 年，但在 2013 年，研究人员宣布，他们在仅仅 4 年半之后就提前停止了这项研究，因为研究结果非常具有戏剧性。接受橄榄油饮食的组中风、心脏病发作和死亡的发生率比低脂饮食组低约三分之一（31%），混合坚果组的风险也显示出类似的风险降低（28%）。因此，继续对低脂饮食组进行试验被认为是不道德的。从这些数字来看，坚果或橄榄油 "地中海" 饮食似乎与他汀类药物一样，就需要治疗的人数（NNT）而言，对于心脏病的初级预防——也就是说，在尚未经历 "事件" 或临床诊断的人群中的效果一样强大 [1]。

看起来像是稳操胜券的事情，研究人员很少能够在一项单纯的饮食研究

---

[1]　在二级预防中，他汀类药物往往显示出较低的 NNT。PREDIMED 研究后来被撤回并重新分析，以纠正随机化中的错误（也就是说，受试者没有在真正随机的基础上被分配特定的干预措施）。然而，新的分析并没有实质性地改变研究的结论。在我看来，地中海饮食最大的问题是所谓的 "实施偏倚"（performance bias），这意味着两个治疗组的受试者可能因为与研究人员的互动比对照组多而改变了他们的行为。——作者注

中报告死亡或心脏病发作等不良结局，而不是简单的体重减轻。如若受试者已经有至少 3 种严重的风险因素，确实会有所帮助，比如 2 型糖尿病、吸烟、高血压、低密度脂蛋白胆固醇升高、高密度脂蛋白胆固醇降低、超重或肥胖，或者有早发冠心病的家族史。然而，尽管他们的风险很高，但橄榄油（或坚果）饮食显然有助于他们延缓疾病和死亡。对地中海饮食数据的事后分析还发现，地中海式饮食组的认知能力有所改善，而低脂饮食组的认知能力有所下降。

但这是否意味着地中海饮食适合所有人，或者特级初榨橄榄油是最健康的脂肪类型？有这个可能，但也不完全确定。

对我来说，饮食和营养研究中最令人烦恼的问题可能是个体之间的差异程度，这种差异是存在的，但往往被掩盖。在主要或完全以减肥为终点的研究中尤其如此。已发表的研究报告的平均结果几乎总是不尽如人意，受试者的体重平均只减掉了几斤。事实上，有些人可能通过按规定饮食减掉了不少的体重，而另一些人则一点儿也没有减掉，甚至体重还增加了。

这里有两个问题在起作用。第一个问题是，你对地中海饮食的依从性如何？也就是说你能在多大程度上坚持这种饮食？在个问题的答案是因人而异的，因为我们对于食物都有不同的行为和思维模式。第二个问题是，特定的饮食是如何影响你，以及你的个体新陈代谢和其他风险因素的？然而，以上两个问题往往被人们忽视，我们最终会得出饮食"不起作用"的概括性结论。其真正的含义应该是饮食 X 或饮食 Y 并非对每个人都有效。

我们下一章的目标是帮助你找到最适合你自己的饮食计划。要做到这一点，我们必须超越标签并深入研究营养生物化学。

第十五章

将营养生物化学付诸实践：如何找到适合你的饮食模式

我的医生告诉我，不要再吃四人餐了，除非还有另外三个人。

——奥逊·威尔斯（Orson Welles）

我的大多数患者来找我的时候已经在进行某种"节食"了。他们几乎都有一个共同点，那就是都对节食的效果不太满意。

我能感同身受。在住院医师培训期间，当我实际上比"胖子彼得"还要胖的时候，在一段时间内，我尝试只吃素食。从理论上讲，成为素食主义者应该更容易减肥，因为你必须咀嚼大量沙拉才能达到肋眼牛排的卡路里含量。事实上，我的大部分餐食都是在医院里吃的，这意味着我每天都要吃很多薯条和其他零食，午餐还要吃一份蔬菜三明治。6个月里我连一千克体重都没有减掉。回过头来看，问题应该是显而易见的。虽然从技术上讲，我遵循的是一种良性的"纯素食"饮食，但我基本上吃的是一堆碰巧不含动物产品的垃圾食品。换句话说，我吃的是纯素食版的标准美国饮食（SAD）。

即使成为素食主义者也不足以让你从 SAD 的魔爪中解脱出来。它是我们默认的食物环境，占据了杂货店的中间位置——盒装、冷冻和袋装的农业系统的丰富物产，该农业系统以百万吨计生产有补贴的玉米、面粉、糖和大豆。从某种程度上来说，SAD 很聪明，解决了从一开始就困扰人类的 4 个问题：1. 如何生产足够的食物来养活几乎所有人；2. 如何以低成本做到这一点；3. 如何保存这些食物，使其能够安全地储存和运输；4. 如何让食物变得非常美味可口。如果你对这四个特征都进行了优化，几乎可以保证最终会得到 SAD，SAD 与其说是一种饮食，不如说是一种如何有效养活世界的商业模式。为现代工业食品系统欢呼两声吧。

但请注意，它还缺少了第五个标准：如何使其无害。当然，SAD 并不是专门用来造成伤害的。事实上，如果摄入过量，它确实会伤害我们大多数人，这是上述 4 点与数百万年的进化相冲突的结果，进化使我们优化为高效的脂肪储存工具。这是其商业模式的一个不幸的外部效应（externality）[1]，与香烟类似。烟草制造商打算从丰富的农产品中赚得盆满钵满，但他们设计的解决方案，即香烟，有一个不幸的副作用：它可能会造成顾客的慢性死亡。

对大多数人来说，当按预期大量摄入时，构成 SAD 的元素几乎和烟草一样具有破坏性——添加糖、纤维含量低的高度精制碳水化合物、加工油和其他热量非常高的食物。需要说明的是，这并不代表所有经过"加工"的食品都是不好的。除了新鲜蔬菜，我们吃的几乎所有东西，在某种程度上都是经过加工的。例如，奶酪是一种加工食品，它是为了保存牛奶而发明的，否则如果不冷藏，牛奶就会很快变质。当我们谈论 SAD 时，我们真正指的是

---

[1] 经济学和公共管理学专业名词。外部性又称为溢出效应、外部影响、外差效应等，指一个人或一群人的行动和决策使另一个人或一群人受损或受益的情况。——译者注

垃圾食品。

我们面临的基本问题是，也许是人类历史上的第一次，地球上的许多人，甚至是大多数人都可以获得充足的卡路里。但是进化并没有让我们为这种情况做好准备。大自然很乐意我们变胖，坦率地说，它并不在乎我们是否会患上糖尿病。因此，SAD 阻碍了我们在营养方面的关键目标。它诱使我们吃得比我们需要的要多，变得营养过剩，而其大量的低质量、超加工成分往往会取代我们维持最佳健康所需的其他营养物质，如蛋白质。

SAD 会破坏人体的代谢平衡。它给我们控制血糖水平的能力带来了巨大的压力，并导致我们在应该利用脂肪的时候囤积脂肪。根据美国农业部（US Department of Agriculture）的数据，美国人摄入的主要热量来源是"谷物类甜点"，比如派、蛋糕和饼干，这是我们的头号"食物组"。如果我们在芝士蛋糕工厂狂吃了一堆谷物类甜点，我们的血糖水平就会飙升。如果我们一次又一次地这样做，就像我们在前面的章节中看到的那样，我们最终将无法以安全的方式处理所有这些卡路里。SAD 本质上是在向我们的代谢健康宣战，只要给予足够的时间，我们大多数人都会输掉这场战争。

我们离 SAD 越远，我们的情况就会越好。帮助我们摆脱 SAD 的强大引力是大多数"饮食"的共同目标，这样我们就可以吃得更少，并希望能吃得更好。但是少吃是主要目标。一旦你去掉了标签和意识形态，几乎所有的饮食都依赖以下三种战略中的至少一种来实现这一目标：

1. 热量限制（CR）：总的来说吃得少，但不注意吃什么或者何时吃。

2. 饮食限制（DR）：在饮食中少吃某些特定的元素（比如肉类、糖、脂肪）。

3. 时间限制（TR）：将进食限制在特定时间，包括多日禁食。

换言之，如果你营养过剩，而且从统计数据上来看，我们中大约有三分之二的人是营养过剩的，那么你至少需要采用其中一种减少热量的方法：有意识地记录并减少你吃的食物，不吃某些食物或减少吃东西的时间。就是这样。将我们的营养方法分解为这三种战略，可以让我们更客观地谈论饮食干预，而不是依赖于诸如"低脂"或"地中海"之类的标签，这些标签并没有告诉我们太多。如果我们不修改这些变量，想吃什么就吃什么，想什么时候吃就什么时候吃，想吃多少就吃多少的话，我们最终还是会回到 SAD。

这些方法各有利弊，正如我在过去十多年与无数患者一起研究营养问题时所观察到的那样。本书将更详细地介绍这些内容，但此处仅做简要说明。

1. 完全从功效的角度来看，热量限制无疑是赢家。这就是健美运动员在保持肌肉质量的同时减轻体重的方法，而且它还允许最灵活地选择食物。可问题在于，你必须做到完美无缺地记录你吃过的每一样东西，不屈服于欺骗行为或吃零食的冲动，否则它就不起作用了。许多人都很难坚持下去。

2. 饮食限制可能是减少能量摄入最常用的战略。它在概念上很简单——选择一种食物，然后不吃这种食物。很显然，只有当这种食物既足够充足又足够重要，以至于消除它将产生热量缺口时，这种方法才会奏效。说你要进行"不吃生菜"的饮食是注定要失败的。当我尝试成为素食主义者时，我发现你仍然可以在完全遵守特定饮食限制的情况下暴饮暴食。

3. 时间限制也被称为间歇性禁食，是减少卡路里摄入的最新趋势。在某些方面，我认为这是最容易的。当我还是一个自行车手的时候，我试图从我已经很轻（对我来说）的身体上减掉最后的 2.5 千克，这成了我的难题。我每天只允许自己吃一顿饭，尽管每天要进行大约 3 个小时的训练。但如果你吃得过多，还是会适得其反。让我感到非常好笑的是，我曾看到过一些患者采用每天只吃一餐的饮食方式使体重增加了，因为他们把吃饭变成了一场比赛，看谁吃的披萨和冰激凌最多。但这种方法更重要的缺点是，大多数尝试这种方法的人最终都非常缺乏蛋白质（我们将在本章后面讨论蛋白质需求）。我们在时间限制中看到的一个并不罕见的情况是，一个人的体重虽然减轻了，但他们的身体成分却变得更糟：他们失去了肌肉，而体脂却保持不变甚至还增加了。

这三种方法是我们将在本章的其余部分中要进行探讨的，首先从最重要的一点开始：我们吃多少。

热量限制：卡路里很重要

我可能会有点啰嗦，但现在应该很明显，我们想要解决或避免的许多问题都源于摄入的热量超过了我们可以使用或安全储存的热量。如果我们摄入的能量超过了我们的需求，那么多余的能量最终会以某种方式进入我们的脂肪组织。如果这种不平衡持续下去，我们就会超过"安全"皮下脂肪组织的容量，多余的脂肪就会溢出到我们的肝脏、内脏和肌肉中，正如我们在第六章中所讨论的那样。

你摄入了多少卡路里对我们在这本书中讨论的其他事情有着巨大的影响。如果你每天额外摄入 1 000 卡路里，不管吃的是什么，迟早都会出现问题。在前面的章节中，我们已经看到过量的卡路里是如何导致许多慢性病的，不仅可能造成代谢紊乱，还有心脏病、癌症和阿尔茨海默病。我们还从几十年的实验数据（第五章）中了解到，摄入较少的卡路里往往会延长寿命，至少在大鼠和小鼠等实验动物中是这样。尽管对于这是否代表了真正的寿命延长，还是消除了过度喂养的已知危害仍然存在争议，过度喂养是大多数实验中对照组动物的默认状态，许多现代人也是如此。

与实验动物不同，人类的卡路里限制通常有一个不同的名称：卡路里计数（calorie counting）。有大量的研究表明，那些计算卡路里并限制卡路里摄入的人能够而且确实减轻了体重，这是此类研究的主要终点。慧优体就是这么运作的。要想成功做到这一点，最大的障碍首先是饥饿，其次是你必须详细记录自己吃了什么。如今帮助你做到这一点的应用程序比十年前要好，但仍然不容易做到。对于合适的人来说，这种方法效果非常好，这是健美运动员和运动员的最爱，但是对于许多人来说，持续记录的要求使其不太可行。

有一个微弱的优势是，卡路里计数与食物选择无关，你可以想吃什么就吃什么，只要不超出每天的限额。然而，如果你做了太多错误的决定，你会非常饥饿，所以买者自负吧。只吃士力架的限制热量饮食可以减肥，但如果选择用蒸西兰花和鸡胸肉来代替，你会感觉好很多。

长期以来，关于热量限制是否可以或应该作为延长寿命的工具应用于人类，一直存在着争议。对于 16 世纪节食的意大利绅士路易吉·科尔纳罗来说，这种方法似乎确实奏效了，他声称自己活到了 100 岁，尽管去世的时候可能是 80 多岁。显然，这种所谓的长寿益处是一个很难在人类身上进行长期研究的命题，其中的一些原因我刚才已经概述过了。因此，在两项长期进行的灵长类动物研究中，这一假设在猴子的身上得到了验证。结果是如此令人惊讶，以至于人们至今仍在争论。

2009 年 7 月，一项发表在《科学》杂志上的研究发现，被喂食低热量食物超过 20 年的恒河猴，明显比那些被允许自由进食的恒河猴活得更长。《纽约时报》头版头条这样写道："节食的猴子为长寿带来了希望。"随附的照片讲述了这个故事：左边是一只名叫坎托（Canto）的猴子，在 27 岁这个相对高龄的年纪，看起来苗条健康而又身手敏捷；右边坐着的是欧文（Owen），只比坎托大两岁，但看起来就像是坎托的叔叔，皮肉松弛而又衰颓散漫。坎托一生中大部分时间都在限制热量的摄入，而欧文则是想吃多少就吃多少。

欧文和坎托是这项研究中 76 只猴子中的其中 2 只，这项研究于 20 年前在威斯康星大学麦迪逊分校（University of Wisconsin-Madison）开始。一半的猴子（对照组）被随意喂食，这意味着它们可以想吃多少就吃多少，而另一半则被"节食"，让它们比对照组少摄入大约 25% 的热量。然后，研究人员观察它们变老的过程中度过一生。

衰老研究往往就像看着油漆变干一样很难令人兴奋，最终的结果却相当引人注目。最终，与随意喂养的对照组猴子相比，限制热量摄入的猴子明显活得更长久，而且被证明死于与高龄有关的疾病的可能性也要小得多。从许多其他指标来看，比如胰岛素敏感性，它们也更健康。甚至它们的大脑也比对照组的大脑状况更好，随着年龄的增长，它们的大脑保留了更多的灰质。研究作者总结道："这些数据表明，限制热量摄入减缓了灵长类物种的衰老。"

研究结束了，至少看起来是这样。

三年之后，也就是 2012 年 8 月，另一项关于猴子的研究登上了《泰晤士报》的头版，标题却截然不同，该报冷酷地宣称："严格饮食不能延长寿命，"并补充道，"至少在猴子身上是这样。"这项研究也开始于 20 世纪 80 年代，是在美国国立卫生研究院下属的国家老龄化研究所的主持下进行的，该研究的设计与威斯康星大学的研究几乎完全相同，其中一组猴子的喂养量比另一组少 25%~30%。然而，美国国立卫生研究院的研究人员发现，被限制热量摄入的猴子并没有比对照组的猴子活得更长。两组猴子的寿命没有统计学上的显著差异。从标题作者的角度来看，热量限制并没有"起作用"。

当一项研究与上一个广为宣传的研究结果相矛盾时，就会很招记者的青睐。在研究衰老的小圈子里，美国国立卫生研究院的结果让人们惊愕不已。每个人都期望美国国立卫生研究院的猴子研究能够证实在威斯康星大学研究中看到的结果。现在看来，这两个研究团队似乎已经花费了数千万美元的联邦拨款来证明，在威斯康星大学，热量限制延长了猴子的寿命，但在马里兰州，即美国国立卫生研究院饲养猴子的地方却没有。

但有时候，实验"失败"告诉我们的东西，比当它产生预期结果时告诉我们的还要多，猴子实验也是如此。在工作人员进行并排检查时，这两项猴子研究之间有一些看似微小的差异，结果证明却是非常重要的，而且与我们本书中战略的关系也非常紧密。这两项猴子对照组研究共同构成了有史以来关于营养和长期健康之间复杂关系的最严格的实验之一。就像许多最好的科学实验一样，这个实验中的一些部分存在偶然性。

对于饮食研究来说，这两项研究之间最深刻的区别也是最基本的：猴子吃的食物。威斯康星大学的猴子吃的是一种现成的商业猴粮，这种猴粮是"半纯化"的，意味着其成分经过了高度加工和严格制定。美国国立卫生研究院给猴子喂食的食物在基本的宏量营养素方面与之相似，但它们的食物是"天然的"，没有那么精制，是由美国国立卫生研究院内部的灵长类动物营养学家用完整的成分定制的配方。最明显的对比是，按重量计算，美国国立卫生研究院的猴粮中含有约 4% 的糖，而威斯康星大学猴子的饮食中蔗糖含量高达惊人的 28.5%。这比香草味哈根达斯冰激淋中糖的比例还要高。

仅凭这一点就能解释生存结果的差异吗？这是有可能的。超过 40% 的威斯康星大学的对照组猴子，即那些不受卡路里限制的猴子，出现了胰岛素抵抗和前驱糖尿病的症状，而美国国立卫生研究院对照组中只有七分之一的猴子患上了糖尿病[1]。威斯康星大学的对照组猴子比其他组的猴子更容易死于心血管疾病和癌症。这可能表明，热量限制消除了由于威斯康星大学猴子糟糕的饮食而导致的过早死亡，而不是实际上减缓了衰老。这仍然是有用的信息，因为避免糖尿病和相关的代谢紊乱是我们的战略中很重要的一部分。

威斯康星大学的研究人员为他们的饮食辩护，认为他们的饮食与美国人的实际饮食更为相似，这个观点很有道理。无论如何，这种比较并不确切，

---

[1] 威斯康星大学的研究人员记录了糖尿病的标志物，如胰岛素抵抗，而美国国立卫生研究院的研究人员只记录了 2 型糖尿病的诊断。——作者注

但从人类的角度来看，威斯康星大学的猴子或多或少以快餐为生，而美国国立卫生研究院的猴子则似乎是在"沙拉吧"里吃东西。威斯康星大学对照组的猴子吃的是最糟糕的食物，摄入了的卡路里最多，它们的健康状况也受到了影响。这种看法很有道理，正如你的饮食如果主要是芝士汉堡和奶昔，那么少吃芝士汉堡和奶昔会对你有所帮助的。

美国国立卫生研究院的饮食质量要高得多。美国国立卫生研究院的猴粮不含有玉米油和玉米淀粉（威斯康星大学饮食的另外 30%）等超加工成分，而是含有磨碎的全麦和玉米，因此含有更多的植物化学物质和其他可能有益的微量营养素，就像通常在新鲜食物中发现的那些。虽然不完全是天然的，但至少更接近于恒河猴在野外真正吃的东西。因此，给美国国立卫生研究院的猴子或多或少地喂食这种饲料可能造成的影响较小，因为这种饮食从一开始就没有多少害处。我们得出的结论是：饮食的质量可能和数量一样重要。

综合看来，这两项关于猴子的研究对我们的营养生物化学有什么启示呢？

1. 避免糖尿病和相关的代谢功能障碍，特别是通过杜绝或减少垃圾食品对长寿非常重要。

2. 卡路里和癌症之间似乎有很强的联系，癌症是这两项研究中对照组猴子死亡的主要原因。卡路里受到限制的猴子的癌症发病率降低了 50%。

3. 你所吃的食物的质量可能和数量一样重要。如果你正在吃 SAD，那么你应该少吃一些。

4. 相反，如果你的饮食一开始就是高质量的，并且你的新陈代谢也很健康，那么只要稍微限制一点卡路里的摄入——或者只是不要吃得太多——仍然是有益的。

我认为最后一点是关键。这两项研究表明，如果你的饮食质量较高，而且新陈代谢从一开始就很健康，那么严格的热量限制甚至可能都没有必要。

美国国立卫生研究院的对照组猴子随心所欲地想吃就吃，它们的饮食较好，并且它们几乎和两项研究中的卡路里限制组猴子活得一样长久。有趣的是，事后分析还显示，美国国立卫生研究院的对照组猴子每天自然消耗的热量比威斯康星大学的对照组猴子少 10% 左右，这可能是因为它们的高质量饮食让它们感觉不那么饿了。研究人员推测，即使是这种非常轻微的卡路里减少也可能会有很大的影响。当然，这支持了我们的论点，即最好避免营养过剩。

需要注意的是，这些研究结果并不表明每个人都需要大幅度减少热量的摄入。限制卡路里对于那些代谢不健康或营养过剩的人来说是有帮助的。但无论长期、深度的热量限制对延长寿命可能带来怎样的好处，我都不相信这值得付出一些代价，包括潜在的免疫力减弱，更容易出现恶病质和肌肉减少症（肌肉损失），更不用说持续的饥饿了。这些不必要的副作用会加速一些已经伴随着衰老的负面过程，这表明，特别是对于老年人来说，热量限制可能弊大于利。

猴子告诉我们，如果你像美国国立卫生研究院的动物一样代谢健康，没有营养过剩，那么避免垃圾饮食可能就是你所需要的。美国国立卫生研究院的一些卡路里受到限制的猴子最终获得了恒河猴有史以来最长的寿命。很明显，即使是对猴子来说，限制热量摄入和改善饮食质量也是"有效的"，关键在于如何做到这一点。正如我们将在下一节中看到的，我们可以采取许多其他的战略来限制卡路里的摄入，并调整食物消耗以适应我们的新陈代谢和生活方式。

饮食限制：营养生物化学"饮食"

饮食限制（DR）代表了传统的饮食领域，90% 的注意力以及研究资金、精力和愤怒，当然还有争论都集中在营养生物化学上。但是，当你认真对待它的时候，就会发现它其实非常简单——在你的营养世界中找出一个或多个"可怕"的东西，比如小麦面筋（举例而已），然后将它排除。"可怕"的东西越多，饮食的限制就越严格，你就越有可能减少总热量摄入。即使你决定只吃土豆，你仍然可以减肥，因为一个人一天只能吞下这么多土豆。我见有人这样做过，而且很有效。困难的部分是弄清楚应该排除或限制哪些食物。

这对我们的祖先来说并不是问题。有充分的证据表明，出于必要，他们是机会主义的杂食动物。他们吃任何他们能找到的东西：大量的植物、淀粉，只要有可能就吃动物蛋白，有机会就吃点蜂蜜和浆果。至少根据对仅存的少数狩猎采集社会的研究，他们的新陈代谢似乎也非常健康。

我们也应该这样做吗？我们也应该成为机会主义的杂食者，吃任何我们可以获得的东西吗？这就是我们进化的方式，但我们现代的食物环境使我们有点太容易获得食物了。因此，营养过剩和代谢不健康现在已经成为司空见惯的现象。我们有太多的选择，也有太多可供选择的美味可以将汲取热量。所以，有必要进行饮食限制。我们需要在我们能吃和不能（或不应该）吃的东西周围筑起高墙。

DR 的优势在于它是高度个性化的，你可以根据自己的需要实施不同程度的限制。例如，你可以决定不喝所有含糖饮料，这将是伟大的第一步（也是相对容易的一步）。你还可以更进一步，不喝甜果汁。你可以戒掉其他添加糖的食物。或者你也可以尽量减少或不吃碳水化合物。

限制碳水化合物之所以对许多人如此有效，其中一个原因是，它往往会减少食欲和食物的选择。但是有些人比其他人更难维持。即使是我，也很肯定我不可能再在生酮饮食中坚持几天。虽然限制脂肪摄入也会限制食物的选择，但如果你选择了错误的低脂食物（例如，高碳水化合物的垃圾食品），它在减少食欲方面的效果就会比较差。例如，如果你摄入的大部分碳水化合物是水果圈（fruit loops）那样的食品，那你仍然会一直很饿。

DR 的一个主要风险是，如果你没有深思熟虑，仍然很容易导致营养过剩。人们往往错误地认为，如果只是限制"填空"的食物（例如碳水化合物），你就不会吃得太多。这是不正确的。即使正确和严格地实行，DR 仍然会导致营养过剩。如果你完全断掉碳水化合物，但又过度食用和牛牛排和熏肉，你会很容易发现自己处于热量过剩的状态。关键是要选择一个你能坚持的战略，但这也有助于实现你的目标。这需要耐心，需要一些意志力，还需要有尝试的意愿。

我们也要确保在此过程中我们不会损害其他目标。例如，任何限制蛋白质的 DR 形式，对大多数人来说可能是个坏主意，因为它很可能也会损害肌肉的维持或生长。同样，用大量的饱和脂肪代替碳水化合物也会适得其反，因为它会使你的 apoB 浓度（从而使你的心血管疾病风险）急剧上升。

DR 的一个更重要的问题是，每个人的新陈代谢都是不同的。有些人在低碳水化合物或生酮饮食中可以减掉大量的体重并改善他们的代谢指标，而另一些人实际上会增加体重，在完全相同的饮食中令其脂质标志物出现异常。相反，有些人在低脂饮食中可能会减轻体重，而另一些人则会增加体重。我在自己的实践中一次又一次地见过这种情况，类似的饮食产生了迥然不同的结果，这取决于个人的情况。

举个例子，几年前我的患者爱德华多（Eduardo）来找我，结果我发现他是一个晚期 2 型糖尿病患者，减少他的碳水化合物摄入量显然是正确的做法。毕竟，2 型糖尿病是一种碳水化合物代谢受损的疾病。从外表上看，爱德华多似乎是一个相当健康的家伙，有着足球运动员的体格，还有一份在建筑工地的体力工作。他当然不符合懒惰、贪吃的糖尿病患者的（虚假的）刻板印象。但测试表明，他几乎没有能力储存他所摄入的多余糖分。他的糖化血红蛋白为 9.7%，已经"顺利"进入了糖尿病患者的红区。由于基因问题，拉丁裔的爱德华多一开始就有较高的非酒精性脂肪性肝病（NAFLD）和糖尿病风险。他还不到 40 岁，但除非我们采取极端措施，否则他很可能会痛苦地英年早逝。

显然，第一步就是让爱德华多几乎完全戒掉碳水化合物。不再有玉米饼、米饭或淀粉豆，也不再有佳得乐（Gatorade）。因为在炎热的室外工作，他每天都会痛饮大约 3~4 升的"运动饮料"。我从未将这种饮食描述为"生酮饮食"，爱德华多当然也没有告诉工地的伙计们他"新潮"的生酮饮食。他只是不再喝佳得乐了。我还让他服用了治疗糖尿病的药物二甲双胍，这种药既便宜又有效。在大约 5 个月内，爱德华多的各项指标都恢复了正常，他的糖尿病似乎得到了逆转，他的糖化血红蛋白现在是完全正常的 5.3%，这要归功于饮食的改变和二甲双胍。而且在这一过程中，他减掉了大约 12 千克的体重。我并不是说这种饮食方式是唯一可能达到这个结果的途径，但这种相对简单和可实现的 DR 形式创造了足够的能量失衡，使他减轻了体重，其他一切也都在同步改善。

过去，我是生酮饮食的大力支持者，发现它们对控制或预防像爱德华多这样的患者的糖尿病特别有用。我喜欢它们的原因还在于，与"低碳水化合物"或"低脂肪"不同，它们有一个严格的定义。生酮饮食意味着限制碳水化合物的摄入，使身体开始将脂肪代谢成"酮体"，肌肉和大脑可以利用这种"酮体"作为燃料。生酮饮食帮助治好了"胖子彼得"，并且很可能也救了爱德华多的命。我以为生酮饮食是每个代谢不健康的人都需要的。

然而，我的患者把我拉回到了现实，他们经常如此。作为一名医生，人们经常会以一种非常直接、私人的方式收到反馈。如果我给某人进行药物治疗或者给出治疗建议，我会很快发现它是否有效。反馈不是严格意义上的"数据"，但它也可以同样强大。我有不止一位患者，生酮饮食对他们来说是完全失败的。他们的体重没有减轻，他们的肝酶和其他生物指标也没有得到改善。或者他们发现不太可能维持下去。我还有其他一些能够坚持这种饮食的患者，但后来他们的脂质数字（尤其是 apoB）飙升，可能是他们摄入的所有饱和脂肪的缘故。

当时，这让我很困惑。他们怎么了？为什么他们就不能正确地遵循饮食规定呢？当患者的癌症在治疗后仍然继续恶化时，我不得不提醒自己史蒂夫·罗森伯格曾经说过的话："患者并没有辜负治疗，而是治疗辜负了患者。"

这些患者需要一种不同的治疗方法。

营养 3.0 式的饮食限制的真正诀窍，不是挑选我们要消除的有害食物。相反，它是为我们的患者找到最佳的宏量营养素组合提出的一种饮食模式，帮助他们以一种他们可以维持的方式实现其目标。这是一种棘手的平衡行为，它要求我们再一次忘记标签和观点，深入研究营养生物化学。我们做到这一点的方法是通过操纵我们的四种宏量营养素（酒精、碳水化合物、蛋白质和脂肪）来实现的。你对碳水化合物的耐受程度如何？你需要多少蛋白质？什么种类的脂肪最适合你？你每天需要多少卡路里？什么是适合你的最佳组合？

现在让我们更详细地了解一下这四种宏量营养素。

酒精

酒精很容易被忽视，但是它应该被视为单独的一类宏量营养素，因为酒精被广泛摄入，它对我们的新陈代谢有如此强大的影响，而且它的热量密度为 7 千卡 / 克，更接近于 9 千卡 / 克的脂肪，而不是 4 千卡 / 克的蛋白质和碳水化合物。

酒精没有任何营养或健康方面的作用，而是一种纯粹的享乐，需要加以控制。对于营养过剩的人来说，它尤其具有破坏性，原因有三：它是一种

"无效的"卡路里来源，没有任何营养价值；乙醇的氧化会延迟脂肪氧化，这与我们想要减少脂肪质量的目标完全相反；饮酒经常会导致无意识进食（mindless eating）。

当然，我偶尔也会喝一杯我最喜欢的比利时啤酒、西班牙红酒或者墨西哥龙舌兰酒（显然不是在同一场合喝的），但我也相信，饮酒对于长寿完全是负面的影响。乙醇是一种强致癌物，长期饮酒与阿尔茨海默病有很强的相关性，主要是通过其对睡眠的负面影响，但也可能通过其他机制。和果糖一样，酒精优先在肝脏中代谢，对那些饮酒过量的人会产生众所周知的长期后果。最后，它会放松对其他食物摄入的抑制。给我几杯酒，接下来的事情你就知道了，当我在食品储藏室里踱来踱去寻找下一份零食时，我的胳膊肘已经伸进品客薯片桶了。

有许多广为人知的研究表明，适度饮酒是有益的，比如可以改善血管内皮功能和减少凝血因子，而这两者都可以降低患心血管疾病的风险。但大量饮酒往往会逆转这些影响。正如我们在上一章中讨论过的《美国医学会杂志》上的孟德尔随机化研究所显示的那样，"适度饮酒"受到了健康用户偏倚的干扰，因此我们不可能对这些声称显示饮酒有益于健康的研究抱有太大的信心。

然而，对于我的许多患者来说，适度饮酒的生活方式（例如，一杯美酒配一顿非 SAD 晚餐）有助于他们消解压力。我个人的底线是，如果你喝酒，就尽量做到心中有数。这样你会更享受并减少其消极影响，不要因为飞机上供应酒就一直喝。我强烈建议我的患者每周饮酒不超过 7 次，最好任何一天都不要超过 2 次，我自己也很好地遵守了这条规则。

碳水化合物

我们的非酒精饮食的平衡由碳水化合物、蛋白质和脂肪组成，这在很大程度上是一项找到适合你个人组合方式的任务。在标签饮食的时代，我们会收集宏量营养素，并使用规则和任意界限来对不同类型的食物进行分类——你可以吃这个，但不能吃那个；你能吃这些食物，但不能吃那些食物。我们基本上是在猜测正确的组合形式。然后我们会等着看它是否"奏效"，通常是根据这个人在几周或几个月内体重是否减轻来定义的。现在，我们有了更复杂的方法来研究宏量营养素，首先从最丰富的宏量营养素——碳水化合物开始。

碳水化合物可能比其他任何宏量营养素都更容易造成混乱。它们既不"有益处"也不"有害处"，尽管有些类型的碳水化合物比其他类型要好。总的来说，这更多的是一个将剂量与耐受性和需求相匹配的问题，比过去要容易得多。得益于科技的进步，我们不再需要进行猜测，因为我们现在有了数据。

碳水化合物是我们的主要能量来源。在消化过程中，大多数碳水化合物被分解成葡萄糖，葡萄糖会被所有细胞吸收，并以 ATP 的形式产生能量。多余的葡萄糖，即那些超过了我们立即需要的葡萄糖，可以作为糖原储存在肝脏或肌肉中以供近期使用，或者作为脂肪储存在脂肪组织（或其他地方）。这一决定是在胰岛素的帮助下做出的，胰岛素会随着血糖的升高而激增。

我们已经知道，摄入过多的卡路里是不好的。正如我们在第六章中所看到的，以碳水化合物的形式，这些额外的热量会导致诸多问题，从 NAFLD 到胰岛素抵抗再到 2 型糖尿病。我们还知道，长时间的血糖升高会增加所有"骑士"疾病的风险。但也有证据表明，反复的血糖峰值，以及随之而来的胰岛素水平的上升，可能本身就会造成不良后果。

每个人对涌入的葡萄糖都会有不同的反应。对于一个人来说过多的葡萄糖（或碳水化合物）对于另一个人来说可能只是勉强够用。一个正在训练或参加高水平耐力赛的运动员，每天可能很容易摄入并消耗掉 600 或 800 克的碳水化合物。如果我现在每天也摄入那么多，日复一日，可能会使我在一年内成为糖尿病患者。那么多少才算过多呢？碳水化合物质量的标准是什么呢？显然，一块馅饼对耐力运动员和久坐不动的人的影响是不同的，而且馅饼的影响也与烤土豆或炸薯条不同。

现在我们有了一种工具，可以帮助我们了解我们自己的碳水化合物耐受性以及我们对特定食物的反应。这就是所谓的"动态血糖监测"（CGM），近年来它已经成为我的医疗设备中非常重要的一部分[①]。

该设备由一个微型细丝传感器组成，该传感器被植入上臂，与一个指尖大小的发射器相连，该发射器可以实时将数据发送到患者的手机上[②]。顾名思义，CGM 可以提供持续的、实时的血糖水平信息，这是非常了不起的。患者可以随时看到他们的血糖水平对他们吃的任何东西的反应，无论是一个甜甜圈、一块牛排，还是一把巧克力葡萄干。更重要的是，它还能跟踪一段时间内的血糖水平，捕捉历史平均数和差异，并记录每一次血糖升高或下降的情况。

与每年一次空腹血糖测试的医学 2.0 标准相比，CGM 代表了一个巨大的进步，在我看来，空腹血糖测试几乎不能告诉你任何有价值的东西。回想一下我在第一部分中对自动驾驶汽车的类比：每年一次的空腹血糖确实能告诉我们一些东西，但这与在油门上绑一块砖头相差无几。有了 CGM，你就开始模拟目前在配备精心设计驾驶辅助工具的汽车上发现的传感器。

CGM 的强大之处在于，它能让我们实时观察一个 人对碳水化合物摄入的反应，并迅速做出改变，使曲线变平，从而降低平均值。实时血糖是胰岛素反应的一个很好的指标，我们也希望将其降至最低。最后，我发现它比

---

① 我从 2015 年开始定期使用 CGM，2021 年我成为一家制造和销售 CGM 设备的公司（Dexcom）的付费顾问，尽管我在该公司的工作重点主要是测量其他（非葡萄糖）分析物。——作者注

② 细丝实际上并不接触患者的血液，而是测量组织液中的葡萄糖水平，并据此推断出血糖水平。——作者注

HbA1c（用于估计一段时间内平均血糖的传统血液测试）更准确，也更切实可行。

目前，CGM 只能通过处方获得，经常被诊断为 1 型或 2 型糖尿病的患者佩戴，因为他们需要时刻监测自己的血糖水平。对于这些人来说，CGM 是一个必不可少的工具，可以保护他们免受危及生命的血糖波动的影响。但我认为，几乎每个成年人都可以从中受益，至少是几个星期，而且在不久的将来，消费者可能不需要处方就可以得到它[①]。目前，非糖尿病患者可以很容易从几家在线代谢健康初创企业获得 CGM。

然而，一些专家和循证医学专家指责在非糖尿病患者中越来越多地使用 CGM。他们辩称，就像这类人总是做的那样，"成本"过高。CGM 每月的费用约为 120 美元，这并不是一笔小数目。但我认为，即使这样，也比让一个人陷入代谢功能障碍并最终患上 2 型糖尿病要便宜得多。单是胰岛素治疗一个月就要花费数百美元。此外，随着 CGM 变得越来越普遍，而且不需要处方就可以更容易地获得，成本肯定会下降。通常，我的健康患者只需要使用 CGM 一两个月，就可以开始了解哪些食物会使他们的血糖和胰岛素飙升，以及如何调整他们的饮食模式以获得更稳定的血糖曲线。一旦他们掌握了这些知识，他们中的许多人就不再需要 CGM 了。这是一项值得的投资。

反对在健康人群中使用 CGM 的第二个理由也很典型——没有随机临床试验显示该技术有益。严格来说，这是真的，但它的论据也不够充分。一方面，CGM 的使用增长如此之快，技术进步如此之快，以至于当你读到此篇时，很可能已经有了已发表的随机对照试验（假设可以设计一项研究来测试

[①] 在此期间，你可以用一个简单的药店血糖监测仪来模拟自己的 CGM，只需每小时整点读取一次数据并绘制出结果（同时注明进食时间和零食）。在餐前和餐后，每隔 30 分钟到餐后两小时测量一次血糖，观察不同的食物和食物组合如何影响你的血糖"曲线"，这也很有启发意义。——作者注

哪项指标在长时期内最为重要）。

我相信，如果操作得当，这些研究将显示出有益的结果，因为已经有充足的数据表明保持血糖处于较低水平并且稳定是多么重要。2011 年的一项研究调查了 2 万人，其中大部分是没有患 2 型糖尿病的人，发现他们的死亡风险随着他们的平均血糖水平（通过 HbA1c 测量）单调地增加。他们的血糖越高，死亡的风险就越大——即使在非糖尿病血糖范围内也是如此。2019 年的另一项研究考察了受试者血糖水平的变化程度，发现血糖变化幅度最大的四分位数人群的死亡风险是血糖变化幅度最稳定四分位数人群的 2.67 倍。从这些研究来看，似乎很明显，我们要降低平均血糖，减少每天、每小时的变化量。CGM 是可以帮助我们实现这一目标的工具。我们在健康人身上使用它是为了帮助他们保持健康，这应该是没有争议的。

当我让我的患者使用 CGM 时，我观察到这个过程有两个不同的阶段。第一个阶段是洞察阶段，在这个阶段你会了解到不同的食物、运动、睡眠（尤其是缺乏睡眠）和压力是如何实时影响你的血糖读数的。这些信息的好处怎么强调都不为过。几乎所有的患者都会惊奇地发现，他们最喜欢的一些食物是如何使他们的血糖飙升，然后又回落到地面的。这就导致了第二阶段，我称之为行为阶段。在这个阶段，你大多知道你的血糖对那袋薯片会有什么反应，而这种知识可以防止你无意识地吃下它。我发现 CGM 有力地激活了"霍桑效应"（Hawthorne effect），这是一种长期观察到的现象，即人们知道自己成为观察对象时，会改变自己的行为。出于同样的原因，霍桑效应也使得研究人们实际吃什么变得更加困难。

通常情况下，使用 CGM 的第一个月左右主要以洞察为主。在那之后，才主要是行为改变。但这两者都非常强大，甚至在我的患者停止使用 CGM 后，我发现霍桑效应仍然存在，因为他们知道那袋薯片会对他们的血糖水平产生了怎样的影响。那些需要用更多"训练"来打破吃零食习惯的人通常需要更长时间地使用 CGM。CGM 已被证明对 APOE e4 携带者尤其有用，因为即使在相对年轻的人群中，我们也经常看到大的血糖峰值。在这些患者中，CGM 所提示的行为改变是他们阿尔茨海默病预防战略的重要组成部分。

CGM 真正的美妙之处在于，它允许我在保持灵活性的同时决定患者的饮食。我们不再需要试图达到碳水化合物或脂肪摄入量的任意目标，并期待最好的结果。相反，我们可以实时观察他们的身体如何处理他们正在吃的食物。他们的平均血糖是不是有点高？他们的血糖是否比我希望的更经常地"飙升"到 160 mg/dL 以上？或者他们是否可以忍受饮食中多一点碳水化合物？不是每个人都需要限制碳水化合物的摄入？有些人可以比其他人承受得更多，而有些人则很难坚持严格的碳水化合物限制。总的来说，我喜欢将平均血糖保持在 100 mg/dL 或以下，标准差小于 15 mg /dL[①]。这些目标是有些激进的，比如 100 mg/dL 对应的糖化血红蛋白为 5.1%，这是相当低的。但我相信，鉴于在非糖尿病患者和糖尿病患者身上都有充分的证据，就降低死亡率和疾病风险而言，这样做的回报是非常值得的。

所有这些都需要实验和迭代，饮食限制必须是适应性的，需要随着患者的生活方式、年龄、运动习惯等而改变。看看哪些特定的食物会导致某些患者的 CGM 读数升高，而另一些患者则不会，这总是很有趣的。SAD 会让大多数人的 CGM 读数飙升，因为所有的糖和加工过的碳水化合物都会一下子涌入血液，引发强烈的胰岛素反应，这是我们不希望看到的。但看似"健康"的食物，比如某些种类的素食玉米饼，也会使一些人的血糖水平飙升，而另一些人则不会。这也取决于这些碳水化合物是什么时候吃的。如果你一

---

① 标准差是一种统计计算方法，表明组内（或个体间）的差异程度，它可以让我们知道患者的血糖水平在平均值附近波动的程度，也可以作为一个可怜人的替代指标，说明他们可能分泌多少胰岛素来完成葡萄糖的处理工作。标准差越大，意味着波动越大，可能需要更多的胰岛素来控制他们的血糖。对我来说，这是高胰岛素血症的一个关键的早期警告信号。——作者注

次性吃了 150 克碳水化合物类的食物，如米饭和豆类，这与将同样数量的米饭和豆类分散在一天中食用的效果是不同的。显然，这与以糖霜迷你麦片的形式摄入 150 克碳水化合物的效果也有很大不同。此外，每个人在早上往往比在晚上对胰岛素更敏感，所以在一天的早些时候提前摄入碳水化合物是有道理的。

CGM 很快告诉你的一件事是，你的碳水化合物耐受性在很大程度上受到其他因素的影响，特别是你的活动水平和睡眠。一个耐力超群的运动员，即那些进行长距离骑行、游泳或跑步训练的人，每天可以摄入更多的碳水化合物，因为他们每次训练时都会消耗掉这些碳水化合物，而且他们还大大提高了通过肌肉和更有效的线粒体处理葡萄糖的能力[1]。此外，睡眠中断或减少，久而久之也会严重损害葡萄糖稳态。从我自己和我的患者多年的 CGM 经验来看，即使是一个晚上的糟糕睡眠也会严重削弱我们第二天处理葡萄糖的能力，这一点仍然让我感到惊讶不已。

得益于 CGM，我学到的另一件令人惊讶的事情是，患者的血糖水平在夜间会发生什么样的变化。如果她上床睡觉时的血糖水平，比如说是 80 mg/dL，但随后她的血糖逐步上升到 110 mg/dL 并持续了大半夜，这说明她可能正在应对心理压力。压力会促使皮质醇升高，这反过来又会刺激肝脏将更多的葡萄糖滴入血液循环。这告诉我，我们需要解决她的压力水平，也许还有她的睡眠质量。

这并不需要成为一种剥夺式的练习，我的一个患者高兴地承认，他勉强同意佩戴的 CGM 给了他一种作弊的"超能力"。通过只在特定时间吃某些"禁忌"类型的碳水化合物，无论是与其他食物混合还是在运动后，他已经找到了如何在达到平均血糖目标的同时，还能享受他所喜爱的所有食物的方

---

[1]　正如我们在前面章节中看到的，无论是否有胰岛素，这种葡萄糖的处理都会发生。——作者注

法。他在玩弄他的 CGM，但他也在不经意间发现了另一条营养法则，那就是饮食时间很重要。如果你在锻炼前狼吞虎咽地吃下一个大烤土豆，它对每日血糖变化曲线的影响会比你在睡前吃它要小得多。

重要的是要记住 CGM 的局限性，主要是它测量的是一个变量。这个变量恰好是非常重要的，但它不是唯一的变量。因此，仅凭 CGM 数据并不能帮助你找到理想的饮食方式。早餐、午餐和晚餐吃培根可能会给你一个很好的 CGM 追踪记录，尽管这显然不是一种最佳的饮食方式。同样地，浴室磅秤会表明，吸烟对你有好处，因为你的体重减轻了。这就是为什么我也密切监测我的患者的其他生物标志物，以确保他们由 CGM 驱动的选择不会增加他们患其他疾病的风险，比如心血管疾病。我们还监测与饮食有关的其他变量，从体重（显而易见）开始，但也会继续监测身体成分，瘦体重和脂肪质量的比例，以及它们如何变化。我们也可以观察生物标志物，如脂质、尿酸、胰岛素和肝酶。所有这些结合在一起，开始给我们提供一个更好的方法来评估我们的进展。

动态血糖监测的经验教训

在我使用 CGM 的这些年里，我总结得出了以下几点见解——其中一些可能看起来显而易见，但确证的力量不容忽视：

1. 不是所有的碳水化合物都是一样的。碳水化合物越精细（想想小圆面包、薯片），血糖飙升得就越快、越高。另一方面，较少加工的碳水化合物和含有较多纤维的碳水化合物则会减弱葡萄糖的影响。我尽量每天吃超过 50 克的纤维。

2. 大米和燕麦虽然不是特别精制，但它们的升糖作用惊人（这意味着它们会导致血糖水平急剧上升）；更令人惊讶的是，糙米的升糖作用仅略低于长粒白米。

3. 果糖不能通过 CGM 测量，但是因为果糖几乎总是与葡萄糖一起被摄入，所以果糖含量高的食物仍然可能会导致血糖飙升。

4. 运动的时间、持续时间和强度都很重要。一般来说，有氧运动似乎对清除血液循环中的葡萄糖最有效，而高强度的运动和力量训练往往会使葡萄糖暂时增加，因为肝脏会将更多的葡萄糖输送到血液循环中，为肌肉提供能量。当你在锻炼时，不要被血糖峰值吓到。

5. 好的睡眠和糟糕的睡眠在血糖控制方面有着天壤之别。在所有条件相同的情况下，只睡 5~6 个小时（相对于 8 个小时）似乎会导致血糖峰值反应跃升 10~20 mg/dL（这可太多了！），总体水平上升约 5~10 mg/dL。

6. 据推测，应激是通过皮质醇和其他应激激素对血糖产生惊人影响的，即使是在禁食或限制碳水化合物的情况下。这很难量化，但这种影响在睡眠期间或者餐后很长一段时间内最为明显。

7. 非淀粉类蔬菜，如菠菜或西兰花，对血糖几乎没有影响。开吃吧！

8. 富含蛋白质和脂肪的食物（如鸡蛋、牛肋排）对血糖几乎没有影响（假设牛排没有涂上甜酱），但大量的瘦蛋白（如鸡胸肉）会使血糖略微升高。蛋白质奶昔，尤其低脂肪的，效果更明显（尤其是当它们含有糖分时，这是显而易见的）。

9. 将上述见解叠加在一起，无论是积极的还是消极的——都是非常有力的。因此，如果你压力很大，睡眠不好，又无法抽出时间来锻炼，那就尽可能地注意你的饮食吧。

10. 也许是所有见解中最重要的一个？只要跟踪我的血糖，就会对我的饮食行为产生积极影响。我已经开始意识到这样一个事实：CGM 创造了自己的霍桑效应，一种研究对象因为被观察而改变其行为的现象。当我看到食品储藏室里的那袋裹着巧克力的葡萄干，或者其他任何可能提高我血糖水平的东西时，我都会三思而后行。

蛋白质

为什么蛋白质如此重要？一个线索在于它的名字，它源于希腊语中的"proteios"一词，为"头等重要"的意思。蛋白质和氨基酸是构成生命的基本要素。没有它们，我们根本无法建立或维持我们所需要的瘦肌肉质量。正如我们在第十一章中所看到的，这对我们的战略绝对是至关重要的，因为我们越老，就越容易失去肌肉，重建肌肉也就越困难。

还记得我们在第十一章中讨论过的研究吗？该研究观察了 62 名身体虚弱的老年人进行力量训练的效果。那些只进行了 6 个月力量训练的受试者的肌肉没有任何增加的迹象。我没有提到的是，另一组受试者通过喝蛋白质奶昔补充了蛋白质；这些受试者平均增加了大约 1.5 千克的肌肉。额外的蛋白质可能会造成这种差异 [1]。

与碳水化合物和脂肪不同，蛋白质不是能量的主要来源。我们不依赖它来制造 ATP[2]，也不像储存脂肪（在脂肪细胞中）或葡萄糖（作为糖原）那样储存它。如果摄入的蛋白质多于你能合成的肌肉，你就会把多余的蛋白质以尿素的形式通过尿液排出体外。蛋白质是关于结构的。组成蛋白质的 20 种氨基酸是我们的肌肉、酶和我们身体中许多最重要的激素的构成要素。从长身体、维护我们的头发、皮肤和指甲到帮助形成我们免疫系统中的抗体，它们都参与其中。最重要的是，我们必须从饮食中获得我们所需的 20 种氨基酸中的 9 种，因为我们不能合成它们。

关于蛋白质，你需要知道的第一件事是，每日摄入量的标准建议是一个

---

① 在其他多项研究中也发现了类似的结果，尽管目前尚不清楚补充蛋白质是否有助于提高肌肉力量和肌肉质量。——作者注

② 虽然蛋白质可以制造 ATP。肝脏可以通过一种被称为糖原异生（gluconeogenesis）的过程将氨基酸转化为葡萄糖。这不是葡萄糖的主要来源，也不是蛋白质的首选用途。——作者注

笑话。目前，美国蛋白质膳食营养素推荐供给量（RDA）是每千克体重 0.8克。这可能反映了我们需要多少蛋白质来维持生命，但与我们茁壮成长所需的蛋白质相去甚远。有充分的证据表明，我们需要的比这更多，而摄入量减少会导致更糟糕的结果。不止一项研究发现，即使在短短两周的时间内，摄入这种蛋白质 RDA（每天 0.8 克 / 千克体重）的老年人最终也会导致肌肉质量的减少，这根本不够。

与此相关的是，你们中的一些人可能有这样的印象：低蛋白饮食有助于长寿。当然，一些小鼠研究表明，限制蛋白质可以提高小鼠的寿命。然而，我并不相信这些结果适用于人类。小鼠和人类对低蛋白的反应大相径庭，许多研究表明，老年人的低蛋白会导致肌肉质量下降，从而造成更高的死亡率和更差的生活质量。这些人类数据比对小鼠的研究更让我信服，因为小鼠根本不是人。

我们到底需要多少蛋白质呢？因人而异。在我的患者中，我通常将每天1.6 克 / 千克体重作为最低摄入量，这是 RDA 的 2 倍。理想的摄入量可能因人而异，但数据表明，对于肾功能正常、爱运动的人来说，每天每千克体重2.2 克是一个不错的开始，几乎是最低建议量的 3 倍。

因此，如果一个人的体重为 80 千克，那么他们每天至少需要摄入 130克的蛋白质，最好是接近 180 克，特别是如果他们想增加肌肉质量的话。这是要吃很多蛋白质的，而且额外的挑战是，你不要一次性吃完，而是应该在一天中分散摄入，以避免氨基酸因氧化而损失掉（即当我们希望它们可用于肌肉蛋白质合成时，用它们来产生能量）。有文献表明，实现这一目标的理想方法是每天摄入四份蛋白质，每份约为 0.5 克 / 千克体重。一份 170 克的鸡肉、鱼肉或者肉类可以提供 40~45 克的蛋白质（每 28 克肉的实际蛋白质含量约为 7 克），所以我们假设的 80 千克的人每天应该吃四份这样的食物。

大多数人不需要担心蛋白质摄入过量。如果每天摄入超过 3.7 克 / 千克体重的蛋白质，需要付出巨大的努力，这被定义为蛋白质摄入量的安全上限（肾脏承受的压力过大，这是其一）。对于我这种体型的人来说，这个摄入上限是每天将近 300 克，相当于七八块鸡胸肉。

你需要多少蛋白质取决于你的性别、体重和瘦体重、活动水平和其他因素，也包括年龄。有一些证据表明，老年人可能需要更多的蛋白质，因为随着年龄的增长会产生合成代谢阻力。也就是说，他们增加肌肉的难度更大。不幸的是，目前还没有针对蛋白质的 CGM，所以这就成了一个试错的过程。我尽量在训练时消耗足够多的能量来维持肌肉质量。如果我发现我的肌肉质量在减少，那么我就会努力吃得更多。老年人尤其应该尝试记录他们的瘦体重，比如通过身体成分测量量表或者更好的是通过 DEXA 扫描，如果瘦体重下降，就上调蛋白质摄入量。对我和我的患者来说，这相当于 4 份食物，如上所述，其中至少有一份是乳清蛋白奶昔。对我来说，要吃 4 顿真正的餐食是非常困难的。通常情况下，我会喝一杯蛋白质奶昔，吃一份高蛋白零食，以及两顿蛋白质餐。

现在，我们来谈谈植物蛋白。你需要吃肉、鱼和乳制品来获得足够的蛋白质吗？不需要。但如果你选择从植物中获取所有的蛋白质，你需要明白两件事。首先，植物中的蛋白质是为了植物的利益而存在的，这意味着它在很大程度上被捆绑在难以消化的纤维中，因此对于食用它的人来说，生物利用率较低。伊利诺伊大学厄巴纳–香槟分校（University of Illinois Urbana-Champaign）食品科学与人类营养学荣誉教授、蛋白质专家唐·莱曼（Don Layman）表示，由于植物的大部分蛋白质与它的根、叶子和其他结构联系在一起，所以你摄入的蛋白质中只有大约 60%~70% 能够满足你的需求。

其中一些可以通过烹饪植物来克服，但这给我们带来了第二个问题。植物蛋白中氨基酸的分布不同于动物蛋白。特别是植物蛋白含有较少的必需氨基酸蛋氨酸、赖氨酸和色氨酸，这可能会导致蛋白质合成减少。综上所述，这两个因素告诉我们，来自植物的蛋白质的整体质量明显低于来自动物产品的蛋白质。

蛋白质补充剂也是如此。来自乳制品的乳清分离蛋白比大豆分离蛋白含有更丰富的氨基酸。所以，如果你放弃了动物来源的蛋白质，你就需要对你的蛋白质质量得分进行计算。事实上，这很快就会变得非常复杂，因为你会被称为"可消化必需氨基酸评分"（DIAAS）和"蛋白质消化率校正氨基酸评分"（PDCAAS）的东西绕晕。如果你有时间整天梳理数据库，这些东西是很棒的，但对于我们这些有日常工作的人来说，莱曼建议专注于一些重要的氨基酸，比如亮氨酸、赖氨酸和蛋氨酸。注意每餐中这些氨基酸的绝对含量，确保每天摄入大约 3~4 克亮氨酸和赖氨酸和至少 1 克蛋氨酸，以维持瘦体重。如果你想增加肌肉，你将需要更多的亮氨酸，接近每份 2~3 克，每天 4 次。

多项研究表明，一般来说，我们摄入的蛋白质越多越好。一项名为"健康老龄化和身体成分研究"的大型前瞻性研究，对 2 000 多名老年人进行了研究，发现那些摄入蛋白质最多的人（约占卡路里摄入量的 18%）在三年多的时间里比摄入蛋白质最少的五分位数人群（占卡路里摄入量的 10%）保持了更多的肌肉。差异是显著的，低蛋白组比高蛋白组多损失了 40% 的肌肉。

你可以认为蛋白质是一种能提高表现的宏量营养素。其他研究发现，增加蛋白质摄入量，即使是略高于 RDA，也可以减缓老年人肌肉质量的逐渐丧失，包括心力衰竭和恶病质（消瘦）的患者。在另一项研究中，在体弱老人的饮食中增加 30 克的牛奶蛋白，可以明显改善他们的身体活动能力。

除了在增强肌肉方面的作用，蛋白质可能对我们的新陈代谢也有有益的影响。一项研究发现，给老年人服用含有必需氨基酸的补充剂（即模仿增加膳食蛋白质的一些效果）可以降低他们的肝脏脂肪和循环甘油三酯的水平。另一项针对男性 2 型糖尿病患者的研究发现，将蛋白质摄入量从总热量的

15% 翻倍到 30%，同时将碳水化合物摄入量减少一半，可以改善他们的胰岛素敏感性和血糖控制。食用蛋白质还有助于我们产生饱腹感，抑制饥饿诱导激素胃饥饿素的释放，所以我们总体上摄入的热量更少。

如果我在这里的观点还不够清楚，让我重申一遍：不要忽视蛋白质。它是对我们的目标绝对必要的一种宏量营养素。对碳水化合物或脂肪的摄入没有最低要求（从实际情况来看），但如果蛋白质摄入不足，你肯定会付出代价，特别是随着年龄的增长。

脂肪

我们饮食的平衡是由脂肪组成的，或者更确切地说，是多种脂肪。脂肪是必不可少的，但过多的脂肪在总能量摄入和新陈代谢方面都会造成问题。它应该是相对简单的，但膳食脂肪有一段肮脏的过去，这也造成了很多混乱的情况。

长期以来，脂肪一直声名狼藉，主要是因为它们的高热量含量（9 千卡/克）和它们通过提高低密度脂蛋白胆固醇，从而增加心脏病患病风险方面的负面影响。像碳水化合物一样，脂肪也经常根据一个人的部落或政治派别被贴上"有益处"或"有害处"的标签。当然，在实际情况中，它并不是非黑即白。脂肪在任何饮食中都占有重要的地位。因此，了解它们很重要。

虽然碳水化合物主要是燃料的来源，而氨基酸主要是组成部分，但脂肪则两者兼而有之。它们是非常有效的氧化燃料（想想看，缓慢燃烧的原木），也是我们许多激素（以胆固醇的形式）和细胞膜的组成部分。食用正确的脂肪混合物有助于维持代谢平衡，但它对我们大脑的健康也很重要，因为大脑的大部分是由脂肪酸组成的。在实际层面上，膳食脂肪也往往比许多类型的碳水化合物更容易让人产生饱腹感，尤其是与蛋白质结合在一起时。

　　广义上的脂肪有三种类型：饱和脂肪酸（SFA）、单不饱和脂肪酸（MUFA）和多不饱和脂肪酸（PUFA）[①]。它们之间的差异与其化学结构的不同有关，"饱和"脂肪的碳链上带有更多的氢原子[②]。在多不饱和脂肪酸中，我们做了一个更重要的区分，那就是将 ω-6 和 ω-3 亚型分离开来（也是一个化学区分，与第一个双键的位置有关）。我们可以进一步将 ω-3 多不饱和脂肪酸细分为海洋来源（EPA、DHA）和非海洋来源（ALA），鲑鱼和其他富含油脂的海鲜提供前者，坚果和亚麻籽提供后者。

　　要记住的关键一点是（不知何故，这一点几乎总是被忽视）几乎没有任何食物只属于一类脂肪。橄榄油和红花油可能是最接近纯单不饱和脂肪的，而棕榈油和椰子油可能是最接近纯饱和脂肪的，但所有含有脂肪的食物通常都含有所有三类脂肪：PUFA、MUFA 和 SFA。即使是肋眼牛排也含有大量的单不饱和脂肪。

　　因此，试图从饮食中完全消除某些类别的脂肪酸其实是不可能的，也是不可行的；相反，我们试图调整其比例。我的大多数患者的默认脂肪状态（即他们来找我时的基线脂肪摄入量）大约是 30%~40% 的 MUFA 和 SFA，以及 20%~30% 的 PUFA。而在 PUFA 组中，他们通常摄入的 ω-6 比 ω-3 多 6~10 倍，而且通常只摄入很少的 EPA 和 DHA。

[①]　还有一种可怕的反式脂肪，但它们在很大程度上已经从我们的饮食中被去除了，所以我将在讨论中省略它们。——作者注

[②]　不同类型脂肪之间的差异都可以归结为有机化学问题。脂肪酸本质上是不同长度的碳原子链。例如这就是我们把一些脂肪称为中链脂肪酸，另一些称为长链脂肪酸的原因。"饱和脂肪"之所以得名，是因为附着在碳链上的氢原子使其完全"饱和"了。"单不饱和"脂肪则指的是碳链没有被氢原子完全饱和，在这种情况下，原因是碳链中只有一个双键，而不是一个单键。对于多不饱和脂肪，有不止一个双键（你感到困惑了吗？）。双键会导致碳链弯曲，使脂肪酸更容易被氧化。饱和脂肪较为稳定，不易与其他分子发生反应。由于饱和脂肪是线性的，可以紧密地堆积在一起，所以它们在室温下可以更稳固。因为不饱和脂肪在结构上有扭结，所以它们在室温下更可能是液态的。——作者注

根据我们的经验观察和我认为最相关的文献，尽管这些文献并不完美，我们试图将 MUFA 提高到接近 50%~55%，同时将 SFA 降低到 15%~20%，并调整总 PUFA 以弥合差距。我们还通过海洋脂肪来源和 / 或补充剂来提高 EPA 和 DHA，这些脂肪酸可能对大脑和心血管健康很重要。我们通过测量患者红细胞（RBC）膜中的 EPA 和 DHA 含量来测定患者饮食中的 EPA 和 DHA 水平，方法是使用一种专门但容易获得的血液测试[1]。我们的目标取决于一个人的 APOE 基因型以及其他神经退行性疾病和心血管疾病的风险因素，但对于大多数患者，我们寻找的范围是由 EPA 和 DHA 组成的红细胞膜的 8%~12%。

将所有这些改变付诸实践通常意味着要多吃橄榄油、鳄梨和坚果，减少但不一定是完全不吃黄油和猪油等食物，并减少富含 ω-6 的玉米油、大豆油和葵花籽油，同时还要从鲑鱼和凤尾鱼等食物来源中寻找增加高 ω-3 海洋 PUFA 的方法[2]。

但这又是我们的现代食品环境 SAD 让事情变得复杂的地方。一百年前，我们的祖先会从动物身上获取所有的脂肪，以黄油、猪油和动物油脂的形式，还有一些来自水果，如橄榄、椰子和鳄梨。他们主要是通过食用这些相对自然的食物来做到这一点，而实现脂肪酸的合理平衡也是相当容易的。在 20 世纪的进程中，食品加工技术的进步使我们能够用化学和机械方法从蔬菜和种子中提取油，否则这些油是不可能得到的。这些新技术突然使得大量富含多不饱和脂肪的油，如玉米油和棉籽油（又名亚油酸，一种 PUFA）涌入食品供应。例如，自 1909 年以来，我们的人均大豆油消费量增加了一千多

---

[1] 这个测试的花式版本还可以测定一个人的 ω-6/ω-3 脂肪酸比例及其血液中所有脂肪酸的水平。——作者注

[2] 有意思的是，人体脂肪组织的基本成分，由大约 55% 的 MUFA、30% 的 SFA 和 15% 的 PUFA 组成［塞德林（Seidelin，1995）］，正好与我大多数患者的膳食脂肪分布相一致。——作者注

倍。与此同时，研究发现，人体脂肪组织中亚油酸的水平也增加了，在过去的半个世纪里增加了 136%。

这场工业脂肪革命也促进了反式脂肪的产生，反式脂肪在成分标签上被列为"部分氢化植物油"（如人造黄油），这反过来又有助于促进 SAD 的普及，部分原因是它们可以使食物贮存更长的时间。但是反式脂肪也会通过提高 apoB 导致动脉粥样硬化，并且已经被美国食品药品监督管理局禁止。

人们很容易指责大豆油和其他种子油的大规模激增是造成肥胖和代谢综合征流行的饮食元凶。在我们的健康状况急剧恶化的几十年里，任何增长了一千倍的东西都不会是好的，对吗？甚至就在几年前，我还认为事实就是如此。但我越是仔细研究这些数据，我就越不确定我们在这方面能有多少话语权。

事实上，考克兰协作组织（Cochrane Collaboration）于 2018 年发表的关于这一主题的最全面的综述《多不饱和脂肪酸对心血管疾病的一级和二级预防》共计 422 页，总结了来自 49 项研究的所有相关文献，随机调查了超过 24 000 名患者——得出了以下结论："增加 PUFA 可能对我们的死亡风险影响很小或没有影响（既无益也无害），也可能对我们死于心血管疾病的风险影响很小或没有影响。然而，增加 PUFA 可能会略微降低我们的心脏病事件以及心脏病和中风合并事件的风险（中等质量的证据）。"

特别提到了增加 PUFA 略有优势。考克兰协作组织最近的一份出版物是 2020 年发表的 287 页的论文，题为《减少心血管疾病的饱和脂肪摄入量》。该论文对 56 000 多名患者的 15 项随机对照试验进行了研究，发现除其他外，"减少饮食中的饱和脂肪可使合并心血管事件的风险降低 17%。"有意思。但同一篇综述还发现："减少饱和脂肪对全因死亡率或心血管死亡率的影响很小或没有影响。"此外，"对癌症死亡率、癌症诊断、糖尿病诊断、高密度脂蛋白胆固醇、血清甘油三酯或血压的影响很小或没有影响，而体重、血清总胆固醇、低密度脂蛋白胆固醇和体重指数有小幅下降。"

饱和脂肪略有不足，但没有观察到对死亡率的影响。最后，另一篇最近的综述，发表于 2020 年底，题为《总膳食脂肪摄入量、脂肪质量和健康结果：前瞻性研究系统综述的范围性综述》，调查了 59 项随机对照试验或前瞻性队列研究的系统综述，发现"主要是总脂肪、单不饱和脂肪酸（MUFA）、多不饱和脂肪酸（PUFA）和饱和脂肪酸（SFA）与慢性病风险之间没有关联"。

我还可以继续说下去，但我想你已经明白了。关于这个问题的数据非常不清楚，至少在人口层面上是这样。正如我们在医学 3.0 的介绍和本章前面所讨论的，在涉及营养问题时，任何利用循证医学广泛见解的希望都注定会失败，因为当效应规模如此之小时，这种人口层面上的数据无法在个体层面上提供太多价值，在这里尤为如此。医学 2.0 所能提供的只是大致的轮廓，MUFA 似乎是一堆脂肪中"最好的"（基于 PREDIMED 和里昂心脏研究），之后的荟萃分析表明，PUFA 比 SFA 略有优势。但除此之外，我们只能靠自己了。

站在医学 3.0 的角度可能会问，对我们的患者来说，什么是"最佳"的脂肪组合？我会使用扩展的脂质检测来跟踪脂肪酸摄入的变化是如何影响我的患者的胆固醇合成和再吸收，以及他们的整体脂质和炎症反应的。脂肪摄入量的细微变化，特别是饱和脂肪的摄入量，可以使一些人的血脂水平发生显著变化，正如我反复了解到的那样——但对另一些人来说则不然。有些人（比如我）[1] 可以肆无忌惮地摄入饱和脂肪，而另一些人甚至连看一眼培根都难，他们的 apoB 值会跃升到第 90 个百分位数。

---

① 在我吃生酮饮食的日子里，我每天会摄入 250~350 克脂肪，其中 40%~50% 是 SFA，但我的血脂完全正常，炎症标志物无法测量。我完全不知道这是为什么，除了可能因为我每天还锻炼 3~4 个小时。——作者注

医学 2.0 则表示，这证明没有人应该吃饱和脂肪，没什么可争辩的。医学 3.0 拿出这些数据并说："虽然我们患者的 apoB 上升这么多显然不是什么好事，但现在我们面临一个选择，我们是应该考虑用药物来降低他们的 apoB，还是应该减少他们的饱和脂肪的摄入量，或者两者兼而有之？"这里没有明显或统一的答案，解决这种并不罕见的情况需凭判断力作出决定。

归根结底，我告诉我的患者，根据现有的最不糟糕、最不模糊的数据，MUFA 可能是应该占我们膳食脂肪组合中大部分的脂肪，也就是特级初榨橄榄油和高 MUFA 植物油。在此之后，就是悬而未决的问题了，SFA 和 PUFA 的实际比例可能取决于个体因素，如脂质反应和测量的炎症。最后，除非他们吃很多富含脂肪的鱼类，并用海洋 ω-3 PUFA 填满他们的"金库"，否则他们几乎总是需要服用胶囊或油形式的 EPA 和 DHA 补充剂。

限制进食：支持和反对禁食的理由

禁食或限时进食（控制进食时间）给我们带来了战术上的难题。一方面，它是实现我们一些大大小小目标的有力工具。另一方面，禁食也有一些潜在的严重弊端，限制了它的有效性。虽然近年来间歇性禁食和进食"窗口"变得很流行，甚至成为时尚，但我对它们的有效性越来越怀疑。而且频繁的长期禁食有足够多的负面影响，除了最严重的代谢疾病患者外，我不愿意将其用于其他患者。对于不经常（例如每年一次）长时间禁食的效用还没有定论。总的来说，我已经开始相信，基于禁食的干预措施必须谨慎而精确地加以利用。

不可否认的是，当我们不吃东西时，会有一些好事发生。胰岛素会急剧下降，因为没有新进的热量来触发胰岛素反应。肝脏会在相当短的时间内排空脂肪。随着时间的推移，在三天左右的时间里，身体进入一种被称为"饥饿性酮症"（starvation ketosis）的状态，在这种状态下，脂肪储备被调动起来以满足对能量的需求。然而，与此同时，正如我经常注意到的那样，当我定期进行长时间的禁食时，饥饿感几乎消失了。这种自相矛盾的现象可能是由于这种状态产生的超高水平的酮类物质抑制了饥饿感。

长期禁食也会降低 mTOR，这是我们在第五章中讨论过的促进生长和加速衰老的通路。有人可能会想，这也是可取的，至少对某些组织来说是这样。与此同时，缺乏营养会加速细胞自噬，这个细胞的"循环"过程能够帮助我们的细胞变得更有弹性，并且它还会激活 FOXO，即可能帮助百岁老人活得更久的细胞修复基因。简而言之，禁食触发了许多我们希望看到的生理和细胞机制。那么，我为什么不把它推荐给我所有的患者呢？

这是一个棘手的问题，因为关于禁食的科学文献仍然相对薄弱，尽管有许多关于各种形式禁食的畅销书。我自己也曾推荐并实践过不同形式的禁食，从限时进食（每天在规定的时间段内进食）到为期 10 天只喝水的禁食。因为我对禁食的看法有了很大的发展，我觉得我有必要在这里谈谈这个话题。我仍然认为它有时候对某些患者是有用的，通常是那些代谢功能障碍最严重的患者，但我不太相信它是某些人认为的万能药。

限时进食实际上有 3 种截然不同的类型，我们将按顺序逐一介绍。首先，我们有我们之前提到的"短期进食窗口"，有人会将他们的食物摄入限制在一个特定的时间范围内，比如一天中的 6 或 8 个小时内。实际上，这可能意味着不吃早餐，比如在上午 11 点吃第一顿饭，每天晚上 7 点前吃完晚餐；或者在早上 8 点吃早餐，在下午 2 点再吃一顿，之后就什么都不吃了。

这方面有几乎无限多的变化，但诀窍在于，只有当你把进食窗口设置在合适的时间，它才会有效。标准的 16/8（16 小时禁食，8 小时进食）对大多数人来说勉强够用，但它可以起作用。通常需要一个更窄的窗口，例如 18/6 或 20/4，以维持足够的热量赤字。有一段时间，我尝试了 2 个小时的进食窗口，这基本上意味着我每天要吃一顿大餐。当我点多道主菜的时候，我总是很喜欢看服务员脸上的表情。

根据我的经验，大多数人认为这是减少热量摄入量最简单的方法，通过关注他们何时进食，而不是他们吃多少或吃什么。但我并不相信短期的限时进食除此之外还有其他什么好处。

最初的 16/8 模型来自一项在小鼠身上进行的研究。这项研究发现，一天中只喂食 8 小时，其余 16 小时禁食的小鼠比连续喂食的小鼠更健康。受时间限制的小鼠比随时进食的小鼠增加的体重要少，尽管两组小鼠摄入的卡路里数相同。这项研究催生了 8 小时饮食的热潮，但不知何故，人们忽视了这样一个事实：这是从小鼠研究中推断出来的重大结论。因为小鼠的寿命只有 2 到 3 年，其在没有食物的情况下，仅仅 48 小时就会死亡。对小鼠来说，16 小时的禁食就相当于人类的多日禁食。这不是一个有效的比较。

这种饮食模式的人体试验未能发现多大益处。伊桑·韦斯（Ethan Weiss）及其同事在 2020 年进行的一项临床试验发现，在一组 116 名采用 16/8 饮食模式的志愿者中，并没有发现体重减轻或心血管代谢的益处。两项类似的研究也发现益处微乎其微。另一项研究确实发现，与对照组相比，将进食窗口移到一天的早些时候，从上午 8 点到下午 2 点，实际上确实导致了较低的 24 小时血糖水平，减少了血糖偏移，并降低了胰岛素水平。因此，也许一天中较早时间的进食窗口可能是有效的，但在我看来，16 小时不进食根本不足以激活自噬或抑制长期的 mTOR 升高，也不足以实现我们想要获得的禁食的任何其他长期益处。

另一个缺点是，用这种方法你几乎肯定会错过你的蛋白质目标（见上文的"蛋白质"部分）。这意味着，一个需要增加瘦体重的人即营养不良或肌肉不足的人，应该完全放弃这种方法，或者在进食窗口之外食用纯蛋白质来源的食物，这或多或少违背了限时进食的目的。而且，在进食窗口期间，很容易陷入过度放纵的陷阱，比如一次性无意识地吃掉了 1.8 升的冰激淋。总的来说，这种蛋白质过少、热量过高的组合会产生与我们想要的完全相反的效果：增加脂肪和肌肉流失。根据我的临床经验，这种结果是很常见的。

正如我所说，我有时会让某些患者采用一种有时间限制的饮食模式，因为我发现这有助于他们减少总的热量摄入，而且饥饿感最小。但这更像是一种纪律措施，而不是节食。设定进食时间限制有助于挫败 SAD 的一个关键特征，即很难停止食用它。限时进食是阻止吃零食和夜宵的一种方式。这种无意识的进食行为被日本人称为"嘴巴寂寞"（kuchisabishii），意思是"你不饿但是嘴巴很寂寞"。但除此之外，我认为它没有什么特别的用处。

接下来，我们有隔日禁食（ADF），它也已经变得很流行。这是指你在某一天正常进食，甚至比正常进食多一点，然后在第二天吃得很少或者什么也不吃。对于人类的这种饮食模式有更广泛的研究。当然，也有关于这种饮食模式的书籍，但研究结果并不特别吸引人。一些研究发现，受试者确实可以通过隔日禁食法减轻体重，但更细致的研究表明，它也有一些明显的缺点。一项规模不大但颇具启发性的研究发现，采用隔日禁食法的受试者确实减轻了体重，但他们也比那些每天少摄入 25% 卡路里的受试者减少了更多的肌肉。

这项研究由于规模小、持续时间短而受到限制，但它的结果表明，禁食可能导致一些人，特别是瘦人，肌肉严重流失[①]。除此之外，在研究期间，ADF 组的活动量要低得多，这表明他们在不吃东西的日子里感觉不是很好。如果长期禁食，这些影响只会变得更加明显，尤其是肌肉质量的流失。因

----

① 我在骑自行车的时候也经历过类似的事情。在我的巅峰时期，我每天都严格限制进食时间，大约是 20/4。午餐基本上是下午 2 点吃一份鸡肉沙拉，晚餐在下午 6 点吃正常份量，而那时我比现在轻了 9 千克——主要是因为我的肌肉减少了。这对骑自行车很有好处，因为体重轻对骑行是一种优势，但对上半身的肌肉质量却很不利。——作者注

此，我倾向于赞同首席研究员詹姆斯·贝茨（James Betts）的观点："如果你正在遵循禁食饮食，那么值得思考的是，长时间的禁食期是否真的会让你更难保持肌肉质量和身体活动水平，众所周知，这些都是对长期健康非常重要的因素。"

由于这项研究和其他研究的结果，我已经确信，对大多数患者来说，频繁、长时间的禁食可能既没有必要，也不明智。就流失肌肉和减少的活动水平而言，其代价根本无法证明它可能带来的任何好处。事实上，对于任何饮食模式，我的经验法则是，你必须吃足够的食物来维持肌肉和长期的活动模式。这是使任何饮食得以持续的部分原因。如果要使用像禁食这样强大的工具，我们必须小心谨慎才行。

但禁食有时对某些患者仍然是有用的，通常是那些其他饮食干预都不起作用的患者。我的朋友汤姆·戴斯普林，就是我们在第七章中见过的脂质学家，就是一个很好的例子。汤姆几年前成了我的患者，因为我非常关心他的代谢健康。当时 60 多岁的他，1.73 米的身躯上背负着 108 千克的重量，这使他的 BMI 达到了 36.5，完全进入了肥胖的范围。血液检查显示，即使不是完全患上了非酒精性脂肪性肝炎（NASH），他也患有严重的 NAFLD。这些年来，我不断地唠叨他，直到他终于同意试着做点什么。考虑到他的问题，显然要从生酮饮食开始。我想，如果我们限制他的碳水化合物摄入量，他的体重就会减轻，希望他的 NAFLD 有机会消散，他的生物标志物和体重也将得到控制。

但是它们并没有。在汤姆挣扎着坚持了 6 个月的节食之后，他的肝酶和体重都没有变化。一年后，还是同样的故事。两年，三年，没有任何变化。在此期间，他的健康状况继续恶化，以至于他连坚持走完一个街区都有困难。他最终需要进行髋关节置换和脊柱融合手术。问题在于，汤姆根本无法长期坚持严格的生酮饮食。他在两个星期左右的时间里会安然无恙，但之后他就会崩溃，吃一个三明治或一盘意大利面。这个方法对他来说根本无法持续。

汤姆显然需要某种更强效的药物，我断定他需要尝试禁食。不幸的是，像许多受过 SAD "训练"的北美人一样，汤姆一想到饥饿就心生厌恶。这就是为什么他很难长期坚持严格的生酮饮食。他感到饥饿，而且他渴望他曾经熟悉的高碳水化合物的食物。因此，他永远无法将自己的新陈代谢转变为酮症，也无法降低他的饥饿感。由于他的胰岛素持续偏高，他的脂肪细胞拒绝放弃它们所储存的能量。因此，他总是感到饥饿，而且他无法减掉任何脂肪。很明显，他需要打破这种恶性循环。

起初，汤姆对禁食的概念感到恐惧。但他同时也是一名科学家，在深入探究了一些关于营养缺乏的研究，并将其与他已经掌握的有关脂质、新陈代谢和疾病风险的知识结合起来之后，他同意试一试。他的科学头脑被说服了，但我想在某个时候他也意识到，除非他做出一些重大改变，否则他可能就要进入人生的最后五年了。我们提出了一个积极的计划，在他认为自己可以忍受的极限范围内：每个月有一周，从周一到周五，汤姆将以大幅减少的饮食为生，每天摄入大约 700 卡路里，其中大部分是脂肪，只有少量蛋白质，几乎没有碳水化合物。

这种禁食被称为"低热量"（hypocaloric），因为你并不是真正意义上的完全不吃东西的禁食。你吃的东西刚好能够缓解最严重的饥饿感，但又不至于让你的身体认为你已经完全吃饱了。在每个月的 25 天里，汤姆吃的是"正常"的饮食，当然，以他的情况，淀粉和糖都是非常严格限制的，而且只在中午到晚上 8 点之间吃。在他禁食的那一周，典型的一天的菜单可能包括一份清淡的沙拉，一个鳄梨和一些澳洲坚果或橄榄。他对自己感觉如此之好感到惊讶不已。"事情没有我想象的那么可怕，"他后来告诉我，"第三天之后，饥饿感消失了。"

没过多久，他的血液生物标志物就有了明显改善。他的全血化学报告过去主要是黄色和红色的，也就是说，他的大部分数值都在"不好"的边缘，现在几乎全是绿色的了。他的血脂得到了控制，肝酶也已经急剧下降到了安全、正常的范围内。经过几个周期的治疗，他能够做一些事情，比如爬上一段台阶，或者再次徒步几个街区的时候也不会感到气喘吁吁了。他的血压降低了，而且也已经能够停止服用许多他曾经服用的无数药物。最后，他现在的体重比以前少了 30 千克，这表明他的代谢健康真的回到了正轨，这对他来说是一个强大的激励，让他可以继续坚持下去。"体重一下子就减轻了。"他告诉我。

禁食有效地重置或重启了他崩溃的新陈代谢，这是其他饮食干预无法实现的。因为它对肌肉质量有如此有害的影响，我只在像汤姆这样难以修复的患者身上才会使用它。汤姆一开始就超重，他可以忍受肌肉的损失，因为他同时也减掉了很多脂肪。但大多数人都不能安全地减少肌肉质量，所以禁食是一种只能在极端情况下使用的工具。

结论

在前面的两章中，我们探讨了我们吃什么和我们不吃什么对健康的影响，我们还将思维转向营养 3.0 思维的重要性，更加重视反馈和数据而不是标签、趋势和意识形态。

我曾经相信饮食和营养可以治愈几乎所有的疾病，但现在我不再有这种强烈的感觉。营养生物化学是我们战术的一个重要组成部分，但它不是长寿的唯一途径，甚至不是最有效的途径。我更多地把它看作是一种救援战术，特别是对于像爱德华多和汤姆这样有真正严重的代谢问题（如 NAFLD 和 2 型糖尿病）的患者。对于需要塑造或保持肌肉质量的老年人来说，它也是必不可少的。但它对于延长寿命和健康寿命的影响能力还是比较有限的。坏的营养对我们的伤害比好的营养对我们的帮助更大。如果你的新陈代谢已经很健康了，那么营养干预也就只能做到这么多了。

我知道这似乎很难让人相信，毕竟我们已经习惯于这样的想法，以及为推广这样或那样的饮食方式而进行的所有哗众取宠的宣传活动。但实际上，这个问题中的一阶、二阶和三阶项都归结为能量平衡。CR、DR 和 TR 只是减少能量摄入、纠正营养过剩或代谢不健康状态的工具。

坏消息是，大多数美国人的代谢并不健康，所以他们需要注意营养问题。在大多数情况下，解决这个问题意味着要减少总的能量摄入，减少卡路里摄入，但要以对个人来说可持续的方式进行。我们还必须专注于消除那些使血糖过度升高的食物类型，但同时也不能影响蛋白质摄入和肌肉。

这就是它可能变得棘手的地方。蛋白质实际上是最重要的宏量营养素，是一种不应该被破坏的宏量营养素。记住，大多数人都会营养过剩，但也会肌肉不足。对他们来说，以牺牲蛋白质和肌肉为代价来限制热量摄入是适得其反的。

这也是其他战术可以发挥作用的地方。正如我们在第十二章中所看到的，二区有氧训练会对我们安全处理葡萄糖的能力产生巨大的影响，也会对我们获取以脂肪形式储存的能量的能力产生重大的影响。我们拥有的肌肉越多，我们就越有能力使用和储存多余的葡萄糖，以及利用储存的脂肪。在下一章中，我们将看到良好的睡眠对于维持代谢平衡是多么重要。

如果你的问题更多地涉及脂蛋白和心血管风险方面，那么关注脂肪方面的问题也是有意义的，这主要是指饱和脂肪，它会提高某些人的 apoB，尽管这在药理学上相对容易控制。摄入过多的碳水化合物也对 apoB 产生溢出效应，表现为甘油三酯的升高。如果我可以把一种食物从每个人的饮食中去除的，那就是含果糖的饮料，包括苏打水和果汁，它们会过快地将过多的果糖输送到更喜欢缓慢处理果糖的肠道和肝脏中。只需要吃水果，让它们以自然的形态提供适量的纤维和水就可以了。

最后，最好的营养计划是我们能够维持的计划。你如何操控饮食的 3 个杠杆——热量限制、饮食限制和时间限制——取决于你自己。理想情况下，你的计划能够改善或保持我们关心的所有参数，不仅是血糖和胰岛素，还有肌肉质量和血脂水平，甚至可能还有体重，同时降低你患上最接近的一种或多种"骑士"疾病的风险。你的营养目标取决于你的个人风险状况。你是更有可能罹患代谢功能障碍，还是心血管疾病？没有一个对每个人都适用的正确答案。每个患者都能找到自己的平衡点，找到自己的最佳方法。希望在本章中，我已经为你提供了一些工具，帮助你制定出适合自己的计划。

还有最后一件事。如果在阅读完本章之后，你因为不太同意我所涵盖的一些细节而沮丧，无论是 MUFA、PUFA 和 SFA 的比例，还是大豆蛋白的确切生物利用度，或是种子油和凝集素的作用，再或是平均血糖水平的理想目标。总之，如果我因为没有说你的饮食是最好而冒犯了你，我还有最后一条建议：不要再过度考虑营养问题了，放下书，出去运动一下吧。

第十六章

觉醒：如何学会热爱睡眠
——大脑最好的良药

　　每天晚上，当我睡着时，我便死去了；第二天早晨，当我醒来时，我又重生了。

——圣雄甘地（Mahatma Gandhi）

　　住院医师之所以被称为"住院医师"是有原因的。在工作期间，住院医师基本上不分昼夜都要待在医院里。有一段时间，我平均每周工作近 120 个小时，经常连续工作超过 30 个小时。这样一来，每周总共就剩下大约 48 个小时用于吃饭、睡觉、锻炼、约会（大多数约会都没有后文）以及生活中的其他事情。一位比我早一年进入医学院的朋友给了我一个看似明智的建议："即使你把所有空闲时间都用来睡觉，你仍然会很累——如果你只是工作和睡觉，你会很痛苦。所以，活得轻松点吧。睡眠是可以牺牲的。"

　　实习期间一个夏天的晚上，在经历了异常漫长的工作之后，我尝到了急性睡眠剥夺（acute sleep deprivation）的滋味。当时我的一位同事生病了，我自愿替他值班，正好是我预定值班的前一天晚上。这意味着我从周一早上的五点半一直工作到了周三下午的六点。离开医院后，我上了自己的车，向高速公路开去，准备回家。当我坐在车里等红绿灯时，我的头突然猛地竖了起来。天哪，我对自己说，我竟然在开车的时候睡着了。到了下一个红绿灯时，同样的事情再次发生，这一次我的左脚从离合器上滑了下来，发动机熄火了。

直到今天，我都要感谢上天，尽管我已经60多个小时没有睡觉了，但我至少还能恢复一些正常的判断力来保住自己的性命。我把车停在了东大道（Eastern Avenue）的路边，下了车，准备呼吸一下新鲜空气。微风和煦，低垂的太阳照在我的脸上，感觉甚好。那里碰巧有一个公园，我决定将寻呼机（是的，我的寻呼机）上的闹钟设置为30分钟后，然后躺在草地上"让我的眼睛休息一下"。

6个小时后，我在巴尔的摩帕特森公园（Patterson Park）的中央醒来，那里当时是一个露天的"违禁药品交易市场"，也是一个喧闹的"红灯区"。我们的急诊室已经为不少当地人包扎过伤口。此时已是半夜，我穿着鲜绿色的手术服四仰八叉地躺在地上，脖子上有一滩口水。我的前臂上有神秘的咬痕，周围散落着几支注射器。除此之外，我很好。显然，没有人敢去招惹这个穿着医院刷手服睡在地上的疯子。

我希望我能从这次可怕的事件中吸取了教训，并立即认识到了睡眠的重要性。可是我没有。事实上，又过了近十年，我才完全领会到这段经历所传达的信息，部分原因是，这种极端的急性睡眠负债（sleep debt）的例子很容易被视为住院医师的产物而不予理会——这只是工作的一部分。这种事情在我身上发生了不止一次。还有一次，我在健身房停车场的车里睡着了，收音机开着，吉尔不得不在凌晨两点开车过来给我的车跨接启动，而那时我们才约会了几个月。我是个幸运儿。

就当我意外地在公园里小憩之时，有一场关于住院医师工作时间的大辩论，我很不好意思地承认，我当时强烈反对减少工作时间。该提案是将我们的最长工作时间从 110 多小时限制在 80 小时以内。我认为这会让我们都变得软弱，我的许多资深同事也同意我的看法。

回过头来看，令人震惊的是，在医疗环境中，如此轻率地无视睡眠的行为竟然被容忍，甚至被助长。这几乎就像是他们鼓励我们在工作时大量吸烟和饮酒一样；这并不是一个无聊的类比。我们现在知道，即使是一个不眠之夜，也可以产生一种功能上相当于酒后驾车的状态。研究发现，尤其是睡眠不足的医务人员，比那些休息良好的医务人员犯下的错误要多得多，造成的死亡也要多得多，我也是其中之一。作为一名睡眠不足的住院医师，我最糟糕的时刻之一发生在另一个荒谬的长时间轮班期间（超过 48 小时），当时我正准备给一个患者做"腹腔镜胆囊切除术"（lap chole），我却一头栽进了患者的无菌手术单上。幸运的是，好在患者没有发生什么意外，但这段记忆仍然让我感到很难堪。

即使在那时，也就是不到 20 年前，我们对我们为什么睡觉、睡觉时会发生什么以及睡眠对短期表现和长期健康的重要性知之甚少。我们现在知道，与导致在停车标志前睡着的急性睡眠剥夺相比，长期睡眠负债是一个更阴险的杀手。许多研究发现，睡眠不足（平均每晚少于 7 小时）与从对普通感冒的易感性增加到死于心脏病发作等不良健康后果之间存在着强大的关联。睡眠不足会极大地增加代谢功能障碍的倾向，甚至包括 2 型糖尿病，并会严重破坏身体的荷尔蒙平衡。回想起来，我现在怀疑至少我自己在 30 多岁时出现的一些健康问题，其根源在于我对睡眠的轻率漠视。

睡眠对身体很重要，但对大脑可能更重要。良好的睡眠，不仅从数量上而且从质量上来说，对我们的认知功能、记忆甚至情绪平衡都至关重要。一夜好眠之后，我们在各方面都感觉好多了。即使在我们无意识的时候，我们的大脑仍然在工作，处理思想、记忆和情绪（因此，我们才会做梦）。它甚至还能以一种类似于城市清扫街道的方式进行自我清洁。与此相关的是，越来越多的证据表明，随着年龄的增长，良好的睡眠对于保持我们的认知能力和预防阿尔茨海默病至关重要。

这些结论主要是基于观察性研究，我在第十四章中对它们与营养有关的研究提出了质疑，而且它们也有一些相同的缺陷，特别是受试者对自己睡眠时间的回忆可能不是非常准确。你知道你昨晚到底睡了多长时间，睡得怎么样吗？我们很可能是不知道的。但是这些研究与营养流行病学不同，因为只有一个输入，那就是睡眠。它们的几个关键发现已经在更严格的临床研究中得到证实，并且数据更加一致，始终指向同一个方向。

总而言之，睡眠不足会对你的长期健康和日常工作能力产生破坏性的影响。在一个像我曾经那样不重视睡眠的社会中，当你看到这一现象的连锁反应时，一幅毁灭性的画面便出现了。

加州大学伯克利分校（University of California at Berkeley）"人类睡眠科学中心"（Center for Human Sleep Science）主任马修·沃克（Matthew Walker）在其著作《我们为什么要睡觉》（*Why We Sleep*）中宣称："整个工业化国家睡眠的减少正在对我们的健康、预期寿命、安全、生产力和孩子的教育产生灾难性的影响。"我发现我自己的患者的健康问题通常也可以追溯到睡眠不足——而解决他们的睡眠问题会使我们的其他战术更加有效。

幸运的是，唤醒我对睡眠的重要性的认识的，不是另一场近乎灾难的事件，而是我的朋友柯克·帕斯利（Kirk Parsley）提出的一个尖锐问题。他曾是一名海豹突击队（Navy SEAL）队员，后来作为海军医生为海豹突击队提供服务。2012 年的一个晚上，晚餐期间，我一直向柯克争辩说，每晚 5~6 个小时的睡眠已经足够了，如果我不感到疲倦的话，那么我就不需要更多的睡眠。事实上，我甚至宣称，我们要在床上浪费时间是一件很遗憾的事情。

想象一下，如果我们完全不睡觉，我们能完成多少事情！

我又来了，勇敢地登上了"愚蠢之山"的侧翼。但柯克用一个简单的、苏格拉底式的问题打断了我。他问道，如果睡眠如此不重要，那么为什么进化还没有将其摈除呢？

他的逻辑是无可争辩的。当我们睡着的时候，我们没有完成任何有用的事情。我们没有繁殖，没有收集食物，也没有保护我们的家人。更糟糕的是，在那种沉睡的状态下，我们极易受到捕食者和敌人的攻击，就像我在帕特森公园所经历的那样。他认为，这恰恰说明了为什么睡眠如此重要。为什么进化会让我们在无意识状态下度过长达三分之一的生命，而在这种状态下我们很容易被杀死或者被吃掉？他强调了这个问题：难道你不认为自然选择在数亿年前就已经消除了对睡眠的需求，除非，由于某种未知的原因，睡眠是绝对必要的吗？

他说得太对了，就好像他在我的脑子里敲了一记铜锣一样。每一种动物都会有某种形式的睡眠。到目前为止，科学家们还没有发现任何例外。马可以站着睡觉；海豚睡觉时只有一半大脑处于休眠状态；甚至是从未停止过运动的大白鲨，也会在类似睡眠的休息状态下度过一段时间；大象每天只睡 4个小时；棕色蝙蝠每 24 小时中有 19 个小时在睡觉，这让我觉得可能有点太多了。但关键是，迄今为止，每一种经过仔细研究的动物都会以某种方式睡觉。柯克是对的，从进化的角度来看，睡眠是没有商量的余地的。

我并不是唯一会忽视或轻视睡眠重要性的人。长期以来，它一直被科学和西方工业化社会所忽视。几十年前，睡眠被认为只是一种空白状态，一段无意识的时期，期间没有任何重要的事情发生。现如今，我们的高成就文化似乎仍然认为睡觉是在浪费时间，是只有婴儿、狗和懒惰的人才需要的东西。但是，睡眠科学在过去 30 年中已经取得了长足的发展，最新的研究结果表明，这种态度是完全错误的。我们现在知道，睡眠对我们的健康至关重要，就像稳定性对力量至关重要一样。

现在我已经把睡眠作为自己生活中的优先事项，我每天都能从中受益。没有什么感觉比在我睡得非常好之后醒来更有力量了。我的大脑里充满了新的想法，有种想要疯狂锻炼的冲动，对我周围的人来说，我是一个真正状态更好的人。然而，你最后一次醒来时有这种感觉是什么时候？今天早上？上周？上个月？还是你压根不记得了？

如果这是你，那么你需要对你的睡眠模式和睡眠质量进行评估，并努力解决它们——就像你应该解决你的脂蛋白，你的代谢健康，或者你的身体健康指标一样。它就是这么重要。

那么，我们需要睡多长时间呢？这个问题很棘手，因为我们的睡眠周期会受到阳光、噪声和人工照明等外部线索的强烈影响，更不用说我们自己的情绪和压力了。此外，我们非常善于适应睡眠不足的状况，至少在一段时间内是这样。但是很多很多的研究都证实了你母亲告诉你的事情：我们每晚需要睡大约 7.5~8.5 小时。在黑暗的洞穴中进行的研究甚至有一些证据表明，我们的 8 小时睡眠周期在某种程度上可能是与生俱来的，这表明这一要求是不容商量的。如果睡眠时间明显少于或者明显多于这个标准，从长远来看，几乎不可避免地会造成问题。

研究发现，即使是一个晚上的糟糕睡眠也会对我们的身体和认知表现产生有害影响。比赛前一晚睡眠不佳的运动员，其表现明显比休息好的时候差。耐力下降，最大摄氧量下降，一次最大重量力量下降。甚至我们的排汗能力也会受到损害，而且我们更容易受伤。2014 年的一项观察性研究发现，每晚睡眠时间不足 6 小时的年轻运动员，其受伤的可能性是睡眠时间为 8 小时及以上的同龄运动员的 2.5 倍之多。

良好的睡眠就像一种提高成绩的药物。在一项研究中，斯坦福大学的篮球运动员被鼓励每天努力保持 10 个小时的睡眠，不管是否有小睡，并且要戒酒或者咖啡因。五周后，他们的投篮命中率提高了9%，冲刺时间也加快了[①]。勒布朗·詹姆斯（LeBron James）[②] 将睡眠作为恢复日常生活的一个关键部分，每晚都要努力睡上9个小时，有时甚至10个小时，外加每天小睡一下。"当你睡了个好觉，你就会自然醒来，并且会感到精神焕发。"他说，"你不需要闹钟。你只会觉得，好吧，你可以以我能达到的最高水平来应对这一天。"

对于我们这些不是职业运动员的人来说，睡眠对于完成更平凡也更危险的任务仍然是必不可少的，比如说驾驶。一项研究发现，经过一夜的睡眠剥夺，一组职业司机在诸如刹车以避免撞车的测试下表现出的反应时间要差很多。不幸的是，没有针对睡眠不足驾驶的呼吸分析仪，因此很难获得精确的统计数据。但美国汽车协会（AAA）进行的一项调查发现，近三分之一的司机（32%）报告说，在过去的30天里，他们在开车的时候疲惫不堪，累得甚至连眼睛都睁不开。

然而，我们往往没有意识到睡眠不足对我们的能量水平和表现所产生的破坏性影响。研究发现，睡眠不足的人几乎总是低估它对他们的影响，因为他们会适应它。任何有过婴幼儿的人都知道，我们会接受由此产生的轻度疲惫和脑雾（mental fog）状态，并将其视为一种新的常态，这一过程被称为"基线重置"（baseline resetting）。我知道我做到了。作为一名住院医师和顾问医生，我认为我的睡眠很充足，因为我没有任何东西可以与之相比较。现在我睡得更好了，我很惊讶我在那种状态下能活那么久。这就像是，如果你只见过普通的电视，那么它看起来很好，但是一旦你看到4K屏幕，你就会意识到，你的老式阴极射线管电视终究不是很清晰。差异就是如此巨大。

---

① 这不仅仅是一个获得充足睡眠的问题，时机也很重要。研究考察了 NBA、NFL、NHL 中各球队的胜率，对于那些必须向西行进的球队来说，存在明显的昼夜节律劣势［罗伊和福里斯特（Roy and Forest, 2018）］。——作者注

② 美国职业篮球运动员。——译者注

老人血

尽管在某些情况下可能会很可怕，但与这种情况持续下去时我们对自己造成的伤害相比，一晚或三晚的睡眠不足所造成的短期伤害就显得微不足道了。柯克·帕斯利在担任海豹突击队的医生时就观察到了这一点。从表面上看，这些人似乎是最好的身体样本，在严格的训练中得到了精细的磨练。但当帕斯利分析了他们的血液测试结果后，他感到很震惊。许多这些年轻人的激素水平和炎症标志物表现出比他们实际年龄大数 10 年的情况，帕斯利称之为"老人血"。由于他们的训练和任务通常在深更半夜开始，并要求他们连续 24 小时或更长时间保持清醒，他们长期睡眠不足，自然的睡眠－觉醒周期完全被打乱了。

当柯克告诉我这个故事时，我猛然意识到，在我的"胖子彼得"时期，我也有过"老人血"：胰岛素升高、甘油三酯升高、睾酮水平在美国男性中处于最低的 5%。当时我一直把我的健康状况不佳和荷尔蒙失衡归咎于我糟糕的饮食，而且仅仅是饮食，但我也至少有 10 年时间处于严重的睡眠不足的状态，无论是在住院医师实习期间还是在之后。迟迟地，我意识到不睡觉实际上也影响到了我这些问题甚至在我的脸上都能看得出来。研究发现，长期睡眠较少的人往往比睡眠较多的同龄人的皮肤看起来更老、更松弛。

现在我认识到，睡眠、饮食和长期疾病的风险都是彼此密切相关的。以我现在的了解，我敢打赌，几个月的完美睡眠可以解决我当时 80% 的问题，即使是在糟糕的饮食情况下。

这可能会让你感到惊讶，就像我一样，但睡眠不足会严重破坏我们的新陈代谢。即使在短期内，睡眠不足也会导致严重的胰岛素抵抗。芝加哥大学的睡眠研究员伊芙·范·考特（Eve van Cauter）对健康的年轻人进行了严格的睡眠限制，每晚只睡 4.5 小时，结果发现，4 天后，他们的胰岛素水平与肥胖的中年糖尿病患者一样高，更糟糕的是，他们处理葡萄糖的能力下降了大约 50%。这被证明是所有睡眠研究中最一致的发现之一。至少有九项不同的研究发现，睡眠不足会使胰岛素抵抗增加三分之一。在医学上，我们很少看到如此一致的发现，实验证据如此有力地证实了流行病学，所以值得关注。很明显，睡眠不足会使我们陷入代谢功能障碍。

遗憾的是，类似的更长期的试验尚未进行，但观察性研究表明，短时间睡眠与长期代谢紊乱之间存在明显的联系。多项睡眠研究的大型荟萃分析显示，睡眠时间与 2 型糖尿病和代谢综合征的风险之间存在密切的关系。但它是利弊互见的：长时间睡眠也是问题的一种征兆。每晚睡 11 个小时或以上的人，全因死亡的风险高出近 50%，可能是因为睡眠时间长 = 睡眠质量差，但它也可能反映了潜在的疾病。在睡眠不足或睡眠时间短与高血压（17%）、心血管疾病（16%）、冠心病（26%）和肥胖症（38%）之间也发现了类似的风险关联。综上所述，这些发现都表明，睡眠不足的长期影响与我们从短期研究中预期的结果相似——胰岛素抵抗增加，以及随之而来的更多疾病，从NASH、2 型糖尿病到心脏病。如果你的睡眠长期受到影响，那么你的新陈代谢可能也会受到影响。

睡眠和代谢健康之间的这种关联起初似乎令人费解，但我认为这里缺少的环节是压力。众所周知，较高的应激水平会使我们睡眠不好，但睡眠不好也会使我们的应激更大。这是一个反馈循环（feedback loop）。睡眠不好和高压力都会激活交感神经系统——尽管它的名字叫交感神经系统，但它与平静相反。它是我们"战斗或逃跑反应"的一部分，促使被称为"糖皮质激素"包括应激激素皮质醇的激素释放。皮质醇会使血压升高，它还会导致葡萄糖从肝脏释放出来，同时抑制肌肉和脂肪组织对葡萄糖的吸收和利用，也许是为了优先将葡萄糖输送到大脑，在我们体内则会表现为应激诱导的胰岛素抵抗而导致的血糖升高。在我自己和我的一些患者身上，我经常会看到这种情况，即 CGM 上夜间血糖升高几乎总是皮质醇过量的迹象，有时深夜进食和饮酒会加剧这种情况。如果持续下去，这种血糖升高会导致 2 型糖尿病。

使问题更加复杂的是，睡眠不足还会改变我们对待食物的行为方式。伊芙·范·考特团队的研究发现，将受试者的睡眠时间限制在每晚 4~5 个小时会抑制他们的瘦素水平，瘦素是一种向我们发出吃饱信号的激素；这同时还会增加胃饥饿素的水平，胃饥饿素是一种"饥饿"激素。当我们睡得不好时，第二天我们可能会拼命、非理性地饥饿，而且更有可能去吃高热量和含糖的食物，而不是它们的健康替代品。研究表明，睡眠不足的人往往更有可能在深夜狂饮暴食第四餐。范·考特团队的后续研究发现，睡眠时间短的受试者与他们得到充分休息时相比，在第二天多吃了大约 300 卡路里的食物。总之，这一切都为 NAFLD 和胰岛素抵抗的开始提供了一个完美的配方。

睡眠与心血管疾病

交感神经系统也可能有助于解释为什么睡眠不足与心血管疾病和心脏病发作有如此密切的联系。当我们察觉到威胁时，它就会接管，调动皮质醇和肾上腺素等应激激素，从而提高我们的心率和血压。不幸的是，睡眠不足也会产生同样的影响，使交感神经系统长期处于警戒状态。我们会陷入"战斗或逃跑"模式，血压和心率居高不下，反过来又使我们的血管系统承受的压力倍增。我自己通过我喜欢玩的一些自我跟踪设备在睡眠不足的夜晚也注意到了这一点，我的静息心率会更高（不好），心率变异性会更低（也不好）。

跟踪设备的数据在一定程度上解释了长时间的睡眠不足与心脏事件的风险增加有关的原因。这是一个难以明确研究的问题，比如在随机对照试验中。两项大型荟萃分析发现，睡眠时间短（定义为每晚少于 6 小时）与心血管疾病的发病率增加约 6%~26% 有关。这并没有告诉我们因果关系的问题。

当然，人们睡眠不足的一些原因——工作时间更长、收入更少、压力更大等，也可能会导致他们患心脏病的风险。但有一项特别有趣的研究比较了先前发现的具有遗传变异的人的观察性数据和孟德尔随机化数据，这些变异会增加或减少他们一生中受更长或更短睡眠时间的影响。孟德尔随机化数据证实了观察性研究的结果，即每晚睡眠时间少于 6 小时与心脏病发作的风险高出约 20% 有关。更加值得注意的是，研究人员发现，每晚睡 6~9 个小时（即研究人员定义的充足睡眠时间）与心脏病发作风险的降低有关，甚至在具有冠状动脉疾病高度遗传倾向的人群中也是如此。

也就是说，良好的睡眠可能有助于减轻像我这样的人患心脏病的一些遗传风险。以上所有这些都让我相信，要把睡眠作为自己生活中的首要任务，并且要关注我的患者的睡眠习惯。

睡眠与大脑

到目前为止，我们在本章中讨论的大部分内容，即睡眠在代谢健康和心血管健康中发挥的关键作用中真正引人注目的是，这种影响有多少是通过大脑介导的。睡眠对大脑健康起着重要作用，尤其是随着我们年龄的增长，不仅在日常认知功能方面，而且在我们的长期认知健康方面（健康寿命的一个重要支柱）。

经过一个不眠之夜之后，我们都会感到昏昏沉沉，行动迟缓，我们的大脑没有了它应该有的那种敏锐。晚上睡个好觉，甚至睡个踏实的午觉，通常都能让我们恢复精力。睡眠研究人员正在揭示，良好的睡眠在多个层面上对长期大脑健康都是至关重要的，糟糕的睡眠更是会造成重大损害。长期以来，睡眠不佳被认为是阿尔茨海默病初期的症状之一，然而，随后的研究指出，长期睡眠不好是导致阿尔茨海默病和痴呆症的一个强大的潜在病因。事实证明，睡眠对维持大脑健康和大脑功能同样重要。

当我们躺在床上，闭上眼睛，进入睡眠状态时，一系列的生理变化开始发生。我们的心率减慢，核心温度下降，呼吸变得有规律，因为我们在等待着睡眠的到来。与此同时，我们的大脑也开始了自己的旅程。

研究人员现在知道，我们的睡眠分为一系列明确的阶段，每个阶段都有特定的功能和特定的脑电波"特征"，这就是研究人员最初识别不同睡眠阶段的方法。为了直观地了解这些阶段，想象一下，当你上床睡觉并闭上眼睛时，你正乘坐一艘潜水艇开始深海潜水。当你的身体放松时，你就睡着了，希望在几分钟之内，你那艘隐喻的船就滑到了海浪下面，开始了它的下潜之旅。

通常情况下，我们的下降速度是相当快的。我们潜入深处，经过一段时间的浅睡眠，然后进入深度睡眠。这个睡眠阶段被称为非快速眼动睡眠（non-REM，或 NREM），它有两种强度，即轻度非快速眼动睡眠和深度非快速眼动睡眠。后者在两者中更为重要，尤其是对于神经系统健康而言。在我们的潜水类比中，这时我们潜入到了黑暗的海洋深处，在那里我们的大脑对外部刺激是免疫的。但这并不意味着没有任何事情发生。当我们进入深度睡眠时，我们的脑电波会变慢，直到达到一个极低的频率，大约是每秒 1~4 个周期的吟唱节奏。虽然我们通常是在深度睡眠和较浅的非快速眼动睡眠之间来回循环，但这种深度睡眠在前半夜占据了主导地位。

通常在深夜，我们的"潜水器"会再次浮上水面，进入快速眼动睡眠（REM）阶段。在这种状态下，我们的眼球真的会在眼皮后面飞快地转来转去。我们正在"看"东西，但只是在我们的脑海中。这是我们大多数梦境发生的地方，因为我们的大脑在处理那些看起来很熟悉但也很奇怪或者与它们的典型背景相脱节的图像和事件。有趣的是，快速眼动睡眠的电流特征与我们清醒时的非常相似，主要区别是我们的身体处于"瘫痪"状态，这可能不是偶然的，因为它阻止了我们对怪异的梦境想法采取行动。如果我们在快速眼动睡眠时可以随便起身跑来跑去，那就不太好了。这可能也解释了为什么我们在梦中试图逃离某些东西，但我们的身体却似乎不愿配合。

在一个典型的夜晚，我们将在这些睡眠阶段之间循环。这些睡眠周期大约持续 90 分钟，我们甚至可能在其间短暂醒来，这可能是进化的方式，以保护我们在夜间不被狮子吃掉或者不被敌人攻击。维卡斯·贾恩（Vikas Jain）博士这样指出，他是受过斯坦福大学培训的睡眠医师，与我一起解决患者的睡眠问题。

快速眼动睡眠和深度非快速眼动睡眠（为了方便起见，我们称之为"深度睡眠"）对学习和记忆都至关重要，但其方式不同。在深度睡眠期间，大脑清理海马体中的短期记忆缓存，并选择重要的记忆在大脑皮层中进行长期存储，帮助我们存储和强化一天中最重要的记忆。研究人员已经观察到，我们在某个晚上获得了多少深度睡眠与我们第二天在记忆测试中的表现有直接的线性关系。

当我们年轻的时候，快速眼动睡眠对我们的大脑生长和发育很重要。即使在我们睡着的时候，我们的大脑也在形成新的连接，扩大我们的神经网络，这就是为什么年轻人在快速眼动期花费的时间更长。成年后，我们的快速眼动睡眠时间趋于平稳，但它仍然十分重要，特别是对创造力和解决问题而言。通过在事实和记忆之间产生看似随机的联系，并从无意义的联系中找出有希望的联系，大脑通常可以想出解决前一天困扰我们的问题的办法。研究还发现，快速眼动睡眠对所谓的程序性记忆特别有帮助，对于运动员和音乐家来说，这有助于学习新的身体运动方式。

快速眼动睡眠的另一个非常重要的功能是帮助我们处理情绪记忆，帮助我们将情绪与引发这些情绪的消极或积极经历的记忆分开。正因如此，每当我们上床时因为某件事情心烦意乱，到了早上几乎总是会好起来。我们记得这个事件，但最终忘记了伴随它而来的痛苦。如果没有这段休息时间来进行情感疗愈，我们将生活在一种持续的焦虑状态中，每一段记忆都会引发围绕该事件的新一轮情绪波动。如果你觉得这听起来像创伤后应激障碍（PTSD），那你也没错。对作战老兵的研究发现，他们不太能够将记忆与情绪分开，正是由于他们缺乏快速眼动睡眠。事实证明，这些退伍军人释放出的高水平的去甲肾上腺素，即"战斗或逃跑"激素，有效地阻止了他们的大脑放松到足以进入快速眼动期的状态①。

也许最有趣的是，快速眼动睡眠可以帮助我们保持情绪意识。研究发现，当我们被剥夺了快速眼动睡眠时，我们更难读懂他人的面部表情。被剥夺了快速眼动睡眠的研究对象甚至将友好或中性的表情解释为威胁，这并非小事一桩。我们作为社会性动物②的能力取决于我们理解和驾驭他人感受的能力。简而言之，快速眼动睡眠似乎可以保护我们的情绪平衡，同时帮助我们处理记忆和信息。

另一方面，深度睡眠似乎对维护大脑这个器官的健康至关重要。几年前，罗切斯特的研究人员发现，当我们处于深度睡眠状态时，大脑会激活一种内部废物处理系统，使脑脊液涌入神经元之间，从而清除细胞间的垃圾。当这种情况发生时，神经元本身会收缩以允许这种情况的发生，就像城市居民有时需要移动他们的汽车以允许街道清扫车通过一样。这一清洁过程会冲走垃圾，包括 β-淀粉样蛋白和 tau 蛋白，这两种蛋白质与神经退行性变有关。但是，如果我们没有花足够的时间在深度睡眠上，这个系统就不能有效

---

① 去甲肾上腺素可以通过降压药哌唑嗪来降低。——作者注

② 有趣的是，快速眼动睡眠在进化过程中出现得相对较晚，所有动物都表现出非快速眼动睡眠，但只有鸟类和非水生哺乳动物才会经历快速眼动睡眠，尽管最近的研究表明，非鸟类爬行动物中可能存在类似快速眼动睡眠的状态。水生哺乳动物需要定期浮出水面呼吸，所以它们不会进入深度睡眠。——作者注

地工作，淀粉样蛋白和 tau 蛋白就会在神经元中堆积。更广泛的研究发现，几十年来，每晚睡眠时间通常少于 7 小时的人，其大脑中积累的 β-淀粉样蛋白和 tau 蛋白往往比每晚睡眠时间在 7 小时或以上的人多得多。Tau 蛋白是一种在不健康的神经元内聚集成"缠结"的蛋白质，它本身就与认知正常的人和患有轻度认知障碍（痴呆症的早期阶段）的人的睡眠障碍有关。

这可能会成为一个恶性循环。如果有人患有阿尔茨海默病，他们很可能会出现睡眠障碍。阿尔茨海默病患者在深度睡眠和快速眼动睡眠中的时间逐渐减少，他们的昼夜节律（即睡眠－觉醒周期）也可能会发生巨大的变化。此外，多达一半的阿尔茨海默病患者会出现睡眠呼吸暂停（sleep apnea）。

但睡眠障碍反过来可能也有助于创造条件，使阿尔茨海默病得以发展。失眠影响着 30%~50% 的老年人，而且有大量的研究表明，睡眠障碍通常比痴呆症的诊断早几年，它们甚至可能出现在认知能力下降之前。一项研究将认知正常人的睡眠质量差与认知障碍的发作联系起来，二者的发作间隔仅仅为一年。

与此同时，老年人良好的睡眠质量与轻度认知障碍和阿尔茨海默病较低的患病风险，以及与保持较高水平的认知功能有关。根据一项研究，成功治疗睡眠障碍可能会将轻度认知障碍的发病年龄推迟 11 年左右，并可能改善已被诊断为阿尔茨海默病的患者的认知功能。

显然，睡眠和认知健康是紧密交织在一起的，这就是为什么预防阿尔茨海默病的支柱之一（尤其是对我们的高危患者来说），就是改善他们的睡眠。仅仅花时间躺在床上是不够的，高质量的睡眠对大脑的长期健康是极其重要的。如果睡眠不规律、支离破碎或深度不够，大脑就无法享受到这些好处。

遗憾的是，我们获得深度睡眠的能力会随着年龄的增长而下降，这种情况在我们接近 30 岁或 30 岁出头时就开始了，但随着我们进入中年，情况会越来越糟糕。目前还不完全清楚这种睡眠质量的下降在多大程度上是由于年龄增长引起的，我们也不能排除随着年龄增长而退化的健康状况导致睡眠质量退化的可能性。一项分析表明，成人睡眠模式的大部分变化发生在 19~60 岁，如果一个人保持良好的健康状况（这是一个很宽泛的假设），之后的下降幅度会很小。

这种与年龄有关的深度睡眠减少有可能是生长激素分泌的变化所引起的。一方面，生长激素通常在我们晚上入睡后一个小时左右，或者在我们可能进入深度睡眠的时间点前后呈脉冲式释放出来。另一方面，抑制生长激素会减少深度睡眠，所以目前尚不清楚谁是因谁是果。生长激素在青春期达到高峰，并在青年时期到中年之间迅速下降，之后下降的速度要慢得多，这种模式与我们随着年龄增长而获得的深度睡眠量的变化相类似。

更多的研究指出，40~49 岁和 61~69 岁是一生中通过深度睡眠预防阿尔茨海默病的两个关键 10 年。在这两个阶段中睡眠较少的人似乎在以后患痴呆症的风险更高。因此，中年时期的良好睡眠对于保持认知健康似乎尤为重要。

我现在才意识到，这么多年来，当我每晚只睡 5~6 个小时并认为自己处于巅峰状态时，我的表现可能远远低于我的潜力。与此同时，我可能将自己置于了长期疾病的风险之中——代谢疾病、心脏疾病和认知疾病。我总是吹嘘说："生前何必久睡，死后自会长眠。"

我当时并不知道的是，我的不眠不休在很大程度上加速了那一天的到来。

评估你的睡眠

如果科学能够找到某种"睡眠开关"，某种可以被触发或抑制的大脑通路，使我们可以立即入睡，并整夜平稳地在深度睡眠和快速眼动睡眠中来回循环，直到我们醒来时感到神清气爽，那就太好了，但这还没有发生。

这并不是因为大型制药公司缺乏努力。睡眠对很多人来说都是一个问题，市场上大约有十几种 FDA 批准的安眠药物。安必恩（唑吡坦）是第一个真正轰动一时的安眠药，在 20 世纪 90 年代获批后的头两年里就创造了 40 亿美元的收入。需求是巨大的，这一现象甚至可以追溯到更久远的年代。药物吗啡于 1806 年首次从罂粟中分离出来，以希腊神话中梦神摩耳甫斯（Morpheus）的名字命名，因为它能很有效地使人入睡。这很恰当，因为睡觉和做梦可以成为逃避身体和情感痛苦的避难所。但是吗啡容易上瘾，显然不是理想的安眠药。

目前，美国安眠药市场估计每年价值约为 280 亿美元。但最近处方的数量实际上一直在下降，也许是因为消费者逐渐认识到，这些药物实际上并不十分有效。它们很擅长使人逐渐丧失意识，但话又说回来，穆罕默德·阿里的右交叉拳也是如此。安必恩和鲁尼斯塔（Lunesta）等安眠药并不能促进健康、持久的睡眠，而往往会促进一种类似于睡眠的无意识状态，这种无意识状态对快速眼动睡眠或深度睡眠的大脑治疗并没有多大作用。一项研究表明安必恩实际上既减少了慢波睡眠（深度睡眠）又没有增加快速眼动睡眠，这意味着服用安必恩的人基本上是牺牲了更高质量的睡眠。与此同时，安必恩有一个广为人知的副作用，那就是一些使用者在"睡觉"时会四处走动和做事情，从而会导致各种各样的问题。

制药业随后研发出了一类新的安眠药，据称通过阻断一种叫作食欲素（orexin）的促醒大脑化学物质来解决梦游问题。有意思的是，食欲素最初被认为与食欲更相关，它能通过增加饥饿感调节食欲。但所谓的食欲素拮抗剂抑制剂，如莱博雷生（Dayvigo，lemborexant）和达利雷生片（Quviviq，daridorexant）已被批准用于治疗失眠，而且它们似乎很有前景——尤其是当使用者想在夜间保持对听觉刺激的反应能力时。例如，父母想睡觉，但如果孩子哭了，他们仍然能够做出反应。然而，这些药品相当昂贵。

还有一些较老的苯二氮卓类药物，如安定（地西泮）和赞安诺（阿普唑仓），它们依然很受欢迎，在我们的社会中几乎无处不在，有时也被用来治疗失眠。这些药物通常会导致无意识，并不会改善睡眠质量。有些令人担忧的是，使用这些药物还与认知能力的下降有关，而且除了短期应急，一般不建议老年人使用它们。顺便说一句，我也不建议老年人吃安必恩。

当新患者来到我们的诊所时，他们依赖其中一种安眠药的情况并不少见。如果他们每月服用一次安必恩或赞安诺，或者只在旅行时服用，或者在情绪低落时服用以帮助他们入睡，这并不令人担忧。但是，如果他们经常使用这些药物，我们的首要任务就是让他们停止使用这些安眠药，并让他们开始学会在没有这些药物的情况下正确入睡。

我们确实发现有一种药物有助于睡眠，那就是曲唑酮（trazodone），这是一种相当古老的抗抑郁药，1981 年获批，但从未真正流行起来。用于治疗抑郁症的剂量是每天 200~300 毫克，但它有一个不必要的副作用，那就是会导致使用者睡着。然而，"彼之砒霜，吾之蜜糖"。这种副作用正是我们想要的安眠药，特别是如果它还能改善睡眠结构，这正是曲唑酮的作用，而大多数其他安眠药都没有这种效果①。我们通常使用的剂量要低得多，从100毫克到 50 毫克甚至更少。最佳剂量取决于个人，但目标是找到既能改善睡眠质量又不会导致在第二天出现昏昏沉沉的剂量。我们在使用南非醉茄补充剂方面也取得了不错的效果。

目前还没有药理学上的灵丹妙药可以帮助你入睡，但是你可以做一些相当有效的事情来提高你入睡和保持睡眠的能力。并且，希望你睡得够好，以避免我们在本章中谈到的所有可怕的事情。然而，请记住，如果你患有真正的睡眠障碍，比如失眠或睡眠呼吸暂停，这些提示和战略是不会有效的（参

---

① 曲唑酮用于睡眠的情况越来越普遍，但 FDA 仍将其视为"标签外"的用途来使用。它似乎特别有助于使患者在夜间保持睡眠状态而不会醒来。——作者注

见后文的问卷评估，你可以和你的医生进行讨论）。

这个过程的第一步与康复计划的第一步相呼应。我们必须放弃长期睡眠剥夺的"瘾"，承认我们需要更多的睡眠，而且要保证有足够的质量和数量。我们是在允许自己睡觉。起初，这对我来说实际上是相当困难的，因为我花了几十年的时间践行了正好相反的做法。我希望现在我已经让你相信了睡眠在健康的多个方面的重要性。

下一步是评估你自己的睡眠习惯。市面上有很多睡眠追踪器，它们可以让你很好地了解自己的实际睡眠状况。它们通过测量心率、心率变异性（HRV）、运动、呼吸频率等变量来工作。这些输入被用来评估睡眠持续时间和阶段，并以合理的但并非完美的准确度来做到这一点。虽然我发现这些对于优化我自己的睡眠很有帮助，但有些人会因为睡眠评分不高而大动肝火，这可能会进一步损害他们的睡眠。在这种情况下，我会坚持让我的患者在几个月内暂停使用追踪器。同样值得重申的是，睡眠时间过长往往不仅是睡眠质量差的标志，也是其他潜在健康问题的标志。

与此同时，你应该对你过去一个月的睡眠质量做一个长期的评估。最有效的睡眠问卷可能是"匹兹堡睡眠质量指数"（Pittsburgh Sleep Quality Index），这是一份四页的文件，询问你在过去一个月的睡眠模式。例如，你在 30 分钟内难以入睡、夜间醒来、呼吸困难（即打鼾）、白天难以保持清醒（比如开车时），或者"感到缺乏做事的热情"的频率如何？

在网上很容易找到该调查问卷和评分标准[①]，而且我经常发现它有助于说服我的患者认真对待睡眠，并将其作为他们生活中的优先事项。还有一个更简单的测验，叫作"爱泼沃斯嗜睡量表"（Epworth Sleepiness Scale），它

---

① 匹兹堡睡眠质量指数问卷可在 http：//www.sleep.pitt.edu%20/instruments/#psqi 网站上获得。有关评分的详细指南，请参见伯伊斯等人的文章（Buysse，1989）。——作者注

要求用户对自己在某些特定情况下打瞌睡的可能性进行评分，评分标准为 0（不太可能）到 3（非常可能）：

- 坐着阅读书刊时

- 看电视时

- 在会议或其他公共场所坐着不动时

- 作为乘客在汽车上连续坐一个小时

- 条件允许的情况下，下午躺下休息时

- 坐着与人交谈时

- 午餐后安静地坐着时（未饮酒）

- 遇到堵车，停车数分钟时

总分达到 10 分或以上表明过度嗜睡，并可能指向睡眠质量问题[①]。

另一个有用的筛查工具是失眠严重程度指数量表（Insomnia Severity Index）提供了一个反思和报告你的睡眠问题经历及其对你的功能和健康的影响的机会[②]。

在睡眠评估中，一个重要但经常被忽视的因素是，不同的人可能有着截然不同的"睡眠类型"（chronotypes），这是一种形容一个人是"早起的人"或"不是早起的人"的花哨说法。我们都与昼夜节律周期有着不同的关系，而这种关系在很大程度上是遗传性的，早起的人和夜猫子会有不同的昼夜节律基因[③]。研究发现，一些人从基因上倾向于早上第一件事就是跳下床来，而另一些人则天生倾向于晚起（晚睡），直到下午的某个时候才真正进入状态。

---

① 爱泼沃斯嗜睡量表及其评分可在 www.cdc.gov/nosh/emres/longhourstraining/Scale.html 网站上查看。——作者注

② 失眠严重程度指数量表及其评分和解释信息可访问：www.ons.org/sites/default/files/Inomnia SeverityIndex_ISI.pdf。——作者注

③ 要想弄清楚你的睡眠类型，请填写"清晨型/夜晚型睡眠分型问卷"（MEQ），网址为：https：// reference.medscape.com/calculator/829/morningness-eveningness -questionnaire-meq。——作者注

后者并不像人们长期以来所认为的那样"懒惰"，他们可能只是有着不同的睡眠类型。

就像生物学中的其他很多东西一样，这在进化论中也有可能的依据。如果一个氏族或部落的所有成员都遵守完全相同的睡眠时间表，那么整个群体每晚都会有几个小时容易受到捕食者和敌人的攻击。显然，这并不理想。但是，如果他们的睡眠时间表错开，一些人早睡，而另一些人则更倾向于熬夜和照看火堆，那么整个群体就不会那么容易受到伤害了。这也可以解释为什么青少年想晚睡，然后睡懒觉。我们的睡眠类型似乎在青春期经历了一个暂时的转变，朝着晚睡晚起的方向发展。不幸的是，对于青少年和我们这些为人父母的人来说，学校的上课时间仍然顽固地固定在很早的时间。但在美国已有越来越多的运动要求推迟上学时间，以更好地适应青少年的睡眠时间表。

最后，重要的是要排除阻塞性睡眠呼吸暂停的可能性，这种情况出乎意料地普遍存在，但诊断不足。可以在睡眠实验室或家里对此进行正式测试，但还有另一份名为"睡眠呼吸暂停初筛量表"（STOP-BANG）的问卷，它与正式的呼吸暂停测试有很强的相关性[①]。如果你打鼾、有高血压、大部分时间感到疲劳，或者如果你的伴侣观察到你在夜间偶尔会停止呼吸，哪怕是片刻，你都应该接受医学专业人士的进一步睡眠呼吸暂停测试，其他风险因素包括 BMI 大于 30 和男性。睡眠呼吸暂停是一个严重的健康问题，会对心血管健康和痴呆症风险产生影响。

睡得更好

一旦你排除了或解决了像睡眠呼吸暂停这样的严重问题，你就可以采取

---

① STOP-BANG 问卷可在 www.stopbang.ca/osa/screening.php 上获取。——作者注

一些具体的步骤来改善你的睡眠，或者至少提高你获得良好睡眠的机会。

最重要的是，你必须为自己创造一个有利于良好睡眠的环境。良好睡眠的首要条件是黑暗。光线是睡眠的敌人，这一点不用多说。因此，你要使你的卧室尽可能地黑暗。如果你住的地方有大量的室外晚间光线，那就在房间安装遮光窗帘，并移走卧室里的所有光源，甚至包括像电视和有线电视机顶盒之类的电子设备，它们的类激光 LED 灯的亮度足以让你睡不好觉。数字时钟尤其致命，不仅是因为它们明亮的数字，还因为如果你醒来看到已经是凌晨 3 点 31 分，你可能会开始担心早上 7 点的航班，然后就再也睡不着了。

说起来容易做起来难，因为这基本上相当于是把 21 世纪从你的卧室里驱逐出去了。从无处不在的电灯开始，现代生活几乎系统地破坏了我们正常睡眠的能力。非自然光不仅会干扰我们的自然昼夜节律，还会阻碍褪黑激素的释放，这种由黑暗激活的激素会告诉我们的大脑，是时候入睡了。这与 SAD 干扰饱腹激素的方式相类似，饱腹激素通常会告诉我们已经吃饱了，我们可以停止进食了。

更糟糕的是最近出现的 LED 家用照明，它发出的光主要是在光谱的蓝色一端，这意味着它更像日光。当我们的大脑检测到这种蓝光时，它认为现在是白天，我们应该醒着，所以它会试图阻止我们入睡。因此，晚上的时候你也应该少暴露在明亮的 LED 灯下。睡觉前的几个小时，开始关掉家里不必要的灯，从那里开始逐渐减少你的光线暴露。此外，试着把蓝色密集型的 LED 灯泡换成位于光谱中较暖的那一端的灯泡。

我们睡前盯着的屏幕——手机、笔记本电脑、电子游戏，这对我们的睡眠更不利。它们不仅用更多的蓝光轰炸我们，而且还以阻碍我们睡眠能力的方式激活我们的大脑。一项大规模的调查发现，受试者在睡前一小时内使用的互动设备越多，他们入睡和保持睡眠的困难就越大。电视、电子音乐播放器等被动设备，尤其是书籍，则不太可能与睡眠质量差有关。根据澳大利亚弗林德斯大学（Flinders University）心理学教授、睡眠研究员迈克尔·格拉迪萨的研究，这可能部分解释了为什么睡前看电视似乎不像玩电子游戏或刷社交媒体那样对睡眠产生负面影响。

我越来越相信，我们对屏幕和社交媒体的全天候依赖可能是我们最具破坏性的习惯，不仅对我们的睡眠能力，而且对我们的总体心理健康都是如此。所以我把这些东西从我的晚上驱逐出去，或者至少尝试这样做。最晚在睡觉前一小时关掉电脑，收起手机。不要把你的笔记本电脑或手机带到床上。

另一个非常重要的环境因素是温度。许多人将睡眠与温暖联系在一起，但事实恰恰相反。我们入睡时的信号事件之一是我们的体温下降大约 1 摄氏度。为了帮助实现这一点，可以试着让你的卧室保持凉爽——18 摄氏度左右似乎是最佳的。睡前洗个热水澡实际上可能有助于这个过程，不仅是因为洗澡本身就是一种放松的方式，而且还因为当我们从浴缸里出来，爬上凉爽的床时，我们的核心温度会下降，这就向我们的大脑发出了信号，表明是时候睡觉了。还有各种降温床垫和床垫套，可以帮助那些喜欢清凉睡眠的人。

我们体内的"环境"对良好的睡眠同样重要。对于睡眠困难的患者，我告诉他们的第一件事就是少饮酒，最好完全戒酒。这是违反直觉的，因为酒精最初起到镇静剂的作用，所以它可以帮助我们更快地入睡。但随着夜幕降临，酒精从睡眠的朋友变成了敌人，因为它被代谢成损害我们睡眠能力的化学物质。如果饮酒超量，我们可能在后半夜更难进入快速眼动睡眠，更容易醒来，并在无益的浅睡眠中徘徊。

即使在适度饮酒者身上，酒精对记忆和认知的影响也很明显。研究发现，酗酒的年轻人更健忘，比如忘记锁门或邮寄信件等。在基于单词的记忆测试中，平均每周喝九杯酒的学生（按大学标准来说不算多）表现更差。而且，一项不会让任何人感到惊讶的发现是，饮酒较多的学生睡得更晚，白天感觉更困，而且在测试中表现更差。更加令人担忧的是，研究发现，在一轮学习或研究的两天后大量饮酒的学生会忘记或无法记住他们所学的大部分内容。

请注意，这些都是针对年轻人的研究结果，这些学生可能正处于他们的认知巅峰。如果据此对我们这些中老年人进行推断，我们可能对酒精的耐受性更低，更容易忘记事情，其影响令人担忧。我发现我自己的极限是每晚喝两杯，超过两杯，我的睡眠就会出现问题，第二天的工作表现也会受到影响，无论我喝多少咖啡都没有用。

咖啡并不能解决睡眠不足的问题，特别是过量饮用或是在错误的时间饮用。大多数人认为咖啡因是一种兴奋剂，可以以某种方式给我们提供能量，但实际上它的功能更像是一种睡眠阻滞剂。它通过抑制一种名为"腺苷"的化学物质的受体发挥作用，而腺苷通常可以帮助我们每晚入睡。在一天的时间中，腺苷会在我们的大脑中积聚，从而产生科学家们所说的"睡眠压力"（sleep pressure），或者说是睡眠的动力。我们可能会很累，需要睡眠，但如果我们摄入咖啡因，它就会有效地"切断信号"，所以我们的大脑永远不会接收到这个信息。

这在早上显然很有帮助，特别是如果我们的"睡眠类型"告诉我们早上6点还应该睡觉的话。但是咖啡因在人体内的半衰期长达6个小时，所以如果我们在中午喝了一杯咖啡，到了下午6点，我们的体内仍会有半杯咖啡因的量。现在将其乘以你一天喝的咖啡杯数，从最后一杯开始算起。如果你在下午3点喝下最后一杯双份意式浓缩咖啡，那么到了晚上9点，你的身体里仍然会有相当于一整杯的咖啡因。所以你很可能不会有很快入睡的冲动。

每个人对咖啡因的耐受性不同，这取决于基因和其他因素，23andMe（一家DNA鉴定公司）测试了一种常见的咖啡因相关基因。我是一个代谢非常快的人，所以我可以搞定下午的浓缩咖啡，而不会太影响我的睡眠。我甚至可以在晚餐后喝咖啡，而且它似乎对我没有影响，不像酒精那样。咖啡因代谢缓慢的人可能应该在中午之前喝一两杯就可以了。

这种"睡眠压力"的概念，即我们对睡眠的需求或渴望，是我们许多睡眠战术的关键。我们想培养睡眠压力，但要在适当的时间、以适当的量但不要太多，也不要太少，更不要太早。这就是为什么医生用来治疗失眠患者的主要技术之一实际上是睡眠限制，将他们被"允许"睡眠的时间限制在 6 个小时或者更少。这基本上使他们足够疲劳，在一天结束时更容易入睡，希望因此使他们的正常睡眠周期得到恢复。他们的睡眠压力累积到了一定程度，会压倒导致他们失眠的任何原因。但这也有助于解释为什么午睡会适得其反。白天小睡一会儿，虽然有时很诱人，但也会缓解过多的睡眠压力，使得晚上更难再入睡。

另一种帮助培养睡眠压力的方法是通过运动，特别是持续的耐力运动（比如二区训练），最好不要在睡前 2~3 个小时内进行。我的患者经常发现，30 分钟的二区训练对他们入睡的能力有神奇的作用。更好的做法是，进行需要暴露在阳光下的运动（即户外运动）。虽然深夜的蓝光会干扰睡眠，但白天 30 分钟的强烈日光照射有助于使我们的昼夜节律周期保持正常，从而为一夜好眠做好准备。

在心理上为睡眠做好准备也很重要。对我来说，这意味着要避免任何可能造成压力或焦虑的事情，比如阅读工作邮件，尤其是查看新闻。这将激活交感神经系统（即战斗或逃跑系统），而此时我们正希望消除压力和总体上放松下来。我不得不强迫自己在晚上远离电脑，那一队列的电子邮件到第二天早上还是会在那里。如果有什么迫切问题在我的脑海中挥之不去，我就会写几行字，为第二天早上制定一个行动计划。另一种抑制交感神经系统，让大脑为睡眠做好准备的方法是通过冥想。有几个非常好的应用程序可以帮助指导冥想，包括一些完全专注于睡眠的应用程序。

这里最重要的一点是，一夜好眠可能部分取决于一天的清醒状态，这需要我们在清醒的时候进行锻炼、保留一些户外活动时间、合理饮食（不吃夜宵）、尽量少喝酒或不喝酒、适当管理压力，并且知道在工作和其他生活压力源之间设定界限。

如何改善你的睡眠？

以下是我试图遵循的一些规则或建议，以帮助我睡得更好。这些都不是灵丹妙药，但主要是为睡眠创造更好的条件，让你的大脑和身体来完成其余的工作。你越接近这些操作条件，你的睡眠就会越好。当然，我并不是说有必要做所有这些事情。一般来说，最好不要纠结于睡眠问题。但是，这些内容中你能勾选的越多，你获得良好睡眠的概率就越大。

1. 不要喝任何酒，这是毋庸置疑的。如果你必须得喝，那就在下午6点之前喝一杯即可。酒精对睡眠质量的损害可能比我们能控制的任何其他因素都要大。不要把它产生的昏昏欲睡与高质量的睡眠混为一谈。

2. 睡前3小时内不要吃任何东西，最好是更长的时间。最好是带着一点点饥饿感上床睡觉（尽管饥肠辘辘会让人分心）。

3. 从睡前2小时开始，避免使用刺激性的电子产品。如果你有入睡困难，尽量避免任何涉及屏幕的东西。如果必须的话，请在设置中减少屏幕蓝光。

4. 睡前至少1个小时，甚至是更长的时间，避免做任何会产生焦虑或刺激的事情，比如阅读工作邮件，或者查看社交媒体。这些都会使我们大脑中反刍①、易忧虑的区域嗡嗡作响，这并不是你想要的。

5. 对于那些有条件的人来说，睡前可以在桑拿房或热水浴缸里待上一段

---

① 重复被动地回忆和思考负面事件和负面情绪，像坏掉的录像一样一个劲地在脑内重放。——译者注

时间。一旦你躺在凉爽的床上，降低的体温就会向你的大脑发出信号，是时候该睡觉了。热水澡或淋浴也可以。

6. 房间应该保持凉爽，温度最好在 18 摄氏度左右。床也应该是凉爽的。使用"凉爽"的床垫或众多床用降温设备中的一种。对于夜间喜欢不同温度的夫妇来说，这些也是很好的工具，因为床垫两侧可以单独控制。

7. 使房间完全变暗。如果可能的话，让光线暗到"伸手不见五指"的程度。如果无法做到这一点，可以使用眼罩。我用的是一款名为"阿拉斯加熊"（Alaska Bear）的丝质眼罩，价格约为 8 美元，比我试过的更高级版本效果更好。

8. 给自己足够的睡眠时间，睡眠科学家称之为"睡眠机会"（sleep opportunity）。这意味着在你需要醒来之前至少要睡 8 个小时，最好是 9 个小时。如果你连获得充足睡眠的机会都不给自己，那么本章的其余部分就没有意义了。

9. 固定你的起床时间，并且不要偏离它，即使是在周末。如果你需要灵活性，你可以改变你的就寝时间，但要优先保证每晚在床上至少睡够 8 个小时。

10. 不要纠结于你的睡眠，尤其是当你有睡眠问题时。如果你需要一个在床边放一个时钟，请确保它背对着你，这样你就看不到数字了。看钟表会让人更难入睡。如果你发现自己在为糟糕的睡眠分数而担心，那就暂时不要再使用睡眠追踪器了。

但是，如果我们仍然无法入睡，该怎么办呢？这就引出了最后一个也是最令人烦恼的睡眠问题——失眠。我们可能都在某个时候有过无法入睡的经历，但对许多人来说，这是一个长期的问题。所以我们要问的第一个问题是：这真的是失眠吗？还是你根本没有做好准备去好好睡觉？

如果你发现自己醒着躺在床上，无法入眠，我的建议是停止与之抗争。

起床，到另一个房间，做一些放松的事情。泡一杯茶（显然是选择不含咖啡因的），然后读一本（最好是无聊的）书，直到你再次感到困倦。维卡斯·贾恩说，关键是要找到一些让人轻松愉快但没有任何作用的东西。你永远不会想给自己的失眠一个目的，比如工作或支付账单，因为如果你这样做了，你的大脑将会定期唤醒你。还要记住，你可能实际上并没有失眠，你可能只是一个"夜猫子"，认为自己"应该"比大脑或身体准备好的时间更早上床睡觉。所以，如果可能的话，调整你的就寝时间和起床时间。

如果在遵循了上述建议之后，仍然还会失眠，最有效的治疗方法就是一种名为"失眠认知行为治疗"（Cognitive Behavioral Therapy for Insomnia，CBT-I）的心理疗法。CBT-I 的目标是通过帮助患者打破不良的睡眠习惯，消除任何可能阻碍他们入睡的焦虑情绪，从而帮助他们恢复对睡眠能力的信心。治疗师也会使用睡眠限制，依然是作为增加睡眠压力的一种方式。这反过来又有助于恢复他们对睡眠能力的信心。对 CBT-I 技术的研究发现，它们比安眠药更有效。

在忽视了睡眠几十年之后，我现在成了睡眠的狂热爱好者。我认为它是一种提高性能的物质，不仅在身体上，而且在认知上。从长远来看，这种叫作"睡眠"的东西也能以显著的方式改善我们的健康寿命。就像运动一样，睡眠本身就是一种神奇的药物，对大脑、心脏，尤其是我们的新陈代谢都有整体和局部的益处。

因此，如果进化使睡眠成为不可商量的事情，那么我就不再争论这个问题了，我已经欣然接受了它。

第十七章

持续的自我修炼：忽视情绪健康的高昂代价

每个人都是一座桥梁，跨越他所继承的遗产和他所传承的遗产。

——特伦斯·雷亚尔（Terrence Real）

每周一都会有新的患者来就诊，我是第一个到的。那是圣诞节前的几周，我从圣地亚哥飞往纳什维尔，然后坐上了一辆破旧的、散发着尼古丁臭味的小型货车出租车，经过两个小时的车程，来到一个我从未听说过的地方——肯塔基州的鲍灵格林（Bowling Green）。那是一个寒冷的早晨，司机一边开车一边不停地看手机。奇怪的是，我并没有因此而感到不安。我甚至希望我们撞车，这样我就可以免遭接下来的痛苦了。

上午晚些时候，我坐在了一家名为"康复之桥"（The Bridge to Recovery）治疗中心的公共区域，这是一个与世隔绝的地方，坐落在树林深处。这里散发着霉味。在等待其他人到来时，我在厨房里闲逛，看到一块牌子，上面写着："宗教是为那些惧怕地狱的人准备的，灵性是为那些已经去过地狱的人准备的。"

我想知道，我到底是在哪里？

其他新来的人中，第一个是一位看上去大约 50 岁的女性。我们面面相觑，一言不发。她看起来很悲伤，好像连续哭了一年似的。我想知道在她眼里我是否也是这个样子。那天晚上，所有的"新人"都到了。他们疲惫不堪，面色苍白，精疲力竭。其中有几位还染上了毒瘾、酒瘾、性瘾，或者兼而有之。我愕然地看着他们，觉得自己和他们不一样。

在一些介绍性的发言之后，我们进行了一种叫作"报到"（check-in）的活动，大家轮流描述自己的情绪状态。那一刻的感受，我无法用语言来表达。我的愤怒难以言表，怒火中烧。我就是做不到。我缺乏情感意识，甚至无法理解自己的感受，更不用说将其表达出来了。我为自己需要来到这个地方而愤怒，为自己的失败而愤怒。我相信我不属于这里，不应该和这些颓丧的人在一起。我身体里的每一个细胞都想打电话给"死亡出租车公司"，然后离开那里。

这时，其中一位与我年龄相仿、名叫萨拉的退伍军人一定是看到了我脸上的表情，这是她在那里待的第三周了（我即将知道，她总是有办法说出正确的话）。她甚至不知道我的名字，就转过身来对我说："嘿，没关系——没有人会在顺风顺水的时候出现在这里。"

我可能并没有觉得自己处于谷底，但我正朝着那个方向快速前进。几周前，我差点在停车场和一个家伙打起来。我就站在他面前，"求"他打出第一拳，这样我就可以撕开他的喉咙，我还详细描述了这一过程，并附带了几句"精选"的脏话。我非常确定我会赢得这场战斗，但我也可能会失去一切——我的住所，我的行医执照，我的自由，可能还有我的婚姻。从外表上看，我是一个看起来很成功的人，医疗事业蒸蒸日上，有着漂亮的妻子和孩子，还有很棒的朋友、强健的体魄，以及撰写这本书的合同。但实际上，我已经失控了。

我也不只是一个普通的路怒狂。实际情况比这糟糕得多。几个月前——确切地说，是 2017 年 7 月 11 日星期二下午 5 点 45 分，我接到了妻子吉尔的电话。她和我们还在襁褓中的儿子艾尔顿在去医院的救护车上。不知什么原因，他突然停止了呼吸，昏迷不醒。他的眼球完全翻转到眼眶里，脸色发青，没有心跳，毫无生命迹象。我们的保姆反应迅速，这才救了他。她赶紧把他交给吉尔，吉尔是一名护士。在保姆疯狂地拨打救援电话的同时，她的本能占据了上风，她立即把孩子放在地板上，开始对他进行心肺复苏，有节奏但小心翼翼地用手指按压他小小的胸骨。当时他还不到一个月大。

大约五分钟后，当救援人员冲进屋子时，艾尔顿已经恢复了呼吸，随着氧气重新回到他的身体，他的皮肤也从青紫色变回了粉红色。消防员们都惊呆了。他们告诉吉尔："我们从未见过这些孩子被救回来过。"直到今天，我们仍然不知道事情是如何发生的，也不知道为什么会这样，但这很可能就是婴儿在睡梦中突然死亡时发生的情况：他们被自己的唾液呛到了，或者发生了其他血管迷走神经损伤，而他们非常不成熟的神经系统无法重新开始呼吸。

吉尔从救护车上给我打电话时，我正在纽约，坐在第 54 街的出租车上，正要去吃晚饭。听她给我讲完事情经过后，我只是不带一丝感情地说："好吧，你到医院后给我打个电话，我好跟重症监护室的医生谈谈。"

她很快就挂断了电话，当然，她不高兴的原因是显而易见的——我们的儿子差点死了，而我唯一应该说的是，我将搭乘下一班飞机回家。

吉尔一个人在医院里陪了艾尔顿 4 天。她恳求我回家。我每天都会打电话给医生进行沟通，讨论每天的检查结果，但我却一直待在纽约，忙于我"重要的工作"。艾尔顿是在星期二发生心搏骤停的，但我直到第二周的星期五才回到圣地亚哥，那时已经是事发的 10 天之后了。

即使是今天，只要一想到曾经发生的事情，我就对自己的行为感到愧疚，我不敢相信我竟然这样对待自己的家人。我简直不敢相信自己是一个如此盲目、自私、不负责任的丈夫和父亲。我知道，我可能永远不会完全原谅我自己，只要我还活着。

在这段时间里，我一定给人一种非常不安的感觉，因为大约在那时，我的密友保罗·孔蒂（Paul Conti）开始极力奉劝我去肯塔基州的这个地方，他是我在医学院的同学，现在是一位才华横溢、直觉敏锐的精神病学家。我查了一下，那里似乎是一个为瘾君子准备的地方。"这说不通，"我告诉他，"我又不是瘾君子。"

经过几个月温和的讨论，他向我解释说，成瘾可以有多种形式，不仅仅是对毒品或者酒精上瘾。他继续说道，它通常是一个人过去所受创伤的产物。保罗是创伤方面的专家，他看到我表现出了所有的行为迹象：愤怒、冷漠、偏执，以及由于不安全感而产生的对成功的需求。"我不知道具体发生了什么，但你必须相信我，"他说。丝毫不留情面。

我同意去肯塔基州，但我依然在寻找借口逃避。11 月初，"康复之桥"的一位女士打电话来给我做面谈。这是一次冗长而又乏味的谈话，当她问道："你曾经遭受过任何形式的虐待吗？"我的耐心终于耗尽了。

我气得大叫道："去你的！"然后挂断了电话。在这次通话后，我决定取消原定的加入计划。这些人怎么了，竟然问这么白痴的问题？

那个感恩节的周末至今仍令人记忆犹新。那是我们在一起生活的日子里，唯一一次没有和朋友或家人共进晚餐，也没有自己组织家庭聚餐的感恩节。我们只是独自待在家里。周日晚上，吉尔再次恳求我去肯塔基州。我说，我不能就这样"人间蒸发"那么久，我的患者需要我，你也需要我帮忙照顾孩子。这完全是在胡说八道，我们都心知肚明。她斩钉截铁地回答道："你对我没有任何帮助。事实上，你伤害了我，也伤害了你的孩子，而且造成了很大的伤害。"

面对残酷的事实，我知道我必须离开了。

读到这里，你们应该能发现，这一章将与本书的其他章节不同，因为在本章中，我不再作为一名医生，而是成为患者。我是一个认为自己能活下来就很幸运的患者。在此之前，我几乎完全专注于健康寿命和长寿的身体方面，但在此时，我将探索它们的情绪和精神方面，这在某种程度上比我到目前为止所阐述的其他一切都更重要。

我的旅程不仅改变了我自己和家人的生活，也改变了我对长寿的看法。这个过程是持续性的，需要我每天付出努力，几乎和我在锻炼上投入的时间和精力一样多（你现在知道了，确实很多）。我已经意识到，本就应该如此。情感健康和身体健康是紧密交织在一起的，而主流医学（医学2.0）才刚刚开始领会到这一点。在最明显的层面上，像我在停车场的冲突那样的愤怒事件很容易引发心脏事件，特别是考虑到我自身的心脏病遗传倾向。那天下午我很可能就倒毙了。

心理健康影响寿命的另一种非常直接的方式就是自杀，自杀是所有年龄段（从十几岁到八十多岁）的十大死亡原因之一。当我想到自杀时，我常常会想起一个叫肯·鲍德温（Ken Baldwin）的人，他于1985年从金门大桥（Golden Gate Bridge）上跳了下去，那时他只有28岁。与99%从那座桥上跳下来的人不同，他活了下来。他后来告诉作家泰德·弗兰德（Tad Friend）其坠落时的心中所想："我立刻意识到，我生命中所有我认为无法挽回的事情，都是完全可以挽回的，除了刚刚跳下去的那一瞬间。"

并非所有自杀者都是从桥上跳下去的。更多的人是通过各种迂回的途径缓慢地走向痛苦和早逝，任由压力和愤怒侵蚀他们的健康，或者陷入通过酒精和药物的自我治疗成瘾，或者从事其他鲁莽、危及生命的行为，心理健康专业人士称之为"准自杀"（parasuicide）。在过去的20年里，与酗酒和药物滥用有关的死亡人数激增，尤其是在30~65岁的人群中，这并不奇怪。美国疾病控制与预防中心估计，在 2020 年 4 月—2021 年 4 月，超过 10 万美国人死于药物过量，与死于糖尿病的人数相当。

这些"意外"服药过量造成的死亡几乎占所有意外死亡的 40%，这一类死亡还包括车祸和摔倒导致的死亡。毫无疑问，其中一些服药过量确实是意外，但我敢打赌，在某种程度上，绝大多数过量用药最终都是由于受害者的心理健康问题造成的。他们都是慢动作式的自杀，死于绝望，这就是我们之前谈到过的"缓慢死亡"的一种痛苦但往往无形的形式。

在过去 20 年左右的时间里，由于成瘾性阿片类药物在我们社会中的盛行，这类死亡人数增长得如此之快，以至于它实际上缩短了美国部分人口的预期寿命——这是一个多世纪以来首次出现这种情况。2015 年，安妮·凯斯（Anne Case）和安格斯·迪顿（Angus Deaton）首次观察到，中年白人男性和女性正以前所未有的速度死于药物和酒精过量、肝病和自杀。药物滥用危机引发了一场长寿危机，因为它实际上是一场变相的心理健康危机。

这种类型的痛苦比自杀率所显示的要普遍得多。它只会剥夺你的快乐，而这种快乐能让你专注于自己的健康、生活以及与他人的关系，所以你不是在活着，而是在等待死亡。这就是为什么我开始相信，情绪健康可能是健康寿命最重要的组成部分。如果没有一定程度的幸福感、满足感以及与他人的联系，那么关于长寿的其他一切就都没有什么真正的价值。痛苦和不快乐也会破坏你的身体健康，就像癌症、心脏病、神经退行性疾病和骨科损伤一样。

即使只是独居或者感到孤独，也与更高的死亡风险有关。虽然大多数与情绪健康有关的问题与年龄无关，但这也是情绪健康的一个"风险因素"，似乎确实会随着年龄的增长而变得越来越糟。调查显示，上了年纪的美国人报告每天独处的时间更长——75 岁的人平均每天独处的时间约为 7 小时，而且他们独居的可能性远远高于中青年人。而且就我的处境而言，我看到的是一个悲伤、孤独、凄惨的晚年。

我花了很长时间才认识到这一点，但是感觉到自己和周围世界相联系，并且与他人以及和自己保持健康的关系，就像保持高效的葡萄糖代谢或最佳的脂蛋白谱（lipoprotein profile）一样重要。把自己的情绪调整好，就像做结肠镜检查或 Lp（a）检测一样重要，甚至更为重要。只是要复杂得多。

情绪健康和身体健康是双向的。在我自己的实践中，我亲眼目睹了许多患者的身体和长寿问题都源于他们的情绪问题，或者因其情绪问题而加剧。我每天都能看到这种情况。激励一个情绪低落的患者去开始锻炼计划是比较困难的。一个工作压力过大、个人生活悲惨的人可能看不到早期癌症筛查或监测血糖水平的意义。所以，他们随波逐流，因为情绪上的痛苦拖累了他们的身体健康。

我自己的情况几乎完全相反。尽管我的情绪非常糟糕，但我还是想尽一切办法延长寿命。在 2017 年前后，我的身体和以往一样健康，但这又是为了什么呢？在情绪和人际关系方面，我都走在了一条可怕的道路上。我的治疗师埃丝特·佩瑞尔的话几乎每天都会在我的脑海中响起，"如果你这么不快乐，为什么还想活得更久呢？"

我和我的一些患者有一个共同点，那就是我们都发现避免处理那些看起来如此复杂和难以应付的问题更为容易。我甚至不知道从哪里开始，更确切地说，我甚至没有意识到我需要帮助，直到我周围的人都察觉出来之后很久。在我能够让自己面对现实，来到肯塔基州森林中的"康复之桥"——偏远沉闷、困难重重、最终却又十分美好的地方——开始做我需要做的工作之前，我必须达到我的极限，开始获得我需要的工具，以便更好地发挥情绪功能。

我在"康复之桥"的最初几天感觉像是几个星期，甚至几个月。时间就这样缓慢地流逝。我没有电话，他们甚至拿走了我的书。这是计划的一部分，迫使我们直面自己的痛苦，几乎没有其他事情可做。我如行尸走肉般穿梭于每天的活动中，从早上的一杯咖啡到"内在小孩"（inner-child work），再到马术治疗（equine therapy）。唯一的慰藉是早上 4：30 的晨练，这也是我唯一被允许沉迷的一种嗜好。否则，就没有了解脱，也没有孤独。

在我到达之前，我让我的助手打电话申请一个单人间。电话那头的人基本上是在嘲笑她，"告诉你的'重要人物'，我们不会这样做的。每个人都有室友。"所以我有了一个室友，他看起来是个不错的家伙，身上有一些很酷的文身，但在我急于对他以及其他人做出评价的时候，我只能看到他身上的不同之处。他没有上过大学，在一家机械厂工作。他喜欢脱衣舞女和违禁药品，还有他的妻子讨厌他，这也许是我们当时的共同点。

起初，我缄默不语。一天中我最害怕的部分是每天两次的"情绪报告"，我们被要求准确地描述自己当时的感受。我做不到。我只是坐在那里，怒火中烧。到了周三或周四，这几乎成了一个笑话。我们都至少听过其他人的一些故事，但是没有人知道我的故事。有一次，有人说道："拜托，老兄，你是不是连环杀手之类的？如果是的话，发生什么事了？"

我什么也没说，我想我的室友那天晚上没睡好。

终于，在四五天之后，我再也无法保持沉默了。他们留出了几乎一整天的时间，让我们从头开始讲述自己的人生故事。我们每人有一个小时的时间，我们应该做好准备。于是，我终于第一次向这群完全陌生的人讲述了我的人生故事，甚至连吉尔都没有听过整个故事，但我用一种就事论事、不带感情的方式讲了出来。这件事发生在我五岁的时候，那件事发生在我七岁的时候，等等。有些是性方面的，有些是身体方面的。但也不全是坏事，至少不是我的家人，我解释道。这些可怕的事件促使我在十三岁时开始学习拳击和武术。我开始打沙袋、打人，这让我的愤怒得到了宣泄。我学会了如何保护自己，但我也学会了自律和专注，这些品质在我十九岁左右从拳击转向数学时显得弥足珍贵。

虽然我的过去很可怕，但也正是它让我走上了成为一名医生的道路，我继续说道，心理上变得有些防备。整个大学期间，我都在一家为遭受性虐待的青少年提供服务的庇护所做志愿者。在四年多的时间里，我与他们中的许多人结下了深厚的友谊，其中包括一名曾遭受父亲虐待的年轻女子。这不是我的情况，但我确定了身份，当她试图自杀后（多次自杀未遂中的一次），我去医院探望了她。那时我大四了，已经向航空航天工程领域的顶级博士项目提出了申请，但我并不确定这是不是我的使命。在医院陪了她那么久，让我顿悟到，我的使命应该是照顾他人，而不是解方程。

你明白了吗？总之，我过去的部分经历可能有些糟糕，但从某种程度上说，它们最终也让我走上了更好的人生道路。与此同时，与我一起长大、一起打过拳击的一些孩子却因为持枪抢劫或在高中时让女孩怀孕，以及其他各种各样的事情而被捕入狱。那很可能也会是我。所以，在某种程度上，我说，我受到的虐待可能实际上救了我的命，我甚至根本不需要来这里！

就在这时，我们的一位治疗师朱莉·文森特（Julie Vincent）打断了我。"康复之桥"有很多规则，其中最重要的一条就是"不能贬低"（no minimizing）。您不能贬低别人所说的任何事情，尤其不能贬低自己的经历。但是，她并没有因此对我提出警告。相反，她问了一个简单的问题："这种事第一次发生在你身上的时候，你才五岁，对吗？"

"没错。"我回答道。

"你的儿子里斯现在也快五岁吧？"

我点了点头。

"所以你的意思是，你在他这么大的时候发生这种事没关系——但如果现在有人对里斯做这种事，你能接受吗？"

"康复之桥"的另一条规则是，当有人哭泣时，你不要递给他面巾纸，他们应该站起来自己去拿。现在轮到我站起来，走向面巾纸盒了。这一切都从我心里涌了出来，最后，我终于能够接受我在那里的原因，并开始艰难地卸下我生命中过去四十年的心理包袱。

"康复之桥"的治疗师们使用的一个框架叫作"创伤树"（Trauma Tree），我觉得很有帮助。其背后的理念是，我们成年后表现出来的某些不良行为，比如成瘾和无法控制的愤怒，实际上是对我们童年时期遭受的各种创伤的适应。因此，当我们只看到树在地面上的表现，即树干和树枝时，我们需要看一看地下，看一看根部，才能完全了解这棵树。但树根往往隐藏得很深，就像我一样。

创伤通常分为五类：虐待（身体或性虐待，但也包括情感或精神虐待）；忽视；遗弃；纠结（成人和儿童之间界限的模糊不清）；目睹悲惨事件。大多数伤害孩子的事件都属于这五类。

"创伤"是一个很有内涵的词，"康复之桥"的治疗师们很谨慎地解释说，创伤可以是"大T"创伤，也可以是"小t"创伤。强奸的受害者就属于"大T"创伤，而父母酗酒则可能会让孩子遭受一系列的"小t"创伤。但是，如果剂量足够大、时间足够长，"小t"创伤对一个人一生的影响不亚于一次重大的可怕事件。

这两种创伤都会造成巨大的伤害，但"小t"创伤的处理更具挑战性——我怀疑，部分原因是我们更倾向于忽视它。杰夫·英格利希（Jeff English）是与我合作的治疗师之一，他给出了一个有用的概括性定义：创伤，无论是大T还是小t，是指经历过无助感的时刻。他解释说，这些情况可能是生死攸关的，也可能不是，"但对于一个大脑尚未发育成熟的孩子来说，可能看起来就是那样"。

他的一席话完美地描述了我童年时期某些时候的感受。这种无力感是我痛苦以及后来生活中的愤怒的主要根源。但我还想在创伤和逆境之间做一个重要的区分。它们并不相同。我并不是说孩子在成长过程中完全不经历任何逆境是理想的，而这有时似乎是现代育儿的主要目标。许多压力源可能是有益的，而另一些则不然。创伤和逆境之间没有明确的界限，尽管这很可怕，但我自己的经历在某些方面让我变得更加坚强。朱莉提出的问题是一个很好的试金石——我愿意让我的孩子经历这些吗？例如，如果我的女儿在越野赛中获得最后一名，没有获得奖牌，那也没关系。当然，那一刻她可能会感到沮丧，但这也会激励她更加努力地训练，让她更好地体会有朝一日进入前三名的喜悦。如果我因为她被队里最矮的孩子打败而当着其他选手的面对她大喊大叫，那就不好了。

说句题外话，2019年的一项研究证明了一个原理，即挫折可以产生完全积极的影响。研究人员观察了申请美国国立卫生研究院资助的青年科学家，并将他们分为两组：一组的得分略高于资助门槛，而另一组的得分略低于资助线，这意味着他们没有得到资助。虽然离成功仅差一步之遥的那一组更有可能在事后立即退出科学研究，但那些坚持下去的人最终比那些第一次尝试就获得资助的同龄人表现得更好。早期的挫折并没有影响他们的职业生涯，反而可能产生了相反的效果。

关于童年创伤，最重要的不是事件本身，而是孩子适应它的方式。孩子们对困境有很强的承受力，受伤的孩子会成为适应能力很强的孩子。当这些适应能力强的孩子长大后成为适应能力差、功能失调的成年人时，问题就开始了。这种功能障碍表现为"创伤树"的4个分支：

（1）成瘾，不仅是对毒品、酒精和赌博等恶习的上瘾，而且对工作、锻炼和完美主义等社会可接受的事物的上瘾（克制）；

（2）相互依赖，或在心理上过度依赖他人；

（3）习惯性生存策略，如愤怒和暴怒的倾向（克制）；

（4）依恋障碍，难以与他人建立和维持联系或有意义的关系（克制）。

这些分支通常相当明显，很容易被发现；最棘手的部分是挖到根部，并开始将它们分开。所有这些都是高度个人化的，每个人对创伤的反应和适应方式都是独一无二的。并不是说有某种药丸可以让一个人的创伤，或者他们对创伤的适应，简单地消失。这需要付出艰苦的努力。正如我逐渐了解到的那样，这可能也需要很长的时间。

这也是医学 2.0 的另一个不足之处。大多数治疗师都根据心理健康圣经《精神障碍诊断与统计手册》（*Diagnostic and Statistical Manual of Mental Disorders*）第 5 版（DSM-5）对患者进行诊断，这本长达 933 页的手册囊括了所有可能的心理状况。DSM 是一次勇敢的尝试，旨在组织和编纂各种形式的精神障碍，实际上是为了使其科学化，同时也为了方便保险报销。但事实上，正如保罗·孔蒂所观察到的，我们每个人的故事和状况都是独一无二的。并不是所有的病症都可以归入整齐划一的诊断类别，每个人都不一样。每个人的故事也都不一样，没有一个人是"代码"。因此，他认为，这种严格的编码"阻碍了对人的真正理解"。

这也是为什么很难就这个话题向每个人提供一揽子建议，每个读者都有自己的情绪构成、自己的过往经历和自己需要解决的问题。然而，我们共同面临的一个难题是，医学 2.0 治疗心理和情绪健康的方式与治疗其他一切的方式几乎相同——诊断、开处方，当然还有收费。虽然抗抑郁药物和其他精神活性药物帮助了包括我在内的许多患者，但找到一个完整的解决方案却并不简单。首先，这主要是一种以疾病为基础的模式，而医学 2.0 正是以这种模式来处理和解决其他问题的，比如感染和急性疾病，只需要治疗症状，然后让患者回家。或者，如果情况比较严重，就像我的情况一样，就把患者送到像"康复之桥"这样的地方治疗几周，然后让他们回家——瞧，问题解决了。

这种方法在心理学领域被证明效果不佳的一个原因是，心理健康和情绪健康并不是一回事。心理健康包括临床抑郁症和精神分裂症等类似疾病的状态，这些疾病复杂且难以治疗，但确实存在可识别的症状。在本章节，我们更感兴趣的是情绪健康，它包含了心理健康，但也更广泛而且不太容易编纂和分类。情绪健康更多地与我们调节情绪和管理人际关系的方式有关。我本身没有精神疾病，但我的情绪健康确实存在严重问题，这损害了我过上快乐、适应良好的生活的能力，而且有可能危及我的生命。医学 2.0 在处理这类情况时更加困难。

照顾我们的情绪健康需要一种范式转变，类似于从医学 2.0 到医学 3.0 的转变。这是一种长期预防，就像我们预防心血管疾病的方法一样。我们必须能够及早发现潜在的问题，并愿意付出长期艰苦的努力来解决这些问题。我们的方法必须因人而异，根据他们的独特病史和一系列问题量身定制。

我们的医学 3.0 理论认为，如果我们能够及早解决情绪健康问题，我们将有更好的机会避免抑郁和慢性焦虑等临床心理健康问题，我们的整体健康也将从中受益。但很少能有一种简单的治疗方法或快速的解决办法，就像我们对癌症或代谢疾病没有快速的解决办法一样。

解决情绪健康问题需要持续的努力和日常练习，就像通过制定锻炼计划、遵循营养方案、坚持睡眠习惯等来保持身体健康的其他方面一样。关键是要尽可能地积极主动，这样我们才能在生命的最后几十年里，继续在健康的各个领域蓬勃发展。

我认为，与身体健康相比，情绪健康更难处理的原因在于，我们往往不太能够意识到做出改变的必要性。很少有体重超标和身材走样的人意识不到他们需要做出改变。做出改变可能又是另一回事了。但是，无数人在情感健康方面亟须帮助，但却没有意识到自身病情的症状和体征。我就是这类人群的典型代表。

两周后，我离开了"康复之桥"。我在那里的治疗师对这么快就让我离开感到不安，他们希望我再待一个月，但我觉得在这相对较短的时间里，我已经取得了巨大的进步。承认自己的过去对我来说是一件大事。我感到充满希望，他们最终同意我可以离开。于是，在圣诞节前一天，我乘飞机回家了。

这可能是个错误。

我真希望我能说，这标志着故事的结束，"老彼得"带着他的自私和愤怒告别了这个世界，"新彼得"取代了他的位置，从此我们都过上了幸福的生活。唉，只可惜事实并非如此。充其量，它只是开始的结束。

回到家后，我有很多工作要做，处理在"康复之桥"中发现的问题，并开始尝试修复我与妻子及孩子们的关系。在两位出色的治疗师埃丝特·佩瑞尔（独自一人）和洛里·蒂亚诺（Lorie Teagno）（和我的妻子一起）的帮助下，我在几个星期、几个月的时间里取得了缓慢的进展。洛里和埃丝特都觉得我需要一位男性治疗师，一位能够塑造健康男性情绪的治疗师。我试用了几位优秀的男性治疗师，但我对他们的感觉都不像我在"康复之桥"的主要治疗师杰夫·英格利希那样能够产生共鸣。

当我准备放弃之时，埃丝特建议我读一读特伦斯·雷亚尔的书《我不想谈这个》（*I Don't Want to Talk About It*），这是一部关于男性抑郁症根源的开创性专著。一旦开始阅读这本书，我就再也放不下了。尽管从未见过我，但这个家伙似乎在写我，这几乎令人毛骨悚然。他的主要论点是，对于女性而言，抑郁通常是公开的，或者说是显而易见的，但男性却被社会化了，他们会隐藏自己的抑郁，将其向内疏导或转化为其他情绪，比如愤怒，而从不愿意讨论它（书名由此而来）。他分享的关于患者的故事让我感同身受。于是，我也开始和特里（Terry）合作。在很长一段时间没有接受任何治疗之后，我现在正在看三位治疗师。

特里在新泽西州卡姆登的一个工人阶级家庭长大，他形容自己的父亲是一个"慈爱、聪明但残暴的人"。事实证明，这一切的驱动力是他父亲隐藏的抑郁症，而他父亲也将这种抑郁症"熟练"地传给了特里。他对我说：

"我父亲用一条皮带把他的抑郁打到了我的身上。"为了应对父亲的愤怒和暴力，他开始学习心理治疗。他说："我需要理解我的父亲和他的暴力行为，这样我就不会重蹈覆辙了。"

特里帮助我继续将我自己的童年与青春期和成年生活中出现的各种功能障碍联系起来。回顾青春时期的自己，以及我在大学里的表现，我现在意识到，我患有病态的抑郁症。临床上来说，是一种精神失常的抑郁症，我当时只是不知道。我有隐性男性抑郁症的典型症状，即倾向于孤立自己，最重要的是倾向于愤怒，这也许是我最强烈的瘾。在与特里的早期讨论之后，我在日记中写下的第一件事至今仍能引起共鸣——"90% 的男性愤怒是伪装成挫败感的无助。"

特里帮我理清了我仍然感到的无助感。我逐渐认识到，对我来说，最关键的因素是我对自己曾是受害者而感到羞耻。和许多男人一样，我把这种羞耻感转化成了一种自大感。"羞耻的感觉不好，自大的感觉很好，"他告诉我，"这是男性气质和传统男子气概的核心，从一蹶不振的受害者转变为胜人一筹的复仇者。像这样从羞耻感转变为自大的魔鬼之处在于它确实有效。从短期来看，它会让你感觉更好，但从长远来看，它只会给你的生活带来灾难。"

更糟糕的是，我意识到我的行为对我的家庭，尤其是我的孩子造成了怎样的伤害。当时，我并没有妄想自己是一个特别好的父亲，但我至少为自己能够保护孩子免受我所遭受过的创伤而感到些许自豪。我是一个伟大的"养家者"和"保护者"。他们永远不必遭受我童年特有的耻辱，但我知道他们看到了我满腔的愤怒，尽管这种愤怒很少是针对他们或吉尔的。

在"康复之桥"，我了解到孩子们对父母的愤怒不会做出合乎逻辑的反应。如果他们看到我对一个刚刚超我车的司机大喊大叫，他们就会把这种愤怒内化，就好像这种愤怒是冲着他们来的一样。第二，创伤是世代相传的，尽管不一定是线性的。酗酒者的孩子并非必然会成为酗酒者，但无论如何，创伤总会在他们的生活中出现。

正如特里曾经所写："病态的家庭就像森林里的大火一样，一代又一代地蔓延，吞噬了所经之处的一切，直到一代人中有一个人鼓起勇气，转过身来面对火焰。那个人给他的祖先带来了和平，也使后来的孩子们幸免于难。"

我想成为那个人。

慢慢地，在特里以及埃丝特和洛里的帮助下，我开始学习一些工具来帮助处理我的过去，并将我的日常行为引导到更好的道路上。特里教给我的一个有用的模式是，把我的人际关系看作是一个微妙的生态系统，一种情感生态。我为什么要破坏我赖以生存的环境呢？

这听起来很简单，但要付诸实践，却需要经过深思熟虑，甚至制定战略。这意味着每天甚至每小时都要从那些曾经让我对周围的人感到愤怒的小事中抽身出来。我现在意识到，这些小事是在"给饮用水井投毒"。我必须学习处理日常问题和挫折的新方法。这是特里框架中的一个重要阶段，即教学阶段。这就是你如何正确行事的方法。这就是你如何倾听伴侣的抱怨并富有同情心的方式。

"这些都是技能，"特里告诉我，"就像你一生中努力掌握的所有技能一样，你也可以学会这些技能。"

我所做的一些改变看似不费吹灰之力。我会确保花时间和孩子们在一起，一对一，不接打电话。只要我在家，我每天都会向吉尔了解她的经历（而不是"事件"）。我会严格限制我的通话时间和工作时间。每周有一天，通常是周六或周日，我不做任何工作，这与几十年来根深蒂固的习惯背道而驰。更神奇的是，吉尔和我这么多年来第一次真正地去度假，只有我们两个人，没有孩子。

我研究过的一项稍微复杂一点的技能叫作"重构"（reframing）。重构是指从别人的角度来看待某一特定情境的能力。从字面意思上讲，就是重构它。对于我们大多数人来说，这是一件非常困难的事情，正如大卫·福斯特·华莱士（David Foster Wallace）在凯尼恩学院（Kenyon College）毕业典礼上发表的著名演讲《这是水》（*This Is Water*）中所解释的那样：

"我亲身经历的一切都在支持我的这种深刻信念，那就是：我是宇宙的绝对中心，是世上最真实、最生动、最重要的存在。我们很少去思考这种与生俱来的自我中心观，因为它是如此令人反感的社会行为，但我们每个人都是如此，这是我们的默认设置。从我们出生起，就被硬性植入了我们的'主板'。

"想想看，你所经历过的一切，没有一个不是以你为绝对中心的。你所体验的世界，就在你的面前，身后，左右，就在你的电视或显示器上。别人的想法和感受必须以某种方式传达给你，但你自己的想法和感受却是如此直接、迫切和真实。"

我能感同身受。自打我记事起，这就是我的默认设置。我很想把它归咎于自己的创伤史，归咎于自己需要适应以保护自己，但很明显，它已经不再那么适合我了。说起来容易，做起来难。重构需要从某种情境中退后一步，然后问自己，在别人眼中这个情境是什么样子的？他们是怎么看的？为什么你的时间，你的便利，或者你的日程安排比他们的更重要？

这一点几乎每天都能派上用场。例如，如果我的妻子回到家，因为我没有帮忙收拾杂物而对我大发雷霆，我可能会想：嘿，我工作非常辛苦，不能总是参与其中。这种特权感会悄悄潜入我的内心，因为我觉得自己工作很辛苦，所以别人可以帮我收拾杂物。

但是，我然后又问自己：等等，吉尔今天过得怎么样？

她得去学校接我们的儿子，然后带他们去杂货店，在那里他们可能会像野兽一样打架，让店里的每个人都觉得吉尔是这个星球上最糟糕的母亲，因为她管不住她那些被宠坏的"小神兽们"，而她在熟食柜台前排队，只为给我买到那些在预先包装好的熟食中找不到的完美熟食肉片。在回家的路上，她闯过每一个红灯，而孩子们则互相扔乐高积木。

你知道吗？当我从她的视角来看这件事时，我很快便说服了自己，意识到我才是那个自私的人，下次我必须做得更好。这就是重构的力量。你会意识到，你必须退后一步，缓和自己的条件反射，并尝试了解实际发生了什么。

在一次漫长的出差旅途中，我在机场偶然买到了大卫·布鲁克斯（David Brooks）的《品格之路》（*The Road to Character*）一书。在飞机上，我读到了布鲁克斯对"简历美德"和"悼词美德"的关键区分。"简历美德"指的是我们在简历上列出的品质，比如学位、奖学金和工作等；而"悼词美德"指的是当我们离开人世时，我们的朋友和家人对我们的评价。这令我感到震撼。

在我的一生中，我积累的主要是简历美德。我有很多这样的美德。但最近我也参加了一位与我年龄相仿的女士的葬礼，她死于癌症，她的家人对她的评价是如此的深情和感人，我被深深地打动了。他们几乎没有提到她令人印象深刻的职业或教育成就。对他们来说，重要的是她的为人和她为他人（尤其是她的孩子们）所做的一切。

轮到我进棺材的时候，会有人这样评价我吗？

我对此表示怀疑。所以，我决定必须改变这种状况。

我开始每天使用这些工具和战略，以在某种程度上形成一种情绪健康的日常习惯。我更加注重悼词美德，而非简历美德。我努力使自己与家人的关系更加融洽，更加亲密。我努力练习重构，但仍然感觉有些不对劲。即使我努力改善与最亲近的人的关系，但我仍然有一个很大的盲点——我与自己的关系。我已经成为一个更好的丈夫和父亲，但在内心深处，我对自己还是一如既往的苛刻。我深深地自我憎恨和厌恶仍然玷污了我的大部分思想和情绪，我甚至没有意识到这一点，也不明白为什么会这样。

我知道并不是只有我一个人有这种感觉。有一次，我和我的一个患者聊天，他是一位非常成功的知名人士，他说的一句话让我震惊不已。"我需要变得伟大，"他说，"这样我才不会觉得自己一无是处。"

这句话让我目瞪口呆。连他都会有这种感觉？

然而，我自己的不安全感和自我憎恨仍在折磨着我。虽然我越来越善于与他人打交道，而且也取得了一些进步，但我对自己还是一如既往地苛刻。愤怒仍然控制着我，即使是在我本应该开心的时候。就算是在射箭的时候错失一箭，或者在驾驶模拟器转弯时打滑，我都会怒火中烧、自暴自弃。我经常会对自己发脾气，暴跳如雷，大喊大叫，如果没射中，我甚至会用箭划伤自己的大腿。虽然疼痛难忍，但我还是会继续这样做。

我的脑海里仿佛住着我自己的鲍比·奈特（Bobby Knight）——印第安纳大学（Indiana University）的篮球教练，因在场边面红耳赤地大发雷霆而出名（他最终也因此丢掉了工作）。每当我犯错或感觉自己表现不佳时，哪怕是很小的错误，我的"私人教练奈特"就会从板凳上跳起来对我大吼大叫："晚餐又没做好？你怎么会不知道如何烤该死的牛排呢？播客的开场白录错了？你就是个一文不值的混蛋，根本没资格活着，更别提开播客了！"

最疯狂的是，我竟然相信这种声音对我很有帮助。我告诉自己，这种愤怒和自我怀疑很大程度上激发了我的个人动力，也成就了我所享受的任何成功。这就是我必须付出的代价。但实际上，它所产生的只是更多的简历美德。我甚至没有为自己的简历感到骄傲，它永远都不够好。

我有生以来第一次有了一个激进的想法：如果你如此痛苦，谁还会在乎你的表现有多好？

在这段时间里，保罗·孔蒂作为一个朋友，继续密切关注着我日益恶化的情绪健康状况，他感觉到了另一场风暴正在袭来。他开始建议我去另一家住院治疗机构。"康复之桥"对我帮助很大，如果没有它，我可能就失去了我的家人。但保罗觉得我离开"康复之桥"太早了，只待了两个星期，因此在审视和治愈我与自己的关系时，尚未触及表面。但我固执地拒绝了。我不会有事的。

出来混总要还的，很快，那一天就到来了。

我想，如果 2020 年像其他年份一样，我本还可以再拖延几年，就这样得过且过。但是，没有什么比一场危机更能让所有其他酝酿已久的问题彻底得到解决的了。

新冠疫情大流行之时，诊所的业务量已经达到了极限。我们会在每年的前两个季度接收大部分新患者，所以我已经将我的"辅助带宽"用于了解新患者的来龙去脉了。疫情使我们的工作量瞬间增至原来的两倍或三倍。我们每天一大早就开始与研究团队通电话，讨论我们所能发现的有关该疾病的一切信息，同时还要制作与新冠疫情相关的新的令人生畏的播客。为了接听无数患者打来的电话，我放弃了早晨的冥想练习。患者们惊慌失措，寻求安慰，也是可以理解的。

随着阴霾笼罩的三月缓慢进入四月，这场没有硝烟的战争显然看不到尽头。2020 年 4 月下旬的一天，我正在与我的业务经理进行例行的晨间通话，这时我再也受不了了，便开始发泄。我告诉她，我失控了，我再也无法搞清楚患者的事了。是患者 X 还是患者 Y 上周刚刚告诉我，他的女儿在学校的成绩不好来着？那天晚上我需要联系的是患者 A 还是患者 B，谈谈她遇到的问题来着？她试图安慰我，说我在这种情况下已经尽力了，我们的患者都很感激我。但她说得越多，我就越生气。

就这样，我陷入了一种激进的、自我毁灭的状态，这是我之前和之后从未经历过的。现在回想起来都觉得很可怕。我把一张桌子扔到了客厅对面。我把我的 T 恤衫撕成了碎片，我愤怒而痛苦地叫着。我妻子恳求我离开家，因为她害怕我会伤害她或孩子们。我曾想过开车撞向桥墩或其他建筑物，速度快到足以让我丧命。我深信自己是残缺不全的，幻想着当他们解剖我的大脑时，发现我有多么糟糕。我已经无可救药了，仿佛没有什么能够让我恢复正常。

最后，我躲在一家汽车旅馆里，与保罗、埃丝特和特里通了电话。他们坚持认为我需要立刻回到像"康复之桥"这样的地方去。我还是一如往常，坚决不同意，并且声称只需要再给我一点时间和支持，我就能解决这个问题，只要我能回家休息一下就行。在恳求了他们足足 48 个小时之后，我终于妥协了。半夜时分，我驱车前往亚利桑那州的凤凰城，来到一个名为"心理咨询服务"（PCS）的地方接受治疗。

特里告诉我 PCS 的事情已经有将近一年的时间了。他说，那是一个创造奇迹的地方，可以治愈似乎无法治愈的创伤。我问他怎么能这么肯定，他回答说我只需要相信他。

就像两年半前到访"康复之桥"一样，我花了几天时间才安顿下来。由于当时正值疫情暴发初期，我只能独自一人，每天通过 Zoom 视频会议与治疗师进行 12 个小时的远程交流，而我则坐在离治疗中心几千米远的一间爱彼迎（Airbnb）民宿小房里。

直到第二周，我才开始有所进步。慢慢地，我开始接受这样一个事实：我在以绩效为基础的自尊心支柱上建立起了完美主义和工作狂的结构。这种结构是建立在我的羞耻感基础之上的，其中有些是创伤带来的，有些是遗传的，因为孩子会接受来自周围人的羞耻感。而我对自己行为的自我厌恶和内疚的恶性循环又加剧了这一切。我喜欢射箭和驾驶赛车等要求完美的运动并非巧合。

我最终在 PCS 度过了 3 个星期。那是 21 天不间断的痛苦煎熬，完成了我在"康复之桥"开始的工作，而且远远超出了我的想象。我们完成了大量的工作，但有一项任务却让我十分头疼。第二天，我被要求写出一份包含 47 条肯定语的清单，代表我生命中每一年对自己的一个积极评价。我大概写了五六条，然后就完全卡住了。一连几天，我都想不出任何关于自己的好话，我的完美主义和羞耻感让我无法相信自己有任何优点。

终于，在第十九天——个酷热的星期三早晨——该来的来了。我的一位治疗师马库斯（Marcus），对我早些时候告诉他的一个故事进行了越来越深入的研究，我告诉他，我在七岁的时候就不再想庆祝我的生日了。事实上，我透露，我会一直保守我的生日"秘密"直到我 20 多岁。他提出的问题清楚地表明，这不是一个健康的孩子会做的事情，而且很可能掩盖了一些更深层次的错误。他一直追问，不肯罢休。

那种认可让我的情绪如决堤黄河般倾泻而出。历经两年半的时间，我终于能够放下一切，接受关于我过去的真相，接受它是如何塑造我的，没有任何借口或合理化的解释。我所成为的一切，好的和坏的都是对我所经历的一切的回应。不仅仅是大 T 创伤，我们还发现了许许多多隐藏在裂缝中的小 t 创伤，它们对我的影响更为深远。我没有受到保护，我没有安全感，我的信任被我身边的人破坏了，我觉得自己被抛弃了。所有这些都表现为成年后的自我厌恶；我成了自己最大的敌人。我不应该承受这一切。这是关键的洞见。那个可爱的小男孩不应该承受这一切。而他却仍然和我在一起。

一旦我接受了这一切，就很容易写出这 47 条（下文列出部分内容）肯定的话了。

我有瑕疵，但没有缺陷。

我是个好丈夫和好父亲。

我擅长烹饪。

我不是自己的耻辱。

我会找到爱自己的方法。

它们就这样从我的心中涌了出来。这让我想起了伟大的丹麦裔美国记者和社会改革家雅各布·里斯（Jacob Riis）的一段话："当一切看起来都无济于事的时候，我就会回过头来去看一位石匠敲石头，他在石头上连续锤了 100

次，上面甚至连一条裂缝都没有。然而，在他敲击第 101 次的时候，石头裂成了两半。我知道，让石头裂开的并不是那最后一击，而是之前 100 次敲击的结果。"

回顾这一切，我学到的最重要的一课是，除非我们配备了一套有效的工具和传感器来监控、维持和恢复我们的情绪平衡，否则我在本章中描述的那种改变是不可能实现的。这些工具和传感器并非与生俱来，对于我们大多数人来说，它们必须通过学习、锤炼和日常练习来获得。而且，它们也非权宜之计。

是的，抗抑郁药和情绪稳定剂等药物很重要，也能起到帮助作用。是的，正念冥想练习可以让这一切变得更容易。但是，我经常看到有人把转变的希望仅仅寄托在一次氯胺酮 ① 之旅，或者在萨满巫师的引导下前往秘鲁丛林进行一次震撼心灵的死藤水 ② 之旅，或者其他一些奇特的体验上。甚至像我这样，认为在"康复之桥"这样的机构里待上两周就足够了，之后我们就可以继续，就好像什么根本性的改变都没有发生一样。

所有这些方式都很强大，具有潜在的用途，但我们需要把它们仅仅看作是深层次的，往往是非常不愉快的、不舒服的，有时是非常缓慢的，有时又过于快速的、自我探索的辅助手段，而这恰恰是真正的心理治疗中所需要的。真正的康复需要深入探究是什么塑造了你，你是如何适应它的，以及这些适应现在是如何为你服务的（或者不是，就如同我的情况）。这也需要时间，正如我通过艰难的方式所发现的那样，最大的错误就是认为自己通过服用几个月的药物或者接受了几次治疗就被"治愈"了，而事实上你甚至还没有达到"治愈"的一半。

从 PCS 回来后，我的进步源于每天的行动，其中很多时候都会感到不

---

① 一种麻醉药。——译者注
② 用南美一种藤本植物的根泡制而成，有致幻作用的饮料。——译者注

舒服。我面临的最紧迫的挑战很简单，就是避免再次崩溃，就像当初导致我去 PCS 的那次一样。在此之前，我还经历过其他一些不太严重的事件，但这次的感觉就像 1986 年"挑战者"号航天飞机发射升空后不久，就在大西洋上空爆炸一样。

当时，这场灾难似乎完全出乎意料，但长时间的调查显示，事实并非如此。在此之前数年，航天飞机项目内部就已经出现了警告信号和系统故障。这些问题已经被工程师们记录在案，但却被管理层忽视或掩盖，因为这样做似乎比推迟发射"更容易"。结果导致了一场本可以避免的灾难。我的目标是学习了解那些可能导致我自己生活中"爆炸"的警告信号和系统故障，以防止它再次发生。这个想法与我们一直在讨论的医学 3.0 有些类似，只是应用于情绪健康领域，及早发现潜在的问题，并尽快采取预防措施。

我做这件事的方式和使用的工具，来自一个被称为"辩证行为疗法"（DBT）的心理学流派，是由玛莎·莱恩汉（Marsha Linehan）在 20 世纪 90 年代发展起来的。DBT 以认知行为疗法的原则为基础，旨在教会患者思考或处理问题的新方法。DBT 的开发是为了帮助那些有更严重和潜在危险问题的人，比如无法调节自己的情绪、有伤害自己甚至试图自杀倾向的人。这些人被归类为"边缘型人格障碍"，这是一种有点笼统的诊断，但 DBT 也被发现对那些情绪健康问题不那么严重和危险的患者有帮助，这一类别涵盖了我们更多人。我很自然地将其比作一级方程式赛车——赛道是一个高风险的实验室，汽车制造商在这里开发和测试技术，这些技术会逐渐应用到我们日常的街车中。

我喜欢 DBT 的一点是，它有证据支持。临床试验发现它能有效地帮助有自杀和自残倾向的患者停止危险行为。DBT 吸引我的另一点是，它以技能为基础，而不仅仅是理论。实践 DBT 意味着每天与 DBT 治疗师一起阅读工作手册，做练习。有时我更擅长行动而不是思考。DBT 实践的前提是学会在压力下重复执行具体技能，旨在打破负面刺激→负面情绪→负面想法→负面行动的连锁反应。

DBT 由 4 个支柱组成，并由一个总体主题进行连接。首要主题是正念（mindfulness），它让你有能力处理其他四个问题：情绪调节（控制我们的情绪）、承受痛苦（我们处理情绪压力源的能力）、人际效能（我们如何让他人了解我们的需求和感受），以及自我管理（照顾好自己，从及时起床上班或上学等基本任务开始）。前两项——情绪调节和承受痛苦——是我最需要解决的问题，所以这也是我和我的 DBT 治疗师安迪·怀特（Andy White）重点关注的方面。

我把自己承受痛苦的能力想象成一扇垂直开合的窗户。窗口越窄，我就越有可能出现失调。我的目标是保持这个窗口尽可能的宽，并密切关注任何可能缩小它的因素，甚至是我无法控制的因素（参见图 17.1）。

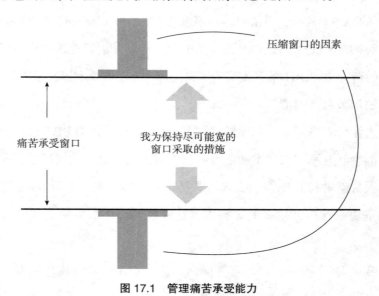

图 17.1　管理痛苦承受能力

上图就是我如何将为保持和提高我的痛苦承受能力（用图中所示的"窗口"或间隙来表示）所进行的日常努力可视化的。我会努力集中精力，尽我所能保持这扇窗户尽可能地敞开。

许多行为都会扩大这个窗口：运动、充足的睡眠、良好的营养、陪伴家人、抗抑郁药或情绪稳定剂等药物、深厚的社会关系、亲近大自然以及不强调自我审判（self-judgment）的娱乐活动。这些都是我可以控制的事情。我对压缩窗口的事情没有那么大的控制力，但有一些还是可以控制的，例如，对项目的过度承诺，对超出我应该做的事情说"好的"。管理好这个窗口（部分是通过学会说"不行"），并尽量保持它的宽度，是我几乎每天都在思考和努力的事情。

它们是联系在一起的，我需要提高我的痛苦承受能力，以便重新控制我的情绪。我越能更好地调节自己的情绪，就越不需要依赖那个痛苦承受窗口。我发现，随着我在这两方面的努力，我的人际效能（显然远非完美）自然而然地得到了改善。自我管理对我来说从来都不是一个真正的问题，但其他人可能有不同的需求：DBT 具有很强的适应性。

DBT 植根于"正念"，这是我一直嗤之以鼻的模糊流行语之一，直到我开始理解它是一种非常有效的工具，可以在我的思想和我自己之间建立距离，在一些刺激和我的膝跳反应之间楔入哪怕是一丁点的空间，我正需要这样。

离开"康复之桥"后，我一直在练习正念冥想，结果显然是好坏参半，但我确实开始偶尔闪现出一些洞察力，让我能够从自己的思想和情绪中抽离出来，并不是完全意义上的抽离。我们希望在刺激和反应之间创造足够的间隙，这样我们就不会简单地对发生的事情做出条件反射式的反应，比如对于在交通中变道超车的司机，我们可能会有或愤怒或痛苦的想法。这种间隙反过来又使我们能够以更冷静、更理性的方式处理这种情况。我们真的需要按喇叭和咒骂，并可能使情况变得更糟吗（即使这个家伙活该）？还是干脆接受已经发生的事情，并继续前进更好？正念帮助我们对它进行重构。据我们所知，那位司机可能正带着生病的孩子赶往医院。

正念帮助我们的另一种方式是提醒我们，当我们遭受痛苦时，很少是因为某种直接原因，比如此时此刻有块石头压住了我们的腿。更多的时候，是因为我们在思考过去发生的一些痛苦事件，或者在担心未来可能发生的不好的事情。这对我来说也是一个巨大的启示。简单地说就是，我感受到的痛苦更少了，因为我能够识别出痛苦的根源何时出现在了自己的脑海中。这并不是什么独创性的见解，但却意义深远。2500 年前的佛陀说："即使是最坏的敌人，也不能像自己毫无防御的内心般伤害自己。"公元一世纪，塞内卡（Seneca）对此进行了改进，指出"折磨我们的往往是想象，而不是真实"。后来，在十六世纪，莎士比亚在《哈姆雷特》中写道："世间之事物本无善恶之分，思想使然。"

一个明显的例子就是我们如何看待自己。我们的内心对话是怎样的？是仁慈、宽容和睿智，还是像我内心的鲍比·奈特那样，苛刻和批判？我学到的最有效的练习之一就是倾听自己的自我对话。我会在做完任何可能产生自我审判的事情，比如射箭或驾驶赛车模拟器，甚至只是做晚饭后，用手机给自己录下语音备忘录，并将每条备忘录都发给我的治疗师。在这些情况中，我的本能通常是为自己的失败而大喊大叫。但我在 PCS 的治疗师让我想象，我最好的朋友的表现和我一模一样。我会如何对他说话？我会像经常责备自己那样责备他吗？当然不会。

这是一种略有不同的重构方式，迫使我走出自我，真正看到我的"错误"（小错误）和我对自己谈论这些错误的方式（粗暴）之间的脱节。在大约 4 个月的时间里，我每天都会重复这样做很多次。可以想象它在我的手机上占了多大的空间。随着时间的推移，我内心的鲍比·奈特变得越来越模糊，如今我几乎很难回忆起那个声音曾经是什么样子的了。

DBT 的另一个重要目标是帮助人们学会调节自己的情绪。刚到"康复之桥"的时候，我几乎没有能力识别自己的感受，更不用说改变或者控制自己的情绪状态了。我所知道的只有满腔的愤怒。在新冠疫情大流行之初，问题已经到了非解决不可的地步，我变得如此超负荷，如此不知所措，以至于终于爆发了。我失去了调节情绪的能力。我的密友、临床心理学家吉姆·科查尔卡（Jim Kochalka）将这种情绪失调称为"心理炎症"（the inflammation of the psyche），我觉得这很恰当。

长期以来，这种愤怒一直是我人际关系中的障碍，这种障碍甚至也出现在我与家人的关系之中。正如特里·雷亚尔很久以前指出的那样，这种愤怒的根源在于羞耻，但我的愤怒往往也会带来更多的羞耻。例如，如果我对我的孩子们大吼大叫，特别是当我因为其他事情而心烦意乱时，我就会感到羞耻。这种羞耻感会成为我与他们和解的障碍，所以我会感到更加羞耻。这就好像是我把自己挖进了一个洞里，在我能够和解并承认自己的行为之前，我无法继续前行。这曾经是一个更大的问题，但至少现在我通常可以在洞变得太深之前及时发现它。

DBT教授了各种技巧，使人们能够保持和提高他们的痛苦承受能力，识别和处理自己的情绪，而不是像我那样长期被情绪控制。我会用一个简单的战术来应对日益严重的情绪困扰，那就是诱发突然的感官变化，通常是把冰水泼在脸上，或者，如果我真的很挣扎，就会去洗个冷水澡或泡个冰浴。这种简单的干预措施会刺激一种重要的颅神经——迷走神经，它会使我们的心率和呼吸频率减慢，并使我们进入平静的副交感神经模式并脱离战斗或逃跑的交感神经模式。像这样的干预措施往往足以帮助人们重新集中精力，更冷静、更有建设性地思考问题。我越来越喜欢的另一种技巧是缓慢的深呼吸：吸气4秒，呼气6秒，然后重复。随着呼吸的变化，神经系统也会随之变化。

同样重要的是要注意，DBT不是一种被动的疗法。它需要每天有意识的思考和行动。我发现一个叫作"反向行动"的有用战术。在这一战术指导下，如果我想做一件事（通常不是一件有益的或积极的事情），我会强迫自己去做完全相反的事情。通过这种方式，我也改变了潜在的情绪。

我第一次体验这种感觉是在我们搬到奥斯汀后不久的一个愉快的周日下午。我曾向我的妻子承诺，每周我会休息一天（大概是周日），与家人在一起。但当周日来临时，我却被工作淹没了。我的压力很大，脾气暴躁，不想见任何人，也不想听任何人说话。我只想努力完成我的工作。吉尔对我的自私已经习以为常，当我说我太忙了，不能带孩子们去附近的小溪玩时，她几乎没有反驳。但当我看着她把孩子们塞进小货车时，我发现了一个将理论付诸实践的绝佳机会。我跑到车前，跳上前座，说："我们走吧。"我们到了巴顿溪（Barton Creek），除了四处走走，跳着石头过水，看看谁能从一块巨石跳到另一块巨石而不被弄湿之外，真的没有做什么特别的事情。可出乎意料的是，我的心情完全变了，我甚至坚持要在回家的路上停下来吃汉堡和薯条。

这显然是一个简单的例子。谁不想和孩子们一起玩耍而不用工作呢？但对于"老彼得"来说，这是不可能的。这个小小的教训，我后来又实践了无数次，也让我明白了一个非常重要的道理：改变行为可以改变情绪。你不需要等到情绪好转才去改变行为。这也是为什么单靠认知疗法有时效果不佳，如果我们的思维本身是混乱的，那么仅仅只是思考问题可能无济于事。

运动是我的整体情绪健康计划的另一个重要组成部分，特别是我在第十二章中讨论过的背包负重徒步训练。我发现，花时间在大自然中活动，简单地享受微风拂过脸庞的感觉和春叶萌芽的气息（以及背上沉重的背包），有助于我培养瑞安·霍利迪（Ryan Holiday）①所说的"沉静"（stillness），即在我们的世界和我们为自己创造的所有干扰中保持冷静和专注的能力。当我与家人同行时，这便成了重要的亲情时光。而当我独自一人时，背包负重徒

---

① 瑞安·霍利迪，作家兼媒体战略师，著有《沉静就是答案》（*Stillness is the Key*）一书。——译者注

步便是一种正念练习，一种行走冥想。没有电话，没有音乐，没有播客。只有大自然的声音，还有我沉重的呼吸声。这是行动如何引导我们进入更好的精神状态的又一个例子。正如迈克尔·伊斯特向我指出的那样，有实际的研究表明，将自己暴露在自然界的分形几何图案中可以减轻生理压力，而这些影响可以在脑电图上显示出来。

到目前为止，最重要的"战术"是我每周定期接受治疗（从我离开 PCS 时的每周 3~4 次减少到现在的一次），这并非可有可无。每次治疗都以身体检查开始：我感觉如何？我睡得好（睡了一大觉）吗？我身体疼痛吗？我有冲突吗？然后，我们会详细剖析和讨论本周发生的事件和问题。没有什么话题是无关紧要的。例如，如果我发现自己在观看某个电视节目或电影时感到非常沮丧，这可能就值得探讨。但我们也会解决一些大的问题，也就是当初那些让我陷入危机的问题。我通过写日记来补充我的治疗过程，在日记中我可以练习表达我的情绪并理解它们，毫无保留。我强烈地感觉到，这种与训练有素的治疗师一起进行的工作是无可替代的。

大多数时候，我都会努力坚持给自己"开绿灯"，即使我并不自动想要这样做，或者觉得太忙，或者其他什么的。每天我都会犯错误，每天我都会试着原谅自己。日子时好时坏，但随着时间的流逝，我已经取得了实实在在的进步。值得一提的是，我的活动和行为清单可能和其他人的不一样，甚至我今天的活动和行为清单也和我离开 PCS 后的 6 个月不同。DBT 文献中有一句话是关于寻求"与你自己的价值观一致"的愉悦活动是多么的重要。每个人都有不同的问题和不同的精神特质，每个人也都可以找到自己独特的解决方案。DBT 技巧具有很强的适应性和灵活性，这也是它们适用于广泛人群的原因。

如果你没有从我的故事中领悟到什么，就请记住这一点：若你能改变，你也终将会蜕变。所有这一切都须始于一个简单的信念：让真正的改变成为可能。这是最重要的一步。我曾经相信自己是人类文明史上最令人畏惧、最无可救药、最衰败颓靡的混蛋。从我记事起，我就相信自己是有缺陷的，我的缺陷是天生固有的，无法改变。只有当我至少接受了"也许我并不是一个真正的怪物"的想法时，我才能够逐渐淡化那些几乎摧毁了我的生活和我身后的每个人的叙事。

这是关键的一步。你必须相信自己可以改变，而且你值得拥有更好的生活。

然而，对于许多人来说，要迈出这一步可能非常困难，原因有很多，社会对心理和情绪健康的污名化便是其中之一。包括我自己在内的很多人，都很难认识到自己有问题，承认自己需要帮助，然后采取行动，特别是如果这意味着要与他人公开谈论这个问题，请假或者处理治疗费用的话。

如果我们要着手解决广泛的情绪健康失调，以及随之而来的吸毒、酗酒、饮食失调、自杀和暴力问题，我们就必须转变自己的思维方式。我们必须让自己直面脆弱，去寻求和接受帮助。

很长一段时间以来，我一直拒绝寻求帮助。直到我面临无法承受的选择，失去家人，甚至想要亲手结束自己的生命时，我才勉强同意做我早该做的事，像关注身体健康一样关注自己的情绪健康。

当我进入康复的下一个阶段时，我开始注意到一些我以前从未体验过的事情。我发现"存在"比"行动"更快乐。有生以来第一次，我觉得自己可以成为一个好父亲。我可以成为一个好丈夫。我可以成为一个好人。毕竟，这才是生活的全部意义所在。也是"长寿"的全部意义所在。

我时常会想起保罗·科埃略（Paulo Coelho）[1]的一句话："也许这段旅程的意义并不在于成为什么，而在于摆脱一切不真实的自己，从而回到你本应该有的样子。"

---

[1]　巴西著名作家，代表作有《牧羊少年奇幻之旅》（*The Alchemist*）。——译者注

后　记

在对我的整个经历进行过大量反思之后，我才真正开始理解情绪健康与长寿的关系，也理解了我的这段旅程是如何帮助我重新定义自己的观点的。

长期以来，我一直信奉"硅谷式"的长寿和健康方法，相信我们或许能像黑客那样"入侵"我们的生命机理，入侵，再入侵，直到我们成为可以活到 120 岁的完美人形生物。我曾经就是这样，不断地修补和试验新的禁食方案或睡眠小工具，以最大限度地延长自己的寿命。我生活中的一切都需要优化。长寿基本上就是一个工程学问题。至少我是这么认为的。

我花了五年时间，在住院治疗中心接受了两次治疗，在差点离婚和失去孩子的抚养权之后，我的想法才得以改变。经历了这段漫长而痛苦的旅程之后，我终于意识到，如果你的生活糟糕透顶，那么长寿就毫无意义。或者如果你的人际关系很糟糕，你的妻子讨厌你，那么一切都将没有意义。如果你是一个混蛋父亲，或者你被愤怒或成瘾所吞噬，那么长寿对你也再无意义。就像在众人为你致悼词时，你的简历根本不重要一样。

如果你的生命值得延长，那么所有这些问题都需要解决。因为在整个长寿方程式中，最重要的因素就是"为什么"。我们为什么想要活得更久？为什么？为了谁？

我对长寿的痴迷实际上是出于对死亡的恐惧。有了孩子之后，我的痴迷变得更加狂热。我在拼命地逃离死亡。然而，具有讽刺意味的是，我同时也在逃避真正的生活。我的战术可能成功地延长了我的寿命，使血糖调节达到了最佳状态，脂蛋白水平达到了理想水平，但我的战略无疑是在积累更多的遗憾。我的身体和认知健康状况都很好，但我的情绪健康状况却每况愈下。

我最大的遗憾是，如果我能在生活中早一些，最好是更早一些顿悟到这一点，那么我所经历的如此多的痛苦，以及我给其他人带来的痛苦，本可以避免。最可悲的是，我浪费了那么多的时间，如此超然，如此痛苦，如此误入歧途，到头来只为追求一个空洞的目标。

然而，随着康复的进展，我注意到我对死亡的关注开始逐渐消失。我对长寿的追求不再是一项前途暗淡而又令人绝望的任务了。现在，我每天所做的事情都会让我感觉很受欢迎、很有必要。我的生活在不断改善，我对未来也充满期待。我的长寿之旅终于有了清晰的目标和意义。

这让我想起了我的好友里克·埃利亚斯（Ric Elias）对我说过的话。里克是 2009 年 1 月紧急迫降在哈德逊河的全美航空公司航班上的 155 名乘客之一。飞机坠落之时，里克和飞机上的其他大多数乘客都确信自己会死去，只有飞行员的高超技术和一点点运气才能避免灾难的发生。如果飞机的速度再快一点，它就会在巨大的冲击力下解体。如果每小时慢几千米，机头就会向前倾斜，沉入河中。就是这么几个微小的因素，决定了飞机上所有人的生死，是每一个人都活着还是大多数人（或全部）都丧生。

那一天改变了里克对长寿的看法，这在某种程度上与我产生了共鸣。一直以来，我对长寿的痴迷都是出于错误的理由。我没有考虑从未来的角度思考健康、长寿的生活。相反，我在哀悼过去。我被过去造成的痛苦所困，而且这种痛苦还在继续。我想要活得更久。我想，只是因为在内心深处，我知道我需要更长的"跑道"来弥补过错。但我只是在回顾人生，不愿向前看。

　　"我认为，当人们停止思考未来时，他们就老了。"里克告诉我，"如果你想知道一个人的真实年龄，那就听听他们怎么说。如果他们总是谈论过去，谈论过去发生的以及他们做过的所有事情，那就说明他们已经老了。但如果他们还在思考自己的梦想和抱负，思考自己还在期待什么，那就说明他们还年轻。"

　　为保持年轻干杯，即使我们正在逐渐老去。

致　谢

　　这本书差一点就无法问世了。2020 年初，我的出版经纪人和出版商因我未能交付已经推迟一年的手稿解雇了我，我没有心情再为之付出任何努力，于是决定放弃整个项目。这份草稿原封不动地搁置了大约 9 个月，直到我的朋友迈克尔·奥维茨（Michael Ovitz）问我他是否可以读一下。几周后，迈克尔打电话告诉我，他认为这本书很有潜力，需要出版。他建议我和我的合著者比尔·吉福德将一份精简版本寄送给他在企鹅兰登书屋的朋友戴安娜·巴罗尼（Diana Baroni）。如果没有迈克尔力排众议，将其介绍给戴安娜，并与企鹅兰登书屋达成协议，这本书现在可能还是一份只有我和比尔以及少数几个人看过的随机谷歌文档。我很感激戴安娜能够看到那份有些粗糙的手稿变成如今的样子，更重要的是，感谢她的指导，帮助我们实现了这一目标。

　　在那之前很久，如果没有比尔的帮助，这本书可能早就夭折了。2017年年中，在我独自写了大约 3 万字之后，我当时的出版商说我的草稿技术性太强，缺乏对我作为一个人以及我自己理解长寿重要性的历程的认识。他们建议我找一位合著者，于是我开始了漫长的搜寻，最终找到了比尔。我曾读过比尔在 2015 年写的一篇关于雷帕霉素的故事，以及他的书《永葆青春》[*Spring Chicken：Stay Young Forever（or Die Trying）*]，直觉告诉我，他是帮助我完成一项非常微妙的任务的合适人选，准确地传达这一复杂的主题，注意细微差别和细节，同时使其具有可读性，让更广泛的读者能够理解。正如比尔所说，他是我的翻译。在这个过程中，比尔也成为我的一个亲密的朋友，他有时看到了我最糟糕的一面，但我希望他也看到了我最好的一面。

如果没有鲍勃·卡普兰（Bob Kaplan）的帮助，我想象不到自己能写出这本书。从 2015 年到 2021 年，鲍勃一直是我的研究主管，他不仅在收集和翻阅本书所涉及的所有研究方面发挥了重要作用，而且还会对我的想法进行反驳，迫使我在思考问题时更加严谨。如果这还不够的话，鲍勃 2022 年退休后再出山，承担起了整理笔记的艰巨任务。鲍勃和文·米勒（Vin Miller）还一起完成了大部分的事实核查工作，而雷切尔·哈里斯（Rachel Harrus）、萨姆·利普曼（Sam Lipman）和凯瑟琳·伯肯巴赫（Kathryn Birkenbach）则协助完成了部分研究工作。

在这个过程中，有一件事让我非常惊讶，那就是人们是如此慷慨地奉献自己的时间和专业知识。我将手稿的许多部分发给专家征求反馈意见，无一例外，我问过的每个人都答应了我的请求。我对以下人士的感激之情溢于言表：凯利安·尼奥蒂斯（Kellyann Niotis）和理查德·艾萨克森（神经退行性疾病部分的专家），马修·沃克和维卡斯·贾恩（睡眠部分的专家），卢·坎特利和基斯·弗莱赫蒂（Keith Flaherty）（肿瘤专家），莱恩·诺顿（Layne Norton）、大卫·艾利森和凯文·巴斯（Kevin Bass）（营养学专家），史蒂夫·奥斯塔德（Steve Austad）（热量限制部分的专家），尼尔·巴尔齐莱（百岁老人部分的专家），马特·凯伯莱恩和大卫·萨巴蒂尼（雷帕霉素、mTOR 部分的专家），汤姆·戴斯普林（动脉粥样硬化部分的专家），还有贝丝·刘易斯，当我试图（一次又一次地）以一种易于理解的方式撰写关于稳定性的文章时，她给予了我极大的帮助。

我在这本书中所写的很多内容都源于我与患者和播客嘉宾的互动。我的患者的经历构成了这本书的基础和原材料，它们不断地提醒我需要不断学习。这也是我的播客"The Drive"（驱动力）存在的原因——它是一种驱动因素，要求我和我的员工以惊人的速度学习。我每周通过采访专家获得的知识也为你刚刚读到的内容提供了很多参考信息。

我要感谢在我整个职业生涯中指导过我的杰出科学家和医生，但我更要感谢保罗·孔蒂，因为是他迫使我前往"康复之桥"，我还要感谢那些拯救过我生命的治疗师们：埃丝特·佩瑞尔、特里·雷亚尔、洛里·蒂亚诺、凯蒂·鲍威尔（Katy Powell）、安迪·怀特、杰夫·英格利希以及PCS的整个团队。

几位朋友也阅读了本书前面的几个章节，并提供了很好的反馈意见：罗西·库尔曼亚克（Rosie Kurmaniak）、德布（Deb）和休·杰克曼（Hugh Jackman）、大卫·布塔罗（David Buttaro）、杰森·弗里德（Jason Fried）和朱迪思·巴克（Judith Barker）。

你可能不知道我的这些事（不过也许你现在已经知道了），但我是一个特殊的人，所以要把封面设计得"恰到好处"并非易事。值得庆幸的是，罗德里戈·科拉尔（Rodrigo Corral）和他的团队为我们设计了一个封面，比尔和我都觉得这个封面能够真正代表我们的作品。我对这个过程中的每一个细节都事无巨细地进行把控，而他们却始终保持着令人难以置信的耐心，没有抱怨过一句。

写这本书最困难的事情之一就是找时间来完成它。"Early Medical"（早期医疗）的临床团队加班加点地工作，使我能够有大块时间不受干扰地进行写作。莱西·斯滕森（Lacey Stenson）几乎管理着我个人和职业生活的方方面面，并为这本书的出版付出了很多努力。没有莱西，一系列相关的事情都无法按时完成。尼克·斯滕森（Nick Stenson）不仅管理着我们数字和播客内容的方方面面，还负责监督本书的整个发行战略和执行，结果其复杂程度超出了我和他的预期。

最后，也是最重要的一点，我要感谢吉尔。她经历了高潮和低谷，却从来没有一刻停止过对我的支持，即使是在任何有理智的人都有理由将我一脚踢到路边的时候，你从未放弃我。晚上和周末的太多时候，奥利维亚、里斯和艾尔顿总是看到他们的爸爸坐在电脑屏幕前，他们一再要求我减少工作。现在这本书已经写完了，我终于可以给他们更多他们应得的东西了。

——彼得·阿提亚

我要感谢玛莎·麦格劳（Martha McGraw），感谢她在这个漫长的、有时甚至是艰巨的项目中给予我的亲切关怀、指导和支持。没有你，我不可能成功。也要感谢鲍勃·卡普兰，他为我下载了大量的研究资料，并帮助我理解了许多复杂的主题。还要感谢我的朋友斯蒂芬·达克（Stephen Dark），感谢他陪我散步。

——比尔·吉福德

参考文献

AAA Foundation. (2016). 2015 Traffic Safety Culture Index. https://aaafoundation.org/2015 -traffic-safety-culture-index/.

Abbasi, F., Chu, J.W., Lamendola, C., McLaughlin, T., Hayden, J., Reaven, G.M., and Reaven, P.D. (2004). Discrimination between obesity and insulin resistance in the relationship with adiponectin. *Diabetes 53*, 585–590. https://doi.org/10.2337/diabetes.53.3.585.

Abdelhamid, A.S., Martin, N., Bridges, C., Brainard, J.S., Wang, X., Brown, T.J., Hanson, S., Jimoh O.F., Ajabnoor S.M., Deane K.H.O., et al. (2018). Polyunsaturated fatty acids for the primary and secondary prevention of cardiovascular disease. *Cochrane Database Syst. Rev. 11*, CD012345. https://doi.org/10.1002/14651858.CD012345.pub3.

ACS (American Cancer Society). (2022a). Breast Cancer Statistics | How common is breast cancer? Last revised January 12. https://www.cancer.org/cancer/breast-cancer/about /how-common-is-breast-cancer.html.

———. (2022b). Colorectal cancer facts and figures, 2022–2022. https://www.cancer.org /content/dam/cancer-org/research/cancer-facts-and-statistics/colorectal-cancer-facts -and-figures/colorectal-cancer-facts-and-figures-2020-2022.pdf.

———. (2022c). Eating well during treatment. March 16. https://www.cancer.org/treatment /survivorship-during-and-after-treatment/coping/nutrition/once-treatment-starts.html.

ACSM (2017). *ACSM's guidelines for exercise testing and prescription*. Philadelphia: Lippincott Williams and Wilkins.

Ahima, R.S., and Lazar, M.A. (2013). The health risk of obesity—Better metrics imperative. *Science 341*, 856–858. https://doi.org/10.1126/science.1241244.

Alghamdi, B.S. (2018). The neuroprotective role of melatonin in neurological disorders. *J. Neurosci. Res. 96*, 1136–1149. https://doi.org/10.1002/jnr.24220.

Allen, H., and Coggan, A. (2010). *Training and racing with a power meter*. Boulder, CO: VeloPress.

Anand, S.S., Tarnopolsky, M.A., Rashid, S., Schulze, K.M., Desai, D., Mente, A., Rao, S., Yusuf, S., Gerstein, H.C., and Sharma, A.M. (2011). Adipocyte hypertrophy, fatty liver and metabolic risk factors in South Asians: The Molecular Study of Health and Risk in Ethnic Groups (mol-SHARE). *PLOS ONE 6*, e22112. https://doi.org/10.1371/journal.pone.0022112.

Ancoli-Israel, S., Palmer, B.W., Cooke, J.R., Corey-Bloom, J., Fiorentino, L., Natarajan, L., Liu, L., Ayalon, L., He, F., and Loredo, J.S. (2008). Cognitive effects of treating obstructive sleep apnea in Alzheimer's disease: A randomized controlled study. *J. Am. Geriatr. Soc. 56*, 2076–2081. https://doi.org/10.1111/j.1532-5415.2008.01934.x.

Andersson, C., Blennow, K., Almkvist, O., Andreasen, N., Engfeldt, P., Johansson, S.-E., Lindau, M., and Eriksdotter-Jönhagen, M. (2008). Increasing CSF phospho-tau levels during cognitive decline and progression to dementia. *Neurobiol. Aging 29*, 1466–1473. https://doi.org/10.1016/j.neurobiolaging.2007.03.027.

Andreasen, N., Hesse, C., Davidsson, P., Minthon, L., Wallin, A., Winblad, B., Vanderstichele, H., Vanmechelen, E., and Blennow, K. (1999). Cerebrospinal fluid beta-amyloid(1-42) in Alzheimer disease: Differences between early- and late-onset Alzheimer disease and stability during the course of disease. *Arch. Neurol. 56*, 673–680. https://doi.org/10.1001/archneur.56.6.673.

Andreasen, N., Vanmechelen, E., Van de Voorde, A., Davidsson, P., Hesse, C., Tarvonen, S., Räihä, I., Sourander, L., Winblad, B., and Blennow, K. (1998). Cerebrospinal fluid tau protein as a biochemical marker for Alzheimer's disease: A community-based follow up study. *J. Neurol. Neurosurg. Psychiatry 64*, 298–305. https://doi.org/10.1136/jnnp.64.3.298.

Andrieu, S., Guyonnet, S., Coley, N., Cantet, C., Bonnefoy, M., Bordes, S. (2017). Effect of long-term omega 3 polyunsaturated fatty acid supplementation with or without multidomain intervention on cognitive function in elderly adults with memory complaints (MAPT): A randomized placebo-controlled trial. *Lancet 16*, 377–389. https://doi.org/10.1016/S1474-4422(17)30040-6.

Araujo, C.G., de Souza e Silva, C.G., Laukkanen, J.A., Singh, M.F., Kunutsor, S.K., Myers, J., Franca, J.F., and Castro, C.L. (2022). Successful 10-second one-legged stance performance predicts survival in middle-aged and older individuals. *Br. J. Sports Med. 56*, 975–980. https://doi.org/10.1136/bjsports-2021-105360.

Araújo, J., Cai, J., and Stevens, J. (2019). Prevalence of optimal metabolic health in American adults: National Health and Nutrition Examination Survey 2009–2016. *Metab. Syndr. Relat. Disord. 17*, 46–52. https://doi.org/10.1089/met.2018.0105.

Arbon, E.L., Knurowska, M., and Dijk, D.-J. (2015). Randomised clinical trial of the effects of prolonged-release melatonin, temazepam and zolpidem on slow-wave activity during sleep in healthy people. *J. Psychopharmacol. 29*, 764–776. https://doi.org/10.1177/0269881115581963.

Artero, E.G., Lee, D.C., Ruiz, J.R. (2011). A prospective study of muscular strength and all-cause mortality in men with hypertension. *J. Am. Coll. Cardiol. 57*(18), 1831–1837. https:// doi:10.1016/j.jacc.2010.12.025.

Asarnow, J.R., Berk, M.S., Bedics, J., Adrian, M., Gallop, R., Cohen, J., Korslund, K., Hughes, J., Avina, C., Linehan, M.M., et al. (2021). Dialectical Behavior Therapy for suicidal self-harming youth: Emotion regulation, mechanisms, and mediators. *J. Am. Acad. Child Adolesc. Psychiatry 60*, 1105–1115.e4. https://doi.org/10.1016/j.jaac.2021.01.016.

Atkins, M.B., Kunkel, L., Sznol, M., and Rosenberg, S.A. (2000). High-dose recombinant interleukin-2 therapy in patients with metastatic melanoma: Long-term survival update. *Cancer J. Sci. Am. 6*, Suppl 1, S11–14.

Attia, P. (2018a). #09—David Sabatini, M.D., Ph.D.: Rapamycin and the discovery of mTOR—The nexus of aging and longevity? *The Drive* (podcast), episode 9, August 13. https://peterattiamd.com/davidsabatini/.

———. (2018b). #10—Matt Kaeberlein, Ph.D.: Rapamycin and dogs—man's best friends? Living longer, healthier lives and turning back the clock on aging and age-related diseases. *The Drive* (podcast), episode 10, August 20. https://peterattiamd.com/matt kaeberlein/.

———. (2018c). #18—Richard Isaacson, M.D.: Alzheimer's prevention. *The Drive* (podcast), episode 18, October 1. https://peterattiamd.com/richardisaacson/.

———. (2019). #38—Francisco Gonzalez-Lima, Ph.D.: Advancing Alzheimer's disease treatment and prevention: Is AD actually a vascular and metabolic disease? *The Drive* (podcast), episode 38, January 28. https://peterattiamd.com/franciscogonzalezlima/.

———. (2020a). Colorectal cancer screening. *peterattiamd.com* (blog), September 27. https:// peterattiamd.com/colorectal-cancer-screening/.

———. (2020b). The killer(s) on the road: Reducing your risk of automotive death. *peterattiamd.com* (blog), February 9. https://peterattiamd.com/the-killers-on-the-road -reducing-your-risk-of-automotive-death/.

———. (2020c). Rick Johnson, M.D.: Metabolic effects of fructose. *The Drive* (podcast), episode 87, January 6. https://peterattiamd.com/rickjohnson/.

———. (2021a). Michael Rintala, D.C.: Principles of Dynamic Neuromuscular Stabilization (DNS). *The Drive* (podcast), episode 152, March 8. https://peterattiamd.com /michaelrintala/.

———. (2021b). Steven Rosenberg, M.D., Ph.D.: The development of cancer immunotherapy and its promise for treating advanced cancers. *The Drive* (podcast), episode 177, September 27.

Avgerinos, K.I., Spyrou, N., Mantzoros, C.S., and Dalamaga, M. (2019). Obesity and cancer risk: Emerging biological mechanisms and perspectives. *Metabolism 91*, 121–135. https:// doi.org/10.1016/j.metabol.2018.11.001.

Azad, M.B., Abou-Setta, A.M., Chauhan, B.F., Rabbani, R., Lys, J., Copstein, L., Mann, A., Jeyaraman, M.M., Reid, A.E., Fiander, M., et al. (2017). Nonnutritive sweeteners and cardiometabolic health: A systematic review and meta-analysis of randomized controlled trials and prospective cohort studies. *CMAJ 189*, E929–E939. https://doi.org/10.1503 /cmaj.161390.

Bagherniya, M., Butler, A.E., Barreto, G.E., and Sahebkar, A. (2018). The effect of fasting or calorie restriction on autophagy induction: A review of the literature. *Ageing Res. Rev. 47*, 183–197. https://doi.org/10.1016/j.arr.2018.08.004.

Bannister, C.A., Holden, S.E., Jenkins-Jones, S., Morgan, C.L., Halcox, J.P., Schernthaner, G., Mukherjee, J., and Currie, C.J. (2014). Can people with type 2 diabetes live longer than those without? A comparison of mortality in people initiated with metformin or sulphonylurea monotherapy and matched, non-diabetic controls. *Diabetes Obes. Metab. 16*, 1165–1173. https://doi.org/10.1111/dom.12354.

Bao, Y., Han, J., Hu, F.B., Giovannucci, E.L., Stampfer, M.J., Willett, W.C., and Fuchs, C.S. (2013). Association of nut consumption with total and cause-specific mortality. *N. Engl. J. Med. 369*, 2001–2011. https://doi.org/10.1056/NEJMoa1307352.

Barnes, J.N., and Corkery, A.T. (2018). Exercise improves vascular function, but does this translate to the brain? *Brain Plast. 4*, 65–79. https://doi.org/10.3233/BPL-180075.

Baum, J.I., Kim, I.-Y., and Wolfe, R.R. (2016). Protein consumption and the elderly: What is the optimal level of intake? *Nutrients 8*, 359. https://doi.org/10.3390/nu8060359.

Baur, J.A., Pearson, K.J., Price, N.L., Jamieson, H.A., Lerin, C., Kalra, A., Prabhu, V.V., Allard, J.S., Lopez-Lluch, G., Lewis, K., et al. (2006). Resveratrol improves health and survival of mice on a high-calorie diet. *Nature 444*, 337–342. https://doi.org/10.1038/nature05354.

Bautch, V.L., and Caron, K.M. (2015). Blood and lymphatic vessel formation. *Cold Spring Harb. Perspect. Biol. 7*, a008268. https://doi.org/10.1101/cshperspect.a008268.

Beckett, L.A., Harvey, D.J., Gamst, A., Donohue, M., Kornak, J., Zhang, H., Kuo, J.H., and Alzheimer's Disease Neuroimaging Initiative (2010). The Alzheimer's Disease Neuroimaging Initiative: Annual change in biomarkers and clinical outcomes. *Alzheimers Dement. 6*, 257–264. https://doi.org/10.1016/j.jalz.2010.03.002.

Belloy, M.E., Napolioni, V., Han, S.S., Le Guen, Y., and Greicius, M.D. (2020). Association of *Klotho*-VS heterozygosity with risk of Alzheimer disease in individuals who carry *APOE4*. *JAMA Neurol. 77*, 849–862. https://doi.org/10.1001/jamaneurol.2020.0414.

Benito-León, J., Bermejo-Pareja, F., Vega, S., and Louis, E.D. (2009). Total daily sleep duration and the risk of dementia: A prospective population-based study. *Eur. J. Neurol. 16*, 990–997. https://doi.org/10.1111/j.1468-1331.2009.02618.x.

Benn, M., Tybjærg-Hansen, A., Stender, S., Frikke-Schmidt, R., and Nordestgaard, B.G. (2011). Low-density lipoprotein cholesterol and the risk of cancer: A Mendelian randomization study. *J. Natl. Cancer Inst. 103*, 508–519. https://doi.org/10.1093/jnci/djr008.

Biddinger, K.J., Emdin, C.A., Haas, M.E., Wang, M., Hindy, G., Ellinor, P.T., Kathiresan, S., Khera, A.V., and Aragam, K.G. (2022). Association of habitual alcohol intake with risk of cardiovascular disease. *JAMA Netw. Open 5*, e223849. https://doi.org/10.1001/jamanetworkopen.2022.3849.

Billat, V., Dhonneur, G., Mille-Hamard, L., Le Moyec, L., Momken, I., Launay, T., Koralsztein, J.P., and Besse, S. (2017). Case studies in physiology: Maximal oxygen consumption and performance in a centenarian cyclist. *J. Appl. Physiol. 122*, 430–434. https://doi.org/10.1152/japplphysiol.00569.2016.

Blackwell, D.L., and Clarke, T.C. (2018). State variation in meeting the 2008 federal guidelines for both aerobic and muscle-strengthening activities through leisure-time physical activity among adults aged 18–64: United States, 2010–2015. *Natl. Health Stat. Rep. 112* (June), 1–22.

Blasbalg, T.L., Hibbeln, J.R., Ramsden, C.E., Majchrzak, S.F., and Rawlings, R.R. (2011). Changes in consumption of omega-3 and omega-6 fatty acids in the United States during the 20th century. *Am. J. Clin. Nutr. 93*, 950–962. https://doi.org/10.3945/ajcn.110.006643.

Blessed, G., Tomlinson, B.E., and Roth, M. (1968). The association between quantitative measures of dementia and of senile change in the cerebral grey matter of elderly subjects. *Br. J. Psychiatry J. Ment. Sci. 114*, 797–811. https://doi.org/10.1192/bjp.114.512.797.

Boden, G., Sargrad, K., Homko, C., Mozzoli, M., and Stein, T.P. (2005). Effect of a low-carbohydrate diet on appetite, blood glucose levels, and insulin resistance in obese patients with type 2 diabetes. *Ann. Intern. Med. 142*, 403–411. https://doi.org/10.7326/0003-4819-142-6-200503150-00006.

Bohannon, R.W. (2019). Grip strength: An indispensable biomarker for older adults. *Clin. Interv. Aging 14*, 1681–1691. https://doi.org/10.2147/CIA.S194543.

Boneti Moreira, N., Vagetti, G.C., de Oliveira, V., and de Campos, W. (2014). Association between injury and quality of life in athletes: A systematic review, 1980–2013. *Apunts Sports Med. 49*, 123–138.

Booth, F.W., and Zwetsloot, K.A. (2010). Basic concepts about genes, inactivity and aging. *Scand. J. Med. Sci. Sports 20,* 1–4. https://doi.org/10.1111/j.1600-0838.2009.00972.x.

Børsheim, E., Bui, Q.-U.T., Tissier, S., Cree, M.G., Rønsen, O., Morio, B., Ferrando, A.A., Kobayashi, H., Newcomer, B.R., and Wolfe, R.R. (2009). Amino acid supplementation decreases plasma and liver triglycerides in elderly. *Nutr. Burbank Los Angel. Cty. Calif. 25*, 281–288. https://doi.org/10.1016/j.nut.2008.09.001.

Bosy-Westphal, A., Hinrichs, S., Jauch-Chara, K., Hitze, B., Later, W., Wilms, B., Settler, U., Peters, A., Kiosz, D., and Müller, M.J. (2008). Influence of partial sleep deprivation on energy balance and insulin sensitivity in healthy women. *Obes. Facts 1*, 266–273. https://doi.org/10.1159/000158874.

Bouwman, F.H., van der Flier, W.M., Schoonenboom, N.S.M., van Elk, E.J., Kok, A., Rijmen, F., Blankenstein, M.A., and Scheltens, P. (2007). Longitudinal changes of CSF biomarkers in memory clinic patients. *Neurology 69*, 1006–1011. https://doi.org/10.1212/01.wnl.0000271375.37131.04.

Bradley, D. (2004). Biography of Lewis C. Cantley. *Proc. Natl. Acad. Sci. 101*, 3327–3328. https://doi.org/10.1073/pnas.0400872101.

Branger, P., Arenaza-Urquijo, E.M., Tomadesso, C., Mézenge, F., André, C., de Flores, R., Mutlu, J., de La Sayette, V., Eustache, F., Chételat, G., et al. (2016). Relationships between sleep quality and brain volume, metabolism, and amyloid deposition in late adulthood. *Neurobiol. Aging 41*, 107–114. https://doi.org/10.1016/j.neurobiolaging.2016.02.009.

Brondel, L., Romer, M.A., Nougues, P.M., Touyarou, P., and Davenne, D. (2010). Acute partial sleep deprivation increases food intake in healthy men. *Am. J. Clin. Nutr. 91*, 1550–1559. https://doi.org/10.3945/ajcn.2009.28523.

Brookmeyer, R., Abdalla, N., Kawas, C.H., and Corrada, M.M. (2018). Forecasting the prevalence of preclinical and clinical Alzheimer's disease in the United States. *Alzheimers Dement. 14*, 121–129. https://doi.org/10.1016/j.jalz.2017.10.009.

Brooks, D. (2016). *The road to character*. Farmington Hills, MI: Large Print Press.

Broussard, J.L., Chapotot, F., Abraham, V., Day, A., Delebecque, F., Whitmore, H.R., and Tasali, E. (2015). Sleep restriction increases free fatty acids in healthy men. *Diabetologia* 58, 791–798. https://doi.org/10.1007/s00125-015-3500-4.

Broussard, J.L., Ehrmann, D.A., Van Cauter, E., Tasali, E., and Brady, M.J. (2012). Impaired insulin signaling in human adipocytes after experimental sleep restriction. *Ann. Intern. Med. 157*, 549–557. https://doi.org/10.7326/0003-4819-157-8-201210160-00005.

Broussard, J.L., Kilkus, J.M., Delebecque, F., Abraham, V., Day, A., Whitmore, H.R., and Tasali, E. (2016). Elevated ghrelin predicts food intake during experimental sleep restriction. *Obesity 24*, 132–138. https://doi.org/10.1002/oby.21321.

Brown, B.M., Rainey-Smith, S.R., Villemagne, V.L., Weinborn, M., Bucks, R.S., Sohrabi, H.R., Laws, S.M., Taddei, K., Macaulay, S.L., Ames, D., et al. (2016). The relationship between sleep quality and brain amyloid burden. *Sleep 39*, 1063–1068. https://doi.org/10.5665/sleep.5756.

Brown, E.J., Albers, M.W., Shin, T.B., Ichikawa, K., Keith, C.T., Lane, W.S., and Schreiber, S.L. (1994). A mammalian protein targeted by G1-arresting rapamycin-receptor complex. *Nature 369*, 756–758. https://doi.org/10.1038/369756a0.

Brys, M., Pirraglia, E., Rich, K., Rolstad, S., Mosconi, L., Switalski, R., Glodzik-Sobanska, L., De Santi, S., Zinkowski, R., Mehta, P., et al. (2009). Prediction and longitudinal study of CSF biomarkers in mild cognitive impairment. *Neurobiol. Aging 30*, 682–690. https://doi.org/10.1016/j.neurobiolaging.2007.08.010.

Bunout, D., de la Maza, M.P., Barrera, G., Leiva, L., and Hirsch, S. (2011). Association between sarcopenia and mortality in healthy older people. *Australas. J. Ageing 30*, 89–92. https://doi.org/10.1111/j.1741-6612.2010.00448.x.

Business Wire (2021). U.S. sleep aids market worth $30 billion as Americans battle insomnia, sleep disorders—ResearchAndMarkets.com, June 30. https://www.businesswire.com/news/home/20210630005428/en/U.S.-Sleep-Aids-Market-Worth-30-Billion-as-Americans-Battle-Insomnia-Sleep-Disorders---ResearchAndMarkets.com.

Buxton, O.M., Pavlova, M., Reid, E.W., Wang, W., Simonson, D.C., and Adler, G.K. (2010). Sleep restriction for 1 week reduces insulin sensitivity in healthy men. *Diabetes 59*, 2126–2133. https://doi.org/10.2337/db09-0699.

Buysse, D.J., Reynolds, C.F., Charles, F., Monk, T.H., Berman, S.R., and Kupfer, D.J. (1989). The Pittsburgh Sleep Quality Index: A new instrument for psychiatric practice and research. *Psychiat. Res. 28*(2), 193–213.

Cacace, R., Sleegers, K., and Van Broeckhoven, C. (2016). Molecular genetics of early-onset Alzheimer's disease revisited. *Alzheimers Dement. 12*, 733–748. https://doi.org/10.1016/j.jalz.2016.01.012.

Calle, E.E., Rodriguez, C., Walker-Thurmond, K., and Thun, M.J. (2003). Overweight, obesity, and mortality from cancer in a prospectively studied cohort of U.S. adults. *N. Engl. J. Med. 348*, 1625. https://doi.org/10.1056/NEJMoa021423.

Calvin, A.D., Carter, R.E., Adachi, T., Macedo, P.G., Albuquerque, F.N., van der Walt, C., Bukartyk, J., Davison, D.E., Levine, J.A., and Somers, V.K. (2013). Effects of experimental sleep restriction on caloric intake and activity energy expenditure. *Chest 144*, 79–86. https://doi.org/10.1378/chest.12-2829.

Campbell, K.L., Winters-Stone, K., Wiskemann, J., May, A.M., Schwartz, A.L., Courneya, K.S., Zucker, D., Matthews, C., Ligibel, J., Gerber, L., et al. (2019). Exercise guidelines for cancer survivors: Consensus statement from International Multidisciplinary Roundtable. *Med. Sci. Sports Exerc. 51*, 2375–2390. https://doi.org/10.1249/MSS.0000000000002116.

Campbell, W.W., Trappe, T.A., Wolfe, R.R., and Evans, W.J. (2001). The recommended dietary allowance for protein may not be adequate for older people to maintain skeletal muscle. *J. Gerontol. A. Biol. Sci. Med. Sci. 56*, M373–380. https://doi.org/10.1093/gerona/56.6.m373.

Case, A., and Deaton, A. (2015). Rising morbidity and mortality in midlife among white non-Hispanic Americans in the 21st century. *Proc. Natl. Acad. Sci. 112*(49), 15078–15083. https://doi.org/10.1073/pnas.151839311.

Caselli, G., and Lipsi, R.M. (2006). Survival differences among the oldest old in Sardinia: Who, what, where, and why? *Demogr. Res. 14*, 267–294.

Cavazzoni, A., Digiacomo, G., Alfieri, R., La Monica, S., Fumarola, C., Galetti, M., Bonelli, M., Cretella, D., Barili, V., Zecca, A., et al. (2020). Pemetrexed enhances membrane PD-L1 expression and potentiates T cell-mediated cytotoxicity by anti-PD-L1 antibody therapy in non-small-cell lung cancer. *Cancers 12*, E666. https://doi.org/10.3390/cancers12030666.

Cerri, S., Mus, L., and Blandini, F. (2019). Parkinson's disease in women and men: What's the difference? *J. Parkinson's Dis. 9*(3), 501–515. https://doi.org/10.3233/JPD-191683.

CDC (Centers for Disease Control). (2020a). The influence of metabolic syndrome in predicting mortality risk among US adults: Importance of metabolic syndrome even in adults with normal weight. https://www.cdc.gov/pcd/issues/2020/20_0020.htm.

———. (2020b). Diabetes. FastStats. https://www.cdc.gov/nchs/fastats/diabetes.htm.

———. (2021). Facts about falls. Injury Center. https://www.cdc.gov/falls/facts.html.

———. (2022a). Accidents or unintentional injuries. FastStats. https://www.cdc.gov/nchs/fastats/accidental-injury.htm.

———. (2022b) Adult obesity facts. https://www.cdc.gov/obesity/data/adult.html.

———. (2022c). Heart disease facts. https://www.cdc.gov/heartdisease/facts.htm.

———. (2022d). Life expectancy in the U.S. dropped for the second year in a row in 2021. Press release, August 31. https://www.cdc.gov/nchs/pressroom/nchs_press_releases/2022/20220831.htm.

———. (2022e). National diabetes statistics report. https://www.cdc.gov/diabetes/data/statistics-report/index.html?ACSTrackingID=DM72996&ACSTrackingLabel=New%20Report%20Shares%20Latest%20Diabetes%20Stats%20&deliveryName=DM72996.

———. (2022f). Ten leading causes of death and injury. https://www.cdc.gov/injury/wisqars/LeadingCauses_images.html.

Chan, J.M., Rimm, E.B., Colditz, G.A., Stampfer, M.J., and Willett, W.C. (1994). Obesity, fat distribution, and weight gain as risk factors for clinical diabetes in men. *Diabetes Care 17*, 961–969. https://doi.org/10.2337/diacare.17.9.961.

Chapman, C.D., Schiöth, H.B., Grillo, C.A., and Benedict, C. (2018). Intranasal insulin in Alzheimer's disease: Food for thought. *Neuropharmacology 136*, 196–201. https://doi.org/10.1016/j.neuropharm.2017.11.037.

Chen, D.L., Liess, C., Poljak, A., Xu, A., Zhang, J., Thoma, C., Trenell, M., Milner, B., Jenkins, A.B., Chisholm, D.J., et al. (2015). Phenotypic characterization of insulin-resistant and insulin-sensitive obesity. *J. Clin. Endocrinol. Metab. 100*, 4082–4091. https://doi.org/10.1210/jc.2015-2712.

Chen, X., Dong, Z., Hubbell, E., Kurtzman, K.N., Oxnard, G.R., Venn, O., Melton, C., Clarke, C.A., Shaknovich, R., Ma, T., et al. (2021). Prognostic significance of blood-based multi-cancer detection in plasma cell-free DNA. *Clin. Cancer Res. 27*, 4221–4229. https://doi.org/10.1158/1078-0432.CCR-21-0417.

Cholerton, B., Baker, L.D., Montine, T.J., and Craft, S. (2016). Type 2 diabetes, cognition, and dementia in older adults: Toward a precision health approach. *Diabetes Spectr. 29*, 210–219. https://doi.org/10.2337/ds16-0041.

Christofferson, Travis. (2017). *Tripping Over the Truth: How the Metabolic Theory of Cancer Is Overturning One of Medicine's Most Entrenched Paradigms.* Chelsea: Chelsea Green Publishing.

Cirelli, C., and Tononi, G. (2008). Is sleep essential? *PLOS Biol. 6*, e216. https://doi.org/10.1371/journal.pbio.0060216.

Colman, R.J., Anderson, R.M., Johnson, S.C., Kastman, E.K., Kosmatka, K.J., Beasley, T.M., Allison, D.B., Cruzen, C., Simmons, H.A., Kemnitz, J.W., et al. (2009). Caloric restriction delays disease onset and mortality in rhesus monkeys. *Science 325*, 201–204. https://doi.org/10.1126/science.1173635.

Copinschi, G., and Caufriez, A. (2013). Sleep and hormonal changes in aging. *Endocrinol. Metab. Clin. North Am. 42*, 371–389. https://doi.org/10.1016/j.ecl.2013.02.009.

Cordain, L., Eaton, S.B., Miller, J.B., Mann, N., and Hill, K. (2002). The paradoxical nature of hunter-gatherer diets: Meat-based, yet non-atherogenic. *Eur. J. Clin. Nutr. 56*, S42–S52. https://doi.org/10.1038/sj.ejcn.1601353.

Cordain, L., Miller, J.B., Eaton, S.B., Mann, N., Holt, S.H., and Speth, J.D. (2000). Plant-animal subsistence ratios and macronutrient energy estimations in worldwide hunter-gatherer diets. *Am. J. Clin. Nutr. 71*, 682–692. https://doi.org/10.1093/ajcn/71.3.682.

Creevy, K.E., Akey, J.M., Kaeberlein, M., and Promislow, D.E.L. (2022). An open science study of ageing in companion dogs. *Nature 602*, 51–57. https://doi.org/10.1038/s41586-021-04282-9.

Crispim, C.A., Zimberg, I.Z., dos Reis, B.G., Diniz, R.M., Tufik, S., and de Mello, M.T. (2011). Relationship between food intake and sleep pattern in healthy individuals. *J. Clin. Sleep Med. 7*, 659–664. https://doi.org/10.5664/jcsm.1476.

Crowe, K. (2018). University of Twitter? Scientists give impromptu lecture critiquing nutrition research. CBC Health, May 5. https://www.cbc.ca/news/health/second-opinion-alcohol180505-1.4648331.

Cruchaga, C., Haller, G., Chakraverty, S., Mayo, K., Vallania, F.L.M., Mitra, R.D., Faber, K., Williamson, J., Bird, T., Diaz-Arrastia, R., et al. (2012). Rare variants in *APP, PSEN1* and *PSEN2* increase risk for AD in late-onset Alzheimer's disease families. *PLOS ONE 7*, e31039. https://doi.org/10.1371/journal.pone.0031039.

Cruz-Jentoft, A.J., Bahat, G., Bauer, J., Boirie, Y., Bruyère, O., Cederholm, T., Cooper, C., Landi, F., Rolland, Y., Sayer, A.A., et al. (2019). Sarcopenia: Revised European consensus on definition and diagnosis. *Age Ageing 48*, 16–31. https://doi.org/10.1093/ageing/afy169.

Cullen, T., Thomas, G., Wadley, A.J., and Myers, T. (2019). The effects of a single night of complete and partial sleep deprivation on physical and cognitive performance: A Bayesian analysis. *J. Sports Sci. 37*, 2726–2734. https://doi.org/10.1080/02640414.2019 .1662539.

Cummings, J.L., Goldman, D.P., Simmons-Stern, N.R., and Ponton, E. (2022). The costs of developing treatments for Alzheimer's disease: A retrospective exploration. *Alzheimers Dement. 18*, 469–477. https://doi.org/10.1002/alz.12450.

Cuyvers, E., and Sleegers, K. (2016). Genetic variations underlying Alzheimer's disease: Evidence from genome-wide association studies and beyond. *Lancet Neurol. 15*, 857–868. https://doi.org/10.1016/S1474-4422(16)00127-7.

Daghlas, I., Dashti, H.S., Lane, J., Aragam, K.G., Rutter, M.K., Saxena, R., and Vetter, C. (2019). Sleep duration and myocardial infarction. *J. Am. Coll. Cardiol. 74*, 1304–1314. https://doi.org/10.1016/j.jacc.2019.07.022.

Dahlhamer, J. (2018). Prevalence of chronic pain and high-impact chronic pain among adults—United States, 2016. *MMWR 67*. https://doi.org/10.15585/mmwr.mm6736a2.

Danneskiold-Samsøe, B., Bartels, E.M., Bülow, P.M., Lund, H., Stockmarr, A., Holm, C.C., Wätjen, I., Appleyard, M., and Bliddal, H. (2009). Isokinetic and isometric muscle strength in a healthy population with special reference to age and gender. *Acta Physiol. 197*, 1–68. https://doi.org/10.1111/j.1748-1716.2009.02022.x.

Dashti, H.S., Jones, S.E., Wood, A.R., Lane, J.M., van Hees, V.T., Wang, H., Rhodes, J.A., Song, Y., Patel, K., Anderson, S.G., et al. (2019). Genome-wide association study identifies genetic loci for self-reported habitual sleep duration supported by accelerometer-derived estimates. *Nat. Commun. 10*, 1100. https://doi.org/10.1038/s41467-019-08917-4.

Daviglus, M.L., Bell, C.C., Berrettini, W., Bowen, P.E., Connolly, E.S., Cox, N.J., Dunbar-Jacob, J.M., Granieri, E.C., Hunt, G., McGarry, K., et al. (2010). NIH state-of-the-science conference statement: Preventing Alzheimer's disease and cognitive decline. *NIH Consens. State Sci. Statements 27*, 1–30.

Dawson, D., and Reid, K. (1997). Fatigue, alcohol and performance impairment. *Nature 388*, 235–235. https://doi.org/10.1038/40775.

de Groot, S., Lugtenberg, R.T., Cohen, D., Welters, M.J.P., Ehsan, I., Vreeswijk, M.P.G., Smit, V.T.H.B.M., de Graaf, H., Heijns, J.B., Portielje, J.E.A., et al. (2020). Fasting mimicking diet as an adjunct to neoadjuvant chemotherapy for breast cancer in the multicentre randomized phase 2 DIRECT trial. *Nat. Commun. 11*, 3083. https://doi.org/10.1038 /s41467-020-16138-3.

de la Torre, J. (2016). *Alzheimer's turning point: A vascular approach to clinical prevention*. Cham, Switzerland: Springer International, 169–183.

———. (2018). The vascular hypothesis of Alzheimer's disease: A key to preclinical prediction of dementia using neuroimaging. *J. Alzheimers Dis. 63*, 35–52. https://doi.org /10.3233/JAD-180004.

de Leon, M.J., DeSanti, S., Zinkowski, R., Mehta, P.D., Pratico, D., Segal, S., Rusinek, H., Li,

J., Tsui, W., Saint Louis, L.A., et al. (2006). Longitudinal CSF and MRI biomarkers improve the diagnosis of mild cognitive impairment. *Neurobiol. Aging 27*, 394–401. https://doi.org/10.1016/j.neurobiolaging.2005.07.003.

Dewasmes, G., Bothorel, B., Hoeft, A., and Candas, V. (1993). Regulation of local sweating in sleep-deprived exercising humans. *Eur. J. Appl. Physiol. 66*, 542–546. https://doi.org/10.1007/BF00634307.

de Zambotti, M., Colrain, I.M., and Baker, F.C. (2015). Interaction between reproductive hormones and physiological sleep in women. *J. Clin. Endocrinol. Metab. 100*, 1426–1433. https://doi.org/10.1210/jc.2014-3892.

Diamond, J. (2003). The double puzzle of diabetes. *Nature 423*, 599–602. https://doi.org/10.1038/423599a.

Diekelmann, S., and Born, J. (2010). The memory function of sleep. *Nat. Rev. Neurosci. 11*, 114–126. https://doi.org/10.1038/nrn2762.

Dietary Guidelines Advisory Committee. (2015). Scientific report of the 2015 Dietary Guidelines Advisory Committee: Advisory report to the Secretary of Health and Human Services and the Secretary of Agriculture. Washington, D.C.: U.S. Department of Agriculture, Agricultural Research Service. https://health.gov/sites/default/files/2019-09/Scientific-Report-of-the-2015-Dietary-Guidelines-Advisory-Committee.pdf.

Dietschy, J.M., Turley, S.D., and Spady, D.K. (1993). Role of liver in the maintenance of cholesterol and low density lipoprotein homeostasis in different animal species, including humans. *J. Lipid Res. 34*, 1637–1659.

Dominy, S.S., Lynch, C., Ermini, F., Benedyk, M., Marczyk, A., Konradi, A., Nguyen, M., Haditsch, U., Raha, D., Griffin, C., et al. (2019). Porphyromonas gingivalis in Alzheimer's disease brains: Evidence for disease causation and treatment with small-molecule inhibitors. *Sci. Adv. 5*, eaau3333. https://doi.org/10.1126/sciadv.aau3333.

du Souich, P., Roederer, G., and Dufour, R. (2017). Myotoxicity of statins: Mechanism of action. *Pharmacol. Ther. 175*, 1–16. https://doi.org/10.1016/j.pharmthera.2017.02.029.

Dworak, M., Diel, P., Voss, S., Hollmann, W., and Strüder, H.K. (2007). Intense exercise increases adenosine concentrations in rat brain: Implications for a homeostatic sleep drive. *Neuroscience 150*, 789–795. https://doi.org/10.1016/j.neuroscience.2007.09.062.

Dye, L. (1988). Nobel physicist R. P. Feynman of Caltech dies. *Los Angeles Times,* February 16. https://www.latimes.com/archives/la-xpm-1988-02-16-mn-42968-story.html.

Easter, M. (2021). *The comfort crisis: Embrace discomfort to reclaim your wild, happy, healthy self.* New York: Rodale Books.

Ebrahim, I.O., Shapiro, C.M., Williams, A.J., and Fenwick, P.B. (2013). Alcohol and sleep I: Effects on normal sleep. *Alcohol. Clin. Exp. Res. 37*, 539–549. https://doi.org/10.1111/acer.12006.

Echouffo-Tcheugui, J.B., Zhao, S., Brock, G., Matsouaka, R.A., Kline, D., and Joseph, J.J. (2019). Visit-to-visit glycemic variability and risks of cardiovascular events and all-cause mortality: The ALLHAT study. *Diabetes Care 42*, 486–493. https://doi.org/10.2337/dc18-1430.

Ejima, K., Li, P., Smith, D.L., Nagy, T.R., Kadish, I., van Groen, T., Dawson, J.A., Yang, Y.,

Patki, A., and Allison, D.B. (2016). Observational research rigor alone does not justify causal inference. *Eur. J. Clin. Invest. 46*, 985–993. https://doi.org/10.1111/eci.12681.

Emamian, F., Khazaie, H., Tahmasian, M., Leschziner, G.D., Morrell, M.J., Hsiung, G.-Y.R., Rosenzweig, I., and Sepehry, A.A. (2016). The association between obstructive sleep apnea and Alzheimer's disease: A meta-analysis perspective. *Front. Aging Neurosci. 8*, 78. https://doi.org/10.3389/fnagi.2016.00078.

Esteban-Cornejo, I., Ho, F.K., Petermann-Rocha, F., Lyall, D.M., Martinez-Gomez, D., Cabanas-Sánchez, V., Ortega, F.B., Hillman, C.H., Gill, J.M.R., Quinn, T.J., et al. (2022). Handgrip strength and all-cause dementia incidence and mortality: Findings from the UK Biobank prospective cohort study. *J. Cachexia Sarcopenia Muscle 13*, 1514–1525. https://doi.org/10.1002/jcsm.12857.

Estruch, R., Ros, E., Salas-Salvadó, J., Covas, M.-I., Corella, D., Arós, F., Gómez-Gracia, E., Ruiz-Gutiérrez, V., Fiol, M., Lapetra, J., et al. (2013). Primary prevention of cardiovascular disease with a Mediterranean diet. *N. Engl. J. Med. 368*, 1279–1290. https://doi.org/10.1056/NEJMoa1200303.

Evert, J., Lawler, E., Bogan, H., and Perls, T. (2003). Morbidity profiles of centenarians: Survivors, delayers, and escapers. *J. Gerontol. Ser. A 58*, M232–M237. https://doi.org/10.1093/gerona/58.3.M232.

Fagan, A.M., Mintun, M.A., Mach, R.H., Lee, S.-Y., Dence, C.S., Shah, A.R., LaRossa, G.N., Spinner, M.L., Klunk, W.E., Mathis, C.A., et al. (2006). Inverse relation between in vivo amyloid imaging load and cerebrospinal fluid Abeta42 in humans. *Ann. Neurol. 59*, 512–519. https://doi.org/10.1002/ana.20730.

Fain, E., and Weatherford, C. (2016). Comparative study of millennials' (age 20–34 years) grip and lateral pinch with the norms. *J. Hand Ther. 29*, 483–488. https://doi.org/10.1016/j.jht.2015.12.006.

Fayek, S.A., Quintini, C., Chavin, K.D., and Marsh, C.L. (2016). The current state of liver transplantation in the United States. *Am. J. Transplant. 16*, 3093–3104. https://doi.org/10.1111/ajt.14017.

Ference, B.A. (2015). Mendelian randomization studies: Using naturally randomized genetic data to fill evidence gaps. *Curr. Opin. Lipidol. 26*, 566–571. https://doi.org/10.1097/MOL.0000000000000247.

Ference, B.A., Bhatt, D.L., Catapano, A.L., Packard, C.J., Graham, I., Kaptoge, S., Ference, T.B., Guo, Q., Laufs, U., Ruff, C.T., et al. (2019). Association of genetic variants related to combined exposure to lower low-density lipoproteins and lower systolic blood pressure with lifetime risk of cardiovascular disease. *JAMA 322*, 1381–1391. https://doi.org/10.1001/jama.2019.14120.

Ferriss, T. (2018). LeBron James and his top-secret trainer, Mike Mancias (#349). *Tim Ferriss Show* (podcast), episode 349, November 27.

Fontana, L., and Partridge, L. (2015). Promoting health and longevity through diet: From model organisms to humans. *Cell 161*, 106–118. https://doi.org/10.1016/j.cell.2015.02.020.

Forrester, J.S. (2010). Redefining normal low-density lipoprotein cholesterol: A strategy to unseat coronary disease as the nation's leading killer. *J. Am. Coll. Cardiol. 56*, 630–636. https://doi.org/10.1016/j.jacc.2009.11.090.

Frank, C., Kobesova, A., and Kolar, P. (2013). Dynamic neuromuscular stabilization and sports rehabilitation. *Int. J. Sports Phys. Ther. 8*, 62–73.

Franz, M.J. (1997). Protein: Metabolism and effect on blood glucose levels. *Diabetes Educ. 23*, 643–646, 648, 650–651. https://doi.org/10.1177/014572179702300603.

Frayn, K. (2019). *Human metabolism: A regulatory perspective.* 4th ed. New York: Wiley.

Freiherr, J., Hallschmid, M., Frey, W.H., Brünner, Y.F., Chapman, C.D., Hölscher, C., Craft, S., De Felice, F.G., and Benedict, C. (2013). Intranasal insulin as a treatment for Alzheimer's disease: A review of basic research and clinical evidence. *CNS Drugs 27*, 505–514. https://doi.org/10.1007/s40263-013-0076-8.

Friend, T. (2003). Jumpers. *New Yorker,* October 13. https://www.newyorker.com/magazine /2003/10/13/jumpers.

Fruman, D.A., Chiu, H., Hopkins, B.D., Bagrodia, S., Cantley, L.C., and Abraham, R.T. (2017). The PI3K pathway in human disease. *Cell 170*, 605–635. https://doi.org/10.1016 /j.cell.2017.07.029.

Fryar, C.D., Kruszon-Moran, D., Gu, Q., and Ogden, C.L. (2018). Mean body weight, height, waist circumference, and body mass index among adults: United States, 1999–2000 through 2015–2016. *Natl. Health Stat. Rep.* 1–16.

Fullagar, H.H.K., Skorski, S., Duffield, R., Hammes, D., Coutts, A.J., and Meyer, T. (2015). Sleep and athletic performance: The effects of sleep loss on exercise performance, and physiological and cognitive responses to exercise. *Sports Med. Auckl. NZ 45*, 161–186. https://doi.org/10.1007/s40279-014-0260-0.

Gaskin, D.J., and Richard, P. (2012). The economic costs of pain in the United States. *J. Pain 13*, 715–724. https://doi.org/10.1016/j.jpain.2012.03.009.

Gavrilova, O., Marcus-Samuels, B., Graham, D., Kim, J.K., Shulman, G.I., Castle, A.L., Vinson, C., Eckhaus, M., and Reitman, M.L. (2000). Surgical implantation of adipose tissue reverses diabetes in lipoatrophic mice. *J. Clin. Invest. 105*, 271–278.

Gay, N., and Prasad, V. (2017). Few people actually benefit from "breakthrough" cancer immunotherapy. Stat News, March 8. https://www.statnews.com/2017/03/08 /immunotherapy-cancer-breakthrough/.

Gibala, M.J., Little, J.P., van Essen, M., Wilkin, G.P., Burgomaster, K.A., Safdar, A., Raha, S., and Tarnopolsky, M.A. (2006). Short-term sprint interval versus traditional endurance training: Similar initial adaptations in human skeletal muscle and exercise performance. *J. Physiol. 575*, 901–911. https://doi.org/10.1113/jphysiol.2006.112094.

Gibson, A.A., Seimon, R.V., Lee, C.M.Y., Ayre, J., Franklin, J., Markovic, T.P., Caterson, I.D., and Sainsbury, A. (2015). Do ketogenic diets really suppress appetite? A systematic review and meta-analysis. *Obes. Rev. 16*, 64–76. https://doi.org/10.1111/obr.12230.

Gillen, J.B., Percival, M.E., Skelly, L.E., Martin, B.J., Tan, R.B., Tarnopolsky, M.A., and Gibala, M.J. (2014). Three minutes of all-out intermittent exercise per week increases skeletal muscle oxidative capacity and improves cardiometabolic health. *PLOS ONE 9*, e111489. https://doi.org/10.1371/journal.pone.0111489.

Goldin, A., Beckman, J.A., Schmidt, A.M., and Creager, M.A. (2006). Advanced glycation end products. *Circulation 114*, 597–605. https://doi.org/10.1161/CIRCULATIONAHA .106.621854.

Goldstein, A.N., and Walker, M.P. (2014). The role of sleep in emotional brain function. *Annu. Rev. Clin. Psychol. 10*, 679–708. https://doi.org/10.1146/annurev-clinpsy -032813-153716.

Goldstein-Piekarski, A.N., Greer, S.M., Saletin, J.M., and Walker, M.P. (2015). Sleep deprivation impairs the human central and peripheral nervous system discrimination of social threat. *J. Neurosci. 35*, 10135–10145. https://doi.org/10.1523/ JNEUROSCI.5254-14.2015.

Gordon, R.J. (2016). *The rise and fall of American growth: The U.S. standard of living since the Civil War.* Princeton, NJ: Princeton University Press.

Gradisar, M., Wolfson, A.R., Harvey, A.G., Hale, L., Rosenberg, R., and Czeisler, C.A. (2013). The sleep and technology use of Americans: Findings from the National Sleep Foundation's 2011 Sleep in America Poll. *J. Clin. Sleep Med. 9*, 1291–1299. https://doi.org /10.5664/jcsm.3272.

Graeber, C. (2018). *The breakthrough: Immunotherapy and the race to cure cancer.* New York: Twelve.

Grammatikopoulou, M.G., Goulis, D.G., Gkiouras, K., Theodoridis, X., Gkouskou, K.K., Evangeliou, A., Dardiotis, E., and Bogdanos, D.P. (2020). To keto or not to keto? A systematic review of randomized controlled trials assessing the effects of ketogenic therapy on Alzheimer disease. *Adv. Nutr. 11*, 1583–1602. https://doi.org/10.1093 /advances/nmaa073.

Grandner, M.A., Sean, P.A., Drummond. (2007). Who are the long sleepers? Towards an understanding of the mortality relationship. *Sleep Medicine Reviews,* 11: 5, 341–360. https://doi.org/10.1016/j.smrv.2007.03.010.

Grimmer, T., Riemenschneider, M., Förstl, H., Henriksen, G., Klunk, W.E., Mathis, C.A., Shiga, T., Wester, H.-J., Kurz, A., and Drzezga, A. (2009). Beta amyloid in Alzheimer's disease: Increased deposition in brain is reflected in reduced concentration in cerebrospinal fluid. *Biol. Psychiatry 65*, 927–934. https://doi.org/10.1016/j.biopsych .2009.01.027.

Gross, D.N., van den Heuvel, A.P.J., and Birnbaum, M.J. (2008). The role of FoxO in the regulation of metabolism. *Oncogene 27*, 2320–2336. https://doi.org/10.1038/onc.2008.25.

Guyenet, S.J., and Carlson, S.E. (2015). Increase in adipose tissue linoleic acid of US adults in the last half century. *Adv. Nutr. 6*, 660–664. https://doi.org/10.3945/an.115.009944.

Haase, C.L., Tybjærg-Hansen, A., Ali Qayyum, A., Schou, J., Nordestgaard, B.G., and Frikke-Schmidt, R. (2012). LCAT, HDL cholesterol and ischemic cardiovascular disease: A Mendelian randomization study of HDL cholesterol in 54,500 Individuals. *J. Clin. Endocrinol. Metab. 97*, E248–E256. https://doi.org/10.1210/jc.2011-1846.

Hafner, M., Stepanek, M., Taylor, J., Troxel, W.M., and van Stolk, C. (2017). Why sleep matters: The economic costs of insufficient sleep. *Rand Health Q. 6*, 11.

Hagerhall, C.M., et al. 2008. Investigations of human EEG response to viewing fractal patterns. *Perception 37*, 1488–1494. https://doi.org/10.1068/p5918.

Hamer, M., and O'Donovan, G. (2017). Sarcopenic obesity, weight loss, and mortality: The English Longitudinal Study of Ageing. *Am. J. Clin. Nutr. 106*, 125–129. https://doi.org/10 .3945/ajcn.117.152488.

Hanahan, D., and Weinberg, R.A. (2011). Hallmarks of cancer: The next generation. *Cell 144*, 646–674. https://doi.org/10.1016/j.cell.2011.02.013.

Hanefeld, M., Koehler, C., Schaper, F., Fuecker, K., Henkel, E., and Temelkova-Kurktschiev, T. (1999). Postprandial plasma glucose is an independent risk factor for increased carotid intima-media thickness in non-diabetic individuals. *Atherosclerosis 144*, 229–235. https://doi.org/10.1016/S0021-9150(99)00059-3.

Hardeland, R. (2013). Chronobiology of melatonin beyond the feedback to the suprachiasmatic nucleus: Consequences to melatonin dysfunction. *Int. J. Mol. Sci. 14*, 5817–5841. https://doi.org/10.3390/ijms14035817.

Hardie, D.G. (2011). AMP-activated protein kinase: An energy sensor that regulates all aspects of cell function. *Genes Dev. 25*, 1895–1908. https://doi.org/10.1101/gad.17420111.

Harding, E.C., Franks, N.P., and Wisden, W. (2020). Sleep and thermoregulation. *Curr. Opin. Physiol. 15*, 7–13. https://doi.org/10.1016/j.cophys.2019.11.008.

Harrison, D.E., Strong, R., Reifsnyder, P., Kumar, N., Fernandez, E., Flurkey, K., Javors, M.A., Lopez-Cruzan, M., Macchiarini, F., Nelson, J.F., et al. (2021). 17-a-estradiol late in life extends lifespan in aging UM-HET3 male mice; nicotinamide riboside and three other drugs do not affect lifespan in either sex. *Aging Cell 20*, e13328. https://doi.org/10.1111/acel.13328.

Harrison, D.E., Strong, R., Sharp, Z.D., Nelson, J.F., Astle, C.M., Flurkey, K., Nadon, N.L., Wilkinson, J.E., Frenkel, K., Carter, C.S., et al. (2009). Rapamycin fed late in life extends lifespan in genetically heterogeneous mice. *Nature 460*, 392–395. https://doi.org/10.1038/nature08221.

Harrison, S.A., Gawrieh, S., Roberts, K., Lisanti, C.J., Schwope, R.B., Cebe, K.M., Paradis, V., Bedossa, P., Aldridge Whitehead, J.M., Labourdette, A., et al. (2021). Prospective evaluation of the prevalence of non-alcoholic fatty liver disease and steatohepatitis in a large middle-aged US cohort. *J. Hepatol. 75*, 284–291. https://doi.org/10.1016/j.jhep.2021.02.034.

Hatori, M., Vollmers, C., Zarrinpar, A., DiTacchio, L., Bushong, E.A., Gill, S., Leblanc, M., Chaix, A., Joens, M., Fitzpatrick, J.A.J., et al. (2012). Time restricted feeding without reducing caloric intake prevents metabolic diseases in mice fed a high fat diet. *Cell Metab. 15*, 848–860. https://doi.org/10.1016/j.cmet.2012.04.019.

Heron, M. (2021). Deaths: Leading causes for 2018. *Natl. Vital Stat. Rep. 70*(4), 1–115.

Herring, W.J., Connor, K.M., Ivgy-May, N., Snyder, E., Liu, K., Snavely, D.B., Krystal, A.D., Walsh, J.K., Benca, R.M., Rosenberg, R., et al. (2016). Suvorexant in patients with insomnia: Results from two 3-month randomized controlled clinical trials. *Biol. Psychiatry 79*, 136–148. https://doi.org/10.1016/j.biopsych.2014.10.003.

HHS (US Department of Health and Human Services). (2018). *Physical activity guidelines for Americans*. 2nd ed. https://health.gov/sites/default/files/2019-09/Physical_Activity_Guidelines_2nd_edition.pdf.

Hill, A.B. (1965). The environment and disease: Association or causation? *Proc. R. Soc. Med. 58*, 295–300.

Hines, L., and Rimm, E. (2001). Moderate alcohol consumption and coronary heart disease: A review. *Postgrad. Med. J. 77*, 747–752. https://doi.org/10.1136/pmj.77.914.747.

423

Hirode, G., and Wong, R.J. (2020). Trends in the prevalence of metabolic syndrome in the United States, 2011-2016. *JAMA 323*, 2526–2528. https://doi.org/10.1001/jama.2020.4501.

Hitchens, C. (2014). *Mortality.* New York: Twelve.

Hitt, R., Young-Xu, Y., Silver, M., and Perls, T. (1999). Centenarians: The older you get, the healthier you have been. *Lancet 354*, 652.

Hjelmborg, J., Iachine, I., Skytthe, A., Vaupel, J.W., McGue, M., Koskenvuo, M., Kaprio, J., Pedersen, N.L., and Christensen, K. (2006). Genetic influence on human lifespan and longevity. *Hum. Genet. 119*, 312–321. https://doi.org/10.1007/s00439-006-0144-y.

Hofseth, L.J., Hebert, J.R., Chanda, A., Chen, H., Love, B.L., Pena, M.M., Murphy, E.A., Sajish, M., Sheth, A., Buckhaults, P.J., et al. (2020). Early-onset colorectal cancer: Initial clues and current views. *Nat. Rev. Gastroenterol. Hepatol. 17*, 352–364. https://doi.org/10.1038/s41575-019-0253-4.

Hoglund, K., Thelen, K.M., Syversen, S., Sjogren, M., von Bergmann, K., Wallin, A., Vanmechelen, E., Vanderstichele, H., Lutjohann, D., and Blennow, K. (2005). The effect of simvastatin treatment on the amyloid precursor protein and brain cholesterol metabolism in patients with Alzheimer's disease. *Dement. Geriatr. Cogn. Disord. 19*, 256–265. https://doi.org/10.1159/000084550.

Holt, S.H., Miller, J.C., Petocz, P., and Farmakalidis, E. (1995). A satiety index of common foods. *Eur. J. Clin. Nutr. 49*, 675–690.

Hooper, L., Martin, N., Jimoh, O.F., Kirk, C., Foster, E., and Abdelhamid, A.S. (2020). Reduction in saturated fat intake for cardiovascular disease. *Cochrane Database Syst. Rev.* https://doi.org/10.1002/14651858.CD011737.pub3.

Hopkins, B.D., Pauli, C., Du, X., Wang, D.G., Li, X., Wu, D., Amadiume, S.C., Goncalves, M.D., Hodakoski, C., Lundquist, M.R., et al. (2018). Suppression of insulin feedback enhances the efficacy of PI3K inhibitors. *Nature 560*, 499–503. https://doi.org/10.1038/s41586-018-0343-4.

Houston, D.K., Nicklas, B.J., Ding, J., Harris, T.B., Tylavsky, F.A., Newman, A.B., Lee, J.S., Sahyoun, N.R., Visser, M., Kritchevsky, S.B., et al. (2008). Dietary protein intake is associated with lean mass change in older, community-dwelling adults: The Health, Aging, and Body Composition (Health ABC) Study. *Am. J. Clin. Nutr. 87*, 150–155. https://doi.org/10.1093/ajcn/87.1.150.

Howard, B.V., Van Horn, L., Hsia, J., Manson, J.E., Stefanick, M.L., Wassertheil-Smoller, S., Kuller, L.H., LaCroix, A.Z., Langer, R.D., Lasser, N.L., et al. (2006). Low-fat dietary pattern and risk of cardiovascular disease: The Women's Health Initiative Randomized Controlled Dietary Modification Trial. *JAMA 295*, 655–666. https://doi.org/10.1001/jama.295.6.655.

Hughes, V.A., Frontera, W.R., Wood, M., Evans, W.J., Dallal, G.E., Roubenoff, R., and Singh, M.A.F. (2001). Longitudinal muscle strength changes in older adults: Influence of muscle mass, physical activity, and health. *J. Gerontol. Ser. A 56*, B209–B217. https://doi.org/10.1093/gerona/56.5.B209.

Hutchison, I.C., and Rathore, S. (2015). The role of REM sleep theta activity in emotional memory. *Front. Psychol. 6*, 1439. https://doi.org/10.3389/fpsyg.2015.01439.

Iftikhar, I.H., Donley, M.A., Mindel, J., Pleister, A., Soriano, S., and Magalang, U.J. (2015). Sleep duration and metabolic syndrome: An updated dose-risk metaanalysis. *Ann. Am. Thorac. Soc. 12*, 1364–1372. https://doi.org/10.1513/AnnalsATS.201504-190OC.

Igwe, E., Azman, A.Z.F., Nordin, A.J., and Mohtarrudin, N. (2015). Association between HOMA-IR and cancer. *Int. J. Public Health Clin. Sci. 2*, 21.

Iliff, J.J., Lee, H., Yu, M., Feng, T., Logan, J., Nedergaard, M., and Benveniste, H. (2013). Brain-wide pathway for waste clearance captured by contrast-enhanced MRI. *J. Clin. Invest. 123*, 1299–1309. https://doi.org/10.1172/JCI67677.

IOM (Institute of Medicine). Committee on Military Nutrition Research. (2001). *Caffeine for the sustainment of mental task performance: Formulations for military operations.* Washington, DC: National Academies Press.

Ioannidis, J.P.A. (2018). The challenge of reforming nutritional epidemiologic research. *JAMA 320*, 969–970. https://doi.org/10.1001/jama.2018.11025.

Itani, O., Jike, M., Watanabe, N., and Kaneita, Y. (2017). Short sleep duration and health outcomes: A systematic review, meta-analysis, and meta-regression. *Sleep Med. 32*, 246–256. https://doi.org/10.1016/j.sleep.2016.08.006.

Jack, C.R., Knopman, D.S., Jagust, W.J., Petersen, R.C., Weiner, M.W., Aisen, P.S., Shaw, L.M., Vemuri, P., Wiste, H.J., Weigand, S.D., et al. (2013). Update on hypothetical model of Alzheimer's disease biomarkers. *Lancet Neurol. 12*, 207–216. https://doi.org/10.1016/S1474-4422(12)70291-0.

Jackson, M.L., Croft, R.J., Kennedy, G.A., Owens, K., and Howard, M.E. (2013). Cognitive components of simulated driving performance: Sleep loss effects and predictors. *Accid. Anal. Prev. 50*, 438–444. https://doi.org/10.1016/j.aap.2012.05.020.

Jakubowski, B., Shao, Y., McNeal, C., Xing, C., and Ahmad, Z. (2021). Monogenic and polygenic causes of low and extremely low LDL-C levels in patients referred to specialty lipid clinics: Genetics of low LDL-C. *J. Clin. Lipidol. 15*, 658–664. https://doi.org/10.1016/j.jacl.2021.07.003.

Jamaspishvili, T., Berman, D.M., Ross, A.E., Scher, H.I., De Marzo, A.M., Squire, J.A., and Lotan, T.L. (2018). Clinical implications of *PTEN* loss in prostate cancer. *Nat. Rev. Urol. 15*, 222–234. https://doi.org/10.1038/nrurol.2018.9.

Jamshed, H., Beyl, R.A., Della Manna, D.L., Yang, E.S., Ravussin, E., and Peterson, C.M. (2019). Early time-restricted feeding improves 24-hour glucose levels and affects markers of the circadian clock, aging, and autophagy in humans. *Nutrients 11*, 1234. https://doi.org/10.3390/nu11061234.

Jensen, T.L., Kiersgaard, M.K., Sørensen, D.B., and Mikkelsen, L.F. (2013). Fasting of mice: A review. *Lab. Anim. 47*, 225–240. https://doi.org/10.1177/0023677213501659.

Johnson, R.J., and Andrews, P. (2015). Ancient mutation in apes may explain human obesity and diabetes. *Scientific American,* October 1.

Johnson, R.J., Sánchez-Lozada, L.G., Andrews, P., and Lanaspa, M.A. (2017). Perspective: A historical and scientific perspective of sugar and its relation with obesity and diabetes. *Adv. Nutr. 8*, 412–422. https://doi.org/10.3945/an.116.014654.

Johnson, R.J., Stenvinkel, P., Andrews, P., Sánchez-Lozada, L.G., Nakagawa, T., Gaucher, E., Andres-Hernando, A., Rodriguez-Iturbe, B., Jimenez, C.R., Garcia, G., et al. (2020).

Fructose metabolism as a common evolutionary pathway of survival associated with climate change, food shortage and droughts. *J. Intern. Med. 287*, 252–262. https://doi.org/10.1111/joim.12993.

Johnson, S. (2021). *Extra life: A short history of living longer.* New York: Riverhead Books.

Jones, K., Gordon-Weeks, A., Coleman, C., and Silva, M. (2017). Radiologically determined sarcopenia predicts morbidity and mortality following abdominal surgery: A systematic review and meta-analysis. *World J. Surg. 41*, 2266–2279. https://doi.org/10.1007/s00268-017-3999-2.

Jose, J. (2016). Statins and its hepatic effects: Newer data, implications, and changing recommendations. *J. Pharm. Bioallied Sci. 8*, 23–28. https://doi.org/10.4103/0975-7406.171699.

Joslin, E.P. (1940). The universality of diabetes: A survey of diabetic morbidity in Arizona. The Frank Billings Lecture. *JAMA 115*, 2033–2038. https://doi.org/10.1001/jama.1940.02810500001001.

Ju, Y.-E.S., McLeland, J.S., Toedebusch, C.D., Xiong, C., Fagan, A.M., Duntley, S.P., Morris, J.C., and Holtzman, D.M. (2013). Sleep quality and preclinical Alzheimer disease. *JAMA Neurol. 70*, 587–593. https://doi.org/10.1001/jamaneurol.2013.2334.

Kalmbach, D.A., Schneider, L.D., Cheung, J., Bertrand, S.J., Kariharan, T., Pack, A.I., and Gehrman, P.R. (2017). Genetic basis of chronotype in humans: Insights from three landmark GWAS. *Sleep 40*, zsw048. https://doi.org/10.1093/sleep/zsw048.

Kanai, M., Matsubara, E., Isoe, K., Urakami, K., Nakashima, K., Arai, H., Sasaki, H., Abe, K., Iwatsubo, T., Kosaka, T., et al. (1998). Longitudinal study of cerebrospinal fluid levels of tau, A beta1-40, and A beta1-42(43) in Alzheimer's disease: A study in Japan. *Ann. Neurol. 44*, 17–26. https://doi.org/10.1002/ana.410440108.

Karagiannis, A.D., Mehta, A., Dhindsa, D.S., Virani, S.S., Orringer, C.E., Blumenthal, R.S., Stone, N.J., and Sperling, L.S. (2021). How low is safe? The frontier of very low (<30 mg/dL) LDL cholesterol. *Eur. Heart J. 42*, 2154–2169. https://doi.org/10.1093/eurheartj/ehaa1080.

Karsli-Uzunbas, G., Guo, J.Y., Price, S., Teng, X., Laddha, S.V., Khor, S., Kalaany, N.Y., Jacks, T., Chan, C.S., Rabinowitz, J.D., et al. (2014). Autophagy is required for glucose homeostasis and lung tumor maintenance. *Cancer Discov. 4*, 914–927. https://doi.org/10.1158/2159-8290.CD-14-0363.

Kaivola, K., Shah, Z., Chia, R., International LBD Genomics Consortium, and Scholz, S.W. (2022). Genetic evaluation of dementia with Lewy bodies implicates distinct disease subgroups. *Brain 145*(5), 1757–1762. https://doi.org/10.1093/brain/awab402.

Kawada, S., and Ishii, N. (2005). Skeletal muscle hypertrophy after chronic restriction of venous blood flow in rats. *Med. Sci. Sports Exerc. 37*, 1144–1150. https://doi.org/10.1249/01.mss.0000170097.59514.bb.

Kawano, H., Motoyama, T., Hirashima, O., Hirai, N., Miyao, Y., Sakamoto, T., Kugiyama, K., Ogawa, H., and Yasue, H. (1999). Hyperglycemia rapidly suppresses flow-mediated endothelium-dependent vasodilation of brachial artery. *J. Am. Coll. Cardiol. 34*, 146–154. https://doi.org/10.1016/S0735-1097(99)00168-0.

Keramidas, M.E., and Botonis, P.G. (2021). Short-term sleep deprivation and human thermoregulatory function during thermal challenges. *Exp. Physiol. 106*, 1139–1148. https://doi.org/10.1113/EP089467.

Kerrouche, N., Herholz, K., Mielke, R., Holthoff, V., and Baron, J.-C. (2006). 18FDG PET in vascular dementia: Differentiation from Alzheimer's disease using voxel-based multivariate analysis. *J. Cereb. Blood Flow Metab. 26*, 1213–1221. https://doi.org/10.1038/sj.jcbfm.9600296.

Killgore, W.D.S. (2013). Self-reported sleep correlates with prefrontal-amygdala functional connectivity and emotional functioning. *Sleep 36*, 1597–1608. https://doi.org/10.5665/sleep.3106.

Kim, C.-H., Wheatley, C.M., Behnia, M., and Johnson, B.D. (2016). The effect of aging on relationships between lean body mass and VO_2max in rowers. *PLOS ONE 11*, e0160275. https://doi.org/10.1371/journal.pone.0160275.

Kim, D.-Y., Hong, S.-H., Jang, S.-H., Park, S.-H., Noh, J.-H., Seok, J.-M., Jo, H.-J., Son, C.-G., and Lee, E.-J. (2022). Systematic review for the medical applications of meditation in randomized controlled trials. *Int. J. Environ. Res. Public. Health 19*, 1244. https://doi.org/10.3390/ijerph19031244.

Kim, T.N., and Choi, K.M. (2013). Sarcopenia: Definition, epidemiology, and pathophysiology. *J. Bone Metab. 20*, 1–10. https://doi.org/10.11005/jbm.2013.20.1.1.

Kim, Y., White, T., Wijndaele, K., Westgate, K., Sharp, S.J., Helge, J.W., Wareham, N.J., and Brage, S. (2018). The combination of cardiorespiratory fitness and muscle strength, and mortality risk. *Eur. J. Epidemiol. 33*, 953–964. https://doi.org/10.1007/s10654-018-0384-x.

Kinsella, K.G. (1992). Changes in life expectancy, 1900–1990. *Am. J. Clin. Nutr. 55*, 1196S–1202S. https://doi.org/10.1093/ajcn/55.6.1196S.

Kloske, C.M., and Wilcock, D.M. (2020). The important interface between apolipoprotein E and neuroinflammation in Alzheimer's disease. *Front. Immunol. 11*, 754. https://doi.org/10.3389/fimmu.2020.00754.

Kochenderfer, J.N., Wilson, W.H., Janik, J.E., Dudley, M.E., Stetler-Stevenson, M., Feldman, S.A., Maric, I., Raffeld, M., Nathan, D.-A.N., Lanier, B.J., et al. (2010). Eradication of B-lineage cells and regression of lymphoma in a patient treated with autologous T cells genetically engineered to recognize CD19. *Blood 116*, 4099–4102. https://doi.org/10.1182/blood-2010-04-281931.

Kokkinos, P., Faselis, C., Babu, H.S.I., Pittaras, A., Doumas, M., Murphy, R., Heimall, M.S., Sui, X., Zhang, J., and Myers, J. (2022). Cardiorespiratory fitness and mortality risk across the spectra of age, race, and sex. *J. Am. Coll. Cardiol. 80*, 598–609.

Kolata, G. (2012). Severe diet doesn't prolong life, at least in monkeys. *New York Times,* August 29, 2012. https://www.nytimes.com/2012/08/30/science/low-calorie-diet-doesnt-prolong-life-study-of-monkeys-finds.html?action=click&module=RelatedCoverage&pgtype=Article&region=Footer.

———. (2020). An Alzheimer's treatment fails: "We don't have anything now." *New York Times,* February 10. https://www.nytimes.com/2020/02/10/health/alzheimers-amyloid-drug.html.

Kolka, M.A., an.d Stephenson, L.A. (1988). Exercise thermoregulation after prolonged wakefulness. *J. Appl. Physiol. 64*, 1575–1579. https://doi.org/10.1152/jappl.1988.64.4.1575.

Konstantinos, I., Avgerinos, N.S., Mantzoros, C.S., Dalamaga, M. (2019). Obesity and cancer risk: Emerging biological mechanisms and perspectives, *Metabolism 92*, 121–135. https://doi.org/10.1016/j.metabol.2018.11.001.

Kortebein, P., Ferrando, A., Lombeida, J., Wolfe, R., and Evans, W.J. (2007). Effect of 10 days of bed rest on skeletal muscle in healthy older adults. *JAMA 297*, 1769–1774. https://doi.org/10.1001/jama.297.16.1772-b.

Kourtis, N., and Tavernarakis, N. (2009). Autophagy and cell death in model organisms. *Cell Death Differ. 16*, 21–30. https://doi.org/10.1038/cdd.2008.120.

Krause, A.J., Simon, E.B., Mander, B.A., Greer, S.M., Saletin, J.M., Goldstein-Piekarski, A.N., and Walker, M.P. (2017). The sleep-deprived human brain. *Nat. Rev. Neurosci. 18*, 404–418. https://doi.org/10.1038/nrn.2017.55.

Kuna, S.T., Maislin, G., Pack, F.M., Staley, B., Hachadoorian, R., Coccaro, E.F., and Pack, A.I. (2012). Heritability of performance deficit accumulation during acute sleep deprivation in twins. *Sleep 35*, 1223–1233. https://doi.org/10.5665/sleep.2074.

Kuo, T., McQueen, A., Chen, T.-C., and Wang, J.-C. (2015). Regulation of glucose homeostasis by glucocorticoids. *Adv. Exp. Med. Biol. 872*, 99–126. https://doi.org/10.1007/978-1-4939-2895-8_5.

Kwo, P.Y., Cohen, S.M., and Lim, J.K. (2017). ACG clinical guideline: Evaluation of abnormal liver chemistries. *Am. J. Gastroenterol. 112*, 18–35. https://doi.org/10.1038/ajg.2016.517.

Kwok, C.S., Kontopantelis, E., Kuligowski, G., Gray, M., Muhyaldeen, A., Gale, C.P., Peat, G.M., Cleator, J., Chew-Graham, C., Loke, Y.K., Mamas, M.A. (2018). Self-reported sleep duration and quality and cardiovascular disease and mortality. *JAHA*, 7:15. https://doi.org/10.1161/JAHA.118.008552.

Lammert, F., and Wang, D.Q.-H. (2005). New insights into the genetic regulation of intestinal cholesterol absorption. *Gastroenterology 129*, 718–734. https://doi.org/10.1053/j.gastro.2004.11.017.

Lamond, N., and Dawson, D. (1999). Quantifying the performance impairment associated with fatigue. *J. Sleep Res. 8*, 255–262. https://doi.org/10.1046/j.1365-2869.1999.00167.x.

Langa, K.M., and Levine, D.A. (2014). The diagnosis and management of mild cognitive impairment: A clinical review. *JAMA 312*, 2551–2561. https://doi.org/10.1001/jama.2014.13806.

Laukkanen, T., Khan, H., Zaccardi, F., and Laukkanen, J.A. (2015). Association between sauna bathing and fatal cardiovascular and all-cause mortality events. *JAMA Intern. Med. 175*, 542–548. https://doi.org/10.1001/jamainternmed.2014.8187.

Laukkanen, T., Kunutsor, S., Kauhanen, J., and Laukkanen, J.A. (2017). Sauna bathing is inversely associated with dementia and Alzheimer's disease in middle-aged Finnish men. *Age Ageing 46*, 245–249. https://doi.org/10.1093/ageing/afw212.

Lawson, J.S. (2016). Multiple infectious agents and the origins of atherosclerotic coronary artery disease. *Front. Cardiovasc. Med. 3*, 30. https://doi.org/10.3389/fcvm.2016.00030.

Le, D.T., Uram, J.N., Wang, H., Bartlett, B.R., Kemberling, H., Eyring, A.D., Skora, A.D., Luber, B.S., Azad, N.S., Laheru, D., et al. (2015). PD-1 blockade in tumors with mismatch-repair deficiency. *N. Engl. J. Med. 372*, 2509–2520. https://doi.org/10.1056/NEJMoa1500596.

Le, R., Zhao, L., and Hegele, R.A. (2022). Forty year follow-up of three patients with complete absence of apolipoprotein B-containing lipoproteins. *J. Clin. Lipidol. 16*, 155–159. https://doi.org/10.1016/j.jacl.2022.02.003.

Lee, I.-M., and Buchner, D.M. (2008). The importance of walking to public health. *Med. Sci. Sports Exerc. 40*, S512–518. https://doi.org/10.1249/MSS.0b013e31817c65d0.

Lee, J.C., Kim, S.J., Hong, S., and Kim, Y. (2019). Diagnosis of Alzheimer's disease utilizing amyloid and tau as fluid biomarkers. *Exp. Mol. Med. 51*, 1–10. https://doi.org/10.1038/s12276-019-0250-2.

Lega, I.C., and Lipscombe, L.L. (2019). Review: diabetes, obesity, and cancer—pathophysiology and clinical implications. *Endocr. Rev. 41*(1), 33–52. https://doi.org/10.1210/endrev/bnz014.

Lemasters, J.J. (2005). Selective mitochondrial autophagy, or mitophagy, as a targeted defense against oxidative stress, mitochondrial dysfunction, and aging. *Rejuvenation Res. 8*, 3–5. https://doi.org/10.1089/rej.2005.8.3.

Lendner, J.D., Helfrich, R.F., Mander, B.A., Romundstad, L., Lin, J.J., Walker, M.P., Larsson, P.G., and Knight, R.T. (2020). An electrophysiological marker of arousal level in humans. *ELife 9*, e55092. https://doi.org/10.7554/eLife.55092.

Leproult, R., Holmbäck, U., and Van Cauter, E. (2014). Circadian misalignment augments markers of insulin resistance and inflammation, independently of sleep loss. *Diabetes 63*, 1860–1869. https://doi.org/10.2337/db13-1546.

Leproult, R., and Van Cauter, E. (2010). Role of sleep and sleep loss in hormonal release and metabolism. *Endocr. Dev. 17*, 11–21. https://doi.org/10.1159/000262524.

Lexell, J. (1995). Human aging, muscle mass, and fiber type composition. *J. Gerontol. A. Biol. Sci. Med. Sci. 50 Spec No*, 11–16. https://doi.org/10.1093/gerona/50a.special_issue.11.

Li, R., Xia, J., Zhang, X., Gathirua-Mwangi, W.G., Guo, J., Li, Y., McKenzie, S., and Song, Y. (2018). Associations of muscle mass and strength with all-cause mortality among US older adults. *Med. Sci. Sports Exerc. 50*, 458–467. https://doi.org/10.1249/MSS.0000000000001448.

Libby, P. (2021). The changing landscape of atherosclerosis. *Nature 592*, 524–533. https://doi.org/10.1038/s41586-021-03392-8.

Libby, P., and Tokgözoğlu, L. (2022). Chasing LDL cholesterol to the bottom: PCSK9 in perspective. *Nat. Cardiovasc. Res. 1*, 554–561. https://doi.org/10.1038/s44161-022-00085-x.

Liberti, M.V., and Locasale, J.W. (2016). The Warburg effect: How does it benefit cancer cells? *Trends Biochem. Sci. 41*, 211–218. https://doi.org/10.1016/j.tibs.2015.12.001.

Lieberman, D.E., Kistner, T.M., Richard, D., Lee, I.-M., and Baggish, A.L. (2021). The active grandparent hypothesis: Physical activity and the evolution of extended human healthspans and lifespans. *Proc. Natl. Acad. Sci. 118*, e2107621118. https://doi.org/10.1073/pnas.2107621118.

Liguori, G., ed. (2020). *ACSM's guidelines for exercise testing and prescription*. 10th ed. Philadelphia: Wolters Kluwer Health.

Lim, A.S.P., Kowgier, M., Yu, L., Buchman, A.S., and Bennett, D.A. (2013a). Sleep fragmentation and the risk of incident Alzheimer's disease and cognitive decline in older persons. *Sleep 36*, 1027–1032. https://doi.org/10.5665/sleep.2802.

Lim, A.S.P., Yu, L., Kowgier, M., Schneider, J.A., Buchman, A.S., and Bennett, D.A. (2013b). Sleep modifies the relation of APOE to the risk of Alzheimer disease and neurofibrillary tangle pathology. *JAMA Neurol. 70*, 10.1001/jamaneurol.2013.4215. https://doi.org/10.1001/jamaneurol.2013.4215.

Lim, J., and Dinges, D.F. (2008). Sleep deprivation and vigilant attention. *Ann. N.Y. Acad. Sci. 1129*, 305–322. https://doi.org/10.1196/annals.1417.002.

Lin, H.-J., Lee, B.-C., Ho, Y.-L., Lin, Y.-H., Chen, C.-Y., Hsu, H.-C., Lin, M.-S., Chien, K.-L., and Chen, M.-F. (2009). Postprandial glucose improves the risk prediction of cardiovascular death beyond the metabolic syndrome in the nondiabetic population. *Diabetes Care 32*, 1721–1726. https://doi.org/10.2337/dc08-2337.

Lin, H.-S., Watts, J.N., Peel, N.M., and Hubbard, R.E. (2016). Frailty and post-operative outcomes in older surgical patients: A systematic review. *BMC Geriatr. 16*, 157. https://doi.org/10.1186/s12877-016-0329-8.

Lindle, R.S., Metter, E.J., Lynch, N.A., Fleg, J.L., Fozard, J.L., Tobin, J., Roy, T.A., and Hurley, B.F. (1997). Age and gender comparisons of muscle strength in 654 women and men aged 20–93 yr. *J. Appl. Physiol. 83*, 1581–1587. https://doi.org/10.1152/jappl.1997.83.5.1581.

Linehan, M.M., Comtois, K.A., Murray, A.M., Brown, M.Z., Gallop, R.J., Heard, H.L., Korslund, K.E., Tutek, D.A., Reynolds, S.K., and Lindenboim, N. (2006). Two-year randomized controlled trial and follow-up of dialectical behavior therapy vs therapy by experts for suicidal behaviors and borderline personality disorder. *Arch. Gen. Psychiatry 63*, 757–766. https://doi.org/10.1001/archpsyc.63.7.757.

Little, J.P., Gillen, J.B., Percival, M.E., Safdar, A., Tarnopolsky, M.A., Punthakee, Z., Jung, M.E., and Gibala, M.J. (2011). Low-volume high-intensity interval training reduces hyperglycemia and increases muscle mitochondrial capacity in patients with type 2 diabetes. *J. Appl. Physiol. 111*, 1554–1560. https://doi.org/10.1152/japplphysiol.00921.2011.

Liu, D., Huang, Y., Huang, C., Yang, S., Wei, X., Zhang, P., Guo, D., Lin, J., Xu, B., Li, C., et al. (2022). Calorie restriction with or without time-restricted eating in weight loss. *N. Engl. J. Med. 386*, 1495–1504. https://doi.org/10.1056/NEJMoa2114833.

Liu, G.Y., and Sabatini, D.M. (2020). mTOR at the nexus of nutrition, growth, ageing and disease. *Nat. Rev. Mol. Cell Biol. 21*, 183–203. https://doi.org/10.1038/s41580-019-0199-y.

Livingston, G. (2019). On average, older adults spend over half their waking hours alone. *Grius,* July 19. https://qrius.com/on-average-older-adults-spend-over-half-their-waking-hours-alone/.

Lobo, A., López-Antón, R., de-la-Cámara, C., Quintanilla, M.A., Campayo, A., Saz, P., and ZARADEMP Workgroup (2008). Non-cognitive psychopathological symptoms associated with incident mild cognitive impairment and dementia, Alzheimer's type. *Neurotox. Res. 14*, 263–272. https://doi.org/10.1007/BF03033815.

López-Otín, C., Blasco, M.A., Partridge, L., Serrano, M., and Kroemer, G. (2013). The hallmarks of aging. *Cell 153*, 1194–1217. https://doi.org/10.1016/j.cell.2013.05.039.

Lowe, D.A., Wu, N., Rohdin-Bibby, L., Moore, A.H., Kelly, N., Liu, Y.E., Philip, E., Vittinghoff, E., Heymsfield, S.B., Olgin, J.E., et al. (2020). Effects of time-restricted eating on weight loss and other metabolic parameters in women and men with overweight and obesity: The TREAT randomized clinical trial. *JAMA Intern. Med. 180*, 1491–1499. https://doi.org/10.1001/jamainternmed.2020.4153.

Lucey, B.P., McCullough, A., Landsness, E.C., Toedebusch, C.D., McLeland, J.S., Zaza, A.M., Fagan, A.M., McCue, L., Xiong, C., Morris, J.C., et al. (2019). Reduced non-rapid eye movement sleep is associated with tau pathology in early Alzheimer's disease. *Sci. Transl. Med. 11*, eaau6550. https://doi.org/10.1126/scitranslmed.aau6550.

Ludwig, J., Viggiano, T.R., McGill, D.B., and Oh, B.J. (1980). Nonalcoholic steatohepatitis: Mayo Clinic experiences with a hitherto unnamed disease. *Mayo Clinic proceedings*, 55(7), 434–438.

Lüth, H.-J., Ogunlade, V., Kuhla, B., Kientsch-Engel, R., Stahl, P., Webster, J., Arendt, T., and Münch, G. (2005). Age- and stage-dependent accumulation of advanced glycation end products in intracellular deposits in normal and Alzheimer's disease brains. *Cereb. Cortex 15*, 211–220. https://doi.org/10.1093/cercor/bhh123.

Mach, F., Ray, K.K., Wiklund, O., Corsini, A., Catapano, A.L., Bruckert, E., De Backer, G., Hegele, R.A., Hovingh, G.K., Jacobson, T.A., et al. (2018). Adverse effects of statin therapy: perception vs. the evidence: Focus on glucose homeostasis, cognitive, renal and hepatic function, haemorrhagic stroke and cataract. *Eur. Heart J. 39*, 2526–2539. https://doi.org/10.1093/eurheartj/ehy182.

Maddock, J., Cavadino, A., Power, C., and Hyppönen, E. (2015). 25-hydroxyvitamin D, APOE ε4 genotype and cognitive function: Findings from the 1958 British birth cohort. *Eur. J. Clin. Nutr. 69*, 505–508. https://doi.org/10.1038/ejcn.2014.201.

Maeng, L.Y., and Milad, M.R. (2015). Sex differences in anxiety disorders: Interactions between fear, stress, and gonadal hormones. *Horm. Behav. 76*, 106–117. https://doi.org/10.1016/j.yhbeh.2015.04.002.

Mah, C.D., Mah, K.E., Kezirian, E.J., and Dement, W.C. (2011). The effects of sleep extension on the athletic performance of collegiate basketball players. *Sleep 34*, 943–950. https://doi.org/10.5665/SLEEP.1132.

Mandsager, K., Harb, S., Cremer, P., Phelan, D., Nissen, S.E., and Jaber, W. (2018). Association of cardiorespiratory fitness with long-term mortality among adults undergoing exercise treadmill testing. *JAMA Netw. Open 1*, e183605. https://doi.org/10.1001/jamanetworkopen.2018.3605.

Mannick, J.B., Del Giudice, G., Lattanzi, M., Valiante, N.M., Praestgaard, J., Huang, B., Lonetto, M.A., Maecker, H.T., Kovarik, J., Carson, S., et al. (2014). mTOR inhibition improves immune function in the elderly. *Sci. Transl. Med. 6*, 268ra179. https://doi.org/10.1126/scitranslmed.3009892.

Manson, J.E., Chlebowski, R.T., Stefanick, M.L., Aragaki, A.K., Rossouw, J.E., Prentice, R.L., Anderson, G., Howard, B.V., Thomson, C.A., LaCroix, A.Z., et al. (2013). The Women's Health Initiative hormone therapy trials: Update and overview of health outcomes during the intervention and post-stopping phases. *JAMA 310*, 1353–1368.

Mansukhani, M.P., Kolla, B.P., Surani, S., Varon, J., and Ramar, K. (2012). Sleep deprivation in resident physicians, work hour limitations, and related outcomes: A systematic review of the literature. *Postgrad. Med. 124*, 241–249. https://doi.org/10.3810/pgm.2012.07.2583.

Marston, N.A., Giugliano, R.P., Melloni, G.E.M., Park, J.-G., Morrill, V., Blazing, M.A., Ference, B., Stein, E., Stroes, E.S., Braunwald, E., et al. (2022). Association of Apolipoprotein B–containing lipoproteins and risk of myocardial infarction in individuals with and without atherosclerosis: Distinguishing between particle concentration, type, and content. *JAMA Cardiol. 7*(3), 250–256. http://doi.org/10.1001/jamacardio.2021.5083.

Martínez-Lapiscina, E.H., Clavero, P., Toledo, E., Estruch, R., Salas-Salvadó, J., Julián, B.S., Sanchez-Tainta, A., Ros, E., Valls-Pedret, C., and Martinez-Gonzalez, M.Á. (2013). Mediterranean diet improves cognition: The PREDIMED-NAVARRA randomised trial. *J. Neurol. Neurosurg. Psychiatry 84*, 1318–1325. https://doi.org/10.1136/jnnp-2012-304792.

Masana, L., Girona, J., Ibarretxe, D., Rodríguez-Calvo, R., Rosales, R., Vallvé, J.-C., Rodríguez-Borjabad, C., Guardiola, M., Rodríguez, M., Guaita-Esteruelas, S., et al. (2018). Clinical and pathophysiological evidence supporting the safety of extremely low LDL levels: The zero-LDL hypothesis. *J. Clin. Lipidol. 12*, 292–299.e3. https://doi.org/10.1016/j.jacl.2017.12.018.

Masters, C.L., and Selkoe, D.J. (2012). Biochemistry of amyloid β-protein and amyloid deposits in Alzheimer disease. *Cold Spring Harb. Perspect. Med. 2*, a006262. https://doi.org/10.1101/cshperspect.a006262.

Matsuzaki, T., Sasaki, K., Tanizaki, Y., Hata, J., Fujimi, K., Matsui, Y., Sekita, A., Suzuki, S.O., Kanba, S., Kiyohara, Y., et al. (2010). Insulin resistance is associated with the pathology of Alzheimer disease: The Hisayama study. *Neurology 75*, 764–770. https://doi.org/10.1212/WNL.0b013e3181eee25f.

Mattison, J.A., Roth, G.S., Beasley, T.M., Tilmont, E.M., Handy, A.H., Herbert, R.L., Longo, D.L., Allison, D.B., Young, J.E., Bryant, M., et al. (2012). Impact of caloric restriction on health and survival in rhesus monkeys: The NIA study. *Nature 489*, https://doi.org/10.1038/nature11432.

Maurer, L.F., Schneider, J., Miller, C.B., Espie, C.A., and Kyle, S.D. (2021). The clinical effects of sleep restriction therapy for insomnia: A meta-analysis of randomised controlled trials. *Sleep Med. Rev. 58*, 101493. https://doi.org/10.1016/j.smrv.2021.101493.

McDonald, R.B., and Ramsey, J.J. (2010). Honoring Clive McCay and 75 years of calorie restriction research. *J. Nutr. 140*, 1205–1210. https://doi.org/10.3945/jn.110.122804.

McLaughlin, T., Abbasi, F., Cheal, K., Chu, J., Lamendola, C., and Reaven, G. (2003). Use of metabolic markers to identify overweight individuals who are insulin resistant. *Ann. Intern. Med. 139*, 802–809. https://doi.org/10.7326/0003-4819-139-10-200311180-00007.

McMillin, S.L., Schmidt, D.L., Kahn, B.B., and Witczak, C.A. (2017). GLUT4 is not necessary for overload-induced glucose uptake or hypertrophic growth in mouse skeletal muscle. *Diabetes 66*, 1491–1500. https://doi.org/10.2337/db16-1075.

McNamara, D.J. (2015). The fifty year rehabilitation of the egg. *Nutrients 7*, 8716–8722. https://doi.org/10.3390/nu7105429.

Melov, S., Tarnopolsky, M.A., Beckman, K., Felkey, K., and Hubbard, A. (2007). Resistance exercise reverses aging in human skeletal muscle. *PLOS ONE 2*, e465. https://doi.org/10.1371/journal.pone.0000465.

Mensah, G. A., Wei, G. S., Sorlie, P. D., Fine, L. J., Rosenberg, Y., Kaufmann, P. G., Mussolino, M. E., Hsu, L. L., Addou, E., Engelgau, M. M., & Gordon, D. (2017). Decline in Cardiovascular Mortality: Possible Causes and Implications. *Circulation research, 120*(2), 366–380. https://doi.org/10.1161/CIRCRESAHA.116.309115.

Mensink, R.P., and Katan, M.B. (1992). Effect of dietary fatty acids on serum lipids and lipoproteins. A meta-analysis of 27 trials. *Arterioscler. Thromb. J. Vasc. Biol. 12*, 911–919. https://doi.org/10.1161/01.atv.12.8.911.

Mercken, E.M., Crosby, S.D., Lamming, D.W., JeBailey, L., Krzysik-Walker, S., Villareal, D., Capri, M., Franceschi, C., Zhang, Y., Becker, K., et al. (2013). Calorie restriction in humans inhibits the PI3K/AKT pathway and induces a younger transcription profile. *Aging Cell 12*, 645–651. https://doi.org/10.1111/acel.12088.

Michaelson, D.M. (2014). APOE ε4: The most prevalent yet understudied risk factor for Alzheimer's disease. *Alzheimers Dement. 10*, 861–868. https://doi.org/10.1016/j.jalz .2014.06.015.

Milewski, M.D., Skaggs, D.L., Bishop, G.A., Pace, J.L., Ibrahim, D.A., Wren, T.A.L., and Barzdukas, A. (2014). Chronic lack of sleep is associated with increased sports injuries in adolescent athletes. *J. Pediatr. Orthop. 34*, 129–133. https://doi.org/10.1097/BPO .0000000000000151.

Miller, R.A., Harrison, D.E., Astle, C.M., Baur, J.A., Boyd, A.R., de Cabo, R., Fernandez, E., Flurkey, K., Javors, M.A., Nelson, J.F., et al. (2011). Rapamycin, but not resveratrol or simvastatin, extends life span of genetically heterogeneous mice. *J. Gerontol. Ser. A 66A*, 191–201. https://doi.org/10.1093/gerona/glq178.

Mitter, S.S., Oriá, R.B., Kvalsund, M.P., Pamplona, P., Joventino, E.S., Mota, R.M.S., Gonçalves, D.C., Patrick, P.D., Guerrant, R.L., and Lima, A.A.M. (2012). Apolipoprotein E4 influences growth and cognitive responses to micronutrient supplementation in shantytown children from northeast Brazil. *Clinics 67*, 11–18. https://doi.org/10.6061 /clinics/2012(01)03.

Moco, S., Bino, R.J., Vorst, O., Verhoeven, H.A., de Groot, J., van Beek, T.A., Vervoort, J., and de Vos, C.H.R. (2006). A liquid chromatography-mass spectrometry-based metabolome database for tomato. *Plant Physiol. 141*, 1205–1218. https://doi.org/10.1104/pp .106.078428.

Mollenhauer, B., Bibl, M., Trenkwalder, C., Stiens, G., Cepek, L., Steinacker, P., Ciesielczyk, B., Neubert, K., Wiltfang, J., Kretzschmar, H.A., et al. (2005). Follow-up investigations in cerebrospinal fluid of patients with dementia with Lewy bodies and Alzheimer's disease. *J. Neural Transm. 112*, 933–948. https://doi.org/10.1007/s00702-004-0235-7.

Montagne, A., Nation, D.A., Sagare, A.P., Barisano, G., Sweeney, M.D., Chakhoyan, A., Pachicano, M., Joe, E., Nelson, A.R., D'Orazio, L.M., et al. (2020). APOE4 leads to blood-brain barrier dysfunction predicting cognitive decline. *Nature 581*, 71–76. https://doi.org /10.1038/s41586-020-2247-3.

Moraes, W. dos S., Poyares, D.R., Guilleminault, C., Ramos, L.R., Bertolucci, P.H.F., and Tufik, S. (2006). The effect of donepezil on sleep and REM sleep EEG in patients with Alzheimer disease: A double-blind placebo-controlled study. *Sleep 29*, 199–205. https:// doi.org/10.1093/sleep/29.2.199.

Mosconi, L., Rahman, A., Diaz, I., Wu, X., Scheyer, O., Hristov, H.W., Vallabhajosula, S., Isaacson, R.S., de Leon, M.J., and Brinton, R.D. (2018). Increased Alzheimer's risk during the menopause transition: A 3-year longitudinal brain imaging study. *PLOS ONE 13*, e0207885. https://doi.org/10.1371/journal.pone.0207885.

Motomura, Y., Kitamura, S., Oba, K., Terasawa, Y., Enomoto, M., Katayose, Y., Hida, A., Moriguchi, Y., Higuchi, S., and Mishima, K. (2013). Sleep debt elicits negative emotional reaction through diminished amygdala-anterior cingulate functional connectivity. *PLOS ONE 8*, e56578. https://doi.org/10.1371/journal.pone.0056578.

Mukherjee, S. (2011). *The emperor of all maladies: A biography of cancer*. New York: Scribner.

Mullane, K., and Williams, M. (2020). Alzheimer's disease beyond amyloid: Can the repetitive failures of amyloid-targeted therapeutics inform future approaches to dementia drug discovery? *Biochem. Pharmacol. 177*, 113945. https://doi.org/10.1016/j.bcp.2020.113945.

Müller, U., Winter, P., and Graeber, M.B. (2013). A presenilin 1 mutation in the first case of Alzheimer's disease. *Lancet Neurol. 12*, 129–130. https://doi.org/10.1016/S1474-4422(12)70307-1.

Naci, H., and Ioannidis, J.P.A. (2015). Comparative effectiveness of exercise and drug interventions on mortality outcomes: Metaepidemiological study. *Br. J. Sports Med. 49*, 1414–1422. https://doi.org/10.1136/bjsports-2015-f5577rep.

Naghshi, S., Sadeghian, M., Nasiri, M., Mobarak, S., Asadi, M., and Sadeghi, O. (2020). Association of total nut, tree nut, peanut, and peanut butter consumption with cancer incidence and mortality: A comprehensive systematic review and dose-response meta-analysis of observational studies. *Adv. Nutr. 12*, 793–808. https://doi.org/10.1093/advances/nmaa152.

Naimi, T.S., Stockwell, T., Zhao, J., Xuan, Z., Dangardt, F., Saitz, R., Liang, W., and Chikritzhs, T. (2017). Selection biases in observational studies affect associations between "moderate" alcohol consumption and mortality. *Addiction 112*, 207–214. https://doi.org/10.1111/add.13451.

Nakamura, T., Shoji, M., Harigaya, Y., Watanabe, M., Hosoda, K., Cheung, T.T., Shaffer, L.M., Golde, T.E., Younkin, L.H., and Younkin, S.G. (1994). Amyloid beta protein levels in cerebrospinal fluid are elevated in early-onset Alzheimer's disease. *Ann. Neurol. 36*, 903–911. https://doi.org/10.1002/ana.410360616.

Nasir, K., Cainzos-Achirica, M., Valero-Elizondo, J., Ali, S.S., Havistin, R., Lakshman, S., Blaha, M.J., Blankstein, R., Shapiro, M.D., Arias, L., et al. (2022). Coronary atherosclerosis in an asymptomatic U.S. population. *JACC Cardiovasc. Imaging 15*(9), 1619–1621. https://doi.org/10.1016/j.jcmg.2022.03.010.

NCI (National Cancer Institute). (2015). Risk factors: Age. https://www.cancer.gov/about-cancer/causes-prevention/risk/age.

———. (2021). Risk factors: Age. https://www.cancer.gov/about-cancer/causes-prevention/risk/age.

———. (2022a). Obesity and cancer. Fact sheet, April 5. https://www.cancer.gov/about-cancer/causes-prevention/risk/obesity/obesity-fact-sheet.

———. (2022b). SEER survival statistics—SEER Cancer Query Systems. https://seer.cancer.gov/canques/survival.html.

Nedeltcheva, A.V., Kessler, L., Imperial, J., and Penev, P.D. (2009). Exposure to recurrent sleep restriction in the setting of high caloric intake and physical inactivity results in increased insulin resistance and reduced glucose tolerance. *J. Clin. Endocrinol. Metab. 94*, 3242–3250. https://doi.org/10.1210/jc.2009-0483.

Neth, B.J., and Craft, S. (2017). Insulin resistance and Alzheimer's disease: Bioenergetic linkages. *Front. Aging Neurosci. 9*, 345. https://doi.org/10.3389/fnagi.2017.00345.

Neu, S.C., Pa, J., Kukull, W., Beekly, D., Kuzma, A., Gangadharan, P., Wang, L.-S., Romero, K., Arneric, S.P., Redolfi, A., et al. (2017). Apolipoprotein E genotype and sex risk factors for Alzheimer disease: A meta-analysis. *JAMA Neurol. 74*, 1178–1189. https://doi.org/10.1001/jamaneurol.2017.2188.

Newman, A.B., Kupelian, V., Visser, M., Simonsick, E.M., Goodpaster, B.H., Kritchevsky, S.B., Tylavsky, F.A., Rubin, S.M., and Harris, T.B. (2006). Strength, but not muscle mass, is associated with mortality in the Health, Aging and Body Composition Study cohort. *J. Gerontol. Ser. A 61*, 72–77. https://doi.org/10.1093/gerona/61.1.72.

Newman, C.B., Preiss, D., Tobert, J.A., Jacobson, T.A., Page, R.L., Goldstein, L.B., Chin, C., Tannock, L.R., Miller, M., Raghuveer, G., et al. (2019). Statin safety and associated adverse events: A scientific statement from the American Heart Association. *Arterioscler. Thromb. Vasc. Biol. 39*, e38–e81. https://doi.org/10.1161/ATV.0000000000000073.

New York Times. (1985). New evidence, old debate. September 12. https://www.nytimes.com/1985/09/12/us/new-evidence-old-debate.html.

Ngandu, T., Lehtisalo, J., Solomon, A., Levälahti, E., Ahtiluoto, S., Antikainen, R., Bäckman, L., Hänninen, T., Jula, A., Laatikainen, T., et al. (2015). A 2 year multidomain intervention of diet, exercise, cognitive training, and vascular risk monitoring versus control to prevent cognitive decline in at-risk elderly people (FINGER): A randomised controlled trial. *Lancet 385*, 2255–2263. https://doi.org/10.1016/S0140-6736(15)60461-5.

NHTSA (National Highway Traffic Safety Administration). (2022a). Early estimates of motor vehicle traffic fatalities and fatality rate by sub-categories in 2021. Traffic Safety Facts, May. https://crashstats.nhtsa.dot.gov/Api/Public/ViewPublication/813298.

———. (2022b). Fatality and Injury Reporting System Tool (FIRST). https://cdan.dot.gov/query.

Nicklas, B.J., Chmelo, E., Delbono, O., Carr, J.J., Lyles, M.F., and Marsh, A.P. (2015). Effects of resistance training with and without caloric restriction on physical function and mobility in overweight and obese older adults: A randomized controlled trial. *Am. J. Clin. Nutr. 101*, 991–999. https://doi.org/10.3945/ajcn.114.105270.

NIDDK (National Institute of Diabetes and Digestive and Kidney Diseases). (2018). *Diabetes in America*. 3rd ed. Bethesda, MD: NIDDK.

Ninonuevo, M.R., Park, Y., Yin, H., Zhang, J., Ward, R.E., Clowers, B.H., German, J.B., Freeman, S.L., Killeen, K., Grimm, R., et al. (2006). A strategy for annotating the human milk glycome. *J. Agric. Food Chem. 54*, 7471–7480. https://doi.org/10.1021/jf0615810.

Nuttall, F.Q., and Gannon, M.C. (2006). The metabolic response to a high-protein, low-carbohydrate diet in men with type 2 diabetes mellitus. *Metabolism 55*, 243–251. https://doi.org/10.1016/j.metabol.2005.08.027.

Nymo, S., Coutinho, S.R., Jørgensen, J., Rehfeld, J.F., Truby, H., Kulseng, B., and Martins, C.

(2017). Timeline of changes in appetite during weight loss with a ketogenic diet. *Int. J. Obes. 41*, 1224–1231. https://doi.org/10.1038/ijo.2017.96.

O'Donoghue, M.L., Fazio, S., Giugliano, R.P., et al. (2019). Lipoprotein(a), PCSK9 inhibition, and cardiovascular risk. *Circulation,139*(12):1483-1492. doi:10.1161/CIRCULATION AHA.118.037184.

Ogden, C.L., Fryar, C.D., Carroll, M.D., and Flegal, K.M. (2004). Mean body weight, height, and body mass index, United States 1960–2002. *Adv. Data* 1–17.

Ohayon, M.M., Carskadon, M.A., Guilleminault, C., and Vitiello, M.V. (2004). Meta-analysis of quantitative sleep parameters from childhood to old age in healthy individuals: Developing normative sleep values across the human lifespan. *Sleep 27*, 1255–1273. https://doi.org/10.1093/sleep/27.7.1255.

O'Keefe, J.H., Cordain, L., Harris, W.H., Moe, R.M., and Vogel, R. (2004). Optimal low-density lipoprotein is 50 to 70 mg/dl: Lower is better and physiologically normal. *J. Am. Coll. Cardiol. 43*, 2142–2146. https://doi.org/10.1016/j.jacc.2004.03.046.

Oliveira, C., Cotrim, H., and Arrese, M. (2019). Nonalcoholic fatty liver disease risk factors in Latin American populations: Current scenario and perspectives. *Clin. Liver Dis. 13*, 39–42. https://doi.org/10.1002/cld.759.

Oriá, R.B., Patrick, P.D., Blackman, J.A., Lima, A.A.M., and Guerrant, R.L. (2007). Role of apolipoprotein E4 in protecting children against early childhood diarrhea outcomes and implications for later development. *Med. Hypotheses 68*, 1099–1107. https://doi.org/10.1016/j.mehy.2006.09.036.

Orphanet (2022). Orphanet: 3 hydroxyisobutyric aciduria. https://www.orpha.net/consor/cgi-bin/OC_Exp.php?Lng=EN&Expert=939.

Osorio, R.S., Pirraglia, E., Agüera-Ortiz, L.F., During, E.H., Sacks, H., Ayappa, I., Walsleben, J., Mooney, A., Hussain, A., Glodzik, L., et al. (2011). Greater risk of Alzheimer's disease in older adults with insomnia. *J. Am. Geriatr.* Soc. *59*, 559–562. https://doi.org/10.1111/j.1532-5415.2010.03288.x.

Oulhaj, A., Jernerén, F., Refsum, H., Smith, A.D., and de Jager, C.A. (2016). Omega-3 fatty acid status enhances the prevention of cognitive decline by B vitamins in mild cognitive impairment. *J. Alzheimers Dis. 50*, 547–557. https://doi.org/10.3233/JAD-150777.

Oyetakin-White, P., Suggs, A., Koo, B., Matsui, M.S., Yarosh, D., Cooper, K.D., and Baron, E.D. (2015). Does poor sleep quality affect skin ageing? *Clin. Exp. Dermatol. 40*, 17–22. https://doi.org/10.1111/ced.12455.

Patel, A.K., Reddy, V., and Araujo, J.F. (2022). *Physiology, sleep stages.* Treasure Island, FL: StatPearls.

Patel, D., Steinberg, J., and Patel, P. (2018). Insomnia in the elderly: A review. *J. Clin. Sleep Med. 14*, 1017–1024. https://doi.org/10.5664/jcsm.7172.

Peng, B., Yang, Q., B Joshi, R., Liu, Y., Akbar, M., Song, B.-J., Zhou, S., and Wang, X. (2020). Role of alcohol drinking in Alzheimer's disease, Parkinson's disease, and amyotrophic lateral sclerosis. *Int. J. Mol. Sci. 21*, 2316. https://doi.org/10.3390/ijms21072316.

Perls, T.T. (2017). Male centenarians: How and why are they different from their female counterparts? *J. Am. Geriatr. Soc. 65*, 1904–1906. https://doi.org/10.1111/jgs.14978.

Pesch, B., Kendzia, B., Gustavsson, P., Jöckel, K.-H., Johnen, G., Pohlabeln, H., Olsson, A., Ahrens, W., Gross, I.M., Brüske, I., et al. (2012). Cigarette smoking and lung cancer—relative risk estimates for the major histological types from a pooled analysis of case-control studies. *Int. J. Cancer 131*, 1210–1219. https://doi.org/10.1002/ijc.27339.

Petersen, K.F., Dufour, S., Savage, D.B., Bilz, S., Solomon, G., Yonemitsu, S., Cline, G.W., Befroy, D., Zemany, L., Kahn, B.B., et al. (2007). The role of skeletal muscle insulin resistance in the pathogenesis of the metabolic syndrome. *Proc. Natl. Acad. Sci. 104*, 12587–12594. https://doi.org/10.1073/pnas.0705408104.

Petersen, M.C., and Shulman, G.I. (2018). Mechanisms of insulin action and insulin resistance. *Physiol. Rev. 98*, 2133–2223. https://doi.org/10.1152/physrev.00063.2017.

Pfister, R., Sharp, S.J., Luben, R., Khaw, K.-T., and Wareham, N.J. (2011). No evidence of an increased mortality risk associated with low levels of glycated haemoglobin in a non-diabetic UK population. *Diabetologia 54*, 2025–2032. https://doi.org/10.1007/s00125-011-2162-0.

Phinney, S., and Volek, J. (2018). The science of nutritional ketosis and appetite. *Virta* (blog), July 25. https://www.virtahealth.com/blog/ketosis-appetite-hunger.

Picard, C. (2018). The secrets to living to 100 (according to people who've done it). *Good Housekeeping.*

Picton, J.D., Marino, A.B., and Nealy, K.L. (2018). Benzodiazepine use and cognitive decline in the elderly. *Am. J. Health. Syst. Pharm. 75*, e6–e12. https://doi.org/10.2146/ajhp160381.

Pollack, A. (2005). Huge genome project is proposed to fight cancer. *New York Times,* March 28. https://www.nytimes.com/2005/03/28/health/huge-genome-project-is-proposed-to-fight-cancer.html.

Pontzer, H., Wood, B.M., and Raichlen, D.A. (2018). Hunter-gatherers as models in public health. *Obes. Rev. 19*, 24–35. https://doi.org/10.1111/obr.12785.

Potvin, O., Lorrain, D., Forget, H., Dubé, M., Grenier, S., Préville, M., and Hudon, C. (2012). Sleep quality and 1-year incident cognitive impairment in community-dwelling older adults. *Sleep 35*, 491–499. https://doi.org/10.5665/sleep.1732.

Powell-Wiley, T.M., Poirier, P., Burke, L.E., Després, J.-P., Gordon-Larsen, P., Lavie, C.J., Lear, S.A., Ndumele, C.E., Neeland, I.J., Sanders, P., et al. (2021). Obesity and cardiovascular disease: A scientific statement from the American Heart Association. *Circulation 143*, e984–e1010. https://doi.org/10.1161/CIR.0000000000000973.

Prather, A.A., Bogdan, R., and Hariri, A.R. (2013). Impact of sleep quality on amygdala reactivity, negative affect, and perceived stress. *Psychosom. Med. 75*, 350–358. https://doi.org/10.1097/PSY.0b013e31828ef15b.

Prati, D., Taioli, E., Zanella, A., del a Torre, E., Butelli, S., Del Vecchio, E., Vianello, L., Zanuso, F., Mozzi, F., Milani, S., et al. (2002). Updated definitions of healthy ranges for serum alanine aminotransferase levels. *Ann. Intern. Med. 137*, 1–10. https://doi.org/10.7326/0003-4819-137-1-200207020-00006.

Proctor, R.N. (1995). *Cancer wars: How politics shapes what we know and don't know about cancer.* New York: Basic Books.

———. (2001). Tobacco and the global lung cancer epidemic. *Nat. Rev. Cancer 1*, 82–86. https://doi.org/10.1038/35094091.

Rabinovici, G.D., Gatsonis, C., Apgar, C., Chaudhary, K., Gareen, I., Hanna, L., Hendrix, J., Hillner, B.E., Olson, C., Lesman-Segev, O.H., et al. (2019). Association of amyloid positron emission tomography with subsequent change in clinical management among medicare beneficiaries with mild cognitive impairment or dementia. *JAMA 321*, 1286–1294. https://doi.org/10.1001/jama.2019.2000.

Rahman, A., Schelbaum, E., Hoffman, K., Diaz, I., Hristov, H., Andrews, R., Jett, S., Jackson, H., Lee, A., Sarva, H., et al. (2020). Sex-driven modifiers of Alzheimer risk: A multimodality brain imaging study. *Neurology 95*, e166–e178. https://doi.org/10.1212/WNL.0000000000009781.

Raichle, M.E., and Gusnard, D.A. (2002). Appraising the brain's energy budget. *Proc. Natl. Acad. Sci. 99*, 10237–10239. https://doi.org/10.1073/pnas.172399499.

Rajpathak, S.N., Liu, Y., Ben-David, O., Reddy, S., Atzmon, G., Crandall, J., and Barzilai, N. (2011). Lifestyle factors of people with exceptional longevity. *J. Am. Geriatr. Soc. 59*, 1509–1512. https://doi.org/10.1111/j.1532-5415.2011.03498.x.

Rao, M.N., Neylan, T.C., Grunfeld, C., Mulligan, K., Schambelan, M., and Schwarz, J.-M. (2015). Subchronic sleep restriction causes tissue-specific insulin resistance. *J. Clin. Endocrinol. Metab. 100*, 1664–1671. https://doi.org/10.1210/jc.2014-3911.

Raskind, M.A., Peskind, E.R., Hoff, D.J., Hart, K.L., Holmes, H.A., Warren, D., Shofer, J., O'Connell, J., Taylor, F., Gross, C., et al. (2007). A parallel group placebo controlled study of prazosin for trauma nightmares and sleep disturbance in combat veterans with post-traumatic stress disorder. *Biol. Psychiatry 61*, 928–934. https://doi.org/10.1016/j.biopsych.2006.06.032.

Raskind, M.A., Peskind, E.R., Kanter, E.D., Petrie, E.C., Radant, A., Thompson, C.E., Dobie, D.J., Hoff, D., Rein, R.J., Straits-Tröster, K., et al. (2003). Reduction of nightmares and other PTSD symptoms in combat veterans by prazosin: A placebo-controlled study. *Am. J. Psychiatry 160*, 371–373. https://doi.org/10.1176/appi.ajp.160.2.371.

Ratnakumar, A., Zimmerman, S.E., Jordan, B.A., and Mar, J.C. (2019). Estrogen activates Alzheimer's disease genes. *Alzheimers Dement. 5*, 906–917. https://doi.org/10.1016/j.trci.2019.09.004.

Real, T. (1998). *I don't want to talk about it: Overcoming the secret legacy of male depression*. New York: Scribner.

Reddy, O.C., and van der Werf, Y.D. (2020). The sleeping brain: Harnessing the power of the glymphatic system through lifestyle choices. *Brain Sci. 10*, 868. https://doi.org/10.3390/brainsci10110868.

Reiman, E.M., Arboleda-Velasquez, J.F., Quiroz, Y.T., Huentelman, M.J., Beach, T.G., Caselli, R.J., Chen, Y., Su, Y., Myers, A.J., Hardy, J., et al. (2020). Exceptionally low likelihood of Alzheimer's dementia in APOE2 homozygotes from a 5,000-person neuropathological study. *Nat. Commun. 11*, 667. https://doi.org/10.1038/s41467-019-14279-8.

Reiman, E.M., Caselli, R.J., Yun, L.S., Chen, K., Bandy, D., Minoshima, S., Thibodeau, S.N., and Osborne, D. (1996). Preclinical evidence of Alzheimer's disease in persons homozygous for the epsilon 4 allele for apolipoprotein E. *N. Engl. J. Med. 334*, 752–758. https://doi.org/10.1056/NEJM199603213341202.

Reimers, C.D., Knapp, G., and Reimers, A.K. (2012). Does physical activity increase life expectancy? A review of the literature. *J. Aging Res. 2012*, 243958. https://doi.org/10.1155/2012/243958.

Repantis, D., Wermuth, K., Tsamitros, N., Danker-Hopfe, H., Bublitz, J.C., Kühn, S., and Dresler, M. (2020). REM sleep in acutely traumatized individuals and interventions for the secondary prevention of post-traumatic stress disorder. *Eur. J. Psychotraumatology 11*, 1740492. https://doi.org/10.1080/20008198.2020.1740492.

Reutrakul, S., and Van Cauter, E. (2018). Sleep influences on obesity, insulin resistance, and risk of type 2 diabetes. *Metabolism 84*, 56–66. https://doi.org/10.1016/j.metabol.2018.02.010.

Revelas, M., Thalamuthu, A., Oldmeadow, C., Evans, T.-J., Armstrong, N.J., Kwok, J.B., Brodaty, H., Schofield, P.R., Scott, R.J., Sachdev, P.S., et al. (2018). Review and meta-analysis of genetic polymorphisms associated with exceptional human longevity. *Mech. Ageing Dev. 175*, 24–34. https://doi.org/10.1016/j.mad.2018.06.002.

Richter, E.A. (2021). Is GLUT4 translocation the answer to exercise-stimulated muscle glucose uptake? *Am. J. Physiol.-Endocrinol. Metab. 320*, E240–E243. https://doi.org/10.1152/ajpendo.00503.2020.

Riis, J.A. (1901). *The making of an American.* United States: Aegypan.

Ritchie, H., and Roser, M. (2018). Causes of death. Our World in Data. https://ourworldindata.org/causes-of-death.

Rosenberg, A., Mangialasche, F., Ngandu, T., Solomon, A., Kivipelto, M. (2020). Multidomain interventions to prevent cognitive impairment, Alzheimer's disease, and dementia: From FINGER to world-wide FINGERS. *J. Prev. Alzheimers Dis.* 7(1): 29–36. https://doi.org/10.14283/jpad.2019.41.

Rosenberg, S.A., and Barr, J.M. (1992). *The transformed cell.* New York: Putnam.

Roy, J., and Forest, G. (2018). Greater circadian disadvantage during evening games for the National Basketball Association (NBA), National Hockey League (NHL) and National Football League (NFL) teams travelling westward. *J. Sleep Res. 27*, 86–89. https://doi.org/10.1111/jsr.12565.

Rozentryt, P., von Haehling, S., Lainscak, M., Nowak, J.U., Kalantar-Zadeh, K., Polonski, L., and Anker, S.D. (2010). The effects of a high-caloric protein-rich oral nutritional supplement in patients with chronic heart failure and cachexia on quality of life, body composition, and inflammation markers: A randomized, double-blind pilot study. *J. Cachexia Sarcopenia Muscle 1*, 35–42. https://doi.org/10.1007/s13539-010-0008-0.

Rupp, T.L., Wesensten, N.J., and Balkin, T.J. (2012). Trait-like vulnerability to total and partial sleep loss. *Sleep 35*, 1163–1172. https://doi.org/10.5665/sleep.2010.

Sabatini, D.M., Erdjument-Bromage, H., Lui, M., Tempst, P., and Snyder, S.H. (1994). RAFT1: A mammalian protein that binds to FKBP12 in a rapamycin-dependent fashion and is homologous to yeast TORs. *Cell 78*, 35–43. https://doi.org/10.1016/0092-8674(94)90570-3.

Samra, R.A. (2010). Fats and satiety. In *Fat detection: Taste, texture, and post ingestive effects*, ed. J.-P. Montmayeur and J. le Coutre. Boca Raton, FL: CRC Press/Taylor and Francis.

San-Millán, I., and Brooks, G.A. (2018). Assessment of metabolic flexibility by means of measuring blood lactate, fat, and carbohydrate oxidation responses to exercise in professional endurance athletes and less-fit individuals. *Sports Med. Auckl. NZ 48*, 467–479. https://doi.org/10.1007/s40279-017-0751-x.

Sasco, A.J., Secretan, M.B., and Straif, K. (2004). Tobacco smoking and cancer: A brief review of recent epidemiological evidence. *Lung Cancer Amst. Neth. 45*, Suppl 2, S3–9. https://doi.org/10.1016/j.lungcan.2004.07.998.

Saul, S. (2006). Record sales of sleeping pills are causing worries. *New York Times*, February 7. https://www.nytimes.com/2006/02/07/business/record-sales-of-sleeping-pills-are-causing-worries.html.

Sawka, M.N., Gonzalez, R.R., and Pandolf, K.B. (1984). Effects of sleep deprivation on thermoregulation during exercise. *Am. J. Physiol. 246*, R72–77. https://doi.org/10.1152/ajpregu.1984.246.1.R72.

Schoenfeld, B.J., and Aragon, A.A. (2018). How much protein can the body use in a single meal for muscle-building? Implications for daily protein distribution. *J. Int. Soc. Sports Nutr. 15*, 10. https://doi.org/10.1186/s12970-018-0215-1.

Schwingshackl, L., Schwedhelm, C., Hoffmann, G., Knüppel, S., Laure Preterre, A., Iqbal, K., Bechthold, A., De Henauw, S., Michels, N., Devleesschauwer, B., et al. (2018). Food groups and risk of colorectal cancer. *Int. J. Cancer 142*, 1748–1758. https://doi.org/10.1002/ijc.31198.

Schwingshackl, L., Zähringer, J., Beyerbach, J., Werner, S., Heseker, H., Koletzko, B., and Meerpoh, J. Total dietary fat intake, fat quality, and health outcomes: A scoping review of systematic reviews of prospective studies. *Ann. Nutr. Metab.* 77(1), 4–15. https://doi.org/10.1159/000515058.

Sebastiani, P., Gurinovich, A., Nygaard, M., Sasaki, T., Sweigart, B., Bae, H., Andersen, S.L., Villa, F., Atzmon, G., Christensen, K., et al. (2019). APOE alleles and extreme human longevity. *J. Gerontol. Ser. A 74*, 44–51. https://doi.org/10.1093/gerona/gly174.

Sebastiani, P., Nussbaum, L., Andersen, S.L., Black, M.J., and Perls, T.T. (2016). Increasing sibling relative risk of survival to older and older ages and the importance of precise definitions of "aging," "life span," and "longevity." *J. Gerontol. A. Biol. Sci. Med. Sci. 71*, 340–346. https://doi.org/10.1093/gerona/glv020.

Seidelin, K.N. (1995). Fatty acid composition of adipose tissue in humans: Implications for the dietary fat-serum cholesterol-CHD issue. *Prog. Lipid Res. 34*, 199–217. https://doi.org/10.1016/0163-7827(95)00004-J.

Seifert, T., Brassard, P., Wissenberg, M., Rasmussen, P., Nordby, P., Stallknecht, B., Adser, H., Jakobsen, A.H., Pilegaard, H., Nielsen, H.B., et al. (2010). Endurance training enhances BDNF release from the human brain. *Am. J. Physiol. Regul. Integr. Comp. Physiol. 298*, R372–377. https://doi.org/10.1152/ajpregu.00525.2009.

Selvarani, R., Mohammed, S., and Richardson, A. (2021). Effect of rapamycin on aging and age-related diseases—past and future. *GeroScience 43*, 1135–1158. https://doi.org/10.1007/s11357-020-00274-1.

Serna, E., Gambini, J., Borras, C., Abdelaziz, K.M., Mohammed, K., Belenguer, A., Sanchis, P., Avellana, J.A., Rodriguez-Mañas, L., and Viña, J. (2012). Centenarians, but not octogenarians, up-regulate the expression of microRNAs. *Sci. Rep. 2*, 961. https://doi.org/10.1038/srep00961.

Shahid, A., Wilkinson, K., Marcu, S., and Shapiro, C.M. (2011). Insomnia Severity Index (ISI). In *STOP, THAT and one hundred other sleep scales*, ed. A. Shahid, K. Wilkinson, S. Marcu, and C.M. Shapiro, 191–193. New York: Springer New York.

Shan, Z., Ma, H., Xie, M., Yan, P., Guo, Y., Bao, W., Rong, Y., Jackson, C.L., Hu, F.B., and Liu, L. (2015). Sleep duration and risk of type 2 diabetes: A meta-analysis of prospective studies. *Diabetes Care 38*, 529–537. https://doi.org/10.2337/dc14-2073.

Shephard, R.J. (2009). Maximal oxygen intake and independence in old age. *Br. J. Sports Med. 43*, 342–346. https://doi.org/10.1136/bjsm.2007.044800.

Shmagel, A., Ngo, L., Ensrud, K., and Foley, R. (2018). Prescription medication use among community-based US adults with chronic low back pain: A cross-sectional population based study. *J. Pain 19*, 1104–1112. https://doi.org/10.1016/j.jpain.2018.04.004.

Siegel, R.L., Miller, K.D., Fuchs, H.E., and Jemal, A. (2021). Cancer statistics, 2021. *CA. Cancer J. Clin. 71*, 7–33. https://doi.org/10.3322/caac.21654.

Slayday, R.E., Gustavson, D.E., Elman, J.A., Beck, A., McEvoy, L.K., Tu, X.M., Fang, B., Hauger, R.L., Lyons, M.J., McKenzie, R.E., et al. (2021). Interaction between alcohol consumption and apolipoprotein E (ApoE) genotype with cognition in middle-aged men. *J. Int. Neuropsychol. Soc. 27*, 56–68. https://doi.org/10.1017/S1355617720000570.

Sleeman, J., and Steeg, P.S. (2010). Cancer metastasis as a therapeutic target. *Eur. J. Cancer 46*, 1177–1180. https://doi.org/10.1016/j.ejca.2010.02.039.

Small, G.W., Ercoli, L.M., Silverman, D.H.S., Huang, S.-C., Komo, S., Bookheimer, S.Y., Lavretsky, H., Miller, K., Siddarth, P., Rasgon, N.L., et al. (2000). Cerebral metabolic and cognitive decline in persons at genetic risk for Alzheimer's disease. *Proc. Natl. Acad. Sci. 97*, 6037–6042.

Smith, A.D., Smith, S.M., de Jager, C.A., Whitbread, P., Johnston, C., Agacinski, G., Oulhaj, A., Bradley, K.M., Jacoby, R., and Refsum, H. (2010). Homocysteine-lowering by B Vitamins slows the rate of accelerated brain atrophy in mild cognitive impairment: A randomized controlled trial. *PLOS ONE 5*, e12244. https://doi.org/10.1371/journal.pone.0012244.

Smith, C., and Lapp, L. (1991). Increases in number of REMS and REM density in humans following an intensive learning period. *Sleep 14*, 325–330. https://doi.org/10.1093/sleep/14.4.325.

Smith, C., and Smith, D. (2003). Ingestion of ethanol just prior to sleep onset impairs memory for procedural but not declarative tasks. *Sleep 26*, 185–191.

Sniderman, A.D., Bhopal, R., Prabhakaran, D., Sarrafzadegan, N., and Tchernof, A. (2007). Why might South Asians be so susceptible to central obesity and its atherogenic consequences? The adipose tissue overflow hypothesis. *Int. J. Epidemiol. 36*, 220–225. https://doi.org/10.1093/ije/dyl245.

Sniderman, A.D., Thanassoulis, G., Williams, K., and Pencina, M. (2016). Risk of premature cardiovascular disease vs the number of premature cardiovascular events. *JAMA Cardiol. 1*, 492–494. https://doi.org/10.1001/jamacardio.2016.0991.

Sokol, D.K. (2013). "First do no harm" revisited. *BMJ 347*, f6426. https://doi.org/10.1136/bmj.f6426.

Soran, H., Ho, J.H., and Durrington, P.N. (2018). Acquired low cholesterol: Diagnosis and relevance to safety of low LDL therapeutic targets. *Curr. Opin. Lipidol. 29*, 318–326. https://doi.org/10.1097/MOL.0000000000000526.

Spaeth, A.M., Dinges, D.F., and Goel, N. (2015). Resting metabolic rate varies by race and by sleep duration. *Obesity 23*, 2349–2356. https://doi.org/10.1002/oby.21198.

Spencer, C. (2005). *Genes, aging and immortality.* Upper Saddle River, NJ: Pearson.

Sperling, R.A., Aisen, P.S., Beckett, L.A., Bennett, D.A., Craft, S., Fagan, A.M., Iwatsubo, T., Jack, C.R., Kaye, J., Montine, T.J., et al. (2011). Toward defining the preclinical stages of Alzheimer's disease: Recommendations from the National Institute on Aging-Alzheimer's Association workgroups on diagnostic guidelines for Alzheimer's disease. *Alzheimers Dement. 7*, 280–292. https://doi.org/10.1016/j.jalz.2011.03.003.

Spiegel, K., Leproult, R., L'hermite-Balériaux, M., Copinschi, G., Penev, P.D., and Van Cauter, E. (2004b). Leptin levels are dependent on sleep duration: Relationships with sympathovagal balance, carbohydrate regulation, cortisol, and thyrotropin. *J. Clin. Endocrinol. Metab. 89*, 5762–5771. https://doi.org/10.1210/jc.2004-1003.

Spiegel, K., Leproult, R., and Van Cauter, E. (1999). Impact of sleep debt on metabolic and endocrine function. *Lancet 354*, 1435–1439. https://doi.org/10.1016/S0140-6736(99)01376-8.

Spiegel, K., Tasali, E., Penev, P., and Cauter, E.V. (2004a). Brief communication: Sleep curtailment in healthy young men is associated with decreased leptin levels, elevated ghrelin levels, and increased hunger and appetite. *Ann. Intern. Med. 141*, 846–850. https://doi.org/10.7326/0003-4819-141-11-200412070-00008.

Spillane, S., Shiels, M.S., Best, A.F., Haozous, E.A., Withrow, D.R., Chen, Y., Berrington de González, A., and Freedman, N.D. (2020). Trends in alcohol-induced deaths in the United States, 2000–2016. *JAMA Netw. Open 3*, e1921451. https://doi.org/10.1001/jamanetworkopen.2019.21451.

Spira, A.P., Gamaldo, A.A., An, Y., Wu, M.N., Simonsick, E.M., Bilgel, M., Zhou, Y., Wong, D.F., Ferrucci, L., and Resnick, S.M. (2013). Self-reported sleep and β-amyloid deposition in community-dwelling older adults. *JAMA Neurol. 70*, 1537–1543. https://doi.org/10.1001/jamaneurol.2013.4258.

Sprecher, K.E., Bendlin, B.B., Racine, A.M., Okonkwo, O.C., Christian, B.T., Koscik, R.L., Sager, M.A., Asthana, S., Johnson, S.C., and Benca, R.M. (2015). Amyloid burden is associated with self-reported sleep in non-demented late middle-aged adults. *Neurobiol. Aging 36*, 2568–2576. https://doi.org/10.1016/j.neurobiolaging.2015.05.004.

Stamatakis, K.A., and Punjabi, N.M. (2010). Effects of sleep fragmentation on glucose metabolism in normal subjects. *Chest 137*, 95–101. https://doi.org/10.1378/chest.09-0791.

Standl, E., Schnell, O., and Ceriello, A. (2011). Postprandial hyperglycemia and glycemic variability: Should we care? *Diabetes Care 34*, Suppl 2, S120–127. https://doi.org/10.2337/dc11-s206.

Stary, H.C. (2003). *Atlas of atherosclerosis progression and regression.* Boca Raton, FL: CRC Press.

Stefan, N., Schick, F., and Häring, H.-U. (2017). Causes, characteristics, and consequences of metabolically unhealthy normal weight in humans. *Cell Metab. 26*, 292–300. https://doi.org/10.1016/j.cmet.2017.07.008.

Stickgold, R., Whidbee, D., Schirmer, B., Patel, V., and Hobson, J.A. (2000). Visual discrimination task improvement: A multi-step process occurring during sleep. *J. Cogn. Neurosci. 12*, 246–254. https://doi.org/10.1162/089892900562075.

Stomrud, E., Hansson, O., Zetterberg, H., Blennow, K., Minthon, L., and Londos, E. (2010). Correlation of longitudinal cerebrospinal fluid biomarkers with cognitive decline in healthy older adults. *Arch. Neurol. 67*, 217–223. https://doi.org/10.1001/archneurol.2009.316.

Strobe, M. (2021). U.S. overdose deaths topped 100,000 in one year, officials say. AP News, November 17. https://apnews.com/article/overdodse-deaths-fentanayl-health-f34b022d75a1eb9776e27903ab40670f.

Stroes, E.S., Thompson, P.D., Corsini, A., Vladutiu, G.D., Raal, F.J., Ray, K.K., Roden, M., Stein, E., Tokgözoğlu, L., Nordestgaard, B.G., et al. (2015). Statin-associated muscle symptoms: impact on statin therapy—European Atherosclerosis Society Consensus Panel Statement on Assessment, Aetiology and Management. *Eur. Heart J. 36*, 1012–1022. https://doi.org/10.1093/eurheartj/ehv043.

Strong, R., Miller, R.A., Astle, C.M., Baur, J.A., de Cabo, R., Fernandez, E., Guo, W., Javors, M., Kirkland, J.L., Nelson, J.F., et al. (2013). Evaluation of resveratrol, green tea extract, curcumin, oxaloacetic acid, and medium-chain triglyceride oil on life span of genetically heterogeneous mice. *J. Gerontol. Ser. A 68*, 6–16. https://doi.org/10.1093/gerona/gls070.

Strozyk, D., Blennow, K., White, L.R., and Launer, L.J. (2003). CSF Abeta 42 levels correlate with amyloid-neuropathology in a population-based autopsy study. *Neurology 60*, 652–656. https://doi.org/10.1212/01.wnl.0000046581.81650.d0.

Sudimac, S., Sale, V., and Kühn, S. (2022). How nature nurtures: Amygdala activity decreases as the result of a one-hour walk in nature. *Mol Psychiatry.* https://doi.org/10.1038/s41380-022-01720-6.

Sumithran, P., Prendergast, L.A., Delbridge, E., Purcell, K., Shulkes, A., Kriketos, A., and Proietto, J. (2013). Ketosis and appetite-mediating nutrients and hormones after weight loss. *Eur. J. Clin. Nutr. 67*, 759–764. https://doi.org/10.1038/ejcn.2013.90.

Suzuki, K., Elkind, M.S., Boden-Albala, B., Jin, Z., Berry, G., Di Tullio, M.R., Sacco, R.L., and Homma, S. (2009). Moderate alcohol consumption is associated with better endothelial function: A cross sectional study. *BMC Cardiovasc. Disord. 9*, 8. https://doi.org/10.1186/1471-2261-9-8.

Tabata, I., Nishimura, K., Kouzaki, M., Hirai, Y., Ogita, F., Miyachi, M., and Yamamoto, K. (1996). Effects of moderate-intensity endurance and high-intensity intermittent training on anaerobic capacity and VO_{2max}. *Med. Sci. Sports Exerc. 28*, 1327–1330. https://doi.org/10.1097/00005768-199610000-00018.

Taieb, J., Gallois, C. (2020). Adjuvant chemotherapy for stage III colon cancer. *Cancers, 12*(9), 2679. https://doi.org/10.3390/cancers12092679.

Tang, C., Liu, C., Fang, P., Xiang, Y., and Min, R. (2019). Work-related accumulated fatigue among doctors in tertiary hospitals: A cross-sectional survey in six provinces of China. *Int. J. Environ. Res. Public. Health 16*, E3049. https://doi.org/10.3390/ijerph16173049.

Tanweer, S.A.W. (2021). How smart phones effects health. Tech neck: Causes and preventions. *Pak. J. Phys. Ther.* 02–02. https://doi.org/10.52229/pjpt.v2i04.1135.

Tapiola, T., Pirttilä, T., Mikkonen, M., Mehta, P.D., Alafuzoff, I., Koivisto, K., and Soininen, H. (2000). Three-year follow-up of cerebrospinal fluid tau, beta-amyloid 42 and 40 concentrations in Alzheimer's disease. *Neurosci. Lett. 280*, 119–122. https://doi.org/10.1016/s0304-3940(00)00767-9.

Tapiola, T., Alafuzoff, I., Herukka, S.-K., Parkkinen, L., Hartikainen, P., Soininen, H., and Pirttilä, T. (2009). Cerebrospinal fluid β-amyloid 42 and tau proteins as biomarkers of Alzheimer-type pathologic changes in the brain. *Arch. Neurol. 66*, 382–389. https://doi.org/10.1001/archneurol.2008.596.

Tasali, E., Leproult, R., Ehrmann, D.A., and Van Cauter, E. (2008). Slow-wave sleep and the risk of type 2 diabetes in humans. *Proc. Natl. Acad. Sci. 105*, 1044–1049. https://doi.org/10.1073/pnas.0706446105.

Tatebe, H., and Shiozaki, K. (2017). Evolutionary conservation of the components in the TOR signaling pathways. *Biomolecules 7*, 77. https://doi.org/10.3390/biom7040077.

Taylor, J. (2009). "Cigarettes, whisky, and wild, wild women." *Independent,* June 20. https://www.independent.co.uk/life-style/health-and-families/health-news/cigarettes-whisky-and-wild-wild-women-1710744.html.

Tchernof, A., and Després, J.-P. (2013). Pathophysiology of human visceral obesity: An update. *Physiol. Rev. 93*, 359–404. https://doi.org/10.1152/physrev.00033.2011.

Templeman, I., Smith, H.A., Chowdhury, E., Chen, Y.-C., Carroll, H., Johnson-Bonson, D., Hengist, A., Smith, R., Creighton, J., Clayton, D., et al. (2021). A randomized controlled trial to isolate the effects of fasting and energy restriction on weight loss and metabolic health in lean adults. *Sci. Transl. Med. 13*, eabd8034. https://doi.org/10.1126/scitranslmed.abd8034.

Thanassoulis, G., Sniderman, A.D., and Pencina, M.J. (2018). A long-term benefit approach vs standard risk-based approaches for statin eligibility in primary prevention. *JAMA Cardiol. 3*, 1090–1095. https://doi.org/10.1001/jamacardio.2018.3476.

Tieland, M., Dirks, M.L., van der Zwaluw, N., Verdijk, L.B., van de Rest, O., de Groot, L.C.P.G.M., and van Loon, L.J.C. (2012a). Protein supplementation increases muscle mass gain during prolonged resistance-type exercise training in frail elderly people: A randomized, double-blind, placebo-controlled trial. *J. Am. Med. Dir. Assoc. 13*, 713–719. https://doi.org/10.1016/j.jamda.2012.05.020.

Tieland, M., van de Rest, O., Dirks, M.L., van der Zwaluw, N., Mensink, M., van Loon, L.J.C., and de Groot, L.C.P.G.M. (2012b). Protein supplementation improves physical performance in frail elderly people: A randomized, double-blind, placebo-controlled trial. *J. Am. Med. Dir. Assoc. 13*, 720–726. https://doi.org/10.1016/j.jamda.2012.07.005.

Tolboom, N., van der Flier, W.M., Yaqub, M., Boellaard, R., Verwey, N.A., Blankenstein, M.A., Windhorst, A.D., Scheltens, P., Lammertsma, A.A., and van Berckel, B.N.M. (2009). Relationship of cerebrospinal fluid markers to 11C-PiB and 18F-FDDNP binding. *J. Nucl. Med. 50*, 1464–1470. https://doi.org/10.2967/jnumed.109.064360.

Trappe, S., Hayes, E., Galpin, A., Kaminsky, L., Jemiolo, B., Fink, W., Trappe, T., Jansson, A., Gustafsson, T., and Tesch, P. (2013). New records in aerobic power among octogenarian lifelong endurance athletes. *J. Appl. Physiol. 114*, 3–10. https://doi.org/10.1152/japplphysiol.01107.2012.

Trumble, B.C., and Finch, C.E. (2019). The exposome in human evolution: From dust to diesel. *Q. Rev. Biol. 94*, 333–394. https://doi.org/10.1086/706768.

Tsimikas, S., Fazio, S., Ferdinand, K.C., Ginsberg, H.N., Koschinsky, M.L., Santica, M., Moriarity, P.M., Rader, D.J., Remaley, A.T., Reyes-Soffer, G., et al. (2018). NHLBI Working Group recommendations to reduce lipoprotein(a)-mediated risk of cardiovascular disease and aortic stenosis. *J. Am. Coll. Cardiol. 71*(2), 177–192.

Tuchman, A. (2009). Diabetes and the public's health. *Lancet 374*, 1140–1141. https://doi.org /10.1016/S0140-6736(09)61730-X.

United States Census Bureau. (2022). National population by characteristics: 2020–2021 tables>median age and age by sex>annual estimates of the resident population by single year of age and Sex for the United States: April 1, 2020 to July 1, 2021 (NC-EST2021 -SYASEX).

Uretsky, S., Rozanski, A., Singh, P., Supariwala, A., Atluri, P., Bangalore, S., Pappas, T.W., Fisher, E.A., and Peters, M.R. (2011). The presence, characterization and prognosis of coronary plaques among patients with zero coronary calcium scores. *Int. J. Cardiovasc. Imaging 27*, 805–812. https://doi.org/10.1007/s10554-010-9730-0.

Urfer, S.R., Kaeberlein, T.L., Mailheau, S., Bergman, P.J., Creevy, K.E., Promislow, D.E.L., and Kaeberlein, M. (2017). A randomized controlled trial to establish effects of short-term rapamycin treatment in 24 middle-aged companion dogs. *GeroScience 39*, 117–127. https://doi.org/10.1007/s11357-017-9972-z.

Urry, E., and Landolt, H.-P. (2015). Adenosine, caffeine, and performance: From cognitive neuroscience of sleep to sleep pharmacogenetics. In *Sleep, neuronal plasticity and brain function,* ed. P. Meerlo, R.M. Benca, and T. Abel, 331–366. Berlin: Springer.

Van Ancum, J.M., Pijnappels, M., Jonkman, N.H., Scheerman, K., Verlaan, S., Meskers, C.G.M., and Maier, A.B. (2018). Muscle mass and muscle strength are associated with pre- and post-hospitalization falls in older male inpatients: A longitudinal cohort study. *BMC Geriatr. 18*, 116. https://doi.org/10.1186/s12877-018-0812-5.

Van Cauter, E., Caufriez, A., Kerkhofs, M., Van Onderbergen, A., Thorner, M.O., and Copinschi, G. (1992). Sleep, awakenings, and insulin-like growth factor-I modulate the growth hormone (GH) secretory response to GH-releasing hormone. *J. Clin. Endocrinol. Metab. 74*, 1451–1459. https://doi.org/10.1210/jcem.74.6.1592893.

van Charante, E., Richard, E., Eurelings, L.S., van Dalen, J-W., Ligthart, S.A., van Bussel, E.F., Hoevenaar-Blom, M.P., Vermeulen, M., van Gool, W. A. (2016). Effectiveness of a 6-year multidomain vascular care intervention to prevent dementia (preDIVA): A cluster-randomised controlled trial. *Lancet 388,* 797–805. https://doi.org/10.1016/S0140 -6736(16)30950-3.

Vander Heiden, M.G., Cantley, L.C., and Thompson, C.B. (2009). Understanding the Warburg effect: The metabolic requirements of cell proliferation. *Science 324*, 1029–1033. https://doi.org/10.1126/science.1160809.

van der Helm, E., and Walker, M.P. (2009). Overnight therapy? The role of sleep in emotional brain processing. *Psychol. Bull. 135*, 731–748. https://doi.org/10.1037/a0016570.

Van Dongen, H.P.A., Baynard, M.D., Maislin, G., and Dinges, D.F. (2004). Systematic interindividual differences in neurobehavioral impairment from sleep loss: Evidence of trait-like differential vulnerability. *Sleep 27*, 423–433.

Van Dongen, H.P.A., Maislin, G., Mullington, J.M., and Dinges, D.F. (2003). The cumulative cost of additional wakefulness: Dose-response effects on neurobehavioral functions and sleep physiology from chronic sleep restriction and total sleep deprivation. *Sleep 26*, 117–126. https://doi.org/10.1093/sleep/26.2.117.

Varady, K.A., and Gabel, K. (2019). Safety and efficacy of alternate day fasting. *Nat. Rev. Endocrinol. 15*, 686–687. https://doi.org/10.1038/s41574-019-0270-y.

Vendelbo, M.H., Møller, A.B., Christensen, B., Nellemann, B., Clasen, B.F.F., Nair, K.S., Jørgensen, J.O.L., Jessen, N., and Møller, N. (2014). Fasting increases human skeletal muscle net phenylalanine release and this is associated with decreased mTOR signaling. *PLOS ONE 9*, e102031. https://doi.org/10.1371/journal.pone.0102031.

Veronese, N., Koyanagi, A., Cereda, E., Maggi, S., Barbagallo, M., Dominguez, L.J., and Smith, L. (2022). Sarcopenia reduces quality of life in the long-term: Longitudinal analyses from the English longitudinal study of ageing. *Eur. Geriatr. Med. 13*, 633–639. https://doi.org/10.1007/s41999-022-00627-3.

Voight, B.F., Peloso, G.M., Orho-Melander, M., Frikke-Schmidt, R., Barbalic, M., Jensen, M.K., Hindy, G., Hólm, H., Ding, E.L., Johnson, T., et al. (2012). Plasma HDL cholesterol and risk of myocardial infarction: A Mendelian randomisation study. *Lancet 380*, 572–580. https://doi.org/10.1016/S0140-6736(12)60312-2.

Voulgari, C., Tentolouris, N., Dilaveris, P., Tousoulis, D., Katsilambros, N., and Stefanadis, C. (2011). Increased heart failure risk in normal-weight people with metabolic syndrome compared with metabolically healthy obese individuals. *J. Am. Coll. Cardiol. 58*, 1343–1350. https://doi.org/10.1016/j.jacc.2011.04.047.

Wade, N. (2009). Dieting monkeys offer hope for living longer. *New York Times,* July 9. https://www.nytimes.com/2009/07/10/science/10aging.html.

Wahlund, L.-O., and Blennow, K. (2003). Cerebrospinal fluid biomarkers for disease stage and intensity in cognitively impaired patients. *Neurosci. Lett. 339*, 99–102. https://doi.org/10.1016/s0304-3940(02)01483-0.

Waks, A.G., and Winer, E.P. (2019). Breast cancer treatment: A review. *JAMA, 321*(3), 288–300. https://doi.org/10.1001/jama.2018.19323.

Walker, M.P. (2009). The role of slow wave sleep in memory processing. *J. Clin. Sleep Med. 5*, S20–S26.

———. (2017). *Why we sleep: Unlocking the power of sleep and dreams.* New York: Scribner.

Wallace, D.F. (2009). *This is water: Some thoughts, delivered on a significant occasion, about living a compassionate life.* New York: Little, Brown.

Wang, C., and Holtzman, D.M. (2020). Bidirectional relationship between sleep and Alzheimer's disease: Role of amyloid, tau, and other factors. *Neuropsychopharmacology 45*, 104–120. https://doi.org/10.1038/s41386-019-0478-5.

Wang, N., Fulcher, J., Abeysuriya, N., Park, L., Kumar, S., Di Tanna, G.L., Wilcox, I., Keech, A., Rodgers, A., and Lal, S. (2020). Intensive LDL cholesterol-lowering treatment beyond current recommendations for the prevention of major vascular events: A systematic review and meta-analysis of randomised trials including 327 037 participants. *Lancet Diabetes Endocrinol. 8*, 36–49. https://doi.org/10.1016/S2213-8587(19)30388-2.

Wang, Y., and Brinton, R.D. (2016). Triad of risk for late onset Alzheimer's: Mitochondrial haplotype, APOE genotype and chromosomal sex. *Front. Aging Neurosci. 8*, 232. https://doi.org/10.3389/fnagi.2016.00232.

Wang, Y., Jones, B.F., and Wang, D. (2019). Early-career setback and future career impact. *Nat. Commun. 10*, 4331. https://doi.org/10.1038/s41467-019-12189-3.

Warburg, O. (1924). Warburg: The metabolism of cancer cells. Google Scholar.

———. (1956). On the origin of cancer cells. *Science 123*, 309–314. https://doi.org/10.1126/science.123.3191.309.

Watanabe, K., Oba, K., Suzuki, T., Ouchi, M., Suzuki, K., Futami-Suda, S., Sekimizu, K., Yamamoto, N., and Nakano, H. (2011). Oral glucose loading attenuates endothelial function in normal individual. *Eur. J. Clin. Invest. 41*, 465–473. https://doi.org/10.1111/j.1365-2362.2010.02424.x.

Watson, A.M. (2017). Sleep and athletic performance. *Curr. Sports Med. Rep. 16*, 413–418. https://doi.org/10.1249/JSR.0000000000000418.

Watson, J.D. (2009). Opinion | To fight cancer, know the enemy. *New York Times,* August 5. https://www.nytimes.com/2009/08/06/opinion/06watson.html.

Wen, C.P., Wai, J.P.M., Tsai, M.K., Yang, Y.C., Cheng, T.Y.D., Lee, M.-C., Chan, H.T., Tsao, C.K., Tsai, S.P., and Wu, X. (2011). Minimum amount of physical activity for reduced mortality and extended life expectancy: A prospective cohort study. *Lancet 378*, 1244–1253. https://doi.org/10.1016/S0140-6736(11)60749-6.

Westerterp, K.R., Yamada, Y., Sagayama, H., Ainslie, P.N., Andersen, L.F., Anderson, L.J., Arab, L., Baddou, I., Bedu-Addo, K., Blaak, E.E., et al. (2021). Physical activity and fat-free mass during growth and in later life. *Am. J. Clin. Nutr. 114*, 1583–1589. https://doi.org/10.1093/ajcn/nqab260.

WHI (Women's Health Initiative). n.d. About WHI—Dietary Modification Trial. Accessed September 28, 2022. https://sp.whi.org/about/SitePages/Dietary%20Trial.aspx.

WHO (World Health Organization). (2019). Global health estimates: Leading causes of death. https://www.who.int/data/gho/data/themes/mortality-and-global-health-estimates/ghe-leading-causes-of-death.

Willcox, B.J., Donlon, T.A., He, Q., Chen, R., Grove, J.S., Yano, K., Masaki, K.H., Willcox, D.C., Rodriguez, B., and Curb, J.D. (2008). FOXO3A genotype is strongly associated with human longevity. *Proc. Natl. Acad. Sci. 105*, 13987–13992. https://doi.org/10.1073/pnas.0801030105.

Wilson, M.A., and McNaughton, B.L. (1994). Reactivation of hippocampal ensemble memories during sleep. *Science 265*, 676–679. https://doi.org/10.1126/science.8036517.

Winer, J.R., Mander, B.A., Helfrich, R.F., Maass, A., Harrison, T.M., Baker, S.L., Knight, R.T., Jagust, W.J., and Walker, M.P. (2019). Sleep as a potential biomarker of tau and β-amyloid burden in the human brain. *J. Neurosci. 39*, 6315–6324. https://doi.org/10.1523/JNEUROSCI.0503-19.2019.

Wishart, D.S., Tzur, D., Knox, C., Eisner, R., Guo, A.C., Young, N., Cheng, D., Jewell, K.,

Arndt, D., Sawhney, S., et al. (2007). HMDB: The Human Metabolome Database. *Nucleic Acids Res. 35*, D521–526. https://doi.org/10.1093/nar/gkl923.

Wolters, F.J., and Ikram, M.A. (2019). Epidemiology of vascular dementia. *Arterioscler. Thromb. Vasc. Biol. 39*, 1542–1549. https://doi.org/10.1161/ATVBAHA.119.311908.

Wu, G. (2016). Dietary protein intake and human health. *Food Funct. 7*, 1251–1265. https://doi.org/10.1039/c5fo01530h.

Xu, J. (2016). Mortality among centenarians in the United States, 2000–2014. NCHS Data Brief 233. https://www.cdc.gov/nchs/products/databriefs.htm.

Xue, Q.-L. (2011). The frailty syndrome: Definition and natural history. *Clin. Geriatr. Med. 27*, 1–15. https://doi.org/10.1016/j.cger.2010.08.009.

Yamamoto, T., Yagi, S., Kinoshita, H., Sakamoto, Y., Okada, K., Uryuhara, K., Morimoto, T., Kaihara, S., and Hosotani, R. (2015). Long-term survival after resection of pancreatic cancer: A single-center retrospective analysis. *World J. Gastroenterol. 21*, 262–268. https://doi.org/10.3748/wjg.v21.i1.262.

Yamazaki, R., Toda, H., Libourel, P.-A., Hayashi, Y., Vogt, K.E., and Sakurai, T. (2020). Evolutionary origin of distinct NREM and REM sleep. *Front. Psychol. 11*, 567618. https://doi.org/10.3389/fpsyg.2020.567618.

Yan, Y., Wang, X., Chaput, D., Shin, M.K., Koh, Y., Gan, L., Pieper, A.A., Woo, J.A.A., Kang, D.E. (2022). X-linked ubiquitin-specific peptidase 11 increases tauopathy vulnerability in women. *Cell*, 185: 21, 3913-3930.e19. https://doi.org/10.1016/j.cell.2022.09.002.

Yassine, H.N., Braskie, M.N., Mack, W.J., Castor, K.J., Fonteh, A.N., Schneider, L.S., Harrington, M.G., and Chui, H.C. (2017). Association of docosahexaenoic acid supplementation with Alzheimer disease stage in apolipoprotein E ε4 carriers. *JAMA Neurol. 74*, 339–347. https://doi.org/10.1001/jamaneurol.2016.4899.

Yasuno, F., Minami, H., Hattori, H., and Alzheimer's Disease Neuroimaging Initiative (2020). Interaction effect of Alzheimer's disease pathology and education, occupation, and socioeconomic status as a proxy for cognitive reserve on cognitive performance: In vivo positron emission tomography study. *Psychogeriatr. 20*, 585–593. https://doi.org/10.1111/psyg.12552.

Yin, J., Jin, X., Shan, Z., Li, S., Huang, H., Li, P., Peng, X., Peng, Z., Yu, K., Bao, W., Yang, W., Chen, X., Liu, L. (2017). Replationship of sleep duration with all-cause mortality and cardiovascular events. *JAHA 117*. https://www.ahajournals.org/doi/full/10.1161/JAHA.117.005947.

Yoo, S.-S., Gujar, N., Hu, P., Jolesz, F.A., and Walker, M.P. (2007). The human emotional brain without sleep: A prefrontal amygdala disconnect. *Curr. Biol. 17*, R877–878. https://doi.org/10.1016/j.cub.2007.08.007.

Youlden, D.R., Cramb, S.M., and Baade, P.D. (2008). The international epidemiology of lung cancer: Geographical distribution and secular trends. *J. Thorac. Oncol. 3*, 819–831. https://doi.org/10.1097/JTO.0b013e31818020eb.

Youngstedt, S.D., O'Connor, P.J., Crabbe, J.B., and Dishman, R.K. (2000). The influence of acute exercise on sleep following high caffeine intake. *Physiol. Behav. 68*, 563–570. https://doi.org/10.1016/S0031-9384(99)00213-9.

Zelman, S. (1952). The liver in obesity. *Arch. Intern. Med. 90*, 141–156. https://doi.org/10.1001/archinte.1952.00240080007002.

Zethelius, B., and Cederholm, J. (2015). Comparison between indexes of insulin resistance for risk prediction of cardiovascular diseases or development of diabetes. *Diabetes Res. Clin. Pract. 110*, 183–192. https://doi.org/10.1016/j.diabres.2015.09.003.

Zhang, Y., Zhang, Y., Du, S., Wang, Q., Xia, H., and Sun, R. (2020). Exercise interventions for improving physical function, daily living activities and quality of life in community-dwelling frail older adults: A systematic review and meta-analysis of randomized controlled trials. *Geriatr. Nur. 41*, 261–273. https://doi.org/10.1016/j.gerinurse.2019.10.006.

Zheng, Y., Fan, S., Liao, W., Fang, W., Xiao, S., and Liu, J. (2017). Hearing impairment and risk of Alzheimer's disease: A meta-analysis of prospective cohort studies. *Neurol. Sci. 38*, 233–239. https://doi.org/10.1007/s10072-016-2779-3.

Zheng, Y., Lv, T., Wu, J., and Lyu, Y. (2022). Trazodone changed the polysomnographic sleep architecture in insomnia disorder: A systematic review and meta-analysis. *Scientific reports, 12*(1), 14453. https://doi.org/10.1038/s41598-022-18776-7.

Zhou, C., Wu, Q., Wang, Z., Wang, Q., Liang, Y., and Liu, S. (2020). The effect of hormone replacement therapy on cognitive function in female patients with Alzheimer's disease: A meta-analysis. *Am. J. Alzheimers Dis. Other Demen. 35*, 1533317520938585. https://doi.org/10.1177/1533317520938585.

Ziemichód, W., Grabowska, K., Kurowska, A., and Biała, G. (2022). A comprehensive review of daridorexant, a dual-orexin receptor antagonist as new approach for the treatment of insomnia. *Molecules 27*(18), 6041. https://doi.org/10.3390/molecules27186041.

Zuccarelli, L., Galasso, L., Turner, R., Coffey, E.J.B., Bessone, L., and Strapazzon, G. (2019). Human physiology during exposure to the cave environment: A systematic review with implications for aerospace medicine. *Front. Physiol. 10*.